科学出版社“十四五”普通高等教育研究生规划教材

基础与临床药理学

主 编 杨 烨

科 学 出 版 社

北 京

内 容 简 介

本教材是科学出版社“十四五”普通高等教育研究生规划教材之一。分总论和各论两部分，总论部分主要涉及药物代谢动力学（第二章）、药效学（第三章）、分子药理学（第四章）、光药理学（第五章）、新药靶标的发现与药物研究（第六章）。各论部分介绍各器官系统的药理学，以及抗炎免疫药物（第十三章）、抗感染药物（第十四—第十六章）、抗恶性肿瘤药（第十七章）和药理学新理论、新方法和新技术（第十八章）。每种药的介绍包括药理作用、体内过程和临床应用现状与展望等。各论中还介绍了药物的最新研究进展和研究所使用的模型。

本教材适用于高等院校药理学专业研究生，也可供科研人员参考。教材内容紧扣前沿，力求使读者成为理论知识扎实、科研能力出色的研究人员。

图书在版编目（CIP）数据

基础与临床药理学 / 杨烨主编. -- 北京 ：科学出版社，2025. 2. -- （科学出版社“十四五”普通高等教育研究生规划教材）. -- ISBN 978-7-03-081099-1

Ⅰ. R96

中国国家版本馆 CIP 数据核字第 2025L8Q909 号

责任编辑：刘 亚 / 责任校对：刘 芳

责任印制：徐晓晨 / 封面设计：陈 敬

科学出版社出版

北京东黄城根北街 16 号

邮政编码：100717

http://www sciencep com

固安县铭成印刷有限公司印刷

科学出版社发行　各地新华书店经销

*

2025 年 2 月第　一　版　开本：787×1092　1/16

2025 年 2 月第一次印刷　印张：21 1/4

字数：585 000

定价：118.00 元

（如有印装质量问题，我社负责调换）

编　委　会

主　编　杨　烨

副主编　黄　萍　李念光

编　委（按姓氏笔画排序）

马腾飞　南京医科大学
刘鄂湖　南京中医药大学
许　凯　南京师范大学
李玉环　中国医学科学院医药生物技术研究所
李念光　南京中医药大学
杨　烨　南京中医药大学
张元炜　南京师范大学
张经纬　中国药科大学
陈　扬　广州中医药大学
金增亮　首都医科大学
周　伟　中国药科大学
胡　颖　浙江省人民医院
顾志敏　苏州系统医学研究所
顾春艳　南京中医药大学
钱进军　南京中医药大学
殷芳圆　南京医科大学
郭文洁　南京大学
郭梦婕　南京中医药大学
黄　萍　浙江省人民医院
黄小芳　四川大学
戚世乾　四川大学
梁思佳　中山大学
梁海海　哈尔滨医科大学
韩　婧　南京中医药大学

前　言

科学出版社"十四五"普通高等教育研究生规划教材《基础与临床药理学》深入贯彻落实习近平总书记关于教育工作的重要指示以及全国教育大会、全国研究生教育会议、全国教材工作会议的重要精神，结合《习近平新时代中国特色社会主义思想进课程教材指南》《关于做好党的二十大精神进教材工作的通知》和《关于深入推进世界一流大学和一流学科建设的若干意见》等文件的指导意见，目的是更好地帮助普通高等学校落实立德树人根本任务、全面深化教育改革、提升教育教学水平和人才培养质量。本教材由全国高等医药院校长期工作在教学科研一线的教师共同编写，可供全国各类医药院校研究生使用。

本教材遵循基础与临床药理学学科的性质与任务，将关于药理学的基本理论、基本知识和基本技能的介绍更加深入化。本教材分为总论和各论两部分，总论部分全面系统介绍药理学的基本概念与共性知识，各论部分介绍各器官系统的药理学。本教材在总论部分增加了随新技术发展应运而生的分子药理学和新药靶点发现的相关内容，扩充并深度介绍了最前沿的药代动力学及药效学的基本理论和临床实战指导，将其与转化医学、精准医学等相融合；同时又增加了光药理学这一新兴的医疗方法，为国内首个将这一概念编入的药理学教材。在各论部分，充实了临床用药不良反应和药物相互作用的相关知识，编入临床使用现状的内容，使得本教材适用于临床专业学生的用药指导，培养基础和药学专业学生的临床思维。此外，本教材还加入疾病发病机制阐释及药物分子对机体细胞生物作用水平介绍，将研究生对药理学的认识扩展到科学研究水平，为研究生科研思路提供理论指导。本教材还增加了各类药物的最新研究进展和研究模型介绍，让研究生了解相关理论知识和技术发展的最前沿领域。

本教材编委会全体成员以保证教材质量为核心，吸收国内外同类教材的优点，密切结合各自长期教学科研的经验体会，整个编写过程认真负责。本教材的编写还得到了各参编院校的大力支持，科学出版社为本教材的顺利出版给予了帮助，在此一并表示感谢。由于时间仓促，书中难免存在不尽完美之处，如有疏漏，希望广大读者提出宝贵意见，以便再版修正提高。

编委会

2024 年 6 月

目　　录

总　　论

各　　论

总　论

第一章 绪　　论

一、概述

（一）药理学的基本概念

1. 药物（drug）　是指能够影响机体组织器官的生理和病理状态，用于预防、治疗、诊断疾病及计划生育的化学物质。传统药物主要以天然物质为原料，包括植物、动物、矿物及其加工制品类药物。现代药物指天然物质中的有效成分、用化学合成或半合成方法制成的化学物质及生物制品等。

2. 毒物（poison，toxicant）　是指对机体产生毒害作用，损害人体健康的化学物质。药物与毒物之间不存在绝对的界限，药物超过一定剂量可对机体产生毒害作用，毒物使用恰当也可用于治疗疾病。两者没有质的区别，只有量的不同。

3. 药理学（pharmacology）　是研究药物与生物体之间相互作用规律的一门重要专业课程，是医学与药学之间的桥梁学科。药理学一方面研究机体细胞的功能在药物作用下发生何种变化，包括药物的作用和效应、作用机制及临床应用等，称为药物效应动力学（简称药效学，pharmacodynamics，PD）；另一方面研究药物在体内的动态变化规律，包括药物在体内的吸收、分布、代谢和排泄过程，特别是血药浓度随时间变化的规律、影响因素等，称为药物代谢动力学（简称药代动力学、药动学，pharmacokinetics，PK）。药代动力学/药效学在体内是两个密切相关的动力学过程，因此，研究两者之间的相互关系具有很大的临床意义。根据研究对象的不同，药理学可分为基础药理学（basic pharmacology）和临床药理学（clinical pharmacology）。

（二）药理学的发展简史

药物的历史可追溯到刀耕火种的远古时代，人类在与自然和疾病作斗争的过程中经探索得知某些天然物质可以维护生命健康，治疗疾病与伤痛，自此进入药物发展的初期阶段。人们将逐渐积累的经验世代相传，如饮酒止痛、大黄导泻、楝实祛虫、柳皮退热等，并撰写成书，称为本草学或者药物学。

早在公元 1 世纪前后，我国就有了《神农本草经》，其作为现存最早的中药学著作，全书共计收录了 365 种药物，正好与一年 365 天相合，其中有不少药沿用至今。《神农本草经》标志着中国药学的诞生。后世对它进行注释、补充，形成了众多的本草文献。唐朝时在《神农本草经》《名医别录》和《本草经集注》等书基础上进一步增补了隋、唐以来的一些新药品种，并重加修订改编出版了《新修本草》，这是我国第一部由政府颁发的药典，收载药物 884 种，是世界上第一部由国家颁布的药典。明朝伟大的药物学家李时珍耗尽毕生精力完成《本草纲目》这一世界闻名的药物学巨著，全书收载药物 1892 种，已被译成英、日、朝、德、法、俄、拉丁 7 种语言文本，传播到世界各地。此外，古埃及的《埃伯斯纸草书》、希腊医生迪奥斯科里季斯的《药物论》(De Materia Medica）等都对世界医药发展作出了巨大贡献。

生理学和化学的发展为现代药理学奠定了基础。英国解剖学家哈维发现了血液循环，由此开创了实验药理学新纪元。意大利生理学家丰塔纳通过动物实验对千余种药物进行了毒性测试，证实了天然药物都有活性成分，并且选择性作用于机体某个部位而引起机体反应。19 世纪，实验药理学建立了整体动物水平的研究方法，促使了现代药理学的诞生。1803 年，德国药剂师赛特纳首次从阿片中提取吗啡，并通过犬的实验证明其有镇痛作用。接着，科学家们陆续从植物药中不断提纯活性成分，得到纯度较高的药物，如依米丁、奎宁、可卡因等。药理学成为独立的学科应从德国的布赫海姆算起，他和学生施米德贝格尔正式创立了实验药理学这门学科，写出第一本药理教科书，也是世界上第一位药理学教授。英国的兰利发现阿托品和毛果芸香碱对猫唾液分泌的拮抗作用，为受体学说的建立打下了基础；而德国的埃利希基于砷凡纳明可治疗锥虫病和梅毒正式提出受体学说。抗感染化学药物治疗的先河则由德国的多马克和英国的弗洛里、弗莱明开启，他们发现磺胺类药物可以治疗细菌感染，并且发现可以从青霉菌培养液中分离出青霉素。

进入 20 世纪后，药学家们利用人工合成的化合物及改造天然物质活性成分作为新药研发的来源。随着现代科学技术的蓬勃发展，药理学进入了发展的黄金时代，新药层出不穷。现在临床上常用的药物，如磺胺类药物、抗生素、合成的抗疟药、抗组胺药、镇痛药、抗高血压药、抗精神失常药、抗癌药、激素类药物及维生素类中的许多药物均在这一时期问世。

分子生物学的迅猛发展带动药理学发展进入了生物药物阶段。1953 年，沃森和克里克提出的 DNA 双螺旋结构学说推动整个生物医药领域产生巨大进步。雅各布和莫诺提出了操纵子学说，努玛通过分子克隆技术实现了乙酰胆碱受体亚基的克隆并阐明其 4 个亚基的氨基酸序列。随后，限制性内切酶、连接酶、细菌质粒被逐步发现，这些研究使得分子药理学应运而生。生化和分子药理学的交叉融合将药物研究从宏观推向微观，由整体水平、器官水平、组织水平深入到细胞水平和分子水平。受体及其亚基的克隆、通道蛋白的克隆等极大地推动了人们对生命本质及药物与生物大分子之间相互作用机制的研究，促进了药理学及其他生命科学的发展。

随着自然科学的不断发展，药理学已由过去只与生理学有联系的单一学科发展成为与生物化学、生物物理学、免疫学、遗传学和分子生物学等诸多学科密切联系的综合学科，这些学科交叉融合、相互渗透，导致药理学逐渐形成了各具特色的学科分支（图 1-1）。

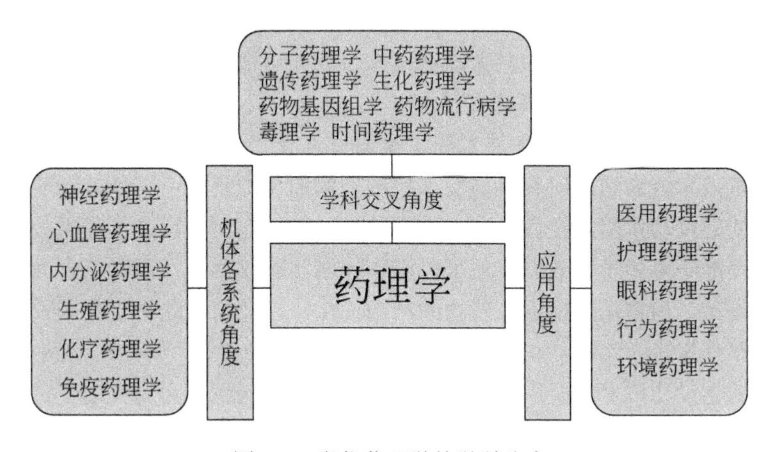

图 1-1 当代药理学的学科分支

二、基础药理学

（一）基础药理学的研究内容

基础药理学以生物体为实验对象，研究内容如下。

1. 实验药理学 利用正常生物体为研究对象，包括整体实验动物、离体组织器官、细胞或者微生物培养等，观测药物在动物体内和体外的药效学及机制、药代动力学规律或者毒性反应。

2. 实验治疗学 制备病理模型，包括整体动物和细胞、细菌和寄生虫等的体外培养，研究药物对疾病的治疗作用。

基础药理学属于临床前研究范畴，通过对新药药代动力学、药效和作用机制进行研究和评价，为临床药理学研究的设计和实施提供理论依据。

（二）基础药理学的研究方法

基础药理学采用的研究方法种类众多，涉及多学科交叉，成为实验药理学和实验治疗学研究的一大特色。由于近年来国内外药理学、免疫学和分子生物学等理论与方法技术的迅速发展，药理学实验方法也在不断变化中，这些新理论、新进展促进了基础药理学的发展。根据实验方法所涉及的学科，可以将基础药理学的研究方法分为以下类型。

1. 物理学方法 是药理学研究和实践中应用最早而且最为广泛的研究方法，主要利用物理学技术研究药物与机体的相互作用，如药物对心率的影响、对体温的影响等。随着近代物理学的迅速发展及人们对生命现象的认识逐渐深入，药理学已经越来越多地把理论建立在精确的物理测量基础上。

药理学领域常用的物理学研究方法很多。光谱技术是一种利用电磁波和物质相互作用来解析物质成分和结构的方法，在药理学研究中被广泛应用于药物的结构分析，以及药物与生物分子之间的相互作用研究。电生理学技术是一种通过检测细胞膜电位和电流来研究细胞和离子通道功能的方法，在药理学研究中被广泛应用于研究药物对离子通道和神经递质释放的影响及其相关机制。此外，各种成像技术也被广泛用于研究药物在体内的定位、代谢和药效评价，如磁共振成像（MRI）技术和荧光成像技术等。

直到目前，物理学新方法仍层出不穷，涉及超声、光学、电子学、成像、无线传导等多个方面，包括均相时间分辨荧光技术、磁共振波谱技术、荧光可视化技术、激光扫描共聚焦技术及小动物正电子发射断层成像技术等新兴技术。

2. 计算机和信息技术 随着科学技术的迅猛发展，计算机技术越来越受到药理学研究的关注。先进的计算机技术能够帮助研究人员深入挖掘药物的作用机制，还能降低研究成本，对于药理学研究具有重要的推动作用。在各项药理学实验中，通过在实验设计和数据处理方面引入计算机技术，可以提高准确率和工作效率，还可以操作控制实验仪器，从而降低人力和时间成本。尤其是在辅助药物设计、药物信息检索、药物的结构优化，以及药代动力学和药效学研究中，计算机技术发挥了重要作用。

计算机辅助药物设计技术的应用可以帮助研发人员精准地找到药物作用靶点，缩短药物研发周期，推进药物研发进程。融合了生物、数理和计算机技术的生物信息学扩充了药理学的研究内容，推动药理学发展进入新的领域。生物信息学技术综合利用计算机信息技术工具，实现对基因组学、蛋白质组学生物数据资料的收集、保存、分析、处理，完成对药物靶点的分析和鉴定。网络药理学主要建立在高通量组学数据分析、虚拟计算及网络数据库检索基础上，它的出现使得人们对于药物作用机制的认识逐渐从单一靶点过渡到系统的机制体系，更有利于探究疾病的真实动态进程，给复杂疾病的诊治带来新的突破。

3. 化学方法 基础药理学主要研究药物作用下机体内部的各种变化，特别是体内各种化学成分的变化。因此，化学方法是一种应用较广泛的重要的药理学研究方法。通过化学物质的结构、分子量和分子式等推测药物的作用机制，该方法通常用于已知药物结构或预定药物结构的研究。

药物作为一种化学物质，它对生物体产生作用的机制也需要在生物化学的分子层面上进行解释。因此，近年来，生物化学技术成为解析药物作用机制的主要手段之一，通过研究生物体内的多种代谢途径、各类酶的催化作用和蛋白质结构功能来揭示药物的作用机制，为药物分子的合理设计和优化提供参考。与此同时，新出现的基于小分子代谢物测定的药物代谢组学在中药药效物质基础、中药及其复方作用机制研究中发挥了举足轻重的作用。代谢组学的技术也在不断发展，将代谢组学技术与质谱成像相结合形成的新兴组学技术称为空间代谢组学，其可以更为精准地解析中药的药效成分及其对疾病的调控机制。生物化学在药理学领域的应用仍存在巨大的发展空间，经过不断的完善与创新，必然会进一步推动药理学研究的现代化发展。

4. 实验动物学方法 在药理学研究过程中起着重要作用，利用实验动物模拟人类疾病进行药理学实验，可以完成许多在人体内难以实现的研究内容，从而评估药物的疗效、药代动力学特性和安全性。实验动物的疾病模型既可以是自然产生的（称为自发性动物模型），也可以是通过物理、生物、化学等致病因素诱导以模拟人类疾病（称为诱发性动物模型）。目前用于构建疾病模型的哺乳动物主要有小鼠、大鼠、兔子、犬和猴等，新的动物种系及模型动物将为药理学的发展开辟广阔空间。随着基因编辑技术的日趋成熟，通过人类遗传病基因转移形成的转基因动物可模拟与人类相似的疾病。因此，通过转基因和基因敲除来构建动物新品系及新的动物模型将成为药理学研究发展的新方向。此外，中药药理学动物模型是研究中药对机体的作用及其机制的重要手段，包括人类疾病动物模型、人类证候动物模型和人类病症动物模型三部分，为中药新药的研究提供了大量基础研究数据。

5. 生物学方法 是基础药理学中常用的研究技术。随着生物学的发展，以及人们对药物作用机制的研究开始聚焦于体内分子水平的变化，分子生物学技术作为现代生物技术的重要标志已经逐渐融入药理学研究中，用来检测药物对特定蛋白表达、修饰及相互作用的影响，成为目前最为广泛的技术手段。

细胞是最小的生命单位，在药理学研究中占据重要的地位。利用细胞进行药效学研究可以直接观察药物对细胞的作用，避免活体研究时效应靶向性不强、体内药物反应存在种间及个体间的差异等缺陷。还可以在细胞层面研究药物的吸收、转运与作用机制，是药代动力学研究中不可或缺的基本方法。细胞模型除了可以应用于药理学及药代动力学评价之外，还可以用于药物筛选与毒性评价。目前细胞层面的研究已达到亚细胞水平，通过分离细胞膜、线粒体等亚细胞成分，以及提取和纯化核酸物质，生物学方法在研究药物的作用机制中起着重要的作用。

随着实验动物福利的发展，以及生物材料、基因编辑和微型生理系统等新技术的兴起，学术界逐渐开始认可并实行实验动物替代，从而推动了器官芯片和类器官培养等 3D 培养技术在实验动物替代中的应用。与传统方法相比，这些新兴技术在阐明非遗传性疾病和复杂性疾病的发病机制方面发挥了一定优势，便于实验条件的参数控制。实验动物替代技术虽然可以相对减少一些动物使用量，但不能完全避免研究中动物的使用。

6. 其他方法 在药理学研究中，从实验设计、数据分析到结果判定都离不开数学方法的应用，其可以将研究上升到理论高度。统计学是一门研究数据的搜集、整理、分析的科学。随着计算机大型统计软件系统的逐渐普及，特别是SPSS和SAS统计软件的应用，药理学中的统计学研究方法变得多元化，有利于用最科学的方法对实验结果进行判断。模糊数学作为一种新兴的数学分支，利用数学方法研究和处理模糊性现象，为中药性能、功效量化提供理论依据。

此外，药理学是连接医学和药学的桥梁学科，所有关于药物的研究都离不开医学理论的支持。因此，基础医学中的生理学、免疫学、人体解剖学、组织与胚胎学、病原生物学、流行病学等学科方法都可以渗透到药理学研究中。

（三）国内基础药理学的前景展望

近年来，我国药理学及相关领域研究队伍在不断壮大，基础理论研究和药物作用机制研究已逐渐接近甚至达到全球先进水平，在国际舞台展现出中国药理学研究的学术地位。目前，我国基础药理学研究紧密结合国际前沿，正由以新药研发和合理用药研究导向为主转变为以创新驱动和基于分子网络多靶点协同机制导向的深度系统研究。在新形势下，我国药理学研究也存在新的机遇和挑战，表现在以下几个方面：①基于复杂生命系统的多靶标模式解析重大疾病（肿瘤、心血管病、免疫疾病、代谢疾病、神经性疾病等）的遗传学及表观遗传学基础，阐明疾病的分子调控机制，发现原创性药物新靶标；②融合多元化的理论与实验手段，构建靶标发现、药物作用机制研究和药物设计一体化的创新药物研究技术平台，形成理论计算与实验测定相结合的交叉研究模式，助力创新药物研制；③实现以抗体药物为代表，核酸药物、新型疫苗、重组蛋白药物、多肽药物及基因疗法等新兴生物技术药物产业链的迅猛发展，并开发纳米粒、脂质体、微球、水凝胶、外泌体等新型给药系统，从而把握行业机遇，参与药理学研究领域的国际竞争。

未来，随着多学科交叉密切合作，以及对疾病的发生发展机制及分子网络药理的深入研究，国内科研工作者们将会在重大疾病的药物防治方面取得新突破，从而开创中国基础药理学研究的新篇章。

三、临床药理学

（一）临床药理学的研究内容

临床药理学是以人（健康志愿者或患者）为研究对象，研究药物与机体相互作用及其规律的一门学科。研究内容如下。

1. 新药临床试验研究 因为新药在临床前动物实验中所呈现出的药效和毒性可能与在人体中的表现不一样，所以新药上市前需在人体进行药物的系统性研究以确定药物的安全性和有效性。因此，临床试验是新药开发阶段的重要研究内容。

有效性评价包括疗效指标，如生存期、缓解率和病情改善程度等。这些疗效指标不仅可以由临床的客观指标如血压、心率、血液生化指标等反映，还可以来源于患者的主诉和医院的观察记录。另外，还可进行长期随访观察，记录病情变化和治疗效果，有助于评价药物的长期疗效。

安全性评价的主要目的是及时发现药物作用的潜在风险。安全性评价的主要内容包括对不良事件的个例分析和安全性数据的汇总分析，以提供更多的证据，有助于及时发现并识别重要风险信号。对于临床试验期间发生的严重不良事件，应对受试药物和严重不良事件的因果关系进行分析，并结合预期性判断，以甄别出与受试药物相关的严重不良事件。

药物临床试验必须遵循伦理道德原则、科学性原则、药物临床试验质量管理规范（GCP）及现行法律法规，一般分为Ⅰ、Ⅱ、Ⅲ、Ⅳ期临床试验和药物生物等效性试验。

2. 新药上市后监察 对于一种新药，只有积累疗效和不良反应的详尽资料，并与类似药物进行比对，才能达到真正合理的评价。这需要一段很长的周期，通常称此阶段为新药上市后监察。其主要内容包括收集、分析和报告药物在临床使用过程中出现的所有不良反应，研究和分析药物的销售量。新药上市后监察可以在一定程度上保证新药发挥预期的效用，同时为未来药物研发提供经验数据。

3. 提供临床药理服务及指导临床合理用药 治疗药物监测是临床药理学的重要研究内容之一，是指临床药物治疗过程中，在观察药物疗效的同时，定时采集患者的血液（有时采集尿液、唾液等体液），测定血药浓度，探讨药物的体内过程，确定药物有效浓度与毒性浓度之间的范围，以便根据患者的具体情况做到个性化用药，指导临床合理用药。

临床药理咨询包括向药政管理部门、药品生产与研制单位、临床医师等提供技术咨询服务，从而提高药物治疗的安全性、有效性和经济性。例如，在新药审批中发挥技术咨询作用，为新药开发或上市后药物再评价提供咨询意见，指导临床开展治疗药物监测，协助制订给药方案以有助于临床合理用药等。

（二）临床药理学的研究方法

1. 随机对照试验 为使各组间的非处理因素趋于一致，应将受试者以完全均等的机会分配到不同的对照组和药物干预组，并对两组的研究结果进行对比，以评估药物的疗效和安全性。

2. 盲法试验 盲法在临床药理学研究中的应用及其重要性已得到广泛认可，是排除受试者和研究人员主观偏因的有效方法，包括单盲法和双盲法。单盲法仅对受试者保密而不对研究人员保密，因而不能排除研究人员的主观偏因。双盲法对受试者和研究人员均保密，即受试者和试验观察者均不知道干预组中的药物是受试药、对照药还是安慰剂，可同时排除受试者和研究人员主观偏因对试验结果的影响。

3. 队列研究 指将尚未发生所研究疾病或结局的人群按是否接受药物治疗分成暴露组（治疗组）和非暴露组（对照组），随访适当长的时间，比较两组之间所研究疾病的发生率或病死率的差异，判断药物治疗与疾病之间相关性的观察性研究方法。该方法最大的偏倚是失访偏倚。

4. 病例对照研究 探索患有某种疾病的病例组与未患该疾病的对照组之间对药物治疗的暴露差异，通过询问或者复查病例档案等形式获得药物治疗与疾病结局的相关性。该研究方法可以应用于药物的疗效评价和药物的不良反应观察。

5. 生物标志物研究 生物标志物指示生物学过程，可通过其来确定疾病进展和转归、何时及如何开展药物治疗、评价治疗效果。利用新的生物质谱等分析方法研究小分子或大分子药物体内代谢特征及新的生物标志物对于提高药物临床试验的成功率非常重要。预测性生物标志物有助于对患者进行分层，从而确定对药物有高响应的受试患者，并排除对药物不良反应敏感的患者。药物效应动力学指标结合药物代谢动力学可以确证靶标与疾病之间的相关性，同时指导剂量选择。预后性生物标志物可以监测患者用药后的预后情况。

6. 药物基因组学 是基因组学和药理学的交叉学科，可阐明人类基因组信息及药物反应之间的相关性。在临床药理研究中，采用基因组学结合蛋白质组学、代谢组学、表观遗传学、高通量筛选、组合化学和计算机辅助设计挖掘药物作用个体化差异（敏感性、代谢和不良反应）的深层原因。在此基础上继续开发基因或蛋白质芯片，指导临床个体化用药、评估严重药物不良反应的发生风险，从而助力新药研发和评价新药。药物基因组学研究的药物相关基因主要包括：①参与药物体内过程的代谢酶；②与药物结合的受体（靶蛋白）；③药物转运相关的通道（转运蛋白）；④信号转导相关的蛋白质。药物基因组学在临床药理学研究中的应用可以极大程度地发挥药物的优势，降低医疗成本。

（三）国内临床药理学的前景展望

我国临床药理学研究在学习模仿中积累了丰富的研究经验，奠定了雄厚的创新基础，完善了专业化人才队伍建设，并获得了较广泛的国际关注。随着近年来国内科学技术的蓬勃发展，以及我国经济实力和综合国力的不断提升，我国已不满足于跟跑，而是在临床药理学的共性理论、新方法新技术和原研新药上大力创新，与国际临床药理学研究并跑。未来，临床药理学有望在以下几个方面取得更大的突破：①随着个体化医学的发展，临床药理学将结合生物信息学和人工智能技术进行精准的药物治疗决策，通过分析患者的基因型、表型，以及对大量临床患者数据进行挖掘，进一步完善个体化药物治疗方案。②许多疾病的病理生理机制仍未阐明，涉及年龄、性别、环境、遗传等多种因素，这些因素是药物与机体相互作用的重要影响因素，需进行全面分析。因此，需要系统评估疾病症状及相关诊断、预后指标随疾病进展的变化、药物疗效和不良反应之间的联系，发现科学合理的临床终点尤其是替代终点和新的生物标志物。③临床药理学是与临床医学、药学、生物学、化学、计算机学等密切相关的一门非独立学科，是多学科交叉融合的综合学科。因此，临床药理学应不断加强与其他学科的合作研究，开展大规模的多中心合作研究，提高其研究结果的可信度与适用性。④加强与患者和公众的沟通与合作，推动数字化平台建设，举办相关教育和培训讲座，为公众普及合理用药的科学知识。

此外，为实现我国临床药理学研究水平的飞速提升，不仅要引进和学习国外先进技术，也要着眼于我国的具体情况，如我国的特色药物是中草药及方剂，在进行临床药理学的研究时，也要全力进行与中草药有关的研究。

（杨　烨）

第二章　药物代谢动力学

第一节　概　　述

一、药物代谢动力学的基本概念

药物代谢动力学（drug metabolism and pharmacokinetics，DMPK）的全学科名包括药物代谢和药动学两部分，是定量研究药物在生物体内的吸收、分布、代谢和排泄过程及规律的一门学科，反映的是机体对药物的作用。因此，药物代谢动力学也可以理解为药物在时间、空间两个维度上，于体内发生量变和质变的动态过程及规律。

（一）药动学

药动学主要研究药物及其代谢物在体内的经时变化过程，包括吸收、分布、代谢和排泄过程中的药物物质基础的变化，强调运用分析化学及数学的方法描述药物及其代谢物等在机体整体水平的动态变化。

（二）药物代谢

药物代谢主要研究导致药物吸收、分布、代谢、排泄过程的根本原因并对其决定因素进行深入研究，追踪药物在组织、细胞、亚细胞器及具体的蛋白质中的主导机制，以及药物本身的理化性质等。

（三）主要基本参数

1. 药峰浓度和药峰时间　药物经血管外给药吸收后出现的血药浓度最大值称为药峰浓度，达到药峰浓度所需的时间为药峰时间，是反映药物在体内吸收速率的重要指标。

2. 表观分布容积　是药物在体内达到动态平衡时，体内药量与血药浓度相互关系的一个比例常数，主要反映药物在体内分布广窄的程度。

3. 清除率　在单位时间内从体内消除的药物的表观分布容积数，是衡量机体对药物消除能力的指标。

4. 半衰期　血药浓度下降一半所需的时间，多用来反映药物消除的快慢，是临床制订给药方案的主要依据之一。

5. 血药浓度-时间曲线下面积　坐标轴和血药浓度-时间曲线之间所围成的面积，反映药物进入血液循环的总量，常被用于评价药物的吸收程度。

6. 生物利用度　药物经血管外给药后被吸收进入血液循环的药物量与给药剂量之比，包括程度和速度两个方面，是评价药物吸收的重要指标。

二、药物代谢动力学的发展简史

药物代谢动力学的发展已有百余年历史。最初，药物代谢动力学是以理论模型研究为重点。随着生理学、生物化学、分析化学、数学建模、分子生物学等学科的高速发展，逐步发展为以理论为基础、实验为工具、应用为导向的现代药物代谢动力学。在这一发展过程中，出现了几大里程碑式的突破，推动了学科的进步。

（一）代谢物和代谢酶的发现

代谢物的发现是药物代谢史的第一个里程碑。1841 年，亚历山大•乌尔博士证明口服苯甲酸可以在人体内转化成马尿酸，首次发现药物体内代谢过程的存在。在此后的几十年时间里，多种代谢转化途径被陆续发现。1947 年，威廉姆斯在著作 *Detoxication Mechanisms* 中系统总结了药物代谢途径，明确提出药物代谢分两个阶段：氧化、还原、水解反应为第一阶段，结合反应为第二阶段，奠定了现代药物代谢研究的基础。代谢物的发现过程也伴随着代谢酶的发现。1958 年，布罗迪等发表了“Enzymatic metabolism of drugs and other foreign compounds”一文，这是药物代谢酶研究的突破性进展。随后，细胞色素 P450 被发现，并确立了其在药物和其他外源物体内代谢过程中的重要作用。药物代谢酶的发现成为第二个里程碑。

（二）药动学模型的发展

20 世纪初的 Renkin 方程和米氏方程分别为药物及其代谢物的动态演变及规律总结奠定了数学基础。1924 年，威德马克及坦贝格提出了描述药物从体内消除的第一个数学方程式，建立了开放性一室模型，为房室模型奠定了基础。1937 年，托斯坦•特奥雷尔提出以两室模型分析血浆与组织中的药物浓度，被认为是现代药物代谢动力学理论的奠基人。1953 年，多斯特博士在其药物代谢动力学专著中首次使用“pharmacokinetics”一词。1969 年，梅茨勒编制了第一个药物代谢动力学计算机程序（NONLIN）并延续使用至今。1975 年，吉巴尔迪及佩里尔出版著作 *Pharmacokinetics*，同时期我国科学家刘昌孝写成《药物代谢动力学》，推动了药物代谢动力学的发展。

（三）药物代谢多态性的研究

1960 年，埃文斯等报道了异烟肼代谢率的遗传差异。1977 年，马赫古布等报道了异喹胍在羟化代谢中存在双态性分布现象，快代谢者拥有野生型 *CYP2D6* 基因，而慢代谢者拥有突变型 *CYP2D6* 基因。1987 年，韦德隆德等报道美芬妥英氧化代谢在人群中有遗传多态性，随后的研究揭示了介导这一代谢反应的 CYP2C19 在不同种族之间存在多态性。1990 年以后，中国科学家周宏灏发现不仅世界各种族用药后的反应有差异，中国各民族之间的药物代谢也不同，个体之间也因基因的不同而不同。药物代谢多态性的研究成为另一个里程碑。

（四）转运体的发现

1976 年鲁道夫•朱利亚诺和维克多•林首次在耐秋水仙碱的中国仓鼠卵巢细胞中发现了一种分子质量为 170 kDa 的含磷糖蛋白，即外排蛋白 P 糖蛋白（P-glycoprotein，P-gp）。1992 年，在多药耐药的肺肿瘤细胞中发现了多药耐药相关蛋白家族（multidrug resistance-associated protein，MRP）。随着克隆技术的出现，1994～1997年，有机阳离子转运体（organic cation transporter，OCT）、有机阴离子转运多肽（organic anion transporting polypeptide，OATP）、寡肽转运体（oligopeptide transporter，PepT）、有机阴离子转运体（organic anion transporter，OAT）等陆续克隆获得。1998年，在耐多柔比星的人乳腺癌细胞中发现了乳腺癌耐药蛋白（breast cancer resistance protein，BCRP）。此外，胆汁酸盐输出泵（bile salt export pump，BSEP）也被发现。转运体的发现成为又一个里程碑。

第二节　药物的体内过程及其研究方法

一、药物的吸收及其研究方法

吸收是指药物从给药部位进入血液循环的过程。药物吸收的速度决定药物起效的快慢，而吸收的程度影响药物作用的强弱。

药物的吸收速度和程度用生物利用度（bioavailability）来表示。一般认为，静脉注射的生物利用度为100%，将血管外给药途径（ex）的药物浓度-时间曲线下面积（area under the curve，AUC）与静脉注射（IV）时的AUC值比较，即为绝对生物利用度（F）。生物利用度主要受药物的理化性质、剂型、给药途径、机体因素等影响。

$$F(\%) = \frac{\mathrm{AUC}_{\mathrm{ex}} / D_{\mathrm{ex}}}{\mathrm{AUC}_{\mathrm{iv}} / D_{\mathrm{iv}}} \times 100 \tag{2-1}$$

式中，D为给药剂量。

（一）常见给药途径与吸收方式

1. 口服给药　安全、方便且经济，是最常见的给药方式。对于口服固体制剂来说，药物要经过在胃肠道中崩解、分散、溶出才能被吸收。一般认为，不同口服剂型的吸收速度和程度的顺序如下：溶液剂＞混悬剂＞颗粒剂＞胶囊剂＞片剂＞包衣片剂。

2. 注射给药　可避开胃肠道的破坏和首过效应，起效迅速，生物利用度高，效果可靠。除血管内给药直接注入体循环外，其他部位的注射均有吸收过程。注射部位不同，药物吸收的速度不同。

3. 吸入给药　主要通过口腔吸入，到达呼吸道深处或肺部，起局部治疗作用或吸收后起全身作用。肺部给药吸收面积大，渗透性高，吸收部位血流丰富，能避免肝脏首过效应，故生物利用度高。

4. 皮肤给药　药物透皮是被动过程，个体差异明显，且各部位皮肤的渗透性也不同，一般顺序如下：阴囊＞耳后＞腋窝区＞头皮＞腿部＞胸部。分子质量大于500Da的药物不易透皮吸收。

5. 鼻腔给药　由于鼻黏膜的生理构造，蛋白多肽类药物经鼻黏膜吸收能达到较高的生物利用度，某些药物的吸收程度和速度甚至可与静脉注射相当。

6. 直肠给药　经直肠吸收的药物大部分能绕过肝脏发挥全身作用，降低首过效应的同时也相应减少药物对肝脏的毒副作用。

7. 阴道给药　是指将药物纳入阴道内发挥作用。药物经阴道的吸收存在“子宫首过效应”，即药物经阴道黏膜吸收后转运至子宫的现象。

（二）影响药物吸收的因素

1. 药物因素

（1）理化性质：药物在吸收部位通常以未解离（分子型）的形式吸收，因此药物的理化性质与药物的吸收尤其是胃肠道的吸收密切相关，包括药物的解离度、脂溶性、溶出速率、稳定性等。

（2）剂型因素：不同的药物剂型，溶出速率有差异，会影响药物吸收的速度和程度，从而影响药物的起效快慢、作用强弱、持续时间。

（3）给药途径：除血管给药不存在吸收过程外，其他给药途径均有吸收过程且吸收快慢不同，特点各异。吸收速率的一般规律如下：吸入给药＞腹腔注射＞舌下给药＞肌内注射＞皮下注射＞口服＞直肠给药＞皮肤给药。

2. 机体因素 对于口服药物来说，药物的吸收会受到以下因素影响。

（1）胃肠内 pH：胃内容物的 pH 为 1.0～3.0，肠内容物的 pH 为 4.8～8.2，胃肠内 pH 决定胃肠道内非解离型的药量，导致弱酸性药物容易从胃吸收，而弱碱性药物容易从小肠吸收。

（2）胃排空速度和肠蠕动：胃排空速度慢，药物在胃中停留时间延长，主要在胃中吸收的药物吸收增加；胃排空加快，药物快速到达小肠，有利于药物在小肠的吸收。肠蠕动增加能促进固体制剂的崩解、药物与肠黏膜的接触，有利于药物的吸收。

（3）胃肠内容物：胃肠道中有食物存在时，能使多数药物的吸收减少。

（4）首过效应：是指口服药物在小肠吸收后经门静脉入肝，药物被肠道和肝脏的代谢酶代谢，最终使进入体循环的药量减少的现象。

（三）药物吸收的研究方法

1. 整体动物实验 动物灌胃给药后，测定血浆药物浓度，求算药动学参数（如 C_{max}、t_{max}、AUC 等）来评价药物的吸收情况。

2. 在体动物实验 在体肠灌流法保证了血液和淋巴液的供应，能够真实地反映药物的肠道吸收情况。灌流方式可分为振动灌流、单向灌流和循环灌流。

3. 离体动物实验 包括组织流动室法、外翻肠囊法等，均以离体肠段为研究对象，在保证其生理活性的体外条件下模拟药物在肠道中的吸收。

4. 细胞实验 通过将细胞接种于 Transwell 上开展药物转运实验来评价药物吸收。应用最广泛的是 Caco-2 细胞，其来源于人体结肠癌细胞，在一定培养条件下可自发分化为小肠上皮细胞并表达部分代谢酶和转运体。为了进一步判断吸收机制，还可采用诸如 MDCK-MDR1 细胞，这类细胞培养周期短、生长迅速且跨膜电阻更接近于小肠。

二、药物的分布及其研究方法

药物进入血液后在血液和组织之间的转运过程称为药物的分布。药物分布越迅速，药效产生得越快，药物对作用部位的亲和能力越强，药效就越强越持久。

药物在体内的分布程度用表观分布容积（V_d）描述，表示全血或血浆中药物浓度与体内药量的比例关系，单位为 L 或 L/kg。

$$V_d = \frac{D}{C} \tag{2-2}$$

式中，D 表示体内药量；C 表示相应的血药浓度。

表观分布容积没有解剖学上的意义，但可以反映药物的分布特征。V_d 值较大的药物可能排泄慢、药效长、毒性大。例如，地高辛的 V_d 值可达 600L。

（一）药物的体内分布

除常规分布外，以下部位的药物分布应重点关注。

1. 药物与血浆蛋白结合 药物进入血液循环后，与血浆蛋白发生不同程度的结合，这一过程是可逆的且有饱和现象。结合型药物难以透过血管壁，而游离药物可透过血管壁到达靶组织发挥药效。

2. 药物的淋巴系统分布 通常，分子质量 5000Da 以下的小分子药物几乎全部由血管转运，而分子质量 5000Da 以上的大分子物质经淋巴转运的选择倾向性更强。

3. 药物的脑分布 血脑屏障是体内重要的生物屏障，由紧密连接的内皮细胞等构成。只有少数脂溶性较高、分子质量很小的强效镇痛药、抗胆碱药等，以及高脂溶性的麻醉药硫喷妥钠等，可以进入脑内。

4. 药物的脂肪分布 成人的脂肪组织占体重的 10%～30%，起着体内贮库的作用。药物的脂溶性越高，在脂肪组织中的分布和蓄积越多。例如，硫喷妥钠经脑组织清除分布到脂肪组织后可再次被运输到脑组织，延长麻醉作用。

5. 药物的胎儿内分布 胎盘屏障位于母体血液循环和胎儿血液循环之间。分子质量 600Da 以下的药物容易通过被动扩散透过胎盘，药物脂溶性越大，越易透过。

（二）影响药物分布的因素

1. 理化性质 脂溶性高或分子量小的药物易于透过细胞膜进行转运。而脂溶性差的大分子或离子则不易转运，或通过特殊方式转运。

2. 血液循环与血管通透性 在血流量大、灌注速度快的器官和组织中，药物转运速度和转运量相应较大，反之越小。通透性越好的毛细血管允许通过的药物分子量越大，转运量越大。

3. 药物与组织的亲和力 药物和组织细胞内的大分子发生非特异性结合，这种结合的程度越高，药物向组织外转运的速度越慢，在组织中的滞留时间越长，甚至引起蓄积。例如，洋地黄一次治疗后，作用完全消失需 14～20 天。

4. 药物置换作用 血浆蛋白结合率高的药物对药物置换作用敏感。例如，由于 A 药的竞争结合，B 药的血浆蛋白结合率由 99%降到 95%、游离药物浓度由 1%增加到 5%，可能会导致 B 药的毒副作用发生。

（三）药物分布的研究方法

1. 血浆蛋白结合的研究方法 最常用的方法为平衡透析法和超滤法。平衡透析法是将药物和蛋白用透析膜分隔开，待平衡后测定两侧药物浓度，从而计算血浆蛋白结合率。该方法测定准确，但耗时长、血浆消耗大。超滤法则是借助超滤管，将药物与蛋白混合物加在超滤管的上室开始离心，游离型药物能进入超滤管底部，通过测定药物浓度计算血浆蛋白结合率。

2. 组织分布的研究方法 动物给药后采集各组织样本，匀浆后通过仪器（如高效液相和液质联用）测定药物浓度。此外，一些新技术也逐渐被应用。

（1）微透析法：研究药物体内过程的新型采样方法，可在活体动物上实时、动态采集靶组织中的游离药物，且无须前处理即可直接进样分析，在药物分布研究中逐渐成为常用的靶向分析技术。

（2）小动物活体成像：小动物给予荧光标记的化合物后可通过活体成像装置直接观察化合物体内分布的动态过程，但成像深度有限。

（3）定量全身放射性自显影技术：给予小动物同位素标记的药物后，通过检测整体动物的横切面，得到药物在动物全身的组织分布结果。该方法限于小动物，且无法区分原药和代谢物。

（4）质谱成像技术：质谱直接扫描组织样品成像，其特点是无须标记药物且分辨率高，能区分原药和代谢物，但无法实现可靠的常规定量。

3. 血脑屏障研究方法 原位脑灌注实验是整体动物水平研究药物血脑屏障渗透性的最常用方法。将含有待测化合物的灌注液注入颈外动脉，结束后快速提取脑组织并测定药物浓度，可检测化合物的血脑屏障渗透性。此外，原代脑微血管内皮细胞及其共培养模型也可模拟血脑屏障，用来评估待测化合物的血脑屏障渗透性。

三、药物的代谢及其研究方法

（一）药物代谢及其作用

药物在体内经代谢酶或其他作用发生化学结构改变的过程称为药物代谢，包括Ⅰ相代谢（氧化、还原、水解反应）和Ⅱ相代谢（结合反应）。药物代谢主要发生在肝脏，其次是胃肠道、肾脏等组织。一般来说，药物经过代谢后生成的代谢物的活性会发生变化。

1. 代谢物活性降低 大多数药物经代谢后活性降低甚至失活，如局部麻醉药普鲁卡因在体内水解后迅速失去活性。

2. 代谢激活或活性增强 前体药物本身没有药理活性，在体内经代谢产生有活性的代谢产物，如左旋多巴在体内经脱羧酶作用形成多巴胺来发挥抗帕金森作用。另外，一些药物本身具有药理活性，但体内代谢物的药理活性比原药更强，如非那西丁的体内代谢物对乙酰氨基酚的解热镇痛作用比原药更显著。

3. 代谢致毒 生成的代谢物具有毒性，如异烟肼的体内代谢物乙酰肼可引起肝脏的损害。

（二）药物代谢的类型

绝大多数药物会在酶的催化作用下，在分子上引入某些极性基团，从而增加其水溶性，有利于迅速经尿排泄；或与葡醛酸、硫酸酯、谷胱甘肽等发生结合、缩合反应，形成高水溶性的结合产物，再经尿及粪便排出。如表2-1所示，药物代谢反应可分为几种。

表2-1 Ⅰ相和Ⅱ相代谢

反应类型		结构变化	药物举例
氧化反应	*O*-脱烃基	$ROCH_3 \longrightarrow ROH+CH_2O$	氨基比林、咖啡因
	N-脱烃基	$RNHCH_3 \longrightarrow RNH_2+CH_2O$	吗啡
	羟化	$RCH_2CH_3 \longrightarrow RCH_2CH_2OH$	戊巴比妥、布洛芬
	N-氧化	$RNH_2 \longrightarrow RNHOH$	苯胺
	S-氧化	$R_1—S—R_2 \longrightarrow R_1—SO—R_2$	西咪替丁、氯丙嗪
	脱氨氧化	$RCH—NH_2 \longrightarrow RCOH—NH_2 \longrightarrow R—CO+NH_3$	苯丙胺、地西泮

续表

反应类型		结构变化	药物举例
还原反应		$RNO_2 \longrightarrow RNO \longrightarrow RNHOH \longrightarrow RNH_2$	氯霉素、氯硝西泮
水解反应		$R_1COOR_2 \longrightarrow R_1COOH+R_2OH$	普鲁卡因、阿司匹林
结合反应	葡萄糖醛酸结合反应	$R—COOH \longrightarrow R—COO—C_6H_9O_6$	萘普生
	乙酰化反应	$R—NH_2 \longrightarrow R—CH_3CONH$	普鲁卡因胺
	硫酸化反应	$R—OH \longrightarrow R—O—SO_3H$	对乙酰氨基酚
	甲基化反应	$R—OH \longrightarrow R—OCH_3$	去甲肾上腺素

（三）药物代谢酶

药物的代谢过程通常由代谢酶介导。不同类型的代谢反应，其催化的代谢酶有所不同。例如，催化药物氧化代谢的酶主要有细胞色素 P450 酶（cytochrome P450，CYP450）、黄素单加氧酶等；催化药物水解代谢的酶主要有羧酸酯酶、胆碱酯酶等；催化药物结合反应的酶主要有 UDP-葡萄糖醛酸转移酶、硫酸转移酶等。具体如表 2-2、表 2-3 所示。

表 2-2　CYP 酶亚型

CYP 酶		底物	抑制剂	诱导剂	反应类型
常规酶	CYP1A2	对乙酰氨基酚、茶碱	呋拉茶碱	吸烟、奥美拉唑	*O*-脱烃基氧化
	CYP2C8	卡马西平、紫杉醇	槲皮素		羟化
	CYP2C9	双氯芬酸、苯妥英	磺胺苯吡唑	利福平	羟化
	CYP2C19	普萘洛尔、苯妥英钠	反苯环丙胺	利福平	羟化
	CYP2D6	卡托普利、氟西汀	奎尼丁		羟化
	CYP2E1	乙醇、氨苯砜	二乙基二硫代氨基甲酸酯	乙醇、异烟肼	羟化
	CYP3A4	利多卡因、丙米嗪	三乙酰竹桃霉素、酮康唑	苯巴比妥、卡马西平	羟化
罕见酶	CYP2A6	双香豆素、咖啡因	环磷酰胺、双香豆素	地塞米松	羟化
	CYP2J2	胺碘酮、阿苯达唑	伊曲康唑、地尔硫䓬		*N*-氧化、*S*-氧化
	CYP4F2	白三烯、维生素 E	苯扎溴铵		羟化

表 2-3　非 CYP 酶

非 CYP 酶	底物	抑制剂	反应类型
单胺氧化酶	去甲肾上腺素	司来吉兰	氧化反应
黄素单加氧酶	丙米嗪、环苯扎林	甲巯咪唑	氧化反应
醛酮还原酶	黄体酮、甘油醛	黄酮类化合物	还原反应
黄嘌呤氧化酶	黄嘌呤、蝶呤	别嘌醇、别黄嘌呤	氧化反应
羧酸酯酶	奥司他韦	乙醇、洛伐他汀	水解反应
葡萄糖醛酸转移酶	可待因、普萘洛尔	利福平	结合反应
硫酸转移酶	对乙酰氨基酚	甲钴胺	结合反应
N-乙酰基转移酶	磺胺、异烟肼	伏立诺他	结合反应
甲基转移酶	去甲肾上腺素、组胺	地西他滨	结合反应

（四）影响药物代谢的因素

多种因素影响药物代谢，并进一步影响其疗效或产生不良反应，因此研究药物代谢的影响因素十分重要。主要有以下几种。

1. 种族和种属差异 有些药物的体内代谢途径、代谢速度及代谢物的种类与含量在不同种族和不同种属间存在差异，其根本原因是不同种族或种属间代谢酶的表达、含量、活性的不同，以及基因多态性的存在。

2. 年龄和性别差异 药物在儿童和老年人中的代谢常与成年人中的代谢存在显著差异；另外，有些药物的代谢还存在明显的性别差异。这主要是药物代谢酶的含量和活性与年龄或性别相关，还与许多生理功能密切联系。

3. 基因多态性 一些药物在人体内的代谢存在明显的个体差异，其根本原因是基因多态性导致的代谢酶含量或活性的个体间差异，进而影响药物代谢转化。据此可将人群分为超强代谢型、强代谢型、中强代谢型和慢代谢型。

4. 病理状态 药物代谢受多种疾病的影响，影响最大的为肝脏疾病，如肝炎、脂肪肝、肝硬化等。此外，许多非肝性疾病也可影响药物代谢，如肾病、糖尿病、肿瘤和自身免疫性疾病等。

5. 代谢相互作用 临床上两种或两种以上药物联用时，某种或某几种药物对药物代谢酶产生诱导或抑制作用，致使其他药物的血药浓度偏低或偏高，降低药物疗效或产生不良反应。

（五）药物代谢的研究方法

药物代谢的研究内容主要包括代谢产物的分离鉴定、代谢途径的推断、代谢表型的鉴定、酶的抑制/诱导，以及药物代谢相互作用等。其研究方法如下。

1. 在体试验 受试者/动物给药后，在一定时间内采集血浆、尿、粪、胆汁等，通过高效液相、高分辨质谱、核磁等分析技术鉴定其中的代谢产物，推测代谢途径，定量代谢物浓度等。

2. 离体肝灌流 作为完整的器官模型，其能在一定时间内保持肝脏的正常生理活性，被广泛用于评估药物的肝清除和代谢，也可用于测定药物的肝毒性。

3. 原代肝细胞 维持了体内肝细胞的功能和活性，保留了与体内一致的代谢酶活性，可真实反映体内的代谢情况。该模型可用于研究药物的内在清除率，药物对代谢酶的诱导/抑制，以及药物代谢相互作用。但原代肝细胞体外存活时间短、增殖困难、代谢酶的表达及活力下降快。近年来，夹层胶原“三明治”法能部分改善上述情况。

4. 亚细胞组分 采用差速离心法从细胞分离得到的携带药物代谢酶的亚细胞组分：微粒体含内质网结构，富含CYP、尿苷二磷酸葡萄糖醛酸转移酶（UDP-glucuronosyl-transferase，UGT）等；胞质液含可溶性的Ⅱ相代谢酶，如谷胱甘肽转移酶（glutathione transferase，GST）、*N*-乙酰转移酶（*N*-acetyltransferase，NAT）等；S9则包含了微粒体和胞质液。使用时，孵育体系中必须加入酶催化所需的辅助因子，如NADPH（CYP）和UDPGA（UGT）。进行UGT活性评价时还需加入打孔剂（如丙甲菌素）。该模型不可进行酶诱导实验。

5. 重组酶 利用基因工程将代谢酶基因整合到异源表达体系（如昆虫细胞和大肠杆菌），通过大规模扩增和纯化可获得单一的重组酶，表征单一酶对药物的代谢活性，更准确地观察代谢结果，避免共同参与此代谢途径的其他酶干扰。重组酶不可进行酶诱导实验。

四、药物的排泄及其研究方法

排泄是药物或其代谢物通过排泄器官或者分泌器官排出体外的过程。肾是最主要的排泄器官，非挥发性药物主要由肾随尿排出；气体及挥发性药物则主要由肺随呼气排出；某些药物还可通过胆汁、乳腺、汗腺、唾液腺及泪腺、头发、皮肤等排出体外。未被吸收的口服药物、胆汁排泄或小肠分泌的药物代谢物则随粪便排泄。

（一）药物的排泄途径

1. 肾排泄　包括肾小球滤过、肾小管主动分泌和肾小管重吸收，前两个过程是血中药物或代谢物进入肾小管腔，后一个过程则是重新转运到血液中。因此，药物的肾排泄可表示为

药物肾排泄=肾小球滤过+肾小管分泌-肾小管重吸收

药物经肾排泄的速度用肾清除率表示，计算公式如下：

$$肾清除率=\frac{尿中药物浓度\times 每分钟尿量}{血浆药物浓度}$$

肾小管分泌是在肾小管细胞进行的主动转运过程，分泌机制相同的药物联用可发生竞争性抑制。肾小管可以重吸收滤过后的游离型药物，药物的解离度影响肾小管的重吸收，临床上改变尿液 pH 是解救某些药物中毒的有效手段。

2. 胆汁排泄　一些药物经肝脏转化为极性较强的水溶性代谢物后，可经过胆汁排泄。一般认为分子质量在 500～5000Da 且具有一定的化学基团和极性的药物可通过胆汁排泄。胆汁排泄率用清除率来表示，计算公式为

$$胆汁清除率=\frac{胆汁排泄速度}{血浆药物浓度}=\frac{胆汁流量\times 胆汁药物浓度}{血浆药物浓度}$$

这类药物经胆汁排泄到十二指肠之后，一部分经过粪便排出体外，另一部分被肠黏膜上皮细胞吸收，经门静脉入肝后，重新进入体循环，即肝肠循环。肝肠循环明显的药物具有较长的半衰期和作用时间。

3. 肠道排泄　经粪排泄的药物主要包括未被吸收的口服药物、随胆汁排泄到肠道的药物和由肠黏膜主动分泌到肠道的药物。药物自肠道排泄既有被动扩散也有主动转运机制参与。

4. 其他排泄途径

（1）乳汁排泄：游离型多、脂溶性好、分子量小的药物，更容易通过乳汁排泄。常见的在乳汁中排泄量大的药物包括红霉素、地西泮、卡马西平等。

（2）肺排泄：分子量小、沸点低的药物可随肺呼气排出，如吸入麻醉剂、二甲亚砜等。

（3）汗腺和毛发排泄：该途径只有微量的药物排泄，但对一些有毒物质的检测来说具有重要意义，如汞和砷。

（二）影响药物排泄的因素

1. 药物理化性质　分子质量是影响药物排泄的重要理化因素：分子质量＜300Da 的药物主要经肾排泄，分子质量＞500Da 的药物主要经胆汁排泄，分子质量 300～500Da 的药物则两者都有。此外，脂溶性大的药物重吸收程度大。例如，硫喷妥钠被肾小球滤过之后，几乎全部通过肾小管的重吸收进入血液循环。相反，季铵盐类药物极性大，几乎不会被重吸收，可迅速从尿中排出。

另外，与血浆蛋白结合率高的药物经肾小球滤过排泄量少。

2. 生理因素 肾脏血流量增加时，经肾小球滤过和肾小管主动分泌两种机制排泄的药物量都随之增加；胆汁流量降低时，以胆汁排泄为主要排泄途径的药物的排泄量减少；尿量增加时，尿中药物浓度下降，重吸收减少，促进某些药物排泄。此外，药物经肝肾的消除量也受年龄和性别等因素的影响。

3. 病理因素 肾病或外伤会影响肾小球的滤过功能，导致排泄量减少，血药浓度增加，药效/毒性增强。肝病会造成胆汁排泄障碍、肝药酶功能降低、蛋白质结合能力降低、门脉血流量减少，最终使肝脏清除药物的能力下降。

4. 药物间相互作用 药物与血浆蛋白的竞争结合导致游离型药物浓度增加，排泄速率加快。此外，某些药物也会影响肾排泄、胆汁排泄途径中的相关蛋白，从而影响其他药物的排泄。

（三）药物排泄的研究方法

1. 整体实验 给药后按一定的时间间隔分段收集尿或粪的全部样品，粪样品收集后按一定比例制成匀浆，记录总重量或体积。取部分尿或粪样品进行药物和主要代谢产物浓度测定，计算药物和主要代谢产物经此途径排泄的速率及排泄量。

2. 在体试验 主要方法是胆汁引流，大鼠缺乏胆囊，胆管插管后，按一定的时间间隔收集胆汁直到药物排泄完全。记录胆汁体积，测定胆汁中的药物浓度，计算累积排泄量和排泄分数。

3. 离体试验 离体肾灌流法将待测药物以特定剂量和速率通过灌流系统输送到肾脏，可特异性考察肾脏对药物的处置情况，在器官水平研究药物排泄的机制和影响因素。

4. 体外试验 常使用“三明治”原代肝细胞模型。该模型中肝细胞形成完整胆小管网络并保持紧密连接，且转运体正常表达及定位。通过含钙/无钙条件保持/破坏紧密连接体，测定药物细胞蓄积量的差值可计算排入胆管的药量。

第三节　生理药物代谢动力学模型理论与实践

一、基于生理的药物代谢动力学模型

（一）模型概述

基于生理的药物代谢动力学模型（physiologically based pharmacokinetics model，PBPK model）是根据机体的生理学、解剖学和生物化学特性，将与药物处置相关的组织或器官通过血液循环连接成一个整体，每个药物及其代谢物都遵循物质平衡原理进行物质转运，并以此为基础处理药动学数据的研究方法。传统 PK 模型的房室仅为数学上的抽象概念，而 PBPK 模型则以机体的解剖和生理结构为基础，其房室是指具体的组织器官结构、血液循环与各组织器官的连接方式，甚至不同种类的细胞。它将药物复杂的吸收、分布、代谢、排泄过程简化为以生理学为基础的房室模型，反映了药物在体内变化过程的机制。

（二）模型的建立

1. 模型结构 整体 PBPK 模型是根据解剖学和生理结构将机体的各个组织和器官分为若干房

室，通过血液循环将这些房室串联成一个闭合的模型结构，从整体水平来描述药物的体内吸收、分布、代谢、排泄过程，模型结构如图 2-1 所示。实际应用时，常根据研究目的按核心组织器官和非核心组织器官对模型的结构进行简化，用于描述机体局部或独立的组织器官模型，如肠吸收模型、肝脏代谢模型等。

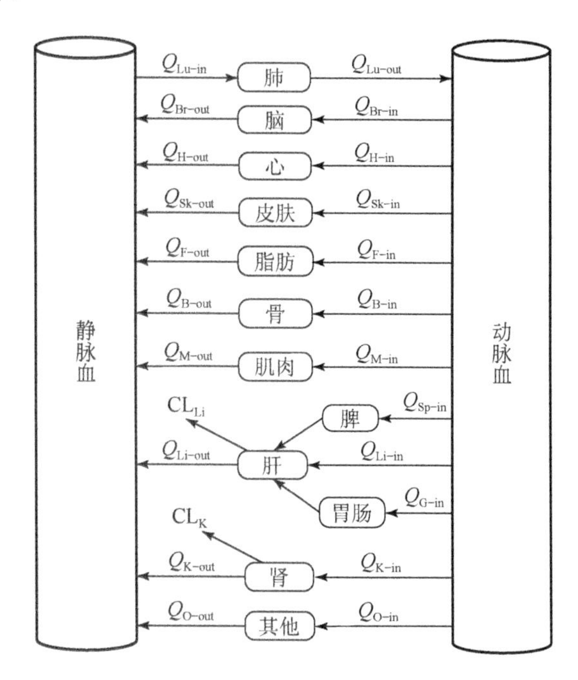

图 2-1 整体 PBPK 模型示意图

箭头表示血液流动方向，Q 为血流量，CL 为清除率，Lu 为肺，Br 为脑，H 为心，Sk 为皮肤，F 为脂肪，B 为骨，M 为肌肉，Li 为肝，Sp 为脾，G 为胃肠道，K 为肾，O 为其他

2. 模型参数 PBPK 模型方程的建立需要以下四类参数：①生理解剖学参数，如体重、组织器官大小、血液灌注速率等。②生化参数，如吸收速率、清除率、药物代谢酶和转运体的活性与表达等。③药物与机体相互作用相关参数，如膜通透性、血浆蛋白结合率、药物在组织和血液间的表观分布系数等。④药物理化参数，如脂溶性、粒径、扩散系数、电荷性等。模型参数可通过查阅相关文献及体内、体外试验获得，也可以通过种属间外推得到。

3. 模型方程 根据物质平衡原理（图 2-1），静脉给药时，组织中药物浓度的变化可利用药物进入和离开组织的速度来表示，对于非消除性的组织器官（T），单位时间内该房室药量的改变量为

$$V_T \frac{dC_T}{dt} = Q_T C_A - Q_T C_V \tag{2-3}$$

式中，V_T 为组织体积；C_T 为组织中药物浓度；Q_T 为组织中血流速率；C_A 为动脉血中药物浓度；C_V 为流出静脉血中的药物浓度，可用 C_T / K_p 来表示，K_p 为药物在组织和血液中的表观分配系数。

对于消除性组织器官（T）而言，单位时间内该房室药量的改变量为

$$V_T \frac{dC_T}{dt} = Q_T C_A - Q_T C_V - CL_{int} C_V^{uT} \tag{2-4}$$

式中，CL_{int} 为药物在该组织中的内在清除率；C_V^{uT} 为流出组织的静脉血中的游离型药物浓度。

4. 模型验证与优化 PBPK 模型建立以后需要对模型进行灵敏性、鲁棒性、适应性等分析，

通过文献及实验数据对模型的预测性能进行交叉验证和外部验证，进而调整和优化模型结构。

一些商业软件可提供房室和非房室模型分析、生理数据库、模型构建工具、模型评估工具、可视化结果分析等功能模块，便于研究人员高效地构建和优化PBPK模型，如Phoenix WinNolin™，Simcyp™，GastroPlus®，PK-Sim®，Simbiology®等。

（三）体外-体内外推和种属间外推

在PBPK模型研究中，一些生理学参数比较容易获得，而一些生化参数只能从体外、多种动物甚至一种动物中获取。因此，利用体外-体内外推（in vitro to in vivo extrapolation，IVIVE）和种属间外推的方法，将已有的参数进行外推和缩放，从而为模型的构建提供更多的数据信息。

1. IVIVE 是将体外数据转化为体内药动学参数的一种方法。通过整合PBPK模型将体外参数放大至器官甚至整体水平，该方法可以外推药物在体内的组织分布、肝脏代谢特征、清除率等参数。

2. 种属间外推 利用不同种属动物的数据信息对另一种属（特别是人）进行外推和缩放。有以下两种外推方法。

（1）异速缩放法：目前研究中常使用基于公式$Y = aW^b$的异速缩放方程进行种属间外推，可根据体重、体表面积、平均寿命等参数对该公式进行修饰。式中，Y为生理参数；W为体重；a和b分别代表异速缩放的系数和指数。

（2）生理类比法：假定不同种属间药物的表观分配系数K_p不变，由动物建立药物在组织器官中的速率方程，将有关人体的生理生化参数代入相应的方程中求解，即可预测药物在人体各种组织中的处置特征。

二、生理药物代谢动力学模型的应用

1. 预测药物-药物相互作用 药物-药物相互作用（drug-drug interaction，DDI）对于临床合理用药和上市后药物警戒具有重要意义。PBPK模型可基于体外试验结果和临床药动学数据预测潜在的DDI。美国食品药品监督管理局（FDA）发表的指导文件表明，PBPK模型已作为一种可靠方法替代某些体内DDI研究。

2. 预测儿童的药动学行为 儿童的组织器官功能、药物代谢酶的活性与表达显著有别于成人，仅根据成年人体重、体表面积矫正的异速缩放方程很难描述各年龄段儿童的药动学特征。构建儿童PBPK模型能更准确地预测药物在儿科受试者中的药动学行为，还可有效弥补儿童临床试验的不足，甚至能够替代一些临床试验。

3. 预测疾病状态对药动学行为的影响 疾病状态会显著影响药物在人体内的药动学行为，通过PBPK模型预测肝肾功能不全患者的血药浓度变化，可以为临床治疗方案的设计提供有价值的参考。例如，构建疾病状态下羟氯喹的PBPK模型，可准确预测肝硬化和慢性肾病患者的药动学变化。

4. 评估药物疗效和毒性 PBPK模型能够定量预测药物及其代谢物在靶组织和非靶组织的浓度变化，结合体外药效或毒性实验获得的药效动力学（pharmacodynamic，PD）或毒效动力学（toxicodynamic，TD）参数，建立PBPK/PD（或PBPK/TD）模型，用于预测药物剂量、暴露和效应的关系，进而为临床用药方案设计、评估药物的疗效和毒性提供科学依据。

第四节　药物代谢动力学与其他学科的交叉研究

一、基因组学在药物代谢动力学中的应用

随着基因组学的不断发展及与药学学科的融合，形成了新兴学科药物基因组学，其研究人类全基因组中基因结构、表达和功能等改变对药物效应产生的影响。这有助于新药研发、临床合理用药，提高药物治疗的安全性和有效性。

基因的多态性是形成药物反应多样性的主要原因，主要包括药物代谢酶基因多态性、药物转运体基因多态性及药物作用靶点基因多态性等，由此导致许多药物在治疗过程中产生药动学行为、药效和不良反应的个体及种族差异。例如，*CYP2C19* 基因多态性造成了抗血小板聚集前体药物氯吡格雷在人群中代谢能力的多样性，将个体分为快代谢、慢代谢和正常代谢等。据此，可制订个体化治疗方案：对于快代谢和正常代谢者，使用标准剂量进行治疗；对于中/慢代谢人群，活性代谢物的形成显著减少，可考虑使用其他抗血小板药物。与此同时，鉴于 *CYP2C19* 基因多态性带来的治疗差异，可设计不依赖 CYP2C19 代谢途径的新型抗血小板聚集药物，如维卡格雷，使得疗效更稳定、安全风险更可控。

二、代谢组学与药物代谢动力学的结合研究

代谢组是基因组的下游产物也是最终产物，一般是分子质量小于 1000Da 内源性代谢物的集合，所以代谢组学重点研究内源代谢小分子的变化规律。虽然代谢组学和药物代谢动力学研究方向不同，但本质上具有相通之处：一方面，机体内源物质代谢的改变会影响药物的处置；另一方面，人体服用药物后也会对机体产生影响。两者相互补充，不可分割。特别是两者往往共用一套相同或相似的代谢酶/转运体，如 CYP450、UGT、P-gp 等既是药物代谢酶/转运体，同时也介导多种内源分子的代谢和消除。

因此，代谢组学可以解释不同个体的 PK 行为、表征个体差异，在制订临床给药方案方面更具优势。例如，基于健康志愿者给药前后尿液中小分子代谢物的变化，结合血药浓度，可成功预测不同个体的药代动力学参数（包括 AUC、清除率、谷浓度）。类似地，通过血浆内源性小分子对临床高血脂患者服用阿托伐他汀后的个体药代动力学参数进行预测。这不仅可以辅助临床预测个体体内暴露水平、制订给药方案，还能提示该药物体内关联的分子机制，为临床提供参考信息。

三、药物代谢动力学与细胞生物学融合

经典的药物代谢动力学研究建立在药物被动扩散理论基础上，通过测定血浆药物浓度来线性表征组织和靶点处药物浓度的变化过程，忽视了药物在靶组织/靶细胞/亚细胞内的代谢、转运等处置过程，常常出现药动学/药效学不相关的问题。据 *Science* 报道，超过 1/3 的药物靶点位于细胞内，这类作用靶点位于细胞内的药物必须穿透组织、细胞膜等多重屏障，才能有效地到达细胞内靶点发挥药效。据此，我国科学家王广基创新性地提出了“细胞药物代谢动力学”新理论：以细胞为单元，定量研究药物在细胞和亚细胞内的吸收、转运、分布、代谢和外排的动力学过程，

建立数学模型，阐明药物在细胞内的处置规律，科学地评价药物的药效，推动了药物代谢动力学研究从“宏观”深入到“微观”。

据此，建立了“亚细胞-细胞-器官-整体”转化药代动力学方法体系，形成了从单细胞的亚细胞器分布到多层细胞的药物转运，最后到球体细胞的穿透传递的多维度研究，建立了相应的数学模型。通过模型参数定量表征了药物的多维度细胞药代动力学规律，并从体外数据准确有效地预测药物在体内组织中的空间分布、细胞内药物浓度及药效，桥接了细胞与整体药代动力学研究。这有助于发现药物靶点和作用机制、开发新药及新剂型、优化临床用药方案。

四、仿生学在药物代谢动力学中的应用

临床前药物代谢动力学研究中常用的体外细胞模型，因生理相关性差而导致对人体药代动力学的预测有限。近年来，应用仿生学方法构建的新型体外模型复制了人类生物学和生理学，因而缩小了体内外差距，能更快速准确地评估药物的药代动力学特性。

器官芯片是一种微型细胞培养装置，包含连续灌注的微通道。通过在体外重建器官的结构和功能来复制体内器官的生理特征。近年来，已经应用各种器官芯片研究了药物的肠道吸收、药物在脂肪组织中的分配、药物的肝脏代谢或肾排泄等，为给药剂量设计和临床应用提供了更准确的数据支持。在此基础上，通过在同一芯片中集成更多的器官等效物，可提供更系统的体外人体生物学，被称为“多器官芯片”。并且模拟人体血液循环，通过流体将不同的器官模块连接起来，实现器官串联。例如，哈佛大学的唐纳德•英格伯团队建立了一种流体耦合血管化器官芯片，通过多个流动连接的双通道人体器官芯片模型建立了人体药物吸收、代谢、排泄的生理模型，可在体外进行人体药代动力学参数预测，为Ⅰ期临床试验的给药方案设计提供帮助。此外，器官芯片还能与干细胞诱导分化形成的类器官整合，构建“类器官芯片”。例如，将3D类器官衍生的十二指肠细胞与器官芯片相结合，开发了原代十二指肠-器官芯片模型，为肠道药物代谢/转运的临床前评估提供了强大的平台。

第五节　药物代谢动力学的临床应用

给药方案是指根据患者的具体病情、药物的药效学和药动学特性，对给药剂量、给药途径、给药频率等进行合理设计的一种治疗方案。应当指出，常规的给药方案并不一定适用于治疗窗窄、呈非线性动力学特征的药物及对药物高度敏感或耐受的人群，故临床治疗时应根据药物的特性与患者的具体情况设计出个体化的给药方案。

一、给药方案的设计

（一）常规给药方案设计

设计给药方案时常会考虑药物的半衰期、治疗窗，以及平均稳态血药浓度等因素。例如，对于 $t_{1/2}$ 为1～8小时的药物，可根据治疗窗宽窄设计给药方案：治疗窗较宽的药物，可适当加大给药剂量，延长给药间隔；治疗窗较窄的药物，宜采用静脉滴注或缓释、控释制剂等给药方式。对于 $t_{1/2}$ 为8～24小时的药物，可按半衰期设计给药间隔。

（二）个体化给药方案设计

传统的药物治疗基于“一病一药”的原则，即同一种疾病，不同患者使用相同的药物方案。特定患者群体由于年龄、性别、体重指数、肝肾功能、药物基因多态性、用药史等多因素差异，其药动学特征会发生显著改变。因此，对于某个患者来说，安全有效的剂量可能会导致其他患者的血药浓度低于治疗水平甚至产生不良反应。因此，理想的给药方案是实施个体化给药。

既往的临床研究常使用群体药动学（population pharmacokinetics，PPK）模型、PK/PD 模型、PBPK 模型及药物基因组检测等手段为患者设计个体化的给药方案。PPK 模型运用药动学原理结合统计学方法，利用稀疏的临床数据便可预测患者血药浓度；PK/PD 模型适用于抗菌药物的临床研究；PBPK 模型考虑到了给药对象的生理生化特征，在特殊人群给药方面具有优势；药物基因组检测能够揭示药物代谢和效应中涉及的基因在不同个体之间的遗传差异。这些方法为药物体内过程的监测和个体化用药提供了技术支持。近年来，应用人工智能对患者的基因组学和临床药动学数据进行挖掘分析，帮助患者在药物选择和剂量设计方面实现个性化设置。

二、给药剂量的确定

（一）单剂量给药方案设计

1. 单次静脉注射　对符合一室模型且按一级速率过程消除的药物，单次静脉注射给药，其药动学模型如图 2-2 所示。图 2-2 中，D 为给药剂量；X 为 t 时刻体内的药量；k 为一级消除速率常数。

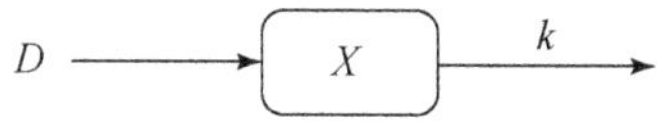

$$D \longrightarrow \boxed{X} \xrightarrow{k}$$

图 2-2　一室模型静脉注射给药的药动学模型图

用微分方程描述：

$$\frac{\mathrm{d}X}{\mathrm{d}t}=-kX \tag{2-5}$$

对上式进行拉氏变换，整理得

$$X=D\mathrm{e}^{-kt} \tag{2-6}$$

2. 单次血管外给药　对符合一室模型且按一级速率过程消除的药物，单次血管外给药，其药动学模型如图 2-3 所示。图 2-3 中，D 为给药剂量；F 为生物利用度；X_a 和 X 分别为 t 时刻可被吸收入血的药量和体内的药量；k_a 和 k 分别为一级吸收和消除速率常数。

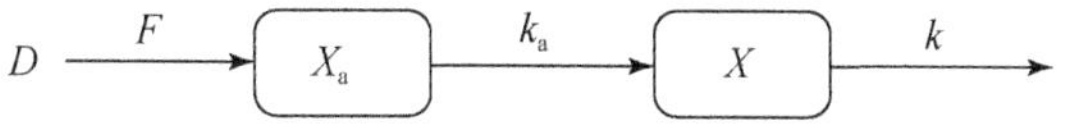

$$D \xrightarrow{F} \boxed{X_a} \xrightarrow{k_a} \boxed{X} \xrightarrow{k}$$

图 2-3　一室模型血管外给药的药动学模型图

用微分方程描述：

$$\frac{\mathrm{d}X_a}{\mathrm{d}t}=-k_aX_a \tag{2-7}$$

对上式进行拉氏变换，整理得

$$X=\frac{k_{\mathrm{a}}FD}{k_{\mathrm{a}}-k}\left(\mathrm{e}^{-kt}-\mathrm{e}^{-k_{\mathrm{a}}t}\right) \tag{2-8}$$

（二）多剂量给药方案设计

对符合一室模型且按一级速率过程消除的药物，多剂量给药时，若按等间隔等剂量静脉注射给药，随着给药次数的增加，血药浓度增速减慢，直至达到稳态。稳态血药浓度（C_{ss}）在平均稳态血药浓度（$\overline{C_{\mathrm{ss}}}$）上下波动，上限为稳态峰血药浓度（$C_{\max}^{\mathrm{ss}}$），下限为稳态谷血药浓度（$C_{\min}^{\mathrm{ss}}$）。

1. 根据平均稳态血药浓度设计给药方案 多剂量静脉注射给药的平均稳态血药浓度为

$$\overline{C_{\mathrm{ss}}}=\frac{D}{kV_{\mathrm{d}}\tau}=\frac{D}{\mathrm{CL}\tau} \tag{2-9}$$

给药剂型确定后，清除率CL基本恒定。可通过调整给药间隔τ和给药剂量D设计给药方案。

2. 根据稳态血药浓度设计给药方案 达到稳态后，其稳态峰血药浓度为

$$C_{\max}^{\mathrm{ss}}=\frac{D}{V_{\mathrm{d}}\left(1-\mathrm{e}^{-k\tau}\right)} \tag{2-10}$$

稳态谷血药浓度为

$$C_{\min}^{\mathrm{ss}}=\frac{D}{V_{\mathrm{d}}\left(1-\mathrm{e}^{-k\tau}\right)}\cdot\mathrm{e}^{-k\tau} \tag{2-11}$$

将两式整理，用药间隔为

$$\tau=\frac{1}{k}\ln\frac{C_{\max}^{\mathrm{ss}}}{C_{\min}^{\mathrm{ss}}} \tag{2-12}$$

给药剂量为

$$D=C_{\max}^{\mathrm{ss}}V_{\mathrm{d}}\cdot\left(1-\mathrm{e}^{-k\tau}\right) \tag{2-13}$$

或为

$$D=C_{\min}^{\mathrm{ss}}V_{\mathrm{d}}\cdot\left(\mathrm{e}^{-k\tau}-1\right) \tag{2-14}$$

由式（2-13）或式（2-14）可知，多剂量给药方案设计时，可根据给定的稳态峰谷浓度，计算出给药间隔τ和给药剂量D。

（三）静脉滴注给药方案设计

对符合一室模型且按一级速率过程消除的药物，静脉滴注给药时，其药动学模型如图2-4所示。图2-4中，D为给药剂量；X为t时刻体内的药量；k_0和k分别为静脉滴注速率和一级消除速率常数。

$D \xrightarrow{k_0} \boxed{X} \xrightarrow{k}$

图2-4 一室模型静脉滴注给药的药动学模型图

1. 静脉滴注给药方案 用微分方程描述：

$$\frac{\mathrm{d}X}{\mathrm{d}t}=k_0-kX \tag{2-15}$$

对式（2-15）进行拉氏变换，整理后可得药-时方程，即

$$C = \frac{k_0}{kV_d}\left(1 - e^{-kt}\right) \tag{2-16}$$

当滴注时间足够长时，e^{-kt} 趋近于 0，血药浓度不再上升而达到稳态，即

$$C_{ss} = \frac{k_0}{kV_d} \tag{2-17}$$

对上式整理得

$$k_0 = C_{ss} \cdot kV_d \tag{2-18}$$

由式（2-18）可知，静脉滴注给药方案设计时，可根据治疗所需的稳态浓度设计滴注速率。

2. 静脉滴注加静脉注射给药方案设计　临床治疗时，为了确保危重疾病患者的血药浓度迅速达到并维持在安全有效的治疗水平，静脉滴注前常常给予负荷剂量（D_1）的静脉注射。

为使血药浓度达到 C_{ss} 的静注负荷剂量为

$$D_1 = C_{ss}V_d \tag{2-19}$$

维持该水平的滴注速率为

$$k_0 = D_1 k \tag{2-20}$$

体内药量的经时变化为

$$X = D_1 e^{-kt} + \frac{k_0}{k}\left(1 - e^{-kt}\right) \tag{2-21}$$

（四）非线性动力学药物给药方案设计

呈非线性动力学特征的药物，其动力学过程可用米氏方程予以描述：

$$R = -\frac{dC}{dt} = \frac{V_m' C_{ss}}{K_m + C_{ss}} \tag{2-22}$$

当体内药物达到稳态后，给药速率（R）等于消除速率。米氏常数（K_m）和最大消除速率（V_m'）存在很强的个体内和个体间变异性。因此，需要根据患者药动学参数 K_m 和 V_m' 进行给药方案的设计。

（张经纬）

第三章 药 效 学

第一节 概 述

药效学（pharmacodynamics）是研究药物对机体的作用、作用规律及作用机制的一门药学分支科学。药效学的研究内容主要是探讨药物对机体产生的作用及其作用机制，药物的剂量与效应之间关系的规律。研究药效学的意义在于：①阐明药物的作用及作用机制，指导临床合理用药，发挥药物的最佳疗效，避免或减少不良反应发生，或为新药研制开发奠定基础；②通过研究药物影响生命活动的分子机制，推动生命科学近代药效学研究向亚细胞水平甚至分子水平发展，药物作用靶点的研究已细化为受体、酶、离子通道、载体、核酸等，在阐明药物作用机制的同时也促进了生命科学的发展。

一、药物的作用

药物作用（drug action）是指药物与机体生物分子相互作用所引起的初始作用。药理效应（pharmacological effect）是药物作用的结果，是机体反应的具体表现。例如，去甲肾上腺素与血管平滑肌受体结合，进而引起血管收缩，血压上升。前者为药物作用，后者为药理效应。在一般情况下，“效应”和“作用”两词常互相通用。药理效应是机体器官原有功能水平的改变，功能提高称为兴奋（stimulation），功能降低称为抑制（inhibition）。例如，肾上腺素升高血压、呋塞米增加尿量均属兴奋；阿司匹林解热、吗啡镇痛均属抑制。兴奋和抑制是药物作用的两种基本类型。同一种药物对机体的各种功能，甚至对同类组织的影响不尽相同。例如，肾上腺素可使支气管平滑肌松弛，使内脏血管收缩，而使骨骼肌血管舒张。

药物的作用具有两重性：一方面药物可以影响机体的生理生化功能或病理过程，有利于患病机体，以达到防病治病的目的，称为治疗作用（therapeutic action）；另一方面，也可以引起机体生理生化功能紊乱、组织器官的形态改变等，不利于患病机体，甚至产生危害机体的反应，统称为不良反应（untoward reaction）。

多数药物是通过化学反应而产生药理效应的。这种化学反应的专一性使药物作用具有特异性（specificity）。例如，阿托品特异性地阻断 M 胆碱受体，而对其他受体影响不大。药物作用特异性的物质基础是药物的化学结构。药物的作用还有其选择性（selectivity），有些药物可广泛影响机体的多种功能，有些药物只影响少数或某种功能，前者选择性低，后者选择性高。药物作用特异性强并不一定选择性高，即二者不一定平行。例如，阿托品特异性地阻断 M 胆碱受体，但其药理效应选择性并不高，对心脏、血管、平滑肌、腺体及中枢神经系统都有影响，而且有的是兴奋作用，有的是抑制作用。选择性的物质基础有以下几个方面：药物在体内的分布不均匀、机体组织细胞的结构不同、生化功能存在差异等。药物的选择作用一般是相对的，它和药物的剂量有关，如应用 15～30mg 的苯巴比妥可起镇静作用，60～100mg 可起催眠作用，更大剂量时则可抑制呼吸。

二、药物作用的机制

药效学不仅研究药物在机体产生的效应，而且研究药物效应的初始反应及其中间环节，即在何处起作用及如何起作用的问题。这些常称为药物的作用机制（mechanism of action）或作用原理。研究药物作用机制是药效学中最重要的方面。了解药物的作用机制一方面有助于阐明药物治疗作用和不良反应的机制，加深对药物作用的理解，进而指导临床用药；另一方面可以为寻找更为安全有效的药物提供理论依据。药理效应可以是多种多样的，是不同药物分子与机体不同靶细胞间相互作用的结果。

（一）药物作用的影响因素

药物作用产生的效应主要取决于两方面的因素：其一是生物系统，包括人、动物、微生物和寄生物，其结构、生理病理状态及所处的环境不同导致药效迥异；其二是药物的理化性质，如药物的水溶性和脂溶性等，这主要取决于药物的化学结构，包括基本骨架、活性基团、侧链长短及立体构型等因素。例如，许多药物的主要结构相同，药理作用也相似，而且药理效应的强弱变化往往有一定的规律可循。在药理作用相同的药物中往往能找到相同的化学基团，称为功能团，这类药物往往是通过这些功能团与机体的生物大分子相互作用而发挥效用的。

（二）药物作用机制的类别

1. 与药物理化性质有关的特异性药物作用机制

（1）透压作用：如甘露醇的脱水作用。

（2）脂溶作用：如全身麻醉药对中枢神经系统的麻醉作用。

（3）膜稳定作用：阻止动作电位的产生及传导，如局部麻醉药、某些抗心律失常药等。

（4）影响 pH：如抗酸药中和胃酸。

（5）络合作用：如二巯基丙醇络合汞等而解毒。

2. 与药物化学结构有关的特异性药物作用机制

（1）补充机体所缺乏的各种物质：如维生素、激素及多种元素等。

（2）对神经递质、介质或激素的影响：药物可通过影响神经递质或介质的合成、摄取、释放、灭活等过程，改变递质在体内或作用部位的量，从而引起机体的功能改变，如麻黄碱促进肾上腺素能神经末梢释放去甲肾上腺素等。药物也可以通过增减激素分泌的量而发挥作用，如甲苯磺丁脲可促进胰岛素的分泌而使血糖降低。这类药物往往具有较高的选择性。

（3）作用于特定的靶点：药物所作用的靶点有受体、离子通道、酶、载体分子、核酸、免疫系统及基因等，这类药物选择性高、药效强，是当前发展的主要类型。

三、药效学与临床药物评价

（一）量效关系与临床药物评价

药理效应的强弱与其剂量大小或浓度高低呈一定关系，即量效关系（dose-effect relationship）。

药理效应按性质可分为量反应和质反应两种情况。药物经不同给药途径进入血液循环，到达不同作用部位，并与该部位受体结合而产生药理效应。研究表明，药物在受体部位的浓度与其所产生的药理效应强弱呈正相关。但在临床治疗中尚无法直接测定受体部位的药物浓度。因此，需要采用间接指标来反映药理效应。多数药物的血药浓度和药理作用强度存在相关性，即浓度-效应关系（concentration-effect relationship），简称为浓-效关系。

多数药物的血药浓度随给药剂量的增加而升高，并与药理效应、毒性反应直接相关。因此，在临床药物治疗中，如没有获得预期的治疗效果，医生常认为增加给药剂量可能是实现疗效的主要手段。但大量研究结果提示，药物剂量并非决定药物作用强度的唯一因素。事实上，仅在一定范围内，血药浓度与药物效应具有相关性。因此，当未获得预期治疗效果时，盲目增加药物剂量，不仅不能增加药物疗效，还可能增加药物不良反应的风险。

在临床治疗中，治疗药物监测的结果主要采用有效血药浓度范围进行评价。因此，当某一药物尚未建立有效血药浓度范围时，治疗药物监测的结果可能缺乏相应的判断标准。在建立有效血药浓度范围时，需要确定药物疗效指标和毒性反应指标，获得药物在不同血药浓度时的有效率和毒性反应发生率，绘制血药浓度-有效率及血药浓度-毒性反应发生率曲线，从而确定有效血药浓度范围。

（二）构效关系与临床药物评价

药物的化学结构与生理作用（或生物活性）间的关系，简称药物的构效关系（structure- activity relationship，SAR）。研究药物构效关系的目的是探寻有机化合物（包括药物）的生物活性与其化学结构间依赖关系的规律，以便能合理地进行药物设计，提高研究新药的成功率，对临床药物的使用和疗效进行基于构效关系的评价。

定量构效关系（quantitative structure-activity relationship，QSAR）是一种借助分子的理化性质参数或结构参数，以数学和统计学手段定量研究有机小分子与生物大分子相互作用，有机小分子在生物体内吸收、分布、代谢、排泄等生理相关性质的方法。其执行的主要步骤如下：①收集化合物结构和活性的相关数据；②得到结构描述符合的化合物，并对其进行定量描述；③采用适当算法对结构和活性建立数学模型；④检验模型（模型拟合能力、稳健性和预测能力）；⑤解释模型（提取对活性影响大的结构信息）。构效关系与临床药物评价的研究是从化学结构及理化性质与药物的生物活性关系两个方面展开的。一部分研究者着重于化合物的化学结构与生物活性关系的研究，而另一部分研究者则重点考虑化合物的理化性质与生理作用的关系。

（三）基于量效关系和构效关系的临床用药选择

1. 基于量效关系的临床用药选择 量效关系体现在血药浓度以各种直接或间接形式与药理效应相关，不同药物的治疗浓度范围有所差别。在临床治疗中，人们常常错误地理解有效血药浓度范围有如下两种情况：①认为大多数药物的有效血药浓度范围已在临床试验中得以确定；②认为只要药物浓度在有效血药浓度范围内，就可获得较好的治疗效果。正确理解和应用有效血药浓度范围，是临床治疗中经常面临的问题。在大量临床研究基础上，人们已确定了数十种药物的有效浓度范围，并以此作为调整血药浓度、设计给药方案的依据。有效浓度范围是一个群体统计的平均值，对于多数患者具有指导意义，但少数患者因存在显著的个体差异，其血药浓度可以偏离有效浓度范围。它仅表示患者体内的药物浓度在该范围内时达到有效性的概率较高、出现毒副反应的概率较小。因此，应客观评价有效浓度范围，结合患者的临床表现合理制订给药方案。

2. 基于构效关系的临床用药选择　由于取代基的不同，具有相同基本结构的药物可因药动学性质的不同作用于体内的不同部位而发挥不同的治疗目的。例如，磺胺噻唑（sulfathiazole）为全身性抑菌药物，而酞磺胺噻唑（phthalylsulfathiazole）因在胃肠道内不易被吸收，可作为肠道消炎药。X 线造影剂碘奥酮（diodone）为肾盂造影剂，因其水溶性大，易从尿中排泄，而其丁基或戊基取代物水溶性降低，主要从胆汁分泌，故可作为胆囊造影剂。药物作用的性质虽然取决于药物的基本骨架结构，但其侧链也常常能影响其作用强弱、快慢、长短，如强心苷、巴比妥类药物。一般来说，引入羟基可增加药物分子的水溶性，脂肪链上引入的羟基会使药物的毒性下降，但一般来说活性也下降。例如，山莨菪碱（anisodamine）在 C-6 上比阿托品（atropine）多一个羟基（—OH），脂溶性降低，其中枢副作用也随之减少。

化学结构完全相同的光学异构体，其作用可能完全不同，如奎宁（quinine）为左旋体，有抗疟作用；而其右旋体奎尼丁（quinidine）则有抗心律失常作用。多数药物的左旋体具有药理作用，而右旋体则无作用，如左旋咪唑（levamisole）、左旋氯霉素（chloramphenicol）、左旋多巴（levodopa，*L*-dopa）等。也有少数右旋体药物具有较高的药理活性，如右旋苯丙胺（amphetamine）对中枢神经系统具有较强的兴奋作用。

第二节　药物作用的靶点

一、受体

从药理学的角度看，受体是能够与配体结合产生相互作用，介导细胞信号转导的功能蛋白质。多数受体存在于细胞膜上，并镶嵌在双层脂质膜结构中，少数受体存在于细胞内。体内能与受体特异性结合的生物活性物质称为配体（ligand），也称第一信使。受体对相应的配体有极高的识别能力，受体均有相应的内源性配体，如神经递质、激素、自体有效物质等。配体与受体大分子中的一小部分结合，该部位称为结合位点或受点（binding site）。下图为受体研究的发展史（图 3-1）。

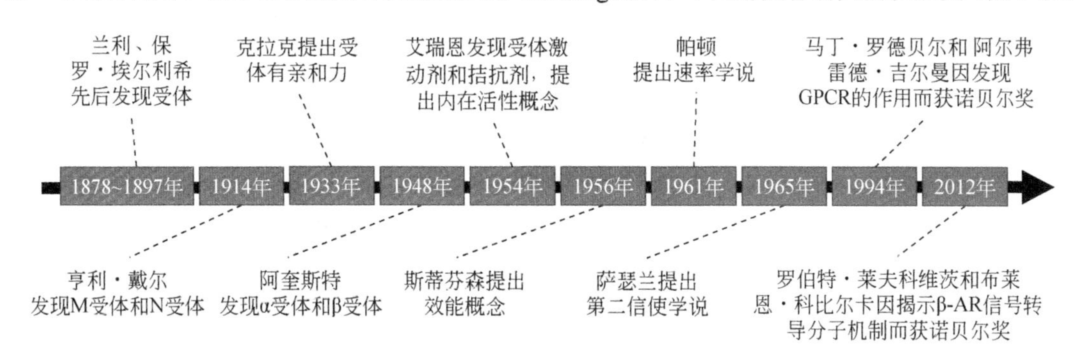

图 3-1　受体研究发展史

受体的分类

1. 离子通道偶联型受体　这类受体直接调节离子通道，它位于快速反应细胞的细胞膜上，其蛋白质分子结构为单一肽链，反复穿透细胞膜，形成 4～5 个亚单位而组成离子通道。药物与受体结合后，受体被激动，影响了膜离子通道，改变了离子的跨膜转运，导致膜电位或胞内特定离子浓度的变化而产生生理效应，如神经肌肉接头处的乙酰胆碱受体被激动后可使钠离子内流增多。这一过程的完成只需几毫秒（ms）。属于这一类的受体有乙酰胆碱（ACh）受体（图 3-2）、γ-氨基丁酸 A 型（$GABA_A$）受体、5-HT 受体等。

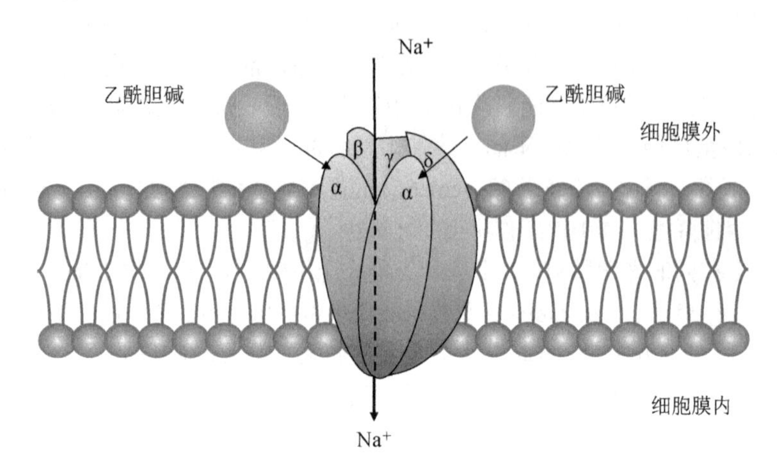

图 3-2 骨骼肌终板膜 N_2 型乙酰胆碱受体机制图

2. G 蛋白偶联受体（GPCR） GPCR 是鸟苷酸结合调节蛋白的简称，是一类由 GTP 结合调节蛋白（G 蛋白）组成的受体超家族（图 3-3），大多数受体属于此类型。GPCR 位于细胞膜，由 350～500 个氨基酸残基组成。其 N 端在细胞外，经 7 个曲折反复穿透细胞膜（含配体结合域）；C 端在细胞内（含 G 蛋白结合域）。G 蛋白有兴奋性及抑制性两类，间接影响离子通道或第二信使。受体被激动后可使细胞内的第二信使 cAMP 增加或减少，或使磷脂酰肌醇二磷酸分解成三磷酸肌醇或甘油二酯，通过钙动员或蛋白磷酸化而产生各种细胞效应，如 M 胆碱受体等。属于这一类的受体有肾上腺素受体、多巴胺受体、M 胆碱受体、阿片受体、GABA 受体等。

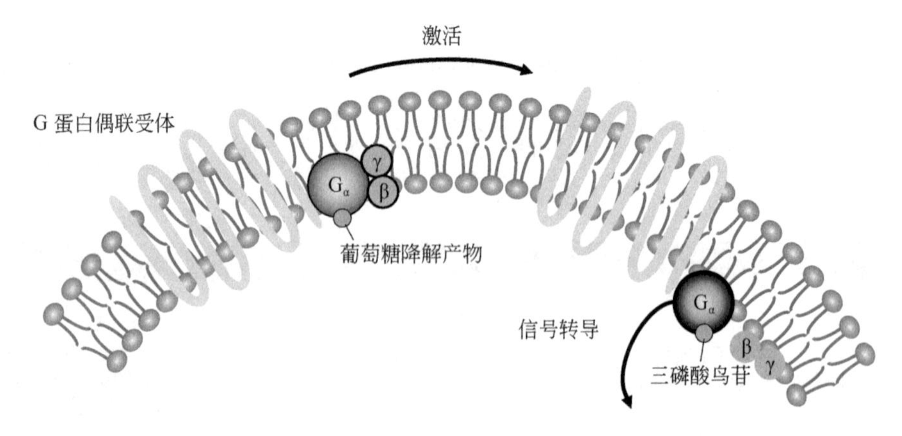

图 3-3 G 蛋白偶联受体（GPCR）结构与机制示意图

GPCR 是一类细胞表面受体蛋白。7 次穿过细胞膜，并在细胞内与 G 蛋白偶联。配体可与细胞外 N 端和环（如谷氨酸受体）或跨膜螺旋（类视紫红质家族）内的结合位点结合，引起 GPCR 发生构象变化，从而充当鸟嘌呤核苷酸交换因子（GEF），激活或抑制相关 G 蛋白，使葡萄糖降解产物（GDP）交换为三磷酸鸟苷（GTP）。G 蛋白的α亚基与结合的 GTP 一起从β和γ亚基上解离，进一步影响细胞内信号蛋白或直接根据α亚基类型（$G_{\alpha s}$、$G_{\alpha i/o}$、$G_{\alpha q/11}$、$G_{\alpha 12/13}$）靶向功能蛋白

3. 激酶偶联型受体 这类受体位于细胞膜，直接调节蛋白磷酸化，由细胞内酶活性区组成（图 3-4）。它被激动后，酶被激活而产生效应，如胰岛素的作用。

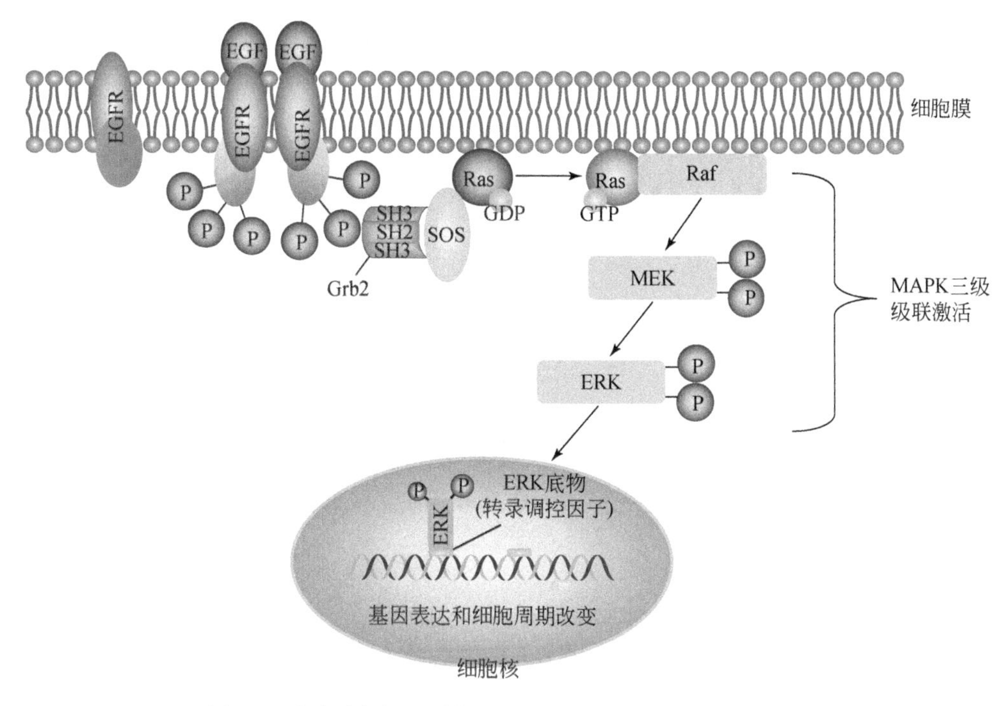

图 3-4 表皮生长因子受体（EGFR）介导的信号转导机制图

①受体（EGFR）与配体（EGF）结合后形成二聚体，激活受体的蛋白激酶活性；②受体自身酪氨酸残基磷酸化，并形成 SH2 结合位点，从而能够结合含有 SH2 结构域的接头蛋白 Grb2；③募集接头蛋白 Grb2；Grb2 由 1 个 SH2 结构域和 2 个 SH3 结构域构成；④Grb2 中的 2 个 SH3 结构域可与 SOS 分子中的富含脯氨酸序列结合，活化调控分子 SOS；⑤活化的 SOS 结合 Ras 蛋白，可促进 Ras 释放 GDP、结合 GTP；⑥活化的 Ras 蛋白（Ras-GTP）可激活 MAPKKK（Raf），活化的 MAPKKK（Raf）可磷酸化 MAPKK（MEK）而将其激活，活化的 MAPKK（MEK）将 MAPK（ERK）磷酸化而激活；⑦活化的 MAPK 可以转位至细胞核内，通过磷酸化作用激活多种效应蛋白

4. 基因转导型受体 这类受体位于细胞内，如肾上腺素受体位于细胞质，甲状腺素受体位于细胞核。受体被激动后，可通过 DNA 转录的调节影响（增减）蛋白质的合成，导致生化或生理效应，如肾上腺皮质激素激动受体所产生的抗炎效应。属于这一类的受体有糖皮质激素受体、性激素受体、甲状腺素受体（图 3-5）等。

5. 其他酶类受体 鸟苷酸环化酶（guanylate cyclase，GC）也是一类具有酶活性的受体，存在两类 GC：一类为膜结合酶，另一类存在于胞质内。心房钠尿肽（atrial natriuretic peptide）可兴奋鸟苷酸环化酶，使 GTP 转化为 cGMP 而产生生物效应。

二、药物作用的其他靶点

1. 离子通道 临床上很多疾病的发生和发展与药物作用的离子通道靶点有关。例如，周期性瘫痪、强直性肌营养不良症等肌离子通道病，以及原发性癫痫、共济失调等神经性离子通道病等，均被认为与离子通道失调有关。最近的研究表明，氯离子通道蛋白 1（chloride channel 1，CLIC1）与动脉粥样硬化的发生发展有关，在 $ApoE^{-/-}$小鼠中，CLIC1 蛋白表达上调，在动脉粥样硬化发生发展过程中，CLIC1 蛋白可促进内皮细胞的氧化损伤和炎症反应，并引起内皮功能的紊乱。这提示 CLIC 有望成为治疗动脉粥样硬化的新靶点。

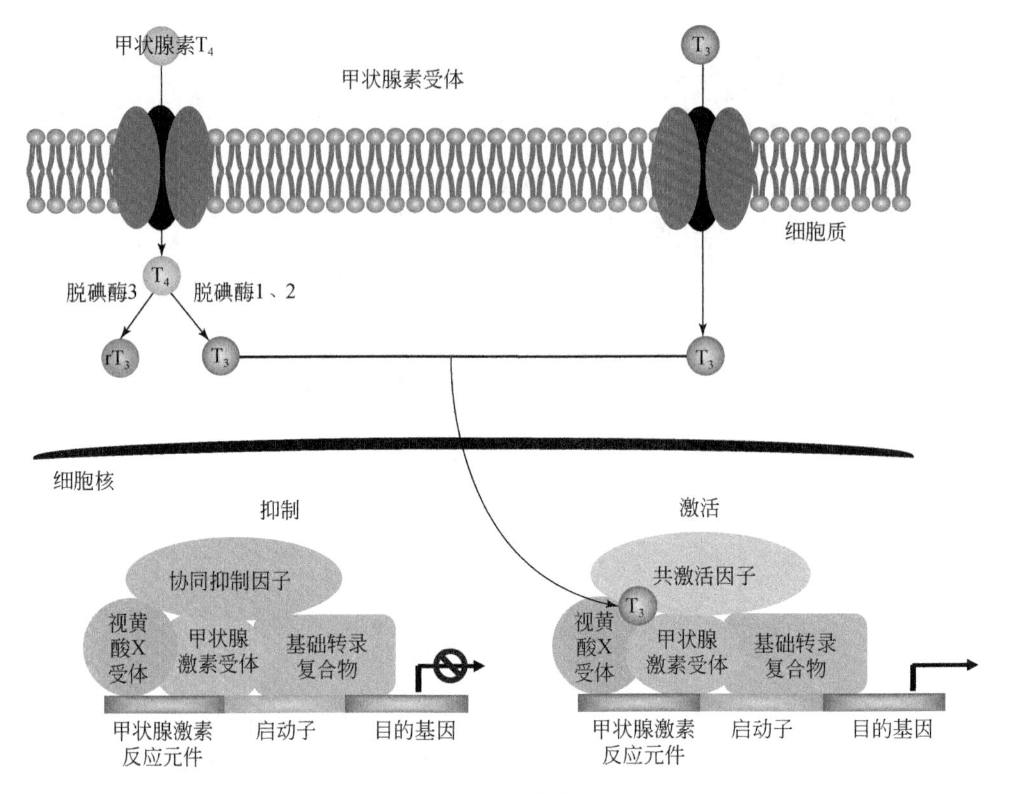

图 3-5　甲状腺素受体作用机制图

三碘甲状腺原氨酸（T_3）可穿越细胞膜和细胞核膜，与定位于细胞核内的甲状腺激素受体（thyroid hormone receptor，THR）结合。THR 有α和β两种受体，α受体在心脏、骨骼肌和棕色脂肪中高度表达，β受体在脑、肝、肾中高度表达。THR 与 T_3 的亲和力很高，大约是与甲状腺素（T_4）亲和力的 10 倍。THR 具有配体结合域、DNA 结合域和转录激活域，每个区域都有各自不同的功能。THR 在核内未与 TH 结合时，与 DNA 分子的甲状腺激素反应元件（thyroid responsive element，TRE）片段结合，使相关基因处于沉默状态。TH 的作用机制如图所示：①T_4 是甲状腺产生的甲状腺激素（TH）的常见形式，一旦释放，就会被脱碘酶 1 和 2（D_1 和 D_2）转化为 T_3（TH 的主要形式）。脱碘酶 3（D_3）将 T_4 转化为无活性的 rT_3。甲状腺激素受体（TR）充当调节多种基因的转录因子。②未配体的 TR，通常作为具有类视黄醇 X 受体（retinoid X receptor，RXR）的异二聚体，与 DNA 上的 TRE 结合，然后招募辅阻遏物（corepressor）及其相关的组蛋白脱乙酰酶（HDAC），从而抑制基因表达。③T_3 与配体结合域（LBD）的结合会促进 TR 的构象变化，从而导致辅阻遏物的释放和辅激活物（coactivator）及相关组蛋白乙酰转移酶（HAT）的募集。辅因子结合的这种改变导致聚合酶的募集和基因转录的开始

2. 酶　绝大部分药物在体内要进行生物转化，以使其水溶性增大，利于排出。肝脏是生物转化的主要脏器，药物在肝脏的代谢反应可以分为Ⅰ相反应（phase Ⅰ）和Ⅱ相反应（phase Ⅱ）。phase Ⅰ包括氧化、去甲基化和水解等反应，药物经氧化、去甲基化等代谢作用后，极性增大，水溶性增强。Ⅱ相反应是药物或其Ⅰ相反应代谢物与内源性物质如葡萄糖醛酸、硫酸、乙酸结合，使水溶性进一步增大，最终从肾脏排出。细胞色素 P450（cytochrome P450，CYP）酶是典型的Ⅰ相代谢酶，约 60%的药物代谢是由 CYP 介导的。CYP 是整个混合功能氧化酶系统的末端氧化酶，参与药物的氧化作用。在人类肝脏中与药物代谢密切相关的 CYP 主要有 CYP1A2、CYP2A6、CYP2C9、CYP2C19、CYP2D6、CYP2E1 及 CYP3A4，它们占肝脏中 CYP 总含量的 75%以上，临床 90%以上经肝脏代谢的药物是由这 7 种 CYP 酶代谢（表 3-1）。*N*-乙酰基转移酶（*N*-acetyltransferase，NAT）是参与含氨基药物 *N*-乙酰化反应的主要Ⅱ相代谢酶。经 NAT 代谢的常见药物有异烟肼、普鲁卡因胺、肼屈嗪、磺胺类、咖啡因等。

表 3-1 人类肝脏常见的 CYP 酶及其代谢的药物（底物）

CYP	代谢药物
1A2	对乙酰氨基酚、安替比林、咖啡因、氧丙米嗪、非那西汀、茶碱、华法林、他克林、他莫昔芬
2A6	香豆素、烟草、亚硝胺、烟碱
2B6	青蒿素、安非他酮、环磷酰胺、氯胺酮、美沙酮、*S*-普罗米那、*S*-美芬妥英、奈韦拉平、异丙酚、舍曲林
2C8	紫杉醇、全反式视磺酸
2C9	塞来考昔、地西泮、氟比洛芬、环己烯巴比妥、布洛芬、氯沙坦、苯妥英、甲苯磺丁脲、三甲双酮、磺胺苯吡唑、*S*-华法林、替尼酸
2C18	甲苯磺丁脲、苯妥英
2C19	地西泮、*S*-美芬妥因、萘普生、尼凡诺、奥美拉唑、普萘洛尔
2D6	丁呋洛尔、布拉洛尔、氯丙米嗪、氯氮平、可待因、异喹胍、右美沙芬、氟西汀、氟哌啶醇、二氢可待因、4-甲氧基苯丙胺、美托洛尔、美西律、羟考酮、帕罗西汀、苯乙双胍、普罗帕酮、丙氧芬、利培酮、司来吉兰、甲硫达嗪、三环类抗抑郁药
2E1	对乙酰氨基酚、氯唑沙宗、恩氟烷、氟烷、乙醇
3A4	对乙酰氨基酚、阿芬太尼、胺碘酮、阿司咪唑、西沙比利、可卡因、皮质酮、环孢素、氨苯砜、地西泮、二氢麦角胺、二氢吡啶、地尔硫䓬、红霉素、炔雌酮、孕二烯酮、茚地那韦、利多卡因、洛伐他汀、大环内酯类、美沙酮、咪康唑、咪达唑仑、米非司酮、硝苯地平、紫杉醇、孕酮、奎尼丁、西罗莫司、利托纳韦、沙奎那韦、螺内酯、磺胺甲噁唑、舒芬太尼、他克莫司、他莫昔芬、特非那丁、睾酮、四氢大麻酚、三唑仑、醋竹桃霉素、维拉帕米

3. 转运体 药物转运体（drug transporter）属于跨膜转运蛋白，也是药物作用的靶点之一。机体的肠道、肝脏、肾脏、脑等重要器官均存在多种与转运药物及内源性物质相关的转运体。药物经转运体转运是耗能的主动转运过程。根据转运特点将药物转运体分为两大类：一类称为易化扩散型或继发性主动转运型的可溶性载体（solute carrier，SLC），这类转运体由 300～800 个氨基酸组成，分子质量在 40～90kDa；另一类称为原发性主动转运型的 ATP 结合盒式转运体（ATP-binding cassette transporter，ABC），特点为分子量较大，由 1200～1500 个氨基酸组成，分子质量在 140～180kDa。根据转运机制和方向的不同分类，上述两类转运体还可分为摄取型转运体（uptake transporter）和外排型转运体（efflux transporter）两种。摄取型转运体的主要功能是促进药物向细胞内转运，增加细胞内底物浓度。此外，外排型转运体将抗肿瘤药物排出肿瘤细胞是肿瘤细胞产生多药耐药的原因之一。例如，管腔侧小肠上皮细胞上的 P 糖蛋白，即多药耐药蛋白 1（multidrug resistance protein 1，MDR1），是代表性的外排型转运体，负责将部分抗肿瘤药物、部分抗艾滋病药物等从细胞内排出细胞。很多药物联合用药时发生相互作用的靶点就在于药物的转运体。

4. 核受体 是一类在生物体内广泛分布的，配体依赖的转录因子的统称，可分为三大类：类固醇激素受体、非类固醇激素受体和孤儿核受体。核受体超家族在人类的增殖、分化、代谢和稳态等一系列生理活动中起着十分重要的作用。核受体功能紊乱与诸多疾病的发生发展密切相关，如雄激素受体（androgen receptor，AR）的过表达与前列腺癌、雌激素受体（estrogen receptor，ER）的过表达与乳腺癌，以及糖皮质激素（glucocorticoid，GC）的长期使用会引起糖尿病、骨代谢紊乱及心血管疾病等。目前已有约 13% FDA 批准的药物作用靶点是核受体。例如，治疗乳腺癌的他莫昔芬（靶向 ER）、抗炎药物地塞米松（dexamethasone，靶向 GR）及治疗 2 型糖尿病的罗格列酮［过氧化物酶体增殖物激活受体γ（peroxisome proliferation-activated receptor γ，PPARγ）］等。

5. 基因 近年来，基因作为药物作用的靶点越来越多地被人们所重视。随着人类基因组学的发展，药物基因组学领域得到了迅猛发展，已成为指导临床个体化用药、评估严重药物不良反应发生风险、指导新药研发和评价新药的重要工具。FDA 已批准在数百种药物的药品标签中增加药物基因组信息。此外，部分行业指南也将部分非 FDA 批准的生物标志物及其特性（如 MGMT 基因甲基化）的检测列入疾病的治疗指南。近年来，很多科学家利用基因敲除、转基因、基因探针、基因芯片等技术寻找药物作用的靶点，探究和基因相关疾病的发病机制和病理特征，为疾病的预防诊断和治疗提供依据。人类基因组和药物靶点的研究为新药特别是疑难病治疗药物的开发开创了快速、高效的新方法和新思路。

6. 核酸 包括 DNA 和 RNA，是指导蛋白质合成和控制细胞分裂的生命物质。以核酸为作用靶点的药物主要包括一些抗生素、抗病毒药、喹诺酮类抗菌药、抗肿瘤药等。RNA 的种类繁多，很多 RNA 作为药物作用的靶点与疾病的发生、发展和治疗密切相关。例如，环状 RNA 作为非编码 RNA 的一种，与肿瘤的产生、进展、转移、放化疗耐受等病理过程关系密切，并展现了其作为肿瘤的诊断标志物、预后评价指标、治疗靶点的前景。

7. 免疫系统 目前免疫系统包含的几乎所有部位都可能成为药物作用的靶点，如免疫细胞、免疫环境、免疫相关抗体等。近年来，免疫系统与药物作用靶点的研究在抗肿瘤免疫反应领域中起着重要的作用。诸如抗细胞毒性 T 淋巴细胞相关抗原 4（CTLA-4）、程序性死亡受体（PD-1）、程序性死亡受体配体 1（PD-L1）等都备受关注，现在已经研发出了针对上述三者免疫检查位点的阻断因子，用于抗肿瘤药物的开发。免疫检查位点阻滞剂治疗肿瘤的有效性最初是在高突变的恶性黑色素瘤中得以证实，之后在肾细胞癌和非小细胞肺癌中也得以证实。随后成功研发出针对上述恶性肿瘤的药物，在其他实体肿瘤中也进行了药物治疗有效性的证实试验。

第三节 药动学-药效学

一、药动学-药效学基本概念及其发展史

（一）药动学-药效学基本概念

药动学和药效学是药理学的两个重要组成部分，但在相当长的时间内，药动学和药效学是两门独立的学科。药动学主要描述不同机体组织体液中药物浓度随时间的变化过程，药效学主要描述药效随假定的“效应部位”的药物浓度的变化过程。随着研究的深入，逐渐发现若孤立地研究药动学和药效学而忽略二者之间的联系，则得到的信息是不全面的。因此提出了药动学-药效学结合模型（PK-PD 模型）。PK-PD 模型用于探讨浓度、时间、效应三者之间的关系，可以明确阐述用药剂量、药物浓度和药效之间的关系（图 3-6）。

（二）药动学-药效学发展史

20 世纪 60 年代提出用 PK-PD 模型将 PK 和 PD 结合，可以更准确、更全面地预测和描述在不同的给药方案下，药物的效应随时间变化的规律，同时在确定药物的药动学和药效学过程后，以药物的效应及药动学信息为反馈，调整给药方案以达到理想的治疗效果（图 3-7）。很多药物的作用是直接而可逆的，其药效的经时变化规律与血药浓度的经时变化规律直接相关，即药效强度与药物浓度的关系完全对应，PK-PD 模型的建立比较简单。首先按照 PK 研究方法，对获得的血药浓度-时间曲线进行拟合，求出药效学相关参数。而药效滞后于血药浓度的药物，因其时间-浓

度-效应三者之间的关系错综复杂，无法作出明确的药效学参数。首先确定药物的 PK 和 PD，然后以药物的效应及药动学信息为反馈，调整给药方案以达到理想治疗效果。

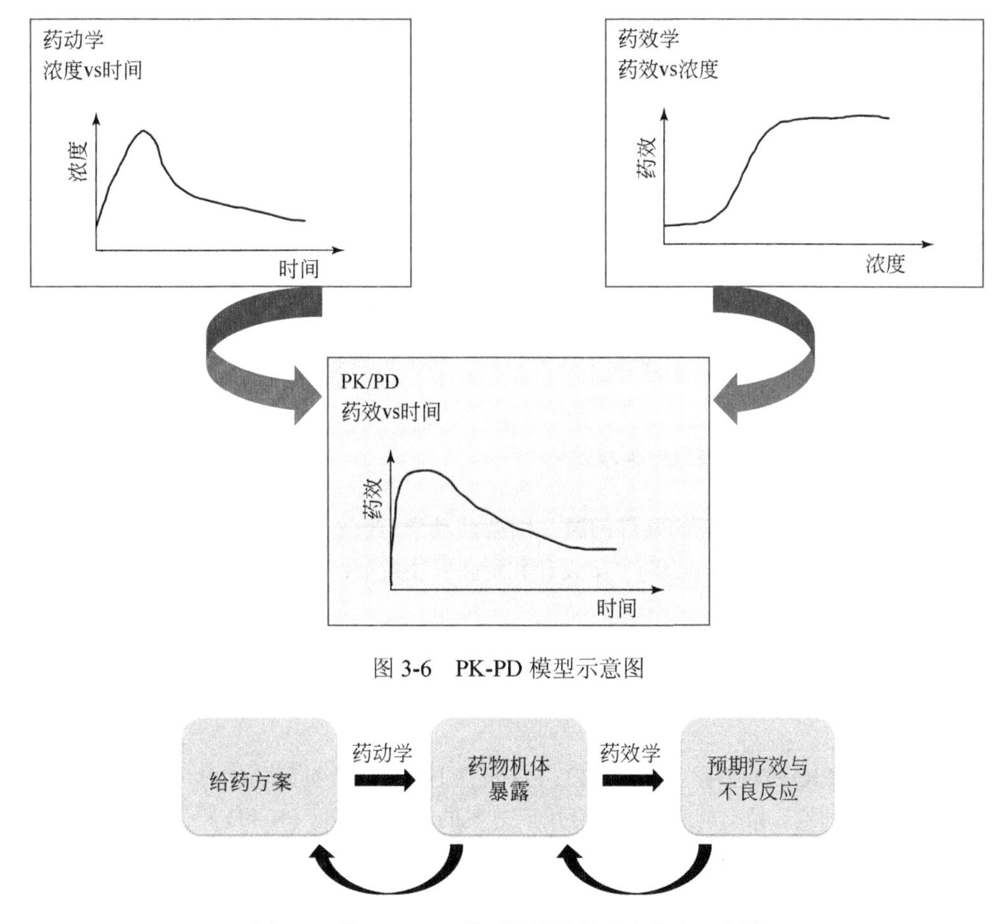

图 3-6 PK-PD 模型示意图

图 3-7 基于 PK-PD 模型设计给药方案的合理方法

基于此，1979 年中纳尔等以 *d*-筒箭毒碱对肌肉的松弛作用为药理指标，进行 *d*-筒箭毒碱的 PK-PD 模型研究，提出效应室理论，解决了药效滞后于血药浓度这一问题。效应室理论将经典的 PK 模型加以拓展，增加了假想的“效应室”，即 PD 滞后于 PK 的原因是药物在中央室和药物作用部位（效应室）之间存在着平衡过程。药物浓度（C_e）以一级动力学（k_{1e}）与中央室药物浓度（C_p）相连接的假想隔室，效应室内的药物以一级动力学（k_{e0}）消除，而且由于药物全身分布使作用部位的药量与实际相比很小，在血药浓度-时间曲线的方程中可以忽略不计。数据经 PD 模型方程拟合，可估算此方程中的未知 PD 参数。此种连接模型的 PD 模型以“S”形 E_{max} 模型为代表，归属于直接效应模型（direct response model）。与此相对的间接效应模型（indirect response model）是指药物的效应与其在作用部位的浓度没有直接相关性，即药物到达作用部位也不能立刻产生效应，药物的效应存在明显的滞后。这种滞后并非由药物从血浆向作用部位的转运过程所致，而是由药物的作用机制本身导致的，这类药物常常通过改变体内某些内源性物质的量而发挥药效。这种类型的药物应根据药物的作用机制来建立相应的模型，以德内卡等提出的间接效应模型为代表，这是一种基于药物作用机制而建立的 PK-PD 模型，更具有实际意义。

PK-PD 模型在新药研发、药物转化、治疗药物监测和临床试验模拟中被广泛应用。对 PK-PD

模型的深入研究一方面可加速新药研发进程，提高药物开发决策效率，为临床用药的安全性和有效性提供更为科学的理论依据；另一方面有助于阐明药物作用机制、评价药物相互作用、模拟临床试验、探明药效个体差异来源等。

二、体外药动学-药效学研究

（一）概述

药物治疗水平的高低最终要以药效学来评价，通过建立 PK-PD 模型可以解决以下问题：①估算药物的药动学和药效学参数；②找到药效学的影响因素；③优化给药方案；④辅助解释药物作用机制。PK-PD 的研究内容分为两部分，一部分来源于试验数据的收集，另一部分是将数据进行计算，建立 PK-PD 模型。数据主要来源于体外试验、动物实验和人体试验，本节主要介绍体外试验的基本内容。

（二）基于细菌的药动学-药效学研究

1. 细菌药动学-药效学研究的共性问题 细菌药动学-药效学研究需要考虑以下几个方面：①菌株选择；②细菌接种量；③给药方案设计和耐药发生发展；④药物浓度曲线；⑤药物浓度测定；⑥细菌定量；⑦结果解释。

2. 细菌体外试验系统的分类 根据实验过程中药物浓度恒定或是变化，以及系统中是否存在细菌损失对体外系统进行分类，可将体外试验系统分为静态系统或动态系统，以及开放系统或闭合系统。

3. 基于细菌的 PK-PD 应用 细菌的 PK-PD 研究主要应用于抗菌药物对目标病原菌的体外药效评价，最佳给药剂量、频率的确定，联合用药方案的筛选及药物 PK-PD 靶值的制订，最终目标是实现给药方案的优化。

（三）基于细胞的药动学-药效学研究

1. 细胞模型的选择 体外细胞培养通常使用二维（two dimension，2D）细胞培养模型，研究药物的吸收、分布、代谢和排泄。最佳的 2D 模型是原代细胞培养模型。然而，原代细胞不稳定，难以长期生存，应用并不广泛。永生细胞系可以反复传代，但一些特征与新分离的细胞不同。三维（three dimension，3D）模型为细胞生长环境提供了立体空间结构，更接近于体内生长状态，培养持续时间长。器官芯片是一种微流控细胞培养设备，模型最为接近生理状态，且实验所需的细胞量少，易于进行高通量筛选。

2. 基于细胞的药效学研究 不同的细胞模型具有其对应的药效学指标，模型的选择会对药物的细胞毒性和药效评价产生影响。

3. 基于细胞的药动学研究 细胞的药动学研究主要包括以下几个方面：①药物吸收和分布；②药物代谢和排泄；③器官芯片研究药物口服首过代谢；④细胞及亚细胞内药物浓度的测定。

4. 基于细胞的药动学-药效学应用 细胞的 PK-PD 应用主要包括以下几个方面：①肿瘤多药耐药逆转剂的开发；②纳米靶向制剂的设计；③指导临床联合用药。研究发现，P-gp 底物多柔比星（doxorubicin，DOX）在敏感型乳腺癌细胞 MCF-7/S 和耐药型乳腺癌细胞 MCF-7/A 中的摄取动力学行为存在显著差异。DOX 在 MCF-7/S 中摄取快、总量较多、核内分布较多，而在 MCF-7/A

中摄取慢、总量较少、核内分布较少。然而，DOX 耐药细胞的细胞膜及核膜上 P-gp 高表达，并形成“双重屏障”，降低了 DOX 进入细胞核的速度和浓度，使其抗肿瘤活性大大降低。当给予人参皂苷 Rh2 后，可以克服“双重屏障”的障碍，使 DOX 在核内浓度增加，实现 DOX 增效作用。根据靶细胞 PK-PD 模型分析发现，人参皂苷 Rh2 增效作用的药动学贡献度为 78%。

（四）基于离体器官的药动学-药效学研究

离体器官的 PK-PD 研究以心脏灌流模型（Langendorff）为代表（图 3-8），该模型适用于心血管药物的筛选和研究，可直接观察药物对心脏功能和冠脉流量的影响，也可研究心肌代谢。离体器官来源可选用啮齿类动物如小鼠、大鼠、豚鼠，目前应用较多的是大鼠心脏灌流模型（图 3-8）。

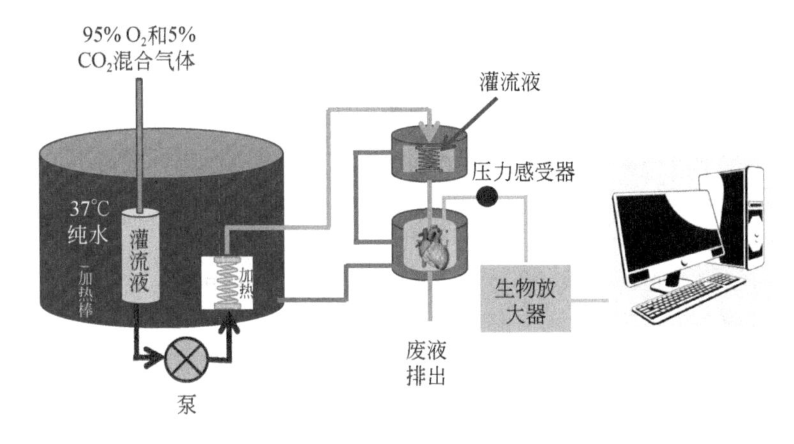

图 3-8 Langendorff 离体心脏灌流模型

原理：利用逆行灌注的方法，通过心脏主动脉插管灌注，随着灌注缓冲液的充盈，主动脉瓣在压力下关闭。主动脉内的灌注液通过主动脉根部的两个冠状动脉口（左和右）填充。然后灌注缓冲液进入冠状动脉血管，通过冠状静脉流出到右心房的冠状窦（位于后心房三尖瓣的隔叶上方），再通过右心房流出。检测指标：将 Langendorff 与检测模块连接后，在灌注过程中检测心肌功能、心脏电活动、心脏代谢和心脏标志物。应用：研究心肌缺血再灌注损伤和心律失常，同时也用于分离成年大鼠心肌细胞

1. 心肌缺血预适应离体模型 基本原理：心肌缺血预适应是指心脏遭受短暂缺血再灌注后能耐受随后较长时间的缺血损伤。缺血预适应的保护作用是由于短暂缺血再灌注刺激心脏释放内源性心肌保护物质，通过激活相应的受体，促进 K_{ATP} 通道开放或激活蛋白激酶 C 等而产生心肌保护作用。研究抗心律失常药胺碘酮在大鼠心脏中的摄取和负性肌力作用时，选择离体大鼠心脏灌流模型，以左心室充盈压相对基线值的变化分数为药效学指标。在获得浓度数据后，先通过药动学模型拟合获得 PK 参数，再建立效应与浓度的“S”形 E_{max} 模型，得到最大效应 E_{max} 和达到最大效应一半时的药物浓度 EC_{50}，也就是胺碘酮产生的左心室充盈压下降值占基线值的百分比，即 E_{max}=37.7%，EC_{50}=0.53μmol/L。

2. 消化器官离体标本运动模型 基本原理：胃肠道和胰胆管的括约肌均含有丰富的平滑肌组织。在功能上为合体细胞，具有自律性运动，耗能较少，舒缩速度较慢，较易发生同步性（强直性张力）收缩等特点。在电刺激、温度改变，以及递质、激素、某些药物的影响下，这些平滑肌细胞的膜通透性和电位会发生改变而产生张力性变化，甚至诱发动作电位而发生收缩运动。

三、动物体内药动学-药效学研究

（一）概述

动物体内 PK-PD 研究是指在动物体内进行药物的药动学和药效学实验，阐明其药动学特征，获得一定给药剂量范围内机体产生的效应，并通过建模将药动学和药效学数据结合，描述药物在动物体内暴露量、时间、效应三者之间的关系，用于模拟预测达到目标药理效应时所需的给药剂量或暴露量。相较于体外 PK-PD 研究，动物体内 PK-PD 研究充分考虑宿主因素，包括宿主和药物，以及感染性疾病中宿主和病原体的相互影响。

（二）药动学

动物体内药动学研究的目的是阐明药物在动物体内的吸收、分布、代谢和排泄过程，获得药物的基本药动学参数，揭示药物体内动态变化规律，帮助解释和评价其药效学结果。药物组织分布试验一般选用大鼠或者小鼠，选择一个有效剂量后，分别于吸收相、平衡相和消除相各选取一个时间点采样，测定药物在不同组织中的浓度，以了解药物在体内的主要分布组织，尤其是药效学和毒理学靶器官的分布。

药物药动学研究通常直接测定血药浓度，而组织穿透性可能导致疾病部位药物浓度与血药浓度差异较大，因此测定组织药物浓度、确定药物组织穿透率对评价药物疗效和制订给药方案更具有参考意义。选择恰当的样本采集和处理方法是获得准确组织药物浓度的关键。组织穿透率通常用组织和血液中药物暴露量的比值表示。

（三）药效学

动物体内药效学研究考察药物在疾病动物模型中产生的药理效应，表征药物作用的量效、时效关系，以预测新化合物对临床拟用适应证的有效性，阐明药物作用特点，为设计优化临床试验方案提供依据。

1. 动物模型选择 在动物体内评价药物药效，其根本目的是为人类疾病的预防和治疗提供依据，因此最好根据药物的临床适应证，选择能反映临床疾病病理和生理过程的动物模型。对于部分因种属差异无法在动物模型中复制或相关性不高的疾病，如特异性入侵人体免疫细胞的病原体感染，可考虑采用转基因动物或人源化动物模型。

2. 给药方案设计 剂量的最终确定通常需要首先设计初步剂量范围，随后进行预实验确证。在药效学实验中，初步剂量设计可参考以下几种方法：无相应参考时，可首先选取一个较低的剂量，若未发现疗效，也未出现任何不良反应，进行 2～4 倍量递增，观察动物的状态或药效指标变化，据此确定起效剂量，以文献报道的结构类似药物剂量作为参考。

3. 药效学观察指标 根据疾病模型和药物作用机制的不同，药效学观察指标主要可分为以下几类：①常用生理指标，包括动物一般状态、血液学指标等，在多数疾病模型中均需要进行观察；②药效标志物在体液中的浓度，对肿瘤疾病模型等较为适用，该指标要求能获得灵敏度和特异度均较好的标志物；③特定部位病原体数量，主要针对感染性疾病模型。

四、临床药动学-药效学研究

（一）概述

药物效应指标分为三类：临床疗效（clinical response）、替代终点（surrogate end point）及生物标志物（biomarker）。临床疗效是指药物的临床效果；替代终点是指与临床终点事件有关的生物标志物，用于预测临床效果有效性，例如，收缩压为卒中发生率的替代终点，无进展生存期为癌症总生存率的替代终点；生物标志物是指可以标记系统、器官、组织、细胞及亚细胞结构或功能变化及可能发生变化的生化指标。推荐选择替代终点或生物标志物用于健康受试者 PK-PD 研究。

开展健康受试者 PK-PD 研究时，需重点考虑所选 PD 指标药理基础及测定方法。选择 PD 指标时通常考虑以下因素：①与疾病的发病机制和进程的相关性；②与药物作用机制的相关性；③检测方法的可行性。PD 指标可以选择一个或多个，多个 PD 指标可以提供更大的信息量。既可以选择替代终点，也可以选择与安全性密切相关的 PD 指标。表 3-2 展示了一些健康受试者 PK-PD 研究所选的 PD 指标。由表 3-2 可见，大部分 PD 指标均为与药物药理作用密切相关的生物标志物。如果药物作用靶点不在体内，可将体外活性作为 PD 指标。抗菌药物就属于此类，通常将最低抑菌浓度（MIC）作为 PD 指标，然后与 PK 结合开展 PK-PD 分析。

表 3-2 健康受试者 PK-PD 研究实例统计

类别	药物名称	PD 指标
升白细胞药	培非格司亭	中性粒细胞计数
抗病毒药	聚乙二醇干扰素α-2a	2′,5′-寡腺苷酸合成酶活性
抗血小板药	替格瑞洛	血小板计数
抗肺纤维化药	GLPG1690	溶血凝脂酸
高胆固醇血症治疗药	LY3015014	低密度脂蛋白胆固醇
降糖药	埃格列净	24 小时尿糖分泌量
镇痛药	纳美芬	μ阿片受体占有率

（二）药代动力学和药效动力学分析

一般采用序贯法，先建立 PK 模型，再建立 PK-PD 模型。PK 模型一般从一室模型、二室模型、三室模型或非线性模型中选取。如果为生物大分子药物，应考虑建立靶标介导的药物分布模型。如果药物有活性代谢物，或者代谢物 AUC 与原药 AUC 比值超过 10%，建议把代谢物也纳入 PK 分析。如果通过血管外给药，需关注吸收环节数学建模。由于 I 期临床 PK 数据为密集采样，数据量较多，可开展经典药动学研究，也可开展群体药动学模型研究。

根据 PD 曲线特点及研究药物作用机制构建 PD 数学模型。建模方法包括：①经验建模法，如果药物效应与作用部位浓度直接相关，采用 E 模型或者“S”形 E 模型；如果药物效应变化明显滞后于浓度变化，尝试采用间接效应模型。②基于机制的建模法，根据药理作用机制选用相应模块进行 PK-PD 模型构建。较常见的作用机制包括慢受体结合、前体依赖的间接效应、信号转导、细胞/靶标/酶灭活、受体反向调节或脱敏等。

第四节 药效学的研究进展

一、转化医学、精准医学成为药效学新的发展方向

1. 转化医学（translational medicine） 是多种学科的交叉合作，是临床和基础研究的双向研究模式。它的实质是通过多种学科全方位的交叉融合，结合理论与实际，整合基础、临床和预防各相关研究的医学信息的系统分析。它打破以往单一学科研究的局限性，同时也打破了各学科之间的固有屏障，强调多学科的交叉，发挥各自优势，并将基础研究成果“转化”为解决患者疾病的预防与控制，最终实现研究成果与临床治疗之间的转化。目前，转化医学以其独特的研究模式和科学的研究思路，引起了世界各国医学研究的重视，并且一些发达国家已开始制定各种计划，支持和鼓励发展转化医学。

此外，基因组、蛋白质组、代谢组学等分子生物学技术和生物信息学在药效学中的广泛应用，为药效学研究带来了前所未有的深度和广度。在此背景下，转化医学将基础研究和临床医学之间紧密联系起来，已成为国际医学健康领域的新概念和研究模式。

2. 转化医学与药学的关系 在药物的研发过程中，转化医学打破了药效学的基础医学研究与临床医学研究之间的屏障，缩短了基础研究和服务患者之间的距离，使基础研究的成果在研究阶段就可以有目标地应用于临床研究。并主要通过明确药物靶点，将基础研究的成果转化成真正治疗患者的手段，实现个体化治疗的真正目标。其有 3 个共同的特征：①以“组学”为代表的系统生物学为研究手段；②以“多学科交叉”为指导思想的研究策略；③以“服务临床”为目的的研究方向。

3. 精准医学 20 世纪 70 年代，“个性化治疗”的概念被提出，随后 2011 年美国医学科学院发表了“Towards Precision Medicine”，2015 年 1 月美国政府提出“精准医疗”，同年 3 月我国也开始制定精准医学计划。精准医学（precision medicine）本质上是个体化医学体系，其依据患者个体差异，旨在对疾病进行精确诊断和分类，为患者提供个性化、针对性的预防和治疗方案，以提高疾病诊治和预防效益。基因组学、蛋白质组学和代谢组学等多组学研究是精准医学的前提条件，干细胞则是精准医疗的绝佳载体。干细胞可分化成神经细胞、胰岛细胞、皮肤细胞、血细胞、骨头细胞等几乎所有的细胞，凭借其特性，通过自体细胞增殖或组织器官再生达到治疗目的，也就是一种精准的个体化自体治愈过程。而另一层面，由于不同部位和用途的干细胞产品能精准到达受损部位或组织器官，成为靶向治疗药物的载体，精确到达病变部位，不仅可以避免消化道等其他身体系统的消耗，还可以按照病变程度，精简药量，减少化学药物对人体的损害，达到最佳效果。

4. 转化医学、精准医学成为药效学新的发展方向 转化医学和精准医学是 21 世纪医学领域内的两大理念革命。随着多组学分析技术的不断发展，药物反应与个体多态性的药理多组学崛起，使得精准医学在临床上真正实现精准地确定“合适的患者、合适的方案、合适的药物、合适的时间”。转化医学将生物医学观察和研究转化为改善健康的干预措施的过程，加速了基础研究、新药开发和临床转化的进程，成为精准靶向治疗的加速器。精准是医学和药效学发展的目标和要求，精准医学是转化医学的重要内涵，既是循证医学新的历史要求，也是药效学发展的新方向。

二、多组学联用促进药效学的研究进程

（一）组学技术

组学技术指现代生物学研究体系中一系列基于高通量分析检测技术的研究方法，包括转录组学、蛋白质组学、代谢组学等。运用组学整合研究，可从多角度、多方面探索药物的作用机制，有助于促进其在临床上的广泛应用。目前应用较为广泛的组学技术包括转录组学、蛋白质组学、代谢组学及 16S rRNA 测序技术（表 3-3）。

表 3-3 组学技术概况

类型	主要技术	特点	应用
转录组学	基因芯片、单分子测序、高通量测序	整体水平研究细胞中所有基因转录情况	药物干预后组织或细胞中的转录情况
蛋白质组学	双向蛋白电泳、同位素标记、蛋白质芯片	高通量、高灵敏度、高精确性	药物干预后蛋白质变化及其相互作用
代谢组学	NMR、GC-MS 联用、LC-MS 联用	实时动态性、整体性、快速高效、选择性高	药物对机体/细胞内源性代谢产物的影响
16S rRNA 测序	高通量测序	周期短、高通量、测序短读长	从调节微生物角度，阐明疾病的发病机制及药物作用机制

1. 转录组学 转录组是细胞中 RNA 转录物的总体，由编码 RNA 和非编码 RNA 组成。转录组学是在整体水平上研究细胞中所有基因转录及其转录调控规律的一门学科，同时也是高通量基因表达谱分析的有力工具。常见的转录组学技术包括基因芯片技术、单分子测序技术、高通量测序技术等，可用于对样本中 mRNA、incRNA、circRNA 等基因组进行测序。运用转录组学能够从整体水平研究药物干预后组织或细胞中基因的转录情况。

2. 蛋白质组学 是通过分析蛋白质的表达、蛋白质结构及蛋白质与蛋白质相互作用，了解细胞或生物体蛋白质组成及变化规律的一门学科。蛋白质组学概念于 20 世纪 90 年代由威尔金斯等提出，是鉴定细胞、组织、器官、个体或某一物种在特定条件、时间表达全部蛋白质的一项技术，能够全面地认识疾病发生的过程，具有特异性、整体性、动态性、阶段性等特点。蛋白质组学技术流程包括样本提取纯化、蛋白分离鉴定及数据处理分析。该技术可通过对同一疾病不同病机患者的血清、尿液或组织蛋白质进行分离、质谱鉴定分析，寻找其差异蛋白点，帮助临床诊断；也可通过质谱分析找出不同疾病同一病机的微观特异性。

3. 代谢组学 可用于研究生物体内源性代谢产物的种类、数量及其在内外因素作用下的变化规律，还可通过信息建模、系统整合进行群组指标分析，反映生物体代谢物动态变化的规律。代谢组学技术具有整体性和实时动态的特点，从而阐释代谢产物在体内的动态规律，进而了解机体内已经发生的代谢反应。此外，与转录组学和蛋白质组学相比，代谢组学数据库小，分析更容易。通过对内源性及外源性物质在不同组织、器官等的分析，直观地分析药物在生物体内的分布，便于深入分析单个细胞或亚细胞层面的代谢物情况。

4. 16S rRNA 与宏基因组学 16S rRNA 是存在于所有原核细胞中的小核糖体亚单位的一部分，编码该分子的基因具有一些独有的特征，使其适合于分类学分析。越来越多的研究表明肠道菌群与代谢性疾病、溃疡性结肠炎、肿瘤等各种疾病的发生关系密切，通过调节肠道菌群治疗疾病成为一种新的治疗策略。目前用于检测肠道菌群的措施主要包括 16S rRNA 测序技术与宏基因

组学研究。

（二）多组学联用促进药效学研究

转录组学、蛋白质组学和代谢组学等组学技术可用于描述不同层次细胞内的生命活动过程。基于复杂的通路和网络关联，可以整合不同组学的数据，通过整理、统计和计算展示数据间的调控关系，揭示药物对细胞或机体组织的影响，研究药物治疗疾病的机制。

1. 转录组学与蛋白质组学联用 可以从基因与蛋白水平 2 个层面深入诠释药物的作用机制，相比单纯转录组学或蛋白质组学研究，通过对二者结果进行交集通路分析，明显克服了单一转录组学无法完全体现生物学特征的问题，以及蛋白质组学不能动态反映基因表达的问题，使结果更具说服力。

2. 16S rRNA 测序与代谢组学联用 16S rRNA 测序研究可以准确鉴定肠道微生物的种类和丰度，代谢组学技术可系统分析代谢产物的变化。通过联合 16S rRNA 测序技术与代谢组学分析，可以从肠道菌群与代谢水平解释中药治疗疾病的机制。

3. 网络药理学与代谢组学联用 网络药理学是以系统生物学为基础，对药理学和生物信息学进行综合研究的一门学科。霍普金斯首先提出“网络药理学”这一概念，并对其进行系统的阐述。网络药理学认为药物在体内的过程是“多成分-多靶点-多途径”，特别适合于研究大量生物数据之间的关系。网络药理学与代谢组学的联用利于揭示多种代谢物和多个靶点之间潜在的复杂关系，为中药治疗疾病机制的研究提供新的策略。

4. 网络药理学与多种组学技术联用 网络药理学通过预测潜在靶点，对药理学和生物信息学进行综合分析，转录组学可以动态反映整个基因组的转录情况，其结果可作为进一步分析机制的起点，蛋白质组学通过分析细胞内蛋白质的表达和蛋白质功能来揭示中药方剂治疗效果的复杂性，代谢组学可以为转录组学和蛋白质组学发生的代谢变化提供数据信息，这些变化反映了影响细胞生理学的遗传、表观遗传和环境因素等。因此，将网络药理学、转录组学、蛋白质组学和代谢组学相结合，有可能为中药治疗疾病的复杂过程提供全面、系统的理解。

（刘鄂湖　韩　婧）

第四章　分子药理学

第一节　概　　述

一、分子药理学的定义、研究内容和意义

分子药理学（molecular pharmacology）是研究药物作用机制及其与生物分子之间相互作用的学科。分子药理学主要关注药物在分子水平上与靶点（如受体、酶、离子通道、核酸等）结合、调控生物分子功能，以及影响细胞和组织的生理过程。通过研究药物与蛋白质、核酸和其他生物分子之间的相互作用，分子药理学揭示了药物如何改变细胞信号转导、代谢途径及基因表达等生理过程。分子药理学的研究方法主要包括分子模拟、药物设计、结构生物学等。通过这些技术手段，研究人员得以研究药物与生物分子之间的结合方式、结合位点及结合力度，并进一步理解药物如何调控生物过程。

分子药理学的研究成果对药物的发现、设计和开发具有重要意义。通过了解药物的作用机制，研究人员可以更好地优化药物分子的结构，提高药物的效力和选择性，减少不良反应的发生。同时，分子药理学也有助于深入理解疾病的发生机制，为新药的研发提供更有针对性的靶点。因此，分子药理学的发展为药物研究和治疗提供了重要的科学依据，推动了新药的开发和应用。

二、分子药理学与传统药理学的区别

传统药理学（也称为经典药理学）历史悠久，主要侧重于以整体生物体（如实验动物）为对象的研究。传统药理学主要研究药物在临床方面的应用，通过给予生物体药物后，观察给药对象对药物吸收、分布、代谢和排泄等方面的情况，从而对药物的安全性、剂量和给药方式等进行评估和优化。相较而言，分子药理学则更加注重在分子水平上研究药物与生物分子之间的结合机制，分析药物与特定受体、酶或其他靶点之间的相互作用，以及药物对特定信号转导途径或代谢途径的调节作用。另外，分子药理学更多应用于药物的研发过程中，包括药物设计、活性评价和分子机制的阐明，也可应用于解释药物治疗的有效性和个体差异等问题。因此，分子药理学是在传统药理学的框架范畴内进行更深层次的研究，两者相辅相成，传统药理学提供了整体生物体的反应和效应，而分子药理学深入研究了药物与生物分子之间的相互作用，共同促进了药物研究和临床应用的发展。

三、分子药理学的研究方法

（一）分子生物学技术

分子生物学是研究细胞分子（如核酸和蛋白质）的组成、结构和相互作用的生物学领域，阐明了这些分子执行细胞功能和维持生命所必需的生物过程。分子生物学主要在分子（遗传）水平上理解疾病过程并确定药物干预的最佳分子靶点，分子生物学技术在分子药理学领域有着广泛的应用，一些常见的技术及应用见表 4-1。

表 4-1 常见的分子生物学技术

技术	原理	应用
PCR（聚合酶链式反应）	扩增 DNA 片段的技术，可以通过引物的设计来放大特定基因或 DNA 序列	DNA 克隆；分子诊断；基因型分析
DNA 测序	基于核酸的化学结构和碱基配对规则，确定 DNA 序列的过程	药物靶点基因的测序和基因突变的分析，研究药物与这些突变基因的相互作用
基因敲除和过表达	通过基因工程技术，将特定基因敲除或过表达到细胞中，以研究其对药物的响应和作用机制	制备特定缺陷的细胞系或特定基因缺陷的动物模型；大规模生产蛋白质、激素或其他生物制品
免疫组化	免疫组化是一种通过荧光或酶标记检测特定蛋白质在细胞或组织中的表达和定位的方法	癌症诊断和分级；预后评估（预测患者的生存率和疾病进展的风险）；检测异常蛋白表达，确定潜在治疗靶点；药效评估和药物靶点鉴定；检测特定蛋白在不同组织或细胞类型中的表达模式；检测神经元标志物或突触蛋白，研究神经系统的发育、功能和相关疾病
免疫印迹	免疫印迹是一种检测特定蛋白质表达水平的方法，将细胞或组织的蛋白质进行电泳分离，然后利用特异性抗体与目标蛋白质结合，再用化学方法检测抗体的结合，以定量蛋白质表达水平	蛋白质表达检测；蛋白质相互作用研究；信号转导研究；药物靶点鉴定和评估；临床诊断，即检测特定蛋白在患者样本中的表达水平

分子生物学方法为分子药理学提供了实验手段和技术支持，帮助研究人员深入了解药物与生物体内分子之间的相互作用，以及药物对生物体的影响机制。这些方法的应用可以加快药物研发和临床应用的进程，为新药的发现和优化提供重要的基础。

（二）生物化学技术

生物化学引入的主要概念是酶和受体，它们是经验发现的良好的药物靶点。在成功开发药物所需的专业知识领域中，生物化学位于化学、结构生物学和细胞生物学之间的界面，在药物发现中占有关键地位。分子药理学中所涉及的生物化学技术包括以下几种。

1. 蛋白表达与纯化 在原核或真核表达体系中大规模表达和纯化特定的蛋白质，包括药物靶标蛋白和其他与药物相互作用的蛋白质。这些纯化的蛋白质可以用于分析药物与其相互作用的机制和效应。

2. 药物-蛋白质相互作用分析 药物与蛋白质的相互作用分析是药物研究的重要环节，可以帮助我们理解药物的作用机制、优化药物设计和选择合适的药物靶标。生物化学技术可以用于研究药物和靶标蛋白之间的相互作用，包括药物对蛋白质的结合亲和力、结构和效应的分析。其中，体外结合实验是最常见和基础的方法，可以测定药物与蛋白质的结合亲和力及结合常数。最常用的方法包括受体的放射性配基结合分析（radioligand binding assay，RBA）、表面等离子体共振（surface plasmon resonance，SPR）、等温滴定量热法（isothermal titration calorimetry，ITC）等。

3. 蛋白结构解析 结构生物学是一门研究生物分子三维结构及这些结构如何影响生物功能的学科。通过分析蛋白质、核酸、糖类等生物分子在原子或分子水平上的空间结构，结构生物学揭示了这些分子的形状构造、功能位点、活性中心及生物分子之间的相互作用模式。在结构生物学研究中，常用的技术包括 X 射线（X-ray）、冷冻电镜（Cryo-EM）和核磁共振（NMR）。X 射线晶体学利用蛋白质或核酸晶体的衍射图样来解析它们的结构，可以获得原子级别的空间结构信息。冷冻电镜是一种透射电镜，可以快速冷却样品，防止样品中的水分子结晶，以保留样品的近生理状态。样品冷冻后，科研人员可以使用一系列冷冻电镜技术以各种分辨率（包括近原子级分辨率）对样品进行 3D 可视化，以便观察蛋白质的所有复杂构象、结构和修饰形式。磁共振则利用分子中核自旋的性质来研究分子的结构和动力学。此外，电子显微镜等技术也被广泛应用于结构生物学研究中。在药物的研发过程中，通过结构生物学技术手段理解蛋白质、核酸等分子的功能和调控机制，以帮助开发新的药物靶点和导向靶点的药物设计。

4. 药物代谢及药物转运 是指药物在人体内被代谢和运输的过程。药物代谢通常发生在肝脏，将药物分解为更易排出的代谢产物。药物代谢可以分为两种主要类型：Ⅰ相代谢和Ⅱ相代谢。Ⅰ相代谢通过氧化、还原和水解等反应，使药物更易于代谢，但有时也会产生毒性代谢产物。Ⅱ相代谢是指将药物或其代谢产物与葡萄糖、硫酸、甘露醇等结合，增强药物水溶性，从而更容易被排出体外。药物转运是指药物在体内通过不同的转运蛋白分子，在细胞膜上进行转运。这些转运蛋白可以将药物从一个细胞转移到另一个细胞，或者从细胞内转移到细胞外。药物转运是影响药物吸收、分布、代谢和排泄的重要过程，还可以影响药物的药效和药物之间的相互作用。药物代谢和转运在药理学中的应用主要包括评价药物安全性，揭示药物之间的相互作用机制、药物效应在不同个体之间的差异，以及指导药物的开发和优化等。

（三）药理学技术

药理学是研究药物在生物体内的作用机制、药效学特性和药物与生物体之间相互作用的科学学科。它研究的范围包括药物的起源、发展和合成；药物在体内的吸收、分布、代谢和排泄；药物与生物分子（如受体、酶等）的相互作用方式；药物对生物体的生理、生化和行为效应等。

药理学的主要目标是了解药物如何通过与生物体内特定的分子相互作用，改变生理过程或疾病状态。这可以帮助我们理解药物的有效性、安全性和副作用，以及药物的适应证和用量。药理学的研究方法包括实验室研究、动物模型研究和临床研究。实验室研究可以通过细胞培养或动物模型来研究药物的作用机制和效应。临床研究则利用人体临床试验来研究药物的药效学和副作用，以及药物的安全性和有效性。

因此，药理学的研究对了解药物的作用方式、优化药物设计、开发新药和个体化药物治疗具有重要作用。

（四）计算机模拟技术

计算机模拟技术（computer simulation）是一种利用计算机实现仿真现实世界系统或过程的方法。它通过建立数学模型和运用相应的算法，模拟和重现实际系统的行为与性质。

计算机辅助药物设计（computer-aided drug design，CADD）利用目标（基于结构）或已知的具有生物活性的配体（基于配体）的结构知识来促进有希望的候选药物的确定。目前，越来越多的制药公司和学术研究团体正在使用各种虚拟筛选技术，以减少发现强效药物所需的成本和时间。计算机模拟方法的应用在药物研发的过程中发展迅猛，主要方法包括以下几种。

1. 分子对接（molecular docking） 通过计算机模拟预测药物与蛋白质之间的结合模式和亲和力，可以帮助药物研究人员了解药物与靶标之间的相互作用，并指导药物设计和优化过程。计算机辅助药物设计在研发人类免疫缺陷病毒（human immunodeficiency virus，HIV）逆转录酶抑制剂方面发挥了重要作用。通过分子对接模拟可以预测候选化合物与 HIV 逆转录酶的结合模式和亲和力，以筛选出潜在的抗逆转录酶药物。针对帕金森病的药物研究可以通过分子对接模拟评估候选化合物与多巴胺受体的结合能力，以寻找具有高选择性和高亲和力的药物分子。

2. 分子动力学模拟（molecular dynamics simulation） 通过模拟药物分子与生物大分子之间的运动轨迹和相互作用，可以研究药物的结构构象、动态行为及与生物大分子的相互作用机制，这有助于理解药物在分子水平上的作用机制和药效。分子动力学模拟可用于模拟药物与 G 蛋白偶联受体的结合，以了解药物在受体激活和信号转导中的作用机制。分子动力学模拟预测药物对肝脏代谢酶 CYP2D6 的抑制效应，以评估药物与其他药物的相互作用和药物代谢的影响。

3. 蛋白质构象和机器学习 计算机模拟可以预测蛋白质的构象和折叠方式，从而帮助理解蛋白质的功能和稳定性。此外，机器学习方法结合计算机模拟数据，对现有的蛋白质结构数据及其动力学特征进行大规模分析，提供有关药物靶点和疾病相关蛋白质的信息。

4. 药物代谢及毒性预测 计算机模拟可以模拟药物在体内的代谢过程，预测代谢产物和代谢途径。同时，也可以预测药物候选物的药物毒性，包括对心脏、肝脏、肾脏等器官的损伤。这有助于研究药物的代谢动力学、药物剂量和药物相互作用，评估药物的安全性和毒性风险。例如，使用机器学习方法预测药物的肝毒性，收集大量的药物化合物和与肝毒性相关的实验数据，然后构建模型预测新药物的肝毒性。该模型基于药物的结构和属性，能够快速准确地预测药物的肝毒性风险，从而帮助筛选潜在的有害候选药物。

第二节　药物与靶点的相互作用

一、药物靶点的概念、分类和特性

药物靶点（drug target）指的是药物在机体内作用的特定分子或结构。药物通过与药物靶点相互作用，产生治疗效果或影响生理过程。第三章第二节已详细介绍包括受体、酶及离子通道等在内的几种药物靶点类型。

二、药物与靶点的亲和力、选择性和效力

（一）亲和力：药物与靶点结合的能力

亲和力可以定义为在给定药物浓度下，药物与受体之间结合的程度或比例，也可以用来描述药物与受体之间结合的强度。亲和力是决定药物效力的重要因素之一。亲和力与药物的效力成正

比关系，可以通过解离常数（K_d）来描述。解离常数是衡量药物与受体解离的速度的指标。当 K_d 值较高时，表示药物与受体结合较弱，亲和力较弱。相反，当 K_d 值较低时，表示药物与受体结合较紧密，亲和力较高。

通过测定药物与受体之间的亲和力，可以评估药物的结合能力及与受体的相互作用强度。这对药物研发、药效评估和药物设计具有重要意义。基于亲和力的评估，可以选择具有高亲和力的药物分子，以提高药物的效力和选择性。亲和力的测定还有助于揭示药物的作用机制，以及药物与受体的结构和功能关系。目前，已有多种方法可用于测定药物与靶标之间的亲和力，现介绍如下。

1. 等温滴定量热法（isothermal titration calorimetry，ITC）　是一种用于研究溶液中物质间相互作用的高精度技术，它可以用来测量物质的热容变化（ΔCp）、溶解焓变（ΔH）及结合常数（K）等参数。在 ITC 实验中，通常有两种溶液，一种溶液称为进样物质（通常是配体），另一种溶液则是被稀释的受体物质（通常是受体）。当进样物质被逐渐注射到受体溶液中时，任何结合或相互作用反应都会产生热效应，并通过器件测量。通过测量进样物质与受体物质在结合过程中释放或吸收的热量，可以计算出它们之间的结合常数，借此判断配体与受体之间的亲和力和结合强度。

2. 微量热泳动（microscale thermophoresis，MST）　是一种基于热泳运动量化生物分子相互作用的技术。热泳运动是指生物分子在温度梯度下的定向运动，这在很大程度上取决于各种分子性质，如大小、电荷、水合壳或构象（图 4-1）。在 MST 实验中，红外激光诱导温度梯度，分子通过温度梯度定向运动，通过检测分子上共价连接或固有荧光基团，可实现定量测量分子相互作用的强弱。MST 将荧光检测的精确性与热泳术的可变性和敏感性相结合，提供了一种灵活、稳健和快速的方法来解剖分子相互作用。该技术对分子性质的几乎任何变化都高度敏感，允许对分子事件进行精确的定量，而不依赖于所研究标本的大小或性质，当靶点与药物结合时，分子的热迁移特性会发生变化。因此，通过测量溶液中的荧光强度变化，可以得出药物与靶点之间的亲和力参数。

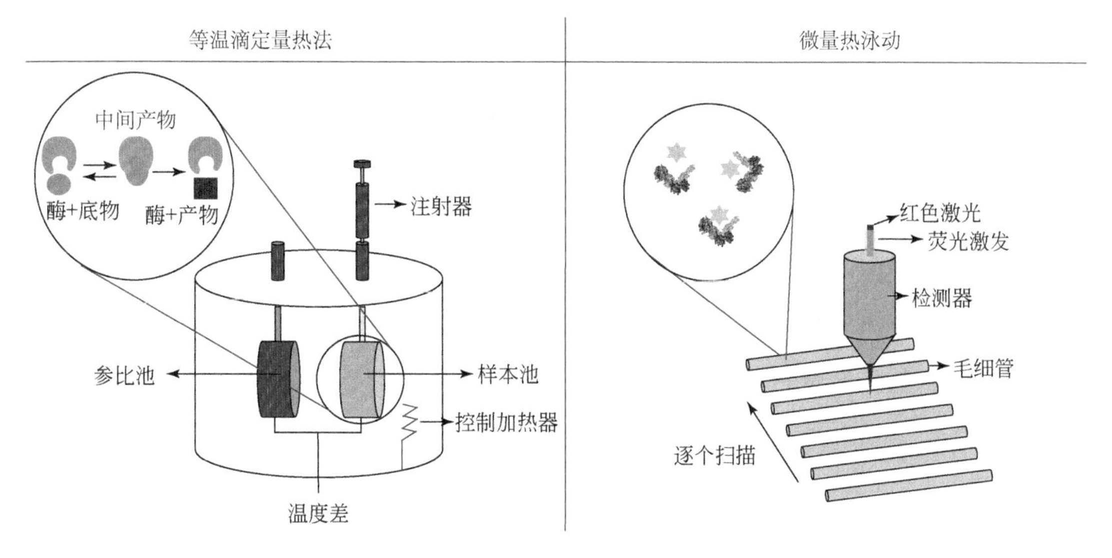

图 4-1　等温滴定量热法（左侧）和微量热泳动（右侧）技术示意图

3. 表面等离子体共振（surface plasmon resonance，SPR）　SPR 技术是一种基于光学原理发

展而来的新型分析技术，可以定量测量药物与蛋白质的相互作用和结合动力学。SPR 是一种光学现象，当可见光垂直射入介质中金属表面的薄膜（通常是金或银）上时，其与金属表面上的自由移动电子相互作用，产生了一种表面等离子体波。当有生物分子与金属表面薄膜上的探针分子发生结合时，会引起表面等离子体波的特性改变，通过测量这些特性的变化，可以获得有关结合的定量信息。Biacore 系统利用 SPR 原理并结合微流控技术，可以实时监测生物体系的相互作用过程。通常，实验中的一种分子（通常称为配体）被固定在金属膜上的芯片中，另一种分子（通常称为靶标）以溶液的形式在芯片上流动。当靶标与配体结合时，会引起 SPR 信号的变化，这种变化与结合的数量和速率有关，从而揭示分子间的相互作用强度、动力学参数及结合特性等重要信息。

4. 均相时间分辨荧光（homogeneous time-resolved fluorescence，HTRF） HTRF 技术基于荧光共振能量转移（fluorescence resonance energy transfer，FRET）原理，利用荧光标记的探针对目标分子进行标记，并通过另一个荧光标记的分子作为受体来观察它们之间的相互作用（图 4-2）。首先将需要研究的目标分子标记为荧光供体（如使用荧光化学标记物），然后将另一个荧光标记的分子作为受体引入样品中，并使其与荧光供体相互作用。当供体和受体接近并发生相互作用时，供体的激发态能量会以非辐射方式传递给受体，从而导致受体发射特定的荧光信号。在 HTRF 实验中，通过使用特定的荧光滤光片和延迟时间窗口来选择和检测荧光信号。这种技术使用时间分辨测量方式，能够区分和减少背景荧光的干扰，使得实验结果可靠且具有高灵敏度。

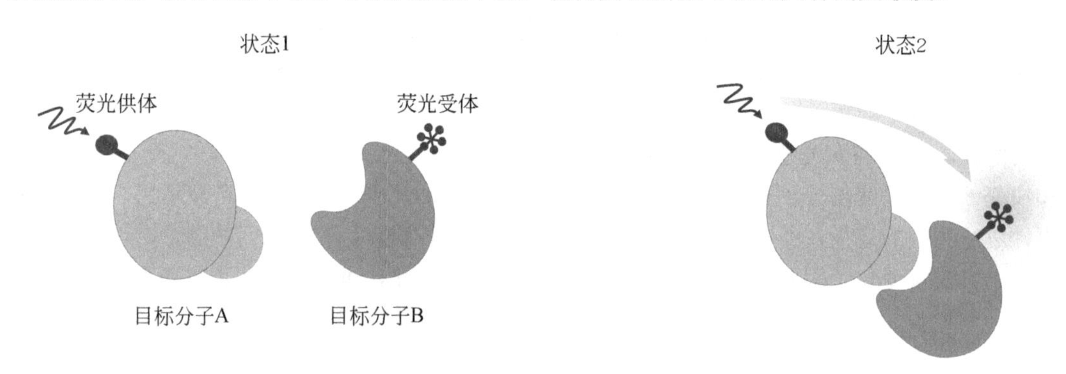

图 4-2 均相时间分辨荧光示意图

除了以上提到的几种药物与靶标的亲和力测定方法，也可以在细胞水平上测定药物与靶点的亲和力。在细胞水平上测定主要涉及使用荧光标记的药物或使用了特定靶点的细胞系，通过观察药物在细胞中的局部化和效应来测定亲和力。最后，值得注意的是，亲和力仅描述药物与受体结合的强度，而并未考虑其他因素对药物效果的影响。药物的效力受到多种因素的综合影响，包括药物的浓度、药物与受体的结构和构象，以及其他信号转导通路的调节等。因此，亲和力只是了解药物与受体相互作用的一个方面，综合考虑其他因素才能更全面地评估药物的效力。

（二）选择性：药物对不同靶点的亲和力差异

药物对不同靶点的选择性是评估一种药物的重要指标之一。选择性指的是药物在体内对特定靶点的亲和力相对于其他靶点的亲和力的差异。药物的选择性越好，就越容易达到治疗效果，同时减少不良反应和毒副作用的发生。

药物对靶点的选择性差异通常与靶点的结构、表达水平，以及细胞内环境对药物与靶点亲和力的影响有关。首先，药物分子的化学结构是影响其与靶点结合亲和力的关键因素，药物分子的特定化学基团或功能团可以与靶点上的特定位点进行相互作用，如氢键、离子键、范德瓦耳斯力等。药物分子的结构与靶点的结构互补性越高，其亲和力通常越强。其次，靶点在体内的表达水平和功能状态也会影响药物与其的亲和力。如果靶点在特定组织或细胞中的表达水平较高，那么药物与该靶点的亲和力可能会更强。靶点的突变或功能状态的改变也可能导致药物与靶点的亲和力发生变化。此外，细胞环境中的其他分子和离子也可以影响药物与靶点的亲和力。例如，存在竞争结合的其他分子、调节蛋白的存在等都可能影响药物与靶点的结合，并且药物的理化性质（如极性、溶解度等）也可能影响其与靶点的结合。某些药物可能更容易穿透细胞膜并与靶点发生相互作用，从而增加其亲和力。

要提高药物对靶标的选择性，一方面，可以对靶标进行优化，即对靶标的结构进行深入分析，了解其结构和功能，包括其活性位点的结构和特性，设计出更具特异性的药物分子，以与靶标的特定结构相互作用。另一方面，可以通过高通量筛选技术，在化合物库中筛选出对靶标具有高活性和高选择性的化合物，或对候选药物分子结构进行修改和优化，以改善其对靶标的选择性和活性。优化候选药物分子提高选择性，可以对先导化合物进行化学修饰，使其对目标分子的亲和力比对非目标分子的亲和力提高到更高的程度；还有一种化学修饰可以降低先导化合物对脱靶分子的亲和力。当两种机制可以协同作用时，达到最大的选择性。

（三）效力：药物与靶点结合后产生的效应大小

药效（内在活性）是指药物与受体发生相互作用时引起药理学反应（生理）的能力（反应与受体占用之间的关系）。疗效取决于受体对细胞反应的激活效率和药物受体复合物的形成数量。药物与靶点结合后产生的效应大小取决于多个因素，包括药物的选择性、亲和力、剂量、靶点的表达水平和功能等。药物对靶点的选择性越高，亲和力越高，药物与靶点的结合越紧密，有效剂量越低，效应越强；与其他非靶点的相互作用越少，药物效应通常会更加明显和特异。高选择性药物通常能够更有效地调节或抑制目标疾病相关的生物过程。

药物的效应还受靶点的表达水平和功能的影响。如果靶点表达水平低，药物与其结合的效应可能较弱。此外，靶点的功能也会对药物的效应产生影响，因为药物可能需要靶点参与特定的生物途径或信号转导才能发挥效应。

效价是指药物产生特定生物效应所需的中位有效剂量或浓度，用来衡量药物的强度或活性。效价越高，表示药物在较低剂量或浓度下就能达到预期效果。在不同领域和实验条件下，效价可以采用不同的测量方法，如半数抑制浓度（EC_{50}）、半数有效剂量（ED_{50}）和解离常数（K_d），其中 EC_{50} 和 ED_{50} 表示浓度和剂量，K_d 表示受体与配体之间的结合能力。通常情况下，药物剂量越高，效应越强；但是，剂量过高可能导致药物毒副作用增加。因此，药物与靶点结合后产生的效应大小是受多个因素综合影响的，这些因素相互间存在复杂的关系，需要综合考虑来解释和优化药物治疗效果。

三、药物与靶点的相互作用机制

（一）受体介导的药物作用

1. 受体信号转导途径　受体在药理学中被定义为调节特定生理作用的蛋白质，以响应对特定分子形状的识别。受体主要分为四个类别（图 4-3）：①配体门控离子通道和电压门控钠通道；②G 蛋白偶联受体（G protein-coupled receptor，GPCR）；③酶联受体；④胞内受体。

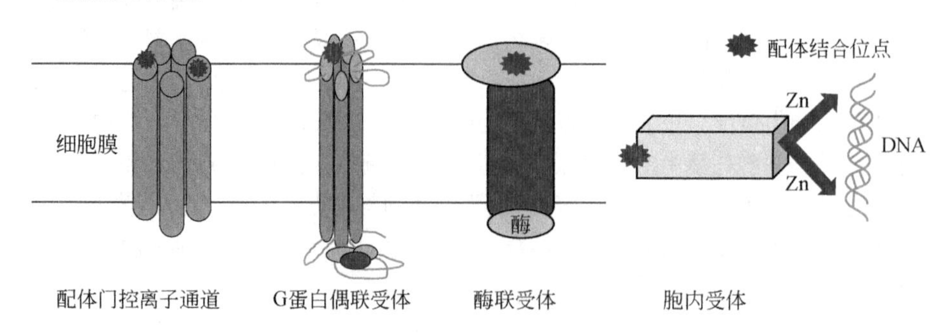

图 4-3 受体超家族

受体的两个主要特性是结合和信号转导。①结合是指受体与其特定配体（激动剂）之间的相互作用，遵循热力学定律。这种结合通常具有立体选择性，即受体只与特定的配体结合。此外，结合通常具有饱和性，即在一定条件下，受体与配体的结合达到最大程度，进一步增加配体的浓度也无法增加结合数量。另外，结合通常是可逆的，即受体和配体可以相互解离。②信号转导即激动剂的结合必须被转导成某种功能反应（生物或生理）。这表明受体上存在两个结构域，即配体结合结构域和效应结构域。受体上的一部分结构被称为配体结合结构域，它是激动剂与受体结合的区域。而受体的另一部分结构被称为效应结构域，它是激动剂结合后触发的信号转导过程的区域。从激动剂结合到配体结合，结构域会引发一系列的分子事件，最终导致效应结构域的活化，从而产生特定的生物或生理反应。常见的受体信号转导途径如下。

（1）G 蛋白偶联受体途径：G 蛋白偶联受体（GPCR）是一类跨膜受体，这类受体通过与 G 蛋白结合，将外界信号转导到细胞内。激活的 GPCR 能够激活 G 蛋白，导致蛋白激酶 A（protein kinase A，PKA）或蛋白激酶 C（protein kinase C，PKC）等细胞信号转导通路的激活，最终调节细胞内的酶活性、膜通透性或基因表达；由于 G 蛋白在调控细胞功能中的重要作用，GPCR 成为许多药物的重要靶点。表 4-2 中列举了几种靶向 GPCR 的药物。

（2）酪氨酸激酶受体（tyrosine kinase receptor，TKR）途径：这种途径涉及酪氨酸激酶受体的活化，通过受体的跨膜结构激活内源性酪氨酸激酶，进而激活细胞内的下游信号传递分子，如细胞增殖、分化和凋亡等细胞功能的调节。

（3）丝氨酸/苏氨酸激酶受体（serine/threonine kinase receptor，STKR）途径：类似于酪氨酸激酶受体途径，STKR 途径涉及苏氨酸/苏氨酸激酶受体的活化，从而激活下游的信号分子，介导细胞的生物效应，如细胞增殖、分化和细胞骨架的重组等。

表 4-2 作为药物靶点的 GPCR 受体

受体	药物	激动剂/拮抗剂	应用
μ 型阿片受体（μOR）	奥赛利定（oliceridine）	激动剂	镇痛
食欲素 2 型受体（OX2R）	Dayvigo（lemborexant）	拮抗剂	失眠症
聚 ADP 核糖聚合酶（PARP）	奥拉帕尼（olaparib）	拮抗剂	卵巢癌，乳腺癌，前列腺癌
5-羟色胺 1F 受体（5-HT_{1F}）	拉米地坦（lasmiditan）	激动剂	偏头痛
鞘氨醇-1-磷酸受体（S1PR）	司珀莫德（siponimod）	拮抗剂	成人复发型多发性硬化症
促性腺激素释放激素受体（GnRH）	艾拉戈克（elagolix）	拮抗剂	痛经及非经期盆腔疼痛症

2. 激动剂和拮抗剂的相互作用 受体作为一个“开关”，可接收和产生特定的信号，既可以

被拮抗剂阻断，也可以被激动剂打开，这一概念由兰利于1905年引入药理学。激动剂指的是一种与受体结合后引起激活并导致细胞变化的分子，它们通过与受体相互作用来触发特定的细胞信号转导通路，从而产生生物学效应。而拮抗剂是一类减弱激动剂作用的分子，它们通过与受体竞争性结合，阻止激动剂与受体结合，从而降低或抑制特定细胞信号转导通路的活性。

激动剂药物主要有三种类型，分别为完全激动剂、部分激动剂和逆激动剂。其中，完全激动剂与受体结合时，能产生组织所能给予的最大反应。与完全激动剂相比，部分激动剂激活能力有限，当与受体结合时，它们只能激活一部分的受体分子，治疗效果较差，即使占据所有受体也不能产生最大的反应。逆激动剂最简单的定义是该化合物与受体结合，但产生与接受的激动剂相反的效果。正常情况下，受体在没有外界激动剂作用时也会表现出一定的活性。而逆激动剂能够与受体结合，降低其基础活性，进一步抑制细胞信号转导的过程。这种逆转的作用使得受体陷入一种相对较低的活性状态，与正常活性状态相比，逆激动剂产生相反的生物效应。

拮抗剂可分为竞争性拮抗剂和非竞争性拮抗剂。竞争性拮抗剂与激动剂可逆地结合到同一受体上，但在不激活效应机制的情况下占据该部位。竞争性拮抗剂产生的效应可以通过增加激动剂的浓度来逆转。非竞争性拮抗剂结合在变构位点（真正结合位点以外的位点）处，通过改变受体的构象或阻断激动剂与受体之间的信号传递来产生效果。有一类特殊的非竞争性拮抗剂——不可逆拮抗剂，它们与受体形成永久或长时间的结合，且不能被置换或洗掉，导致受体的永久损伤或功能丧失。

（二）酶介导的药物作用

酶在生命活动中具有重要的作用，也是药物作用的主要靶标。酶催化反应的活性中心是酶的活性位点，除此之外，有些酶可能显示一个额外的位点，即变构位点（图 4-4）。当与配体结合时，这些位点具有调节功能。变构位点和活性位点可以存在于低聚蛋白的同一亚基（如磷酸果糖激酶）或不同亚基上（如天冬氨酸转氨甲酰酶）。配体与变构位点的结合可能影响活性位点的几何形状和功能，位点之间的通信可以通过蛋白质基质上的构象偶联来实现。

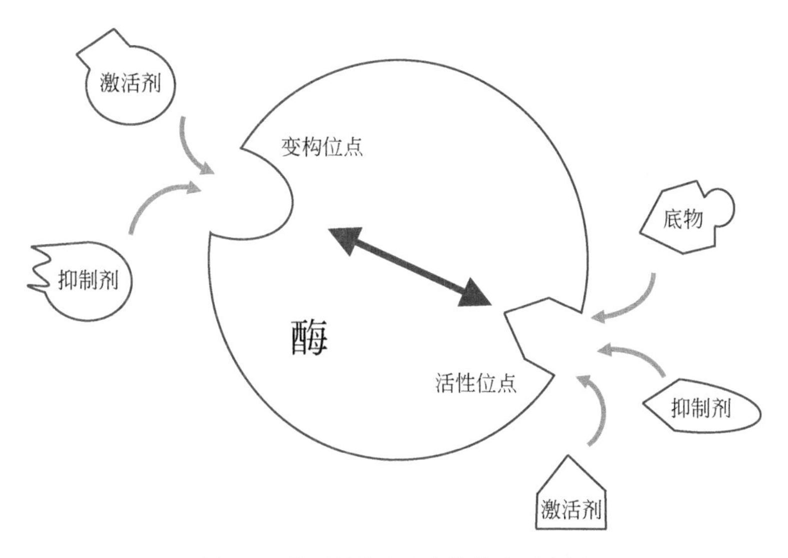

图 4-4 酶活性位点及变构位点示意图

1. 激活剂和抑制剂的作用 酶是一种非常有效的生物催化剂，可以加速生物体内几乎所有的代谢反应。目前，许多靶向酶的小分子化合物作为调节酶促反应速度的激活剂和抑制剂在代谢调节中发挥着重要作用（表 4-3）。酶激活剂是一类能够增加酶活性的化合物。它们通过与酶结合，改变酶的构象或催化位点，从而增加酶底物复合物的形成速率或降低反应所需的能量。激活剂可以增强酶催化反应的速率，并且在激活剂存在下，酶的活性常常远高于没有激活剂的情况。例如，一些酶的活性需要与辅酶或离子（如金属离子）结合来发挥；另外，激活剂还可以通过调节酶的表达和特异性等来增加酶的活性。

表 4-3 作为药物靶点的酶

靶点	药物	激活剂/抑制剂	应用
BCR-ABL	伊马替尼（imatinib）	抑制剂	慢性粒细胞白血病
血管内皮生长因子（VEGF）	索拉非尼（sorafenib）	抑制剂	肝癌，肾癌，甲状腺癌等肿瘤
表皮生长因子（EGF）	厄洛替尼（erlotinib）	抑制剂	非小细胞肺癌
布鲁顿酪氨酸激酶（BTK）	伊布替尼（ibrutinib）	抑制剂	B 细胞恶性肿瘤
受体酪氨酸激酶（PTK）	阿帕替尼（apatinib）	抑制剂	胃癌

酶抑制剂是酶促反应研究和新药设计的重要工具。它们通过与酶结合，改变酶的构象或催化位点，从而降低酶底物复合物的形成速率或增加反应所需的能量。根据作用方式，酶抑制剂可分为两种不同的类型（可逆抑制剂和不可逆抑制剂）。酶抑制剂的作用机制包括一个酶抑制剂复合物（EI 复合物）的形成步骤，该复合物没有（或低）酶活性。不可逆抑制剂由于与酶紧密结合，从这个复合体中解离非常缓慢。不可逆抑制剂的抑制方式主要是与抑制剂和酶分子间形成共价键或疏水相互作用有关。不可逆抑制剂通常与酶发生化学反应并改变酶。这些抑制剂通常含有活性官能团，可以修饰酶的氨基酸残基，这些氨基酸残基对酶的活性至关重要。但不可逆抑制剂通常只对一类酶具有特异性，并不能使所有蛋白质失活。

可逆抑制剂一般通过非共价相互作用（如氢键或离子键）与酶结合，根据动力学行为，可逆抑制剂可分为竞争性（competitive）抑制剂、反竞争性（uncompetitive）抑制剂、非竞争性（noncompetitive）抑制剂和混合（mixed）抑制剂四种类型。

竞争性抑制剂与底物竞争地结合到酶的活性位点上，它们与酶具有相似的结构，但不具有催化活性，因此无法进行正常的化学反应。竞争性抑制剂（competitive inhibitor）不仅可以对底物进行竞争性抑制，也可以对辅因子和活化剂进行竞争性抑制。非竞争性抑制剂（noncompetitive inhibitor）只与底物-酶复合物结合，不干扰底物与活性位点的结合，但阻止复合酶底物的解离。另一种反竞争性抑制剂（uncompetitive inhibitor），在不影响底物与酶结合的情况下，可与酶或酶-底物复合物结合，降低了酶的活性。混合性抑制剂（mixed inhibitor）既可以通过竞争性方式与酶的活性位点结合，也可以通过非竞争性方式与其他位点结合。其抑制效果可能因底物存在与否而有所不同。

2. 酶催化反应的调控 酶是生物体内发挥生化反应的关键催化剂，因此调节酶的活性对维持代谢平衡至关重要。每种酶都是一个具有催化、特异性和调节能力的结构微观世界。酶进行的化学反应发生在酶蛋白上称为活性位点（或催化中心）的特定位置。酶的活性位点是酶分子中的特定区域，具有特定的结构和氨基酸残基排列。这些氨基酸残基通过静电相互作用、氢键、疏水作用等相互作用形成催化位点的微环境，从而赋予酶催化效力和特异性。

活性位点的结构和化学性质决定了酶对特定底物的选择性。酶通过识别底物的特定结构，并在活性位点中形成临时的底物-酶复合物来加速化学反应的进行。活性位点的微环境还可以通过调控因子的存在来调节酶的活性。调控因子可以是小分子信号分子、金属离子、辅酶等，它们可以与活性位点中的氨基酸残基相互作用，改变酶的构象和催化能力。

（三）离子通道介导的药物作用

1. 离子通道的结构和功能　离子通道是细胞膜上的蛋白质通道，通常由跨膜蛋白质组成，具有复杂的内部空腔，它们具有特殊的结构和功能，允许特定类型的离子通过，用于调节离子流动，从而影响细胞的电位和离子平衡。离子通道的结构包括孔道和门控机制。孔道是通道中的中心空腔，离子通过该空腔进出细胞。门控机制是控制通道打开和关闭的机制，可以是电压门、配体门或机械门。

离子通道通过调节细胞内外离子的平衡和传递来调节细胞功能。离子通过通道时会在跨膜电位的驱动下，从高浓度区域移动至低浓度区域。这种离子流动可以改变细胞膜电位，进而影响细胞兴奋性、肌肉收缩、细胞代谢等生理过程。近年来，在认识离子通道的结构和多样性方面已取得重大进展，一些已上市的靶向离子通道的药物见表 4-4。

表 4-4　作为药物靶点的离子通道

离子通道	药物	应用
γ-氨基丁酸（GABA）	别孕烯醇酮（brexanolone）	产后抑郁症
囊性纤维化跨膜传导调节因子（CFTR）	鲁玛卡托（lumacaftor）	囊性纤维化
N 型钙通道	齐考诺肽（ziconotide）	慢性疼痛
电压门控钾通道	复彼能（fampridine）	多发性硬化症
窦房结 If 通道	伊伐布雷定（ivabradine）	心力衰竭

2. 药物对离子通道的调控　离子通道在神经传导、肌肉收缩、心脏搏动等生理过程中发挥着重要的作用。一些靶向离子通道的药物可以通过与离子通道相互作用来改变细胞的功能，从而产生治疗效果。药物对离子通道的调控主要通过以下几种方式实现。

（1）阻断通道：药物可以结合并阻断离子通道，从而抑制离子的流动。这种机制常用于治疗心律失常和癫痫等疾病。例如，某些钠通道阻滞剂可以阻断神经细胞上的钠通道，减少细胞内钠离子的进入，从而减少神经冲动的传导。

（2）激活通道：除了阻断离子通道，药物还可以激活离子通道，使其更容易开放。当钾通道激活剂作用于细胞膜上的钾通道时，可使其保持开放状态，增加钾离子的通道开放时间，从而增加细胞的复极过程。这类药物常用于治疗多种心律失常，如心房颤动和室性心动过速。

（3）阻滞和激活的同时作用：有一类药物既可以阻断离子通道的功能，又可以激活该通道，这种作用被称为双向调节。这种双向调节的药物在疾病治疗中可能具有更灵活的作用方式，可以根据病情和需要来调节细胞的兴奋状态。

（4）改变通道的选择性：离子通道是专门的膜蛋白，具有特定的选择性，只允许特定类型的离子通过。药物通过与离子通道的结构相互作用，改变离子通道选择性，从而允许其他类型的离子通过。

（5）调整通道的开放概率：药物对离子通道的调控还包括调整通道的开放概率。离子通道的开放概率指的是通道在特定时间内处于打开状态的概率。有些药物被称为通道阻塞剂，它们能够与离子通道结合，降低通道的开放概率。通过减少离子通道的活性，药物可以抑制细胞内离子的流动，从而影响细胞的电活动和功能；另外，一些药物被称为通道开放剂，通过与离子通道结合，增加通道的开放概率。离子通道活性的增加，可以促进细胞内离子的流动，改变细胞的电位和兴奋状态。

（四）DNA 和 RNA 介导的药物作用

1. 药物与核酸的相互作用 药物与核酸之间的相互作用是指药物分子与 DNA 或 RNA 分子之间发生的化学或物理相互作用。这种相互作用可以影响 DNA 或 RNA 的结构、功能和稳定性，从而对生物体的遗传信息传递、基因表达，以及疾病的发生和治疗产生重要的影响。药物与核酸之间可以通过多种方式相互作用，包括靶向结合、抑制酶活性、交联作用和修饰作用，表 4-5 中列举了几种靶向核酸的药物。

表 4-5 靶向核酸的药物

作用	药物	应用
DNA 交联剂	奥沙利铂（oxaliplatin）	结直肠癌、肝细胞癌
抑制 DNA 合成	吉西他滨（gemcitabine）	胰腺癌、非小细胞肺癌
抑制 DNA 拓扑异构酶 I	伊立替康（irinotecan）	胰腺癌
抑制胸苷酸合成酶	培美曲塞（pemetrexed）	恶性胸膜间皮瘤
抑制拓扑异构酶 I	拓扑替康（topotecan）	小细胞肺癌、卵巢癌

靶向结合是指药物与 DNA 或 RNA 分子中的特定区域结合，形成药物-核酸复合物，在结合位点上发挥药物作用。这种结合可以通过多种方式实现，如药物与 DNA 的碱基通过氢键和范德瓦耳斯力相互作用，或药物与 RNA 的结构域通过疏水作用相互作用等。靶向结合可以改变 DNA 或 RNA 的结构和稳定性，影响基因的表达和生物过程。

药物还可以通过与 DNA 或 RNA 上的特定酶结合，改变酶的结构或功能，从而抑制酶活性。这种机制常见于抗癌药物，如拓扑异构酶抑制剂，它们能够以拓扑异构酶为靶点，阻断 DNA 的超螺旋结构改变，从而抑制 DNA 的复制和转录。

另外，药物对核酸还具有交联作用和修饰作用。药物与 DNA 或 RNA 分子中的不同碱基或链段发生交叉反应，形成共价交联物。这种交联作用可以导致 DNA 或 RNA 链断裂，从而阻碍基因的复制和转录。药物的修饰作用主要是通过与 DNA 或 RNA 发生特定的化学反应，引入化学修饰基团，从而改变 DNA 或 RNA 的结构和功能。这种修饰作用可以通过药物中特定的官能团与 DNA 或 RNA 中的特定官能团发生反应而实现，如顺铂与 DNA 上的尿碱基交联形成 DNA 加合物，阻止 DNA 修复导致 DNA 损伤。修饰作用可以影响基因的转录和翻译过程，从而调控基因的表达水平和功能。

2. 基因表达的调控 基因表达是指 DNA 中的基因信息被转录成 RNA 分子，然后进一步被翻译成蛋白质的过程。药物可以通过影响基因的转录和翻译过程来调节特定基因的表达水平，从而产生理想的药理效应。

常见的药物作用方式是通过与 DNA 结合，干扰基因的转录过程。这些药物被称为转录抑制剂，它们与 DNA 的特定区域结合，阻碍转录因子的结合，或者阻断 RNA 聚合酶的活性，从而抑制目标基因的转录过程。这样可以减少目标基因产生的 RNA 数量，降低相关的蛋白质水平。

另一种药物作用方式是通过与 RNA 分子结合，干扰基因的翻译过程。这些药物被称为翻译抑制剂，它们与 RNA 分子的特定区域结合，阻碍核糖体的组装或降低翻译因子的结合，从而抑制目标基因的翻译过程。这样可以减少目标基因翻译产生的蛋白质数量。

此外，还有一些药物可以直接与特定基因座上的 DNA 序列结合，并调节基因的表达水平。这些药物被称为 DNA 甲基化剂或去甲基化剂，它们可以增加或减少 DNA 上的甲基化修饰，从而影响基因的转录活性。

通过调节基因表达，药物可以对细胞功能和生理过程产生显著的影响。利用这种作用方式，我们可以开发出治疗癌症、遗传疾病和其他疾病的药物。然而，基因表达调控的复杂性和多样性使得药物研发和治疗应用面临挑战，需要深入的研究和严格的监测。

第三节　分子药理学在药物研发中的应用

一、基于靶点的药物设计

基于靶点的药物设计是指将特定的生物分子（药物靶点）作为药物设计的基础。这种方法旨在找到能够与药物靶点相互作用的分子，并调节其功能，以阻断或促进特定的生物过程。基于靶点的药物设计不仅可以加快药物的研发进程，还可以针对特定的生物分子和疾病目标，开发更具选择性和效力的药物。药物靶点在新药研发中的作用将在第六章进行详细的介绍。

二、药物代谢和毒性预测

（一）药物代谢途径和产物

肝脏是药物代谢的主要部位。肝脏药物转运蛋白存在于整个实质肝细胞中，影响药物的肝脏代谢。药物可通过氧化、还原、水解、水合、结合、缩合或异构化进行代谢。尽管代谢通常会使药物失活，但一些药物代谢物仍具有药理学活性，有时甚至比母体化合物更活跃。个体药物代谢率受遗传因素、共存疾病和药物相互作用的影响。药物代谢除了 I 相代谢和 II 相代谢之外，在某些情况下，还包括额外修饰和排泄。

I 相代谢涉及新的或修饰的官能团的形成或裂解，这些反应属于非合成反应。I 相代谢通过氧化、还原、水解、环化/脱环，以及去除氢或向极性较大的分子添加氧的方式来改变亲脂性药物的化学结构。在某些情况下，该过程将无活性的前体药物转变为代谢活性药物。氧化通常会产生仍保留部分药理活性的代谢物。例如，I 期改造将常见的抗焦虑药物地西泮转变为去甲基地西泮，然后进一步转变为奥沙西泮。这两种代谢物都会产生与地西泮本身类似的生理和心理作用。

II 相代谢涉及与葡萄糖醛酸、硫酸盐、甘氨酸等内源性物质的缀合，这些反应属于合成反应。合成反应中形成的代谢物极性更强，因此比非合成反应中形成的代谢物更容易被肾脏和肝脏排泄。缀合通常使化合物具有药理学惰性和水溶性，从而使化合物易于排泄。缀合机制包括甲基化、乙酰化、硫酸化、葡萄糖醛酸化和甘氨酸或谷胱甘肽缀合。这些过程可以发生在不同的部位，如肝脏、肾脏、肺、肠和其他器官系统。II 相代谢的一个例子是奥沙西泮，它与另一种称为葡萄糖醛酸苷的分子结合。结合后的药物变得不再具有生理活性，无须进一步化学修饰即可排出体外。

最后，Ⅰ相和Ⅱ相代谢之外，结合的异生物质可以进一步加工，然后被外排转运蛋白识别并从细胞中泵出。Ⅱ相代谢反应后，异生物质缀合物可进一步代谢。一个常见的例子是将谷胱甘肽缀合物加工成乙酰半胱氨酸缀合物。在此，谷胱甘肽分子中的γ-谷氨酸和甘氨酸残基被γ-谷氨酰转肽酶和二肽酶去除。在最后一步中，缀合物中的半胱氨酸残基被乙酰化。缀合物及其代谢物可以在代谢的第三阶段从细胞中排出，阴离子基团充当多药耐药蛋白家族的各种膜转运蛋白的亲和标签。这些蛋白质是ATP结合盒转运蛋白家族的成员，可以催化多种疏水性阴离子的ATP依赖性转运，从而起到将Ⅱ相产物去除到细胞外介质的作用，在那里它们可以进一步代谢或排泄。

（二）药物代谢动力学

药物代谢动力学是指药物进入、通过和排出身体的运动，因此涵盖吸收、分布、生物代谢和排泄的动力学。尽管临床前研究需要在至少两种动物中确定可接受的体外活性和药物代谢动力学，但药代动力学研究必须在人体中进行，以将血液浓度与特定的生物效应相关联。大约40%的新药因药代动力学特性不佳而在临床试验中失败。如今，新化合物的药代动力学特性可通过SwissADME、ADMETlab和pkCSM网络工具进行评估。在线软件生成化合物的3D结构，并计算药代动力学特性，包括吸收、分布、代谢、排泄和毒性。药代动力学特性的预测有助于了解药物分子在人体内的行为。计算机模拟预测有助于减少昂贵的实验费用。

（三）药物毒性机制

药物毒性可以通过多种机制产生，包括靶向和脱靶效应、有毒代谢物的产生、有害的免疫反应和特殊反应。靶向不良反应是由药物与其预期分子靶标之间的异常相互作用引起的，导致意想不到的药理作用。相反，当药物与非预期的分子靶标相互作用时，就会发生脱靶效应，从而引起与其主要作用机制无关的不良反应。药物的代谢激活还会产生有毒代谢物，对细胞功能和器官系统产生有害影响。

三、个体化用药

（一）影响药物效应的遗传因素

个体之间基因（遗传）组成的差异会影响身体对药物的作用及药物对身体的作用。人们的基因可以存在不同的变体，称为等位基因。这些基因变体可以影响药物在体内的代谢、吸收、分布和排泄，从而对药物的效应产生影响。影响药物效应的遗传因素是多种多样的，以下是一些常见的遗传因素。

（1）**药物靶标的遗传变异**：药物通常通过与特定的蛋白质靶标相互作用来发挥作用。这些蛋白质靶标的结构和功能可能会因个体之间的遗传差异而有所不同，从而导致个体对药物的反应差异。

（2）**药物转运体的遗传变异**：细胞膜上的转运体负责将药物从细胞内运进/运出。个体之间的转运体基因表达和功能差异可能导致药物在细胞内的浓度差异，进而影响药物的效应。

（3）**药物代谢酶的遗传变异**：药物在体内通常通过代谢酶进行代谢和消除。人体内的代谢酶负责将药物转化为其活性形式或代谢为无活性物质。某些人可能由于遗传变异而具有较高或较低的特定代谢酶活性，从而影响药物的代谢速率和效应持续时间。这可能导致药物在体内的代谢速率发生变化，从而影响药物的疗效和副作用。

（4）药物代谢产物消除相关基因变异：药物代谢产物需要通过肾脏或肝脏等器官进行排泄。个体之间的基因变异可能导致药物代谢产物的排泄速率不同，从而影响药物在体内的停留时间和效应。

（5）药物敏感性基因变异：有些基因变异可能会导致个体对特定药物的敏感性增加或减少。例如，某些基因变异可能会使个体对特定药物的副作用更容易发生，或者对某些药物的疗效更敏感。

（二）基因组学、蛋白质组学在个体化用药中的应用

药物基因组学（pharmacogenomics）主要研究个体的基因组成如何影响身体处理某些药物的方式，它涉及寻找特定基因变化的基因测试。药物蛋白组学是研究药物与蛋白质之间相互作用的领域，它主要关注药物与体内蛋白质的结合、影响和调节过程，以及这些相互作用对药物效应和安全性的影响。基因组学和蛋白质组学在个体化用药中扮演着重要角色，可以提供有关个体药物反应和药物治疗的关键信息。

（1）遗传标记的筛查：基因组学研究可以鉴定与药物反应相关的遗传标记，如单核苷酸多态性（SNP）。通过分析个体的遗传标记，可以预测他们对特定药物的反应和耐受性。这可以帮助医生选择最适合患者个体情况的药物，并制订个体化的治疗方案。

（2）药物代谢酶基因的检测：基因组学分析可以确定个体是否携带与药物代谢酶相关的遗传变异。这些变异可能会影响药物的代谢速率和清除速度，从而影响药物的疗效和副作用。通过了解个体的药物代谢能力，医生可以确定适当的药物剂量和给药频率，以确保药物在患者体内达到理想的浓度。

（3）转运体基因的分析：蛋白质组学和基因组学的组合分析可以帮助确定个体是否表达特定的转运体变异，从而影响药物在细胞内的吸收、分布和排泄。这种信息可以用于优化药物的给药方案，以确保药物在目标组织中达到理想的浓度。

（4）蛋白质组学的应用：蛋白质组学研究可以识别和量化体内的蛋白质表达水平和修饰状态。这有助于了解药物与特定蛋白质靶标的相互作用，并预测药物的疗效和不良反应。通过分析个体的蛋白质组，可以为个体提供更加精确和有效的药物选择和治疗方案。

（三）个体化给药方案的设计

近年来，由于药物不良反应的增多，用药安全问题引起全球的关注。在全世界死亡的患者中，药物不良反应致死占社会人口死因的第4位，我国每年约250万住院患者出现药物不良反应，死亡病例每年近20万人。而且药物不良反应发生率还有逐年上升的趋势。个体化用药是指正确的药物以正确的剂量和适合的时间用在适合的患者上。根据患者的个体情况实行个体化用药，可以减少药物不良反应的发生，进一步保障用药安全。

通常认为，个体化用药是正确的药物以正确的剂量和适合的时间用在适合的患者上。因为同一病症可能有不同的疾病和病因，所以同一治疗干预措施可能仅对某些患者有效。个体化用药概念的提出最初源于肿瘤治疗中对基因突变相关疾病的准确描述，随后进化为以靶向治疗和信号拦截为基础的治疗。在我国，古代神医华佗的辨证施治即可认为是中国传统的临床个体化用药的雏形。近年来，药物基因组学（pharmacogenomics）的蓬勃发展、药物代谢酶的系统研究和遗传多态性的相关分析赋予了个体化用药新的内涵，带来了新的契机，使得今天的临床个体化用药意义更加深远。

第四节 分子药理学的发展趋势

一、基因组学、蛋白质组学、代谢组学等在分子药理学中的应用

（一）系统生物学

从基因到药物的快速转化并不是一件容易的事情。疾病生物学的复杂性意味着我们需要更多的洞察力和综合性的方法来驱动药物开发。系统生物学正是为了描述和理解复杂生物系统的运作，并最终开发出预测人类疾病的模型。大规模的基因、蛋白质和代谢物检测也被称为组学，极大地加速了疾病模型的建立和验证。通过计算机模拟整合器官和系统级反应的知识，我们能够确定优先级目标并设计临床试验。在药物发现过程中，自动化的基于原代人类细胞的复杂检测系统被用来捕获紧迫特点。这些系统能够将广泛的与疾病相关的人类生物学整合到药物发现过程中，并提供靶点和化合物验证、先导化合物优化及临床适应证选择的信息。这些系统生物学方法有望改善药物开发过程中的决策。在这里，我们对系统生物学在药物发现中的实际应用的最新进展进行讨论。

1. 组学 大规模数据生成和挖掘。组学方法在系统生物学中的应用侧重于了解复杂系统的响应和构建块方面，这一方法已被制药行业广泛采用并用于补充传统的靶标识别和验证方法，以产生假设并进行实验分析。通过基因组学、蛋白质组学和代谢物检测的整合，探究在疾病过程中哪些基因、蛋白质或磷酸化状态的表达或上调有意义，得出可检验的假设。这种综合分析可以识别受调控的物种在疾病的诱导或进展中的关键作用。在受控基因或药物扰动的细胞和动物模型中（以及临床数据的背景下），基因组学、蛋白质组学和代谢物检测的整合为许多制药公司开展系统生物学研究提供了基础。

2. 计算机模型 系统生物学建模的目标是提供一个假设生成和预测框架，该框架基于人类疾病生物学的计算机模拟，跨越生物体的多个距离和时间尺度（从分子反应到生物体稳态和疾病反应）。对药物发现和开发有用的建模工作必须模拟细胞和组织或器官复杂性尺度（即疾病表现自身的规模）的反应。同时，必须包括足够详细的细节水平，以便药物发现可用的干预点，并且可以在计算机中进行调节以预测器官水平读数。

3. 使用复杂的细胞系统进行生物学检测和建模 生物系统中的多种途径输入、多路输出、多种细胞类型之间的相互作用，以及不同细胞类型或组合的背景和环境都为药物发现带来了挑战。为了充分考虑疾病相关的复杂性，必须有意识地研究细胞组合，并模拟体内细胞间关键的相互作用网络。此外，还需要在不同的复杂环境背景下检测细胞，以观察激活的不同途径组合。为了应对这些挑战，药物发现行业已经投入了大量资源来开发技术和方法，以更好地评估药物的疗效、安全性和复杂性。一些方法已经被提出，如使用微流控芯片、三维组织工程和体外器官模型等，以更好地模拟生物系统的复杂性和相互作用。此外，计算模型和模拟也可用于预测药物对复杂生物系统的影响。

（二）精准医学

先前，使用基因组学为药物发现提供信息的努力（即表达测序标签分析和全基因组关联研究）已经产生了一系列潜在的靶点，但在将这些发现转化为临床有效的药物方面遇到了困难。精准医

学标志着基因组学和药物发现之间的新关系，这种关系提供了对单个患者疾病的机制和潜在治疗方案的见解。

精准医学的核心是努力了解个体患者疾病的根本原因，肿瘤学领域一直是精准医学的先驱。癌症精准治疗通常使用两种主要方法：基于通路的靶向治疗和免疫治疗。基于通路的靶向治疗是一种有效的治疗策略，它依赖于对特定肿瘤潜在生物学的预先了解。通过针对癌症细胞中异常蛋白质或通路的调节，基于通路的靶向治疗可以更精准地干扰肿瘤生存所必需的关键分子过程。相比传统的化疗，基于通路的靶向治疗具有更好的治疗效果和更少的副作用。这是因为它可以选择性地靶向癌症细胞中的特定分子，而不会对健康细胞产生太大的影响。这种方法还可以促进肿瘤类型的个体化治疗，因为不同肿瘤类型可以具有不同的异常蛋白质或通路活化机制。通过基于通路的靶向治疗，可以根据患者个体情况来精确选择最适合的治疗方案。

免疫疗法是近年来癌症治疗领域的重要突破。免疫疗法的目标是通过多种创新方法，利用和增强癌症-免疫循环的内在力量。其中一种策略是刺激免疫细胞，增强宿主免疫反应。这可以通过使用癌症疫苗、过继性 T 细胞疗法（adoptive T-cell therapy，ACT）等治疗手段来实现。另一种策略是通过克服肿瘤对免疫系统的抑制作用，抵消免疫逃避。免疫检查点阻断是一种方法，它通过抑制或阻断免疫抑制分子的活性来恢复和增强免疫系统对癌症的反应。

二、分子药理学与临床药理学的融合

（一）转化医学

转化医学（translational medicine）是一个研究和实践领域，旨在将基础科学研究获得的知识、设计的机制和开发的技术被有效地转化为预防、诊断和治疗疾病的新方法。通过将基础科学发现与医疗实践相结合，转化医学有助于弥合生物医学科学与医疗实践之间的差距，促进新的预防、诊断和治疗方法的发展。

（二）临床研究方法的改进

转化医学发现的主要瓶颈之一是将临床前研究的结果外推到预测的临床结果的局限性。造成这一局限性的因素包括生物复杂性、模型限制和疾病异质性几个方面。临床前研究常常在体外、动物模型或小规模临床试验中进行，而生物系统的复杂性使得从这些研究结果推断出真实世界中的临床效果变得困难；且临床前研究中使用的模型和方法往往是简化和理想化的，不能够完全反映出复杂的人体生理和疾病进展的过程。同时，许多疾病在不同患者之间表现出显著的异质性。临床前研究往往只能涵盖某一特定亚群或模拟平均疾病状态，而忽略了患者之间的差异。

为了克服这些限制，需要采取一系列的策略。①使用更多人类相关模型：如人体器官芯片、3D 细胞培养和人体器官模拟器等，可以更准确地模拟人体的生理和疾病过程，提高对药物作用的预测能力；②优化动物模型改进动物模型：使其更贴近人类疾病的特征，如使用基因编辑技术生成更适合研究特定疾病的动物模型；③多层次数据整合与模型建立：利用计算机模拟、系统生物学和机器学习等技术，将临床前研究产生的多个数据源（如基因组学、转录组学、代谢组学等）进行结合，建立更精确的模型，从而预测药物的疗效和副作用；④个体化医疗：采用基于患者个体特征的治疗策略，如基因检测、药物组合个性化设计等；⑤数据共享与合作：加强数据共享与合作，建立大型的数据库和共享平台，以加强临床前研究数据的整合和挖掘。

三、分子药理学在疾病预防和治疗中的应用

（一）基于分子机制的疾病诊断

基于分子机制的疾病诊断是一种基于分子水平上的生物标志物或特定基因变异来确定疾病的诊断方法。经典的分子技术，如常规PCR和免疫印迹，已经在微生物疾病和遗传疾病的诊断中得到广泛应用，并取得了显著的成就，但在特异性和敏感性方面可能存在一些限制。新兴的分子技术，如基因和肽测序仪、实时荧光定量PCR和微阵列等，具有更高的精确性和特异性，可以更准确地识别微生物病原体或特定基因序列和蛋白质的水平。

基因测序仪是用于测定DNA序列的设备。它可以将DNA样本分离成单条链，然后使用荧光标记的核酸碱基来确定每个碱基的顺序。这些仪器通常使用高通量测序方法，如Illumina的测序技术，可在相对较短的时间内同时测序数百万甚至数十亿个DNA片段。

肽测序仪则是用于测定蛋白质或肽链的氨基酸序列的设备。常见的肽测序方法包括质谱测序和Edman降解法。质谱测序使用质谱仪测定蛋白质或肽链中每个氨基酸的质量，从而确定其序列。Edman降解法则是通过将肽链逐渐降解并测定逐个被释放的氨基酸来确定序列。

实时荧光定量PCR是一种简单的定量检测方法，适用于任何可扩增的DNA序列。它基于使用荧光标记探针来检测、确认和定量实时生成的PCR产物。相对于传统的末端定量PCR，实时荧光定量PCR具有三个新特点。①快速：温度循环时间较短，扩增反应更加迅速；②准确：在扩增反应期间连续监测荧光信号，实时观察扩增产物的生成情况，并且可以通过荧光信号的强弱来定量目标基因的数量；③方便：无须处理后续PCR产物，如凝胶电泳，从而使得实验更为方便，避免了试管打开的风险，减少了残留污染的可能性，由于在反应时不必打开试管，大大降低了残留污染的风险。

微阵列技术是一种高通量的分子技术，可同时检测大量基因或DNA序列的表达或变异情况。微阵列芯片通常由固体表面载体制成，每个DNA点都含有特定的DNA序列探针。这些探针可以是已知的基因序列，也可以是具有特定功能或特性的DNA片段。样本中的DNA或RNA首先转录成cDNA，然后与芯片上的DNA探针进行杂交。通过检测标记的杂交产物或反应的荧光信号，可以定量或定性分析样本中的基因表达情况或基因变异。微阵列技术具有许多优势，如高通量、高效、灵敏和特异性。在临床诊断中，微阵列技术可以用于癌症的分型和分级、药物治疗的选择和评估、遗传疾病的筛查和诊断等。由于制造、机器人和生物信息学的进步，微阵列技术在效率、鉴别能力、可重复性、灵敏度和特异性方面有了巨大的改进，这些改进使微阵列在临床诊断应用中从严格的研究工作台站点过渡到床位。

（二）靶向治疗和预防策略

传统的化疗药物主要通过破坏或抑制细胞分裂和DNA合成过程来引起细胞毒性。这些药物常常对快速分裂的细胞具有毒性，包括癌细胞和一些正常细胞，如骨髓和上皮细胞。这导致治疗过程中出现一些常见的副作用，如贫血、脱发和不孕。由于非选择性的毒性作用，患者在接受化疗治疗时往往无法达到有效的治疗剂量，从而降低了化疗药物的疗效。此外，由于毒副作用的存在，许多患者可能无法耐受标准化疗药物的治疗方案，导致治疗中断或调整。

因此，研发更为靶向和个体化的治疗方法对克服化疗的这些缺点至关重要。靶向治疗正是为

了解决这个问题而提出的一种策略，它可以更准确地针对癌细胞特定的分子靶点，并尽量减少对正常细胞的伤害。这种个体化的治疗方法有望提高治疗效果，减少副作用，并提高患者的生活质量。靶向治疗的方法多种多样，包括单克隆抗体药物、小分子激酶抑制剂、免疫检查点抑制剂、抑制血管生成及个体化治疗等。

预防策略在疾病管理中有着重要作用，特别是在癌症管理中。癌症的发生往往是多种因素交互作用的结果，预防策略致力于减少人们暴露于癌症诱因的风险，从而降低癌症的发生率。预防策略的重点是通过促进健康生活方式来减少癌症的发生风险，其中包括合理的饮食和营养摄入、避免吸烟和饮酒、保持适当的体重、进行适度的体育锻炼及避免过度暴露于阳光等有害因素。

与此同时，接种特定的疫苗也可以预防与某些病毒感染相关的癌症。定期筛查也是非常重要的预防策略，通过定期进行癌症筛查可以早期发现潜在的病变，从而提前干预治疗，提高治愈率。相较于有家族史的人群，遗传咨询和基因检测可以帮助评估患癌风险，并提供针对个人风险的预防建议。

（戚世乾　黄小芳）

第五章 光药理学

光药理学是光化学与药理学交叉领域的一门新兴学科，旨在利用光精准调控药物的释放、活化及作用。随着光敏药物、药物设计学与药物治疗学的发展，光药理学逐渐成为药物研发、疾病诊断与治疗的重要发展学科。与传统药理学相比，光药理学的核心优势在于其能够显著提高药物的选择性和靶向精确性，从而降低药物的毒副作用和机体对药物的耐受性。尽管光药理学应用前景广阔，但在光调控新型药物设计、光诊断与治疗技术、光与药物靶向性及光药理学的临床应用普及等方面，仍面临重大挑战。

第一节 概　　述

一、光药理学的概念、目标与原理

（一）光药理学的概念

药理学（pharmacology）是研究药物与机体（含病原体）相互作用及作用规律的学科，它既研究药物对机体的作用和作用机制，即药物效应动力学；也研究药物在体内发生的变化及其规律，即药物代谢动力学。

光药理学（photopharmacology）通过将具有光响应性的开关结构（称为“光敏开关”）整合到药物分子中，利用特定波长的光照来控制光敏开关的开启或关闭，从而精准调控药物的代谢特性和药物效应。

光敏开关（photoswitch）是一种能够被光照射而发生构象或化学结构改变的分子或化合物。光药理学中具有光敏开关且可被光调控的药物称为光开关药物（photoswitchable drug），可在光照射下发生结构改变并产生生物学效应。

（二）光药理学的目标

光药理学的研究目标是提高药物的疗效和安全性，降低其副作用。为实现其目标，需要结合药物化学、光化学、材料科学和生物学等多个交叉学科。具体的研究方向包括：①设计并合成具有高度选择性和较好疗效的光开关药物；②开发能够可逆或不可逆地调控药物活性的光敏技术，以提高靶向精确性并减少副作用；③发展新型光开关药物及诊断技术，实现疾病的早期诊断与治疗；④与其他领域交叉研究，研究药物精准控制，实现对疾病的精准治疗。

（三）光药理学的原理

传统药理学基本原理是药物通过与受体结合，引起一系列信号转导过程，从而改变细胞的活性而发挥作用。受体及下游信号分子可能是蛋白质、核酸或其他类型的生物分子，通常分布在细胞膜或细胞内。

光药理学的基本原理是在传统药物分子结构中引入光敏开关，利用光照调控光开关药物，改变其结构或化学性质，达到可逆或不可逆调节药物活性的作用。调控的光源既可以来自外部光刺激，也可以来自身体内部的光，如来自作用部位的激活荧光。光药理学的调控方式分为两类：不可逆性调控和可逆性调控。不可逆性调控：当引入可被光分解的保护基团（或光笼）来掩盖药效时，光照不可逆地去除该保护基团，恢复药物活性并产生药理效应（图 5-1A）。可逆性调控：光通过调控光敏开关，形成两种具有不同结构和电子特征的可逆异构化结构，表现为无活性（无药理效应）和有活性（产生药理效应）两种状态（图 5-1B）。

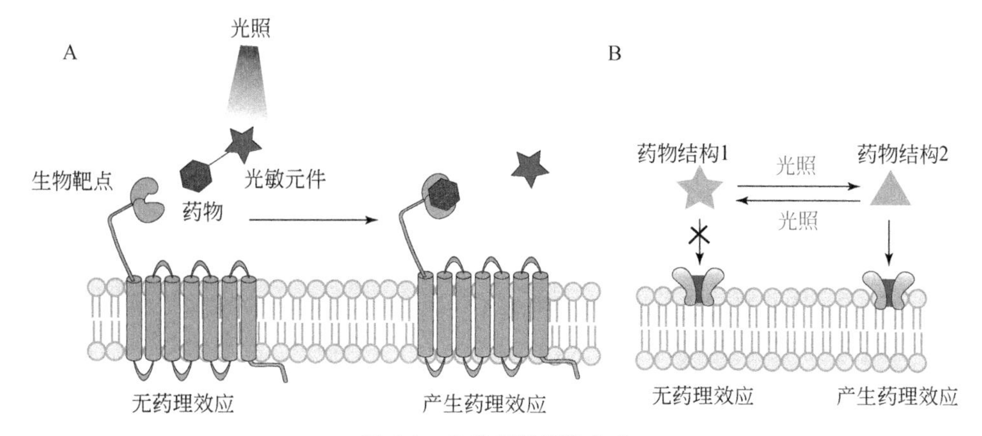

图 5-1　光药理学调控方式

A. 光药理学不可逆性调控示意图；B. 光药理学可逆性调控示意图

二、光药理学的发展简史

古希腊医学之父希波克拉底最早将阳光作为防病、调理的手段。1903 年，来自丹麦法罗的医师、科学家尼尔斯·吕贝里·芬森成功通过光线放射治疗寻常狼疮（lupus vulgaris）而获得诺贝尔生理学或医学奖。人们逐渐认识到光对于生命的意义，并且尝试着将它引入到治疗疾病的手段中。

20 世纪 60 年代末，哥伦比亚大学的 Erlanger 及其同事率先提出光药理学概念，进行了光药理学领域的开创性研究，报道了用光调控偶氮苯抑制剂来影响乙酰胆碱酯酶活性。20 世纪 70 年代末，巴特尔斯等研究了乙酰胆碱受体的光致变色激活剂。随后光化学方法逐渐兴起，研究人员开始合成具有光响应性的化合物，并称之为光敏剂（photosensitizer），并在光动力疗法（photodynamic therapy）中得到了应用。1978 年，柯普朗等首次提出“笼状化合物”的概念，并广泛应用于神经科学领域研究中，推动了光药理学的发展。1980 年，Erlanger 及其同事同时开创了可溶性光开关和栓系光开关（photoswitchable tethered ligand，PTL）的先河。他们利用偶氮苯作为光敏开关，获得了可光转换的烟碱型乙酰胆碱受体。1994 年，马里奥特等对 G 肌动蛋白特定氨基酸残基进行共价修饰，这是第一个被笼锁住的蛋白质。随后，科学家用相同的方法合成许多其他蛋白笼状化合物。

近年来，随着分子生物学、化学合成技术和光学技术的不断发展，光药理学进入一个新阶段，研究重点逐渐转向光开关药物活性的方法和作用机制研究。通过设计和合成光开关药物，研究人员可以在空间、时间上实现对药物的精确控制，从而提高治疗效果并减少副作用。通过受体结合、酶抑制和一般细胞毒性等体外研究方法，光药理学在光控肿瘤化疗、神经病学、糖尿病和抗菌药物等领域已经取得重要突破。

三、光药理学的研究内容

光药理学的研究可为未来精准治疗疾病提供基础，其研究内容主要如下。

1. 光敏开关的设计 光药理学主要研究对象是对紫外光、可见光或近红外光有响应的光敏开关，包括自然界中的发色基团和人工设计合成的各种光化学基团。光敏开关的设计和优化是一个复杂的过程，通常需要采用计算化学和分子生物学的方法对药物-受体复合物进行结构分析，设计并筛选合适的光敏开关，确保分子在光照作用下可以产生明显的构型变化。在设计过程中，需要密切关注可能出现的脱靶效应，并通过实验手段进行评估和控制。

2. 光开关药物的开发 主要是需要将光反应/光开关亚结构引入到已知药物的药效基团中，使得药物能够在特定波长的光作用下发生激活或失活。光开关药物结构经过改造后活性通常会降低，因此对改造后药物分子的结构进行优化并获得高活性药物十分重要。目前光开关药物的开发原则如下：①光开关结构改造应至少保证药物在某种光异构状态下具备药物活性；②不能过度干扰药物原有活性。

3. 光控药物的释放与活化 光控药物的释放是指利用特定波长的光控制药物从光笼释放的过程。目前已开发出多种光笼化合物，包括光笼锁住的IP3、cGMP、钙离子、神经递质、多肽、蛋白质等。光控药物时活化是指利用特定波长的光对光开关药物进行激活或失活的过程。该技术可以根据病情的变化实时调整药物的效力，实现对特定细胞或组织的精准靶向治疗。

4. 光药理学的应用 目前光药理学集中于对受体功能、神经生理过程及蛋白质功能等的研究。例如，光控药物释放技术可以实现对神经元内部信号的传递路径进行精准调控、促进视力恢复、快速镇痛、肿瘤精准治疗、维持血糖稳态等。以上光药理学的临床前研究为治疗疾病提供了新的方法。

5. 光药理学与其他领域的交叉研究 是指将光药理学的理论和技术应用于其他领域的研究中。例如，将光药理学与纳米技术相结合，可实现对药物的精准控制和靶向输送；将光药理学与基因编辑技术相结合，可实现对疾病的精准治疗和基因编辑。这些交叉研究将有助于推动光药理学的发展和应用。

四、光药理学的生物靶点

生物靶点是能够与药物分子结合并产生药理效应的生物大分子。光药理学的生物靶点主要包括G蛋白偶联受体（GPCR）、酶、离子通道、转运体和离子泵、细胞骨架元素等。

1. G 蛋白偶联受体（GPCR） 是一类广泛存在于生物体内的大型膜蛋白家族，它们与异源三聚体G蛋白偶联，介导细胞内信号转导，在生物体内起到接收外界信号并将其转化为内部信号的作用。GPCR在信号转导过程中发挥核心作用，同时也是药物开发领域的“明星”靶点。光药理学调控GPCR主要分为两个方面：第一种是对GPCR自身结构进行改造。通过对人类唯一的光感受器——视蛋白——进行改造，可实现对GPCR功能的光学调控。第二种是对GPCR配体进行改造。例如，开发高效激动剂芬太尼的可光转换衍生物（photofentanyl-2，PF-2），可以实现对μ阿片受体的光学控制。

2. 酶 是一类对特定的底物具有高度特异性，并且能催化底物发生生化反应，产生高效的催化效能的蛋白质或者RNA。在光药理学药物研发中，可以通过抑制或激活酶的活性达到治疗疾病的目的。其中，参与信号级联或其他非线性生物反应过程的酶是光药理学的理想靶点，包括蛋白激酶C、磷酸酶、组蛋白脱乙酰酶和组蛋白甲基转移酶等。研究人员已经成功地开发出了光敏感的酶抑制剂，这些抑制剂可以在光照下被激活，从而抑制特定酶的活性，如光开关酪蛋白激酶I（CKI）抑制剂。研究人员发现，用紫光激活光开关CKI抑制剂，将小鼠的生物钟周期延长到了26小时；而在绿光控制下灭活该化合物后，其周期又恢复到24小时。

3. 离子通道 是一类跨膜的大分子孔道，可允许离子在电化学梯度驱动下穿过细胞膜，从而完成信号转导、细胞兴奋性调节等生理功能。离子通道已成为当前药物研发中仅次于G蛋白偶联受体、蛋白激酶的第三大类药物靶点。离子通道参与快速突触传递，在神经系统中起着关键作用，如肌性谷氨酸受体、五聚体配体门控离子通道。光药理学可以利用光控药物来精确地调节离子通道的活性。例如，针对AMPA亚型受体，开发了可光切换激动剂偶氮四唑-AMPA（Azo-Tetrazole-AMPA，ATA）。在黑暗条件下，ATA激活AMPA受体，产生动作电位；在480nm的光照射下，ATA失活，细胞放电停止。

4. 转运体和离子泵（transporter and ion pump） 转运体是一类表达于机体细胞膜上的特定蛋白质，发挥特定的转运功能，维持细胞的营养供给和细胞内外物质的动态平衡，进而确保各种重要组织器官功能的正常发挥。离子泵是一种特殊的转运体，它能主动地将离子从细胞膜的一侧运输到另一侧，而不需要任何外部能量输入。它们通常消耗ATP（三磷酸腺苷）来完成这个过程。在药物研发中，转运体和离子泵是重要的药物靶点。例如，针对兴奋性氨基酸转运体2（EAAT2）设计的可光转换抑制剂偶氮化（3S）-3-［［3-［［4-（三氟甲基）苯酰基］氨基］苯基］甲氧基］-L-天冬氨酸（Azo-TFB-TBOA，ATT），ATT对EAAT2表现出良好的选择性，在450nm光照条件下，ATT呈反式，阻止EAAT2介导的电流，抑制受体活性。而在350nm光照条件下，ATT呈顺式，电流转运恢复，受体再活化。光药理学可以利用光控药物来精确地调节转运体和离子泵的活性，从而达到治疗疾病的目的。

5. 细胞骨架元素 是细胞结构成分，主要由蛋白质构成，包括微管蛋白、纤维蛋白、微丝蛋白、钙调蛋白、肌动蛋白和转录因子等。在药物研发中，许多药物通过影响细胞骨架元素的正常功能来达到治疗疾病的目的。例如，基于微管蛋白抑制剂康普瑞汀设计了一系列可光转换的微管动力学抑制剂，称为光抑素（photostatin，PST）。PST-1在反式状态下热力学更稳定，对微管蛋白的抑制作用较低。390nm光照可促进PST-1转换为细胞毒性更强的顺式状态，其毒性大约是反式状态的100倍，可以将细胞周期阻滞在G_2/M期。光药理学在开发对细胞骨架及其相关运动蛋白和成核因子的精确时空控制的研究工具方面具有巨大的潜力。

第二节 光药理学的设计方案

一、光药理学设计原则

光药理学研究中，对光、光控药物及靶向生物活性的设计均需要遵循一定的设计原则，以此来达到诊断与治疗疾病的目的。

1. 光强度和光波长 光是光药理学中调控光开关药物的重要工具/媒介，光强度与光波长决定了光在调控药物中的作用。光强度与组织穿透性密切相关，影响光敏开关的有效激活。因此在较大的器官或动物组织中，需要明确光通量的强度是否足够有效调控光开关药物。合适的光波长不仅有较好的深层组织渗透性，而且对组织的光损伤相对较小，因此 650～900nm 的近红外波长范围的光最适合用于光药理学研究。然而，对于深度超过 2cm 的组织，近红外波长的穿透深度难以满足临床需求，需要结合新型光学技术，从而实现最佳的组织穿透性。

2. 光敏感性 是光敏开关或光敏元件能够对光产生反应的基本性质，是光开关药物可以被光激活或抑制的必要条件，这种能够被光触发的性质取决于光敏开关的结构和所受到的光照强度。高灵敏性的光敏开关或光敏元件可以响应毫秒级水平或低剂量的可见光，能够提高光控药物的治疗效果。

3. 安全性 是光控药物设计的基本原则。光药理学药物需要具有良好的安全性，即在光照下不产生对人体有害的物质，不会对人体产生不良影响。例如，偶氮苯是一种经典的光敏开关分子，其构型转换通常依赖于紫外光。紫外光对人体有很大毒性，限制了偶氮苯在生物医学领域的适用性。因此，开发长波长响应（如近红外光）偶氮苯对确保用药安全性尤为重要。

4. 可逆性 为了实现药物的精确控制，光药理学药物需要具有良好的可逆性，即在光照下可以开启或关闭药物的生物活性，而在光照消失后，药物的生物活性可以恢复。光药理学需研究构建出具有可逆性结构的光敏基团（如偶氮苯）来满足药物设计应用需求。在光开关药物开发过程中，要优化光照条件（如调节光照的波长、强度、时间和区域等参数），以确保药物的可逆性。

5. 稳定性 药物的稳定性是保障药物安全有效的前提。光控药物的设计过程中，应确保药物在其靶标环境中稳定发挥作用。如果靶标位于细胞内，还需要考虑膜渗透性，可以通过药物主动转运、显微注射或贴片移液管引入等技术，增加药物的透膜性。此外，在药物设计和开发过程中，应该对光开关药物在不同光照强度、波长条件下的稳定性进行全面评估，并根据评估结果进行结构优化和调整，以确保光开关药物的结构和化学性质不会发生显著变化。

6. 选择性 只有提高药物的选择性，才能降低药物毒副作用，实现精准治疗。因此，要求光开关药物在光的调控下能够有效到达靶组织并结合相应受体。在药物设计中，可以引入特定的功能基团以增强与靶标的亲和力，同时要选择合适的光敏开关，以提高药物的选择性。

7. 经济性 光开关药物通常需要具有特定的分子结构和功能基团，以实现对光的敏感性和生物活性。这些复杂的结构需要经过多步合成和调整，增加了合成的难度和成本。因此，在设计光开关药物时，应当尽可能减少使用昂贵或稀缺的原料，选择经济、高效的合成路线。合理设计分子结构，可以减少合成步骤和原材料种类，从而提高合成效率，降低成本。筛选潜在药效的化合物时，可以使用高通量筛选技术，节省时间和资源，提高药物设计的效率和经济性。

二、光药理学设计方案

依据光药理学设计原则，现阶段主要的设计策略是共价连接光敏元件与活性药物。目前已经开发了三种光控受体和离子通道的设计方案。①化学方案：完全依赖外源性的光敏化合物（不修饰目标蛋白）；②遗传方案：需要对目标蛋白进行基因修饰；③混合方案：同时涉及遗传和化学修饰的方案。

（一）化学方案

化学方案指的是采用光化学方法赋予配体（药物）光敏性，从而实现对神经递质受体和信号转运蛋白的靶向调控。当前光化学方法主要包括笼状化合物、光开关配体、光亲和标记物及生色团辅助激光灭活等的设计与合成。

1. 笼状化合物（caged compound） 是指具有三维结构形成的中空笼状大分子的一类特殊化合物。因其具有独特的结构，一直是化学、物理、医学及材料科学等领域研究的热点。笼状化合物结构特征：①形成的空腔可以是完全密闭的，也可以是部分开放的；②相对稳定的结构，能够暂时“锁定”内部的分子或离子；③可作为分子容器，起储存和运输作用。

在光药理学研究中，笼状化合物通常含有光可拆卸的保护基团。在光刺激下，保护基团会被光裂解，导致内部的药物或生物活性分子被释放，从而发挥作用（图 5-2）。例如，神经科学领域的研究开发了笼状μ阿片类受体激动剂 DAMGO，该化合物在受到光刺激后快速释放，并作用于μ阿片类受体而发挥镇痛作用。

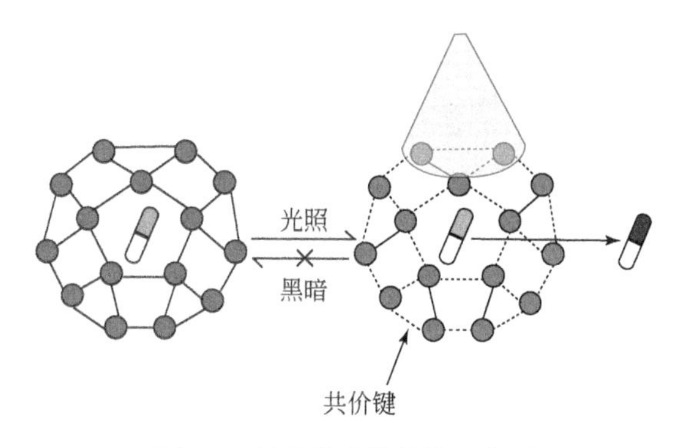

图 5-2 笼状化合物结构示意图

笼状化合物的特点：①通过光照触发并释放被封锁的药物或生物活性分子。具有可以在特定的时间和空间范围内精确控制药物释放的特性；②光解释放快速高效，时间上达到毫秒级且浓度达到微摩尔级；③笼状分子、反应中间产物及光分解的副产物对受体、转运体和释放的神经递质代谢等无明显影响；④不可逆性，光照分解惰性化合物与释放被封锁生物活性分子的化学过程是不可逆的。基于以上特点，当前已开发了可扩散笼状化合物，如笼状烟碱和甘氨酸受体激动剂、笼状 *N*-甲基-D-天冬氨酸（NMDA）和海藻酸盐、笼状神经肽受体激动剂和拮抗剂等，从而实现对特定受体类型的精确控制。

2. 光开关配体（photoswitchable ligand，PL） 也称为光致变色配体（photochromic ligand，PCL），是指受光照作用下化学结构或物理状态改变的分子，伴随着分子间作用力的变化，进而影响其与靶向分子结合的亲和力或选择性。光开关配体特点：①可逆性控制，光敏开关的活性和非活性结构的可逆性转变；②不同波长的光调控活性与非活性状态，提高时空分辨率，实现精细调控。

光开关配体已被广泛应用于多种神经递质受体和离子通道的设计，包括电压门控钾、钠和钙通道的阻滞剂，离子型谷氨酸受体（iGluR）的激动剂和拮抗剂，烟碱型乙酰胆碱受体（nAChR）的激动剂和阻断剂，腺苷受体的激动剂，$GABA_A$ 受体的拮抗剂，以及代谢型谷氨酸受体（mGluR）和 $GABA_A$ 受体的变构调节剂等。目前两种最常见的光开关配体是偶氮苯和二芳基乙烯类。

（1）偶氮苯：是最常用的合成光开关。偶氮苯是一类具有芳香族分子结构的有机化合物，属于偶氮化合物的一种，具有反式/顺式异构特性。偶氮苯的特征是含有对外部刺激敏感的重氮键（—N═N—），这使其适合与多种药效团进行结合。当两个苯环在重氮键对面时构成反式偶氮苯；当两个苯环在重氮键同侧时构成顺式偶氮苯。当偶氮苯暴露在紫外光下时，它会从反式状态转变为顺式状态（图 5-3）。而在可见光或无光照条件下，顺式状态的偶氮苯会自动转变为反式状态。这种可逆的光诱导顺反异构现象使偶氮苯成为一种理想的光开关分子，广泛应用于光药理学、光电器件和光化学等领域。

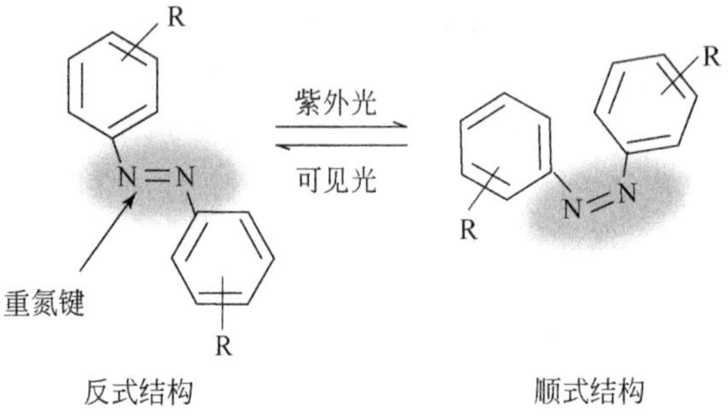

图 5-3 偶氮苯结构

偶氮苯具有以下特点。①光敏感性强：偶氮苯在紫外光的照射下可以迅速从反式状态转变为顺式状态，而在可见光或无光照条件下，顺式状态的偶氮苯会自动转变为反式状态，这种快速的光敏反应使其成为理想的光开关分子；②可逆性好：偶氮苯的顺反异构化是一个可逆的过程，这意味着它可以在不同的光照条件下反复切换状态，这对于需要频繁调整药物活性的光药理学研究非常有用；③安全性高：偶氮苯的光敏反应不会产生有害的副产物，因此在使用过程中相对安全；④适用性广：偶氮苯的光敏反应可以在各种环境中进行，包括水、有机溶剂和固体材料等，这为其在各种类型的光药理学研究中的应用提供了可能；⑤易于合成和修饰：偶氮苯是一种相对简单的有机化合物，可以通过常规的有机合成方法制备。此外，它的结构也容易进行各种化学修饰，这为其在光药理学中的应用提供了很大的灵活性。

（2）二芳基乙烯类（diarylvinylene）：属于乙烯衍生物，为具有特殊光响应特性的有机化合物，常被用作光开关配体。二芳基乙烯对位碳氢键分别被两个芳基取代，具有开环和闭环两种不同形态，可在不同波长光作用下相互转化。当二芳基乙烯暴露在紫外光时，其分子内的双键会发生旋转，使得原本处于反式的双键变为顺式，在可见光或光照停止后，二芳基乙烯可以恢复到原来的状态（图 5-4）。其特点主要包括：①吸收频谱、折射率、介电常数等物理和化学性质在转化期间

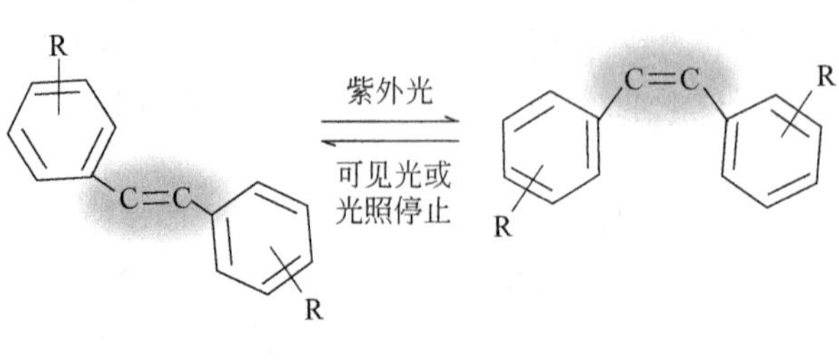

图 5-4 二芳基乙烯结构

发生相应改变；②具有芳香族分子结构，可以完美融入大多数药效团；③稳定性好，化学反应谱大，光敏感性高，化学反应速率快。

3. 光亲和标记物（photoaffinity label，PAL） 以PAL为核心的光亲和标记技术（photoaffinity labeling technique）是在分子水平上研究配体与受体相互作用的重要方法。PAL已经成为复杂生物系统中识别靶标和作用位点的有力工具，对阐明药物与靶标蛋白间相互作用的机制，以及药物先导物的发现具有重要推动作用。

PAL中重要的活性光交联剂（包括重氮烷烃、二苯甲酮类和芳基叠氮化物等）在黑暗中可以与受体结合（可逆），但在紫外光照射下，光交联剂与目标受体间形成不可逆的共价结合。因此，PAL可以结合受体或配体激活的离子通道，使其处于永久激活（或抑制）状态（图5-5）。理想的光交联剂应具有以下特征：①化学稳定性好，能耐受普通的化学反应；②在黑暗中稳定，在紫外光下容易光解；③光解中间体与受体作用的产物较稳定，能够耐受分离、纯化等操作。

光亲和标记技术是研究功能蛋白质组学的主要策略之一，主要有两个方面的应用：①确定靶标蛋白；②揭示活性小分子配体与靶标蛋白作用模式。

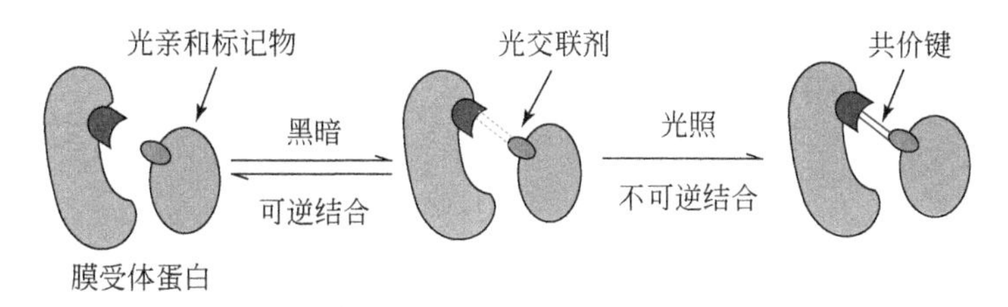

图5-5 光亲和标记物示意图

4. 生色团辅助激光灭活（chromophore-assisted laser inactivation，CALI） 生色团是指分子中含有能对光辐射产生吸收、具有跃迁的不饱和基团及其相关的化学键，能导致化合物在紫外及可见光区产生吸收的基团。例如，分子中含有π键的C═C、C≡C、苯环及C═O等不饱和基团都是生色团。

CALI技术的基本原理是通过抗体偶联的小分子生色团与目标蛋白结合，激光照射使生色团吸收能量，释放不稳定的活性氧（主要是单态氧），进而通过氧化氨基酸侧链及蛋白质交联导致邻近蛋白质的损伤和不可逆失活，但不影响其他蛋白质组分（图5-6）。该技术可以精确地对活细胞蛋白质进行灭活，是验证药物作用靶点的有力工具，在光药理学领域有着广泛的应用前景。①CALI技术已经被用于检测肿瘤的不同信号转导途径。研究者利用CALI技术对ezrin和pp60-c-src蛋白质功能进行分析，发现这两个蛋白质参与了肿瘤的发生过程；②CALI技术也可以用于预测药物不良反应，包括药物毒性检测和候选药物毒性预测。例如，研究者利用已知的毒素处理机体组织，比较处理或未处理组织的药物毒性作用蛋白质谱变化情况。

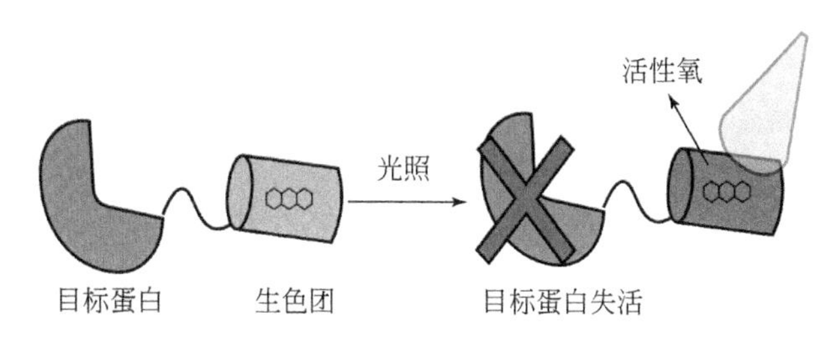

图5-6 生色团辅助激光灭活示意图

（二）遗传方案

遗传方案指的是在靶蛋白中加入一个基于基因编码光敏元件的方法，因此可构建出一个完全由基因编码的光响应受体或离子通道。该方法的特点：①靶分子或细胞直接光敏化，靶蛋白直接表达光敏元件，无需光敏开关。②构建天然光感受器融合靶蛋白，靶蛋白可以与来自动物、植物和微生物的各种天然感受器经过遗传改造相融合，且可被光调控。

目前天然光感受器主要包括视蛋白、黄素蛋白的光氧电压敏感结构域（light-oxygen-voltage-sensing domain，LOV 结构域）和隐花色素 2（cryptochrome-2，CRY2）结构域。

1. 视蛋白（opsin） 属于 GPCR 超家族，其结构中含有 7 个跨膜 α 螺旋。作为一种光敏蛋白，视蛋白可感知光线，并将光信号转化为电信号，进而调节生物的生理功能（图 5-7）。视蛋白通过遗传工程的方法被修饰为嵌合受体，具有光不敏感神经调节的 GPCR 产生光可控受体（OptoXRs）。OptoXRs 为视紫红质（rhodopsin）与 GPCR 的嵌合体，通过将不同的 GPCR 剪接到视紫红质上，赋予 GPCR 光敏性，实现对生理信号级联的时空控制。肾上腺素受体、腺苷受体、阿片受体、多巴胺受体等均可实现信号的光控制。药物分子通过引入光敏基团，使其成为光可控药物，从而提高药物的选择性和精准靶向性。

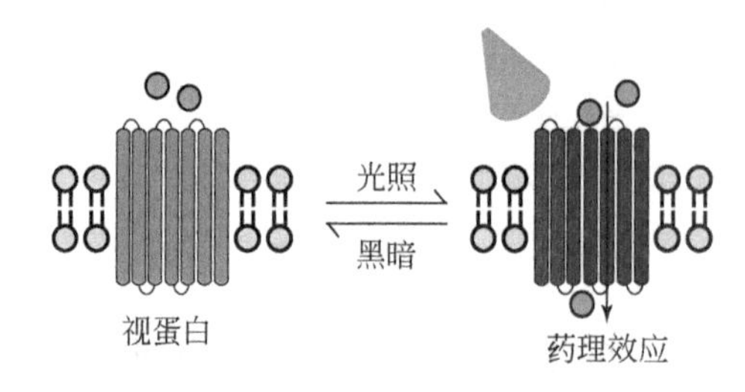

图 5-7 视蛋白结构示意图

2. LOV 结构域 是存在于多种光敏蛋白中的一种光感受器结构域，包括光敏素和光氧化酶等。LOV 结构域蛋白由大约 125 个氨基酸组成，属于 PAS 结构域（period-ARNT-single domain）家族，其序列与原核生物和真核生物中感受光、氧、电压的蛋白具有同源性。LOV 结构域的主要特点是其能够感知光、氧气和电压的变化，并通过这些变化来调节细胞的生理反应。LOV 在无光照状态下与目标蛋白的活性位点结合抑制目标蛋白活性，Jα螺旋折叠在光诱导打开后能够解除这种抑制作用并促使目标蛋白发生磷酸化激活，从而发挥光照依赖性分子开关的作用（图 5-8）。

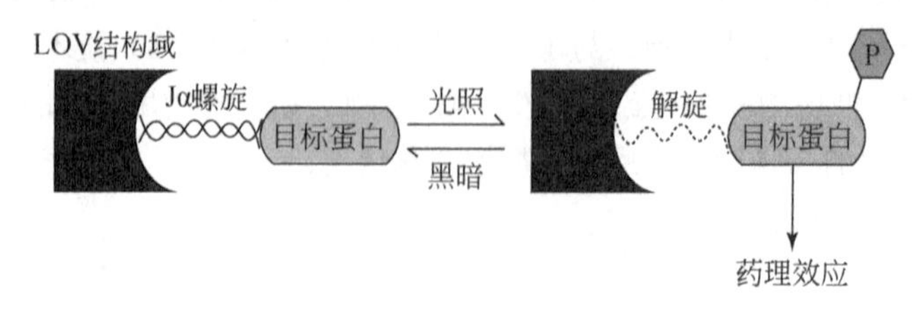

图 5-8 LOV 结构域示意图

3. CRY2 结构域 是隐花色素 2（CRY2）蛋白中的一个结构域，是一类能够感受蓝光（400～500nm）和近紫外光（320～400nm）的黄素蛋白。CRY2 结构域在蓝光的照射下可以发生结构上的改变，从而影响与其他分子的相互作用，进而参与细胞内的信号传递。隐花色素普遍存在于植物、动物，以及整个高等真核生物中。多数植物中有多种隐花色素，如拟南芥有两种隐花色素——

CRY1 和 CRY2。

（三）混合方案

混合方案是化学方案和遗传方案的结合，主要包括引入非天然氨基酸和设计光转换的栓系配体等。

1. 非天然氨基酸 广义上指非天然存在的、人工合成的氨基酸，一般特指可通过遗传密码子扩展（genetic code expansion）技术，引入蛋白质中的α-氨基酸，又称为非经典氨基酸（non-canonical amino acid）。在光药理学中，光响应型氨基酸是操纵膜受体和离子通道的强大工具，引入非天然氨基酸极大地丰富了蛋白质的可操作性。

遗传密码子扩展技术，即利用与生物体互不干涉的氨酰-tRNA 合成酶（aaRS）体系，在编码基因的特定密码子处引入非天然氨基酸。该过程需要三个条件：①一个独特的 tRNA-密码子；②一个对应的氨酰-tRNA 合成酶；③一个能被氨酰-tRNA 合成酶识别的非天然氨基酸。具体过程：首先，氨酰-tRNA 合成酶将非天然氨基酸转移到对应的 tRNA 上，之后通过 tRNA 上反密码子和 mRNA 上密码子配对，在核糖体中，非天然氨基酸被转移到新生成的肽链上，完成蛋白特定位点上非天然氨基酸的引入（图 5-9）。

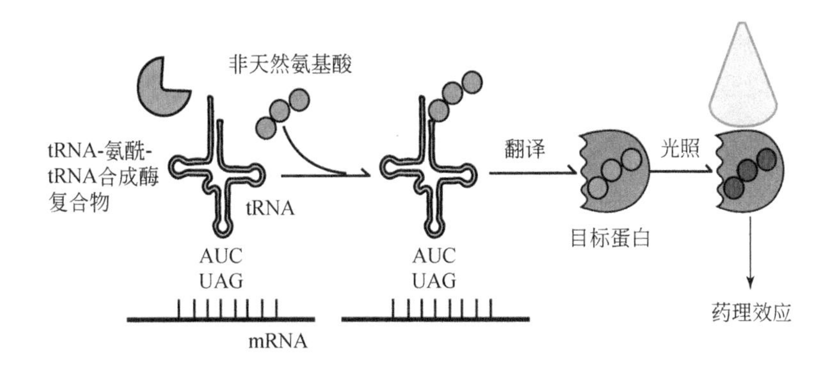

图 5-9 非天然氨基酸结构示意图

2. 光转换的栓系配体（photoswitchable tethered ligand，PTL） 是一种可用于光调控受体和离子通道的有效工具，且能够精确地控制药物的靶向性。

光转换的栓系配体通过马来酰亚胺-巯基反应（马来酰亚胺是标记多肽和蛋白巯基的活性染料，常被用于和蛋白的巯基偶联以实现对蛋白选择性修饰）偶联到半胱氨酸取代位点。在不同波长光照情况下，配体可以连接到受体蛋白，实现对受体蛋白活性的可逆控制（图 5-10）。

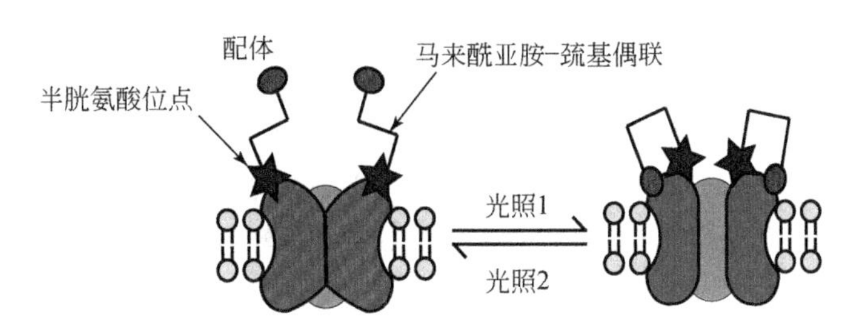

图 5-10 可光转换的栓系配体结构示意图

第三节　光药理学的特点

相较于传统药理学，光药理学在精准靶向及安全性等方面有着自身的独特优势，但同时也存在光毒性和光开关药物效应等方面的局限性。

一、光药理学的优势

（一）降低药物的毒副作用

传统药物因其选择性低，往往难以准确定位疾病的发病部位。药物在进入人体后，会通过血液循环分布到全身各个部位，药理效应涉及多个器官，易产生副作用。抗有丝分裂药物是常用的抗肿瘤药物，如长春花生物碱、紫杉烷和埃博霉素等，主要通过抑制肿瘤细胞微管动力学，抑制其解聚，从而阻止纺锤体的形成和有丝分裂的进行，抑制肿瘤细胞增殖并促进肿瘤细胞死亡。微管作为真核细胞骨架的主要组成部分，对正常细胞生存具有关键作用。抗有丝分裂药物非选择性抑制正常细胞微管，可能会出现严重的全身副作用，如骨髓抑制和中性粒细胞减少。

为了解决抗肿瘤药物非选择性低的问题，已开发出一种创新药物——可光转换的靶向微管药物。该药物的基本原理是将光敏剂和微管抑制剂进行结构改造以实现光控靶向微管药物，通过特定波长光照射肿瘤部位，利用光敏剂将光能转换为热能或化学能，诱导肿瘤部位微管抑制剂药物分子的激活，达到杀死肿瘤细胞的目的，实现了精准治疗。目前该药物尚处于实验阶段，未在临床上应用，但其有可能成为未来肿瘤治疗的重要手段。

（二）局部特异性

光药理学局部特异性是指药物在受到特定光源的照射后，只在照射区域内产生药效，而在其他区域不产生或产生较小的药效。这种特性可以避免药物对全身的影响，减少副作用，因此局部特异性使光药理学具备成为一种理想的精准医疗方法的潜力。皮肤、眼、耳、口腔、胃肠道和上下呼吸道等区域是光容易达到的部位，而骨髓、大脑等是光较难达到的深部器官。长波长光（近红外光，650～900nm）可以穿透更深的组织而不伤害健康细胞，从而实现针对所需区域的局部治疗。

（三）高度靶向性

高度靶向性是指药物在受到特定光源的照射后，能够精确地针对某一特定目标进行治疗，而不影响其他非目标区域。例如，阿片类药物是临床常用镇痛药，阿片受体在胃肠道系统中广泛分布，故阿片类药物能够与除中枢神经系统以外的阿片受体结合，易引起便秘。便秘是阿片类药物最常见的不良反应，可贯穿于整个治疗的始末，严重影响患者的生活质量。通过光药理学设计的笼状吗啡能够在作用靶点局部释放，实现对痛觉区域的高度靶向性，其作为一种潜在的有效方法，可实现抗痛觉，同时避免慢性阿片类药物全身使用的不良脱靶效应。

（四）时间和空间的精准调控

光传播速度快，光对特定受体的时间调控能够达到亚毫秒级，在空间上能够调控受体在不同结构间的转换，在时空上准确地控制药物活性，因此具有高度时空特异性。

（五）可逆性

光照射引起药物结构和性质的可逆变化，如分子光开关偶氮苯，可以使用近紫外光（360～400nm）和蓝绿光（480～550nm）两种不同波长的光源，药物在顺式和反式构型之间实现快速可逆的切换。例如，药物的活性可以通过外部光的照射以可逆的方式进行，当光照停止后，药物的活性可以恢复到原来的状态。光药理学可逆性特点可减少药物毒副作用。

（六）非侵入性

将分子光开关纳入药物中，仅需外源光照射就能刺激药物活性分子释放，光药理学实现了非侵入性控制。其优点是不需要进行创伤手术。

二、光药理学的局限性

（一）光照毒性

光药理学中的光照毒性是一个重要考量因素，过强的光照可能会对生物体造成伤害，包括细胞损伤、DNA 损伤甚至死亡。光药理学使用的短波长光［紫外光（UV），波长小于 350nm］有组织渗透性弱、脱靶效应、毒性强等缺点，应用受限。为了解决这个问题，研究者们正在尝试使用绿色光源来激活药物，因为绿色光源比紫外光更安全，对细胞的损伤更小。

（二）光的穿透深度有限

光的穿透深度受到多种因素的影响，包括光的波长、光源的强度、目标组织的类型和厚度等。一般来说，光的波长越长，其穿透深度就越深。大多数药物制剂需要在 350～400nm 范围内的紫外光来激活，其在软组织中的穿透深度仅为几毫米。基于蓝光激活的控制系统，如 CRY2/CIB1 等，则难以穿透致密的人体组织。目前最长的可见光波长（～700nm）对于深层组织和器官，如大脑、心脏和骨骼等，穿透仍有限，可能只有几毫米到几厘米。因此，当前光药理学主要应用于光易于接近的器官和浅层组织，如皮肤、眼、口腔和其他表皮组织，以及乳腺和前列腺等。对于深层组织，如何提高光的穿透深度，以及如何精确地定位和控制药物的释放位置等，仍是光药理学研究面临的挑战。研究者们正在寻找新的技术和方法去解决上述问题，如使用近红外光（NIR），其波长较长，穿透深度较深，可以用于深层组织的治疗。此外，也可以通过改进药物的配方和设计，使其能够更好地吸收和利用光能，从而提高治疗的效率和效果。

（三）光异构化转化效率低

光异构化是一种光化学反应，光照可以使某些物质从一种立体异构体转变为另一种立体异构体。然而，由于复杂的生物体内环境和生物化学反应，光异构化的转化效率通常不高。此外，光异构化的转化效率还会受到光照强度、光照时间等多种因素的影响，这些都增加了光药理学的实施难度。

研究者们正在寻找新的技术和方法，如改进药物的配方和设计，优化光照条件（增加光照强度、延长光照时间等），使其能够更好地吸收和利用光能，从而提高光异构化的转化效率。

（四）优化难度大

光药理学涉及多学科知识，包括生物学、化学、物理学、医学等，这要求研究者不仅要有扎实的基础知识，还要有丰富的实践经验。由于生物体内的环境复杂多变，药物的疗效会受到许多因素的影响，这需要研究者不断地进行试验和优化，以找到最佳的治疗方案。在光控药物制剂的优化中，生物活性分子的每一次化学修饰不仅需要改变生物活性，而且需要同时改变重要的光化学性质，如吸收最大值、顺式异构体的半衰期、量子产率等。研究者们正在寻找新的方法和工具，如使用人工智能和机器学习等先进的技术，来辅助优化过程，提高优化的效率和精度，从而提高光药理学的治疗效果。

第四节　光药理学的应用

一、在基础研究中的应用

（一）受体和离子通道的功能研究

神经元受体和离子通道参与突触传递及神经元兴奋性，在神经系统中起着关键作用。通过构建具有光敏特性的靶向蛋白，使不同波长及强度的光可以快速、精准调控受体和离子通道功能。光可作为驱动器充当全或无开关，允许离子通道直接打开或受体激活；光也可作为调节器，调节光开关药物作用于受体或离子通道。因此，光可以模拟激动剂（完全、部分或反向）、拮抗剂（竞争或非竞争）、通道阻滞剂、开放剂或变构调节剂（正性或负性）。

1. 离子型谷氨酸受体（iGluR）　是一种四聚体阳离子通道，在神经系统中参与信号传递，尤其是通过在突触后膜上形成电流来影响神经信号的传递。iGluR 主要包括 AMPA 受体、红藻氨酸（kainic acid，KA）受体和 NMDA 受体。iGluR 被认为与多种神经系统疾病密切相关，如癫痫、精神分裂症、抑郁症和阿尔茨海默病等。

（1）AMPA 受体：2012 年，特劳纳团队开发了一种光敏性 AMPA 受体激动剂 ATA。在无光条件下，ATA 能激活 GluA2 亚基并诱发动作电位，而在 480nm 的蓝光照射下，受体活性被迅速抑制，从而停止神经元放电，展示了光药理学在精确控制神经活动方面的潜力。

（2）红藻氨酸受体：针对红藻氨酸受体设计合成的化合物偶氮化谷氨酸（GluAzo）是一种光致变色配体（PCL），可实现对该受体的光学控制，380nm/500nm 波长光可分别调控 GluK1 和 GluK2 亚型的信号转导。

（3）NMDA 受体：2015 年开发出的名为 ATG 的 NMDA 受体光敏激动剂，其顺式结构为活性形式，可以用近紫外光（370nm）或 740nm 的双光子脉冲进行开关控制，实现对 NMDA 受体的光调控。

2. 五聚体配体门控离子通道　烟碱型乙酰胆碱受体（nAChR）是一种五聚体配体门控非选择性阳离子通道受体，允许钠、钾离子透过，并且在某些情况下钙离子也可透过。化合物 Azo-choline 是一种由苯胆碱醚衍生而来的新型光致变色配体，在 440nm 光照下能够转变为 nAChR 的α7 亚基顺式活性激动剂，在 360nm 光照下失去活性。γ-氨基丁酸（GABA）是大脑中最常见的抑制性神经递质，通过与 GABA 受体结合来发挥其抑制性作用。特劳纳团队在 2012 年设计了一种可光控制的丙泊酚衍生物 AP-2，其可双向调节 $GABA_A$ 受体，即在黑暗中激活并增强 $GABA_A$ 电流，而光照时失活。

3. 电压门控离子通道　是一类在神经元、肌肉细胞和其他激活细胞膜上广泛存在的蛋白质通道，由钾（K_v）、钠（Na_v）和钙（Ca_v）通道组成，在神经传递和肌肉收缩等生理过程中起着关键作用。当细胞膜电位升高时，这些通道会迅速开启，允许特定离子（通常是钠、钾、钙等）通过，导致电流和动作电位（AP）的产生。合成光异构偶氮苯共轭 K 通道（syntheic photoisomerizable azobenzene-vegulaced K channels，SPARK）是一种光和电压敏感的钾通道，其包含一种光调控结构 MAQ，能够在 380nm/500nm 波长光作用下发生结构转换，进而影响钾通道介导的神经元兴奋性。

（二）研究神经生理过程

神经生理过程涉及神经元之间的信息传递，其中受体和离子通道起到关键作用。常规电生理学或药理学方法难以接近位于亚细胞结构或突触前后位点的受体及离子通道。光药理学方法的出现为精确设计和控制特定受体与离子通道提供了可能，进而逐渐解析和阐明其介导的神经生理功能。

光笼神经递质是通过化学修饰将光敏基团与神经递质分子相结合，使其处于“笼中”的不活跃状态。在没有光照的条件下，光敏基团保持稳定，阻止神经递质发挥功能；当特定波长的光照射时，光敏基团发生光化学反应，导致其结构改变或分解，释放活性神经递质，从而模拟自然状态下神经递质的作用。①RuBi-谷氨酸盐是一种基于钌光化学的新型笼状谷氨酸化合物。其可被可见光激活，具有高量子效率，经单光子或双光子激发后释放谷氨酸。利用可见光或双光子光源，RuBi-谷氨酸盐可实现对神经元树突和回路的激活，其精度可以达到单细胞甚至单个树突棘。其可用于研究神经递质如何影响特定神经元群体或神经网络的特定区域。②RuBi-GABA 是一种新型钌基笼状 GABA 化合物，具有组织渗透性强、光毒性小、更快的光释放动力学等优点。RuBi-GABA 在无光照条件下不活跃，当受到光照时，可分解释放出 GABA 分子，从而模拟自然状态下 GABA 的作用。RuBi-GABA 适用于在神经系统中精确地映射 GABA 受体，以及光学沉默神经元放电。③丙烯酰胺偶氮苯季铵盐（AAQ）是一种光敏通道阻断剂，可用于探究神经元离子通道、受体定位及影响神经递质释放的过程。例如，研究人员利用 AAQ 研究特定离子通道电导对神经元放电的影响，发现控制动作电位阈值和频率的超极化及环核苷酸门控（HCN）通道位于神经元轴突起始段中，而不在体细胞或树突中。这对于理解神经生理学和探索神经系统疾病的新治疗靶点具有重要意义。

（三）研究突触功能

光药理学通过利用光照控制药物活性，可用于研究突触的形成、稳定、消除及突触传递的过程，这为理解和治疗神经系统疾病提供了新方法。例如，可溶性 *N*-乙基马来酰亚胺敏感因子激活蛋白受体（soluble *N*-ethylmaleimide-sensitive factor activating protein receptor，SNARE）蛋白是参与神经递质囊泡与突触前膜融合的关键蛋白，通过与基因编码的光灭活剂（单线态氧发生器）融合，形成 SNARE 复合体，该复合体在特定波长光照下产生单线态氧。单线态氧是一种高活性氧分子，它可以导致蛋白质氧化损伤，从而使 SNARE 复合体失活，进而导致突触前囊泡无法正常融合并释放神经递质。由于 SNARE 复合体能够在空间和时间尺度上精确地干扰突触前囊泡的释放，因此它们可用于研究单个突触在神经回路和行为控制中的作用。

PTL（photoswitchable tethered ligand）和 OPTO-XR（optogenetically targeted opsin-based xenopus receptor）是一类可以利用光照来控制细胞内过程的工具，可以用来研究突触前、突触后和突触外等部位受体和离子通道的功能。以下是几个具体的应用实例。①突触前神经递质释放的调控：在果蝇神经肌肉连接处，特异性激活突触后表达的光控离子型 GluK 受体可精确地引起突触前神经递质释放增加。该方法可用于探究神经递质释放的动力学及其对突触传递的影响。②突触中 NMDAR 介导电流的控制：特定的光控 iGluR 同种异构体可用于精确控制突触中 NMDAR 介导的电流。该方法可用于研究 NMDAR 在突触可塑性、学习记忆及神经退行性疾病中的作用。③GABA 受体功能的调控：通过含有α1 和α5 亚基的光敏γ-氨基丁酸 A 型受体（$GABA_AR$），可以分别控制突触和突触外 GABA 受体的抑制功能。这使得研究人员能够评估神经回路中相位抑制（phasic inhibition）和强直抑制（tonic inhibition）的影响，这两种抑制模式在调节神经元的兴奋性和大脑功能中起着关键作用。

（四）研究蛋白质功能

在生物体内，细胞、组织及整体生物构成一个错综复杂的网络，其中包含数以千计的蛋白质，这些蛋白质在代谢途径、信号转导、内稳态维持及细胞周期调控等多个生物学过程中扮演关键角色。为了全面解析某一蛋白质的功能，科研人员需对其活性进行干预，进而观察由此引发的生物学响应。传统手段中，生物活性分子常用于蛋白质结构的化学修饰，然而这类工具往往不具备可逆性，一旦介入就难以精确控制其撤离。另外，基因编辑技术，如基因敲除策略，虽能有效降低目标蛋白表达，但难以在特定时刻将其浓度精准回调至生理状态，且在空间特异性上亦存在局限，这导致其操作呈现出不可逆性与空间分辨率不足的特点。因此，发展新型可逆、时空特异的蛋白质活性调控工具对于深入理解蛋白质功能具有重要意义。

光药理学利用光作为工具来控制药物活性，以实现对蛋白质功能的精准调控。这种方法可以有效避免传统药物的一些副作用，如环境毒性高、易产生抗药性等，从而提高药物的选择性，实现精准诊疗。目前，该领域已经开发出多种可光控蛋白质活性的工具，包括光笼和光分子开关。光笼是一类光敏化学保护基团，通过吸收光子能量可以引发其化学键断裂。通过将光笼置于生物活性分子的官能团或蛋白质的氨基上，可以使分子失去活性。在光照下，光笼被移除，生物活性分子得以释放，这种方法已经在多个研究中得到了应用。例如，研究者们成功开发了系列自身具有生物活性的酰腙席夫碱光开关分子，这些分子可以作为光控药物，且生物相容性良好，满足了原位光控应用的需求。光分子开关是在光照下能够改变结构的分子，可以实现对蛋白质活性远程的、可逆的光控制。例如，将偶氮苯等光开关引入生物活性分子的结构中，或者开发出具有光控活性的生物活性分子。这些分子被引入细胞培养物或注射到模式生物中，并进行精确的光照，通过这种光药理学方法，可以实现对蛋白质活性的精准控制。

（五）在活体水平的应用

现代神经药理学的基本目标之一是将特定神经环路中受体活性的变化与神经元活性、环路改变和行为学效应联系起来。光药理学具备实现上述目标的方法：①G 蛋白门控内向整流钾通道（GIRK 通道）在大脑细胞兴奋性的调节中发挥重要作用，与人类和动物模型研究中的多种神经系统疾病有关。GIRK 通道的光开关激活剂已用于驱动斑马鱼幼虫的光依赖运动行为。②基于罗丹明基的光控瞬时受体电位锚蛋白 1（TRPA1）是一种非选择性配体门控阳离子通道，在背根神经节中表达，并参与感知伤害性刺激和传导伤害性信号。使用光控 TRPA1 激动剂（optovin），实现对瘫痪斑马鱼快速和可逆的运动活动控制。③通过给秀丽隐杆线虫喂食可光转换的 nAChR 配体，能够诱导其光依赖性扰动行为。

二、在临床中的应用

目前光药理学在光控药物活性方面尚处于临床试验阶段，但其在临床应用方面前景广阔。

（一）促进视力恢复

遗传性视网膜变性是以原发性视网膜退行性改变和视觉功能进行性不可逆损害为主要临床特征的遗传性眼病，其病因是视杆细胞和视锥细胞的进行性丧失，最终导致失明。恢复视力的一种治疗策略是在视网膜存活细胞中安装光敏装置，使细胞能够感知光线并将其转化为电信号，随后通过神经系统传输至大脑，从而形成视觉。光药理学实现过程如下：首先合成在光照下发生结构改变的具有光异构性质的分子，将这些分子注入视网膜的细胞中，使其能够感知光线，并将光信号转化为电信号。通过将红藻氨酸受体标记为光可激动的 PTL 形式，允许神经元以光调控门控非特异性阳离子的流动方式来去极化神经元。因此在变性视网膜中，光调控诱导神经元放电增加，可恢复视网膜色素变性小鼠模型和遗传性失明犬模型中的神经元光敏感度。

（二）实现快速镇痛

阿片μ受体（MOR）是一种在神经系统中广泛表达的抑制性 GPCR，也是介导疼痛的重要机制。DAMGO 是一种具有高度选择性的μ受体激动剂，光药理学研究开发了笼状 MOR 激动剂 DAMGO。通过使用 CNV（carboxy-nitroveratryl）笼状基团与 DAMGO 结合形成 CNV-Y-DAMGO 光响应药物，其特点包括：①CNV-Y-DAMGO 基团存在一个带负电荷的羧酸，溶解性良好，对常用的紫外光（UV）和紫色光源敏感；②CNV-Y-DAMGO 具有特异的靶向性，对δ阿片受体、κ阿片受体和孤啡肽受体的激活作用弱或无，可以在黑暗环境中稳定存在超过 24 小时。在疼痛模型动物注射 CNV-Y-DAMGO 后，给予光刺激能够在 1 秒内明显缓解小鼠的疼痛行为。有类似研究将紫外光吸收香豆素 DEACM 的溴代物结合到吗啡的一个羟基上，合成了“光笼吗啡”，相较于吗啡不易产生便秘等不良反应，吗啡依赖性、耐受性或纳洛酮诱导的戒断反应明显减轻。

（三）精确治疗癌症

据世界卫生组织（WHO）报道，癌症是全世界人类的一个主要死因，导致近 1/6 的人类死亡。癌症是一组可以影响身体任何部位的多种疾病的通称，其一个决定性特征是异常细胞快速生成，这些细胞超越其通常边界生长，并侵袭身体的邻近部位和扩散到其他器官。癌症的治疗旨在消除这些异常细胞，或减缓、阻止癌细胞扩散。然而，传统抗癌药物往往无法完全区分癌细胞和健康细胞，这不仅会降低治疗的有效性，也会导致副作用。

组蛋白脱乙酰酶（histone deacetylase，HDAC）是一类对染色体的结构修饰和基因表达调控发挥作用的蛋白酶。临床上使用的伏立诺他（vorinostat）是一种 HDAC 抑制剂，经过光药理学方法引入偶氮苯结构获得了光响应伏立诺他。顺式结构的光响应药物伏立诺他在 HDAC 活性和 HeLa 细胞增殖方面表现出高抑制效力。

考布他汀 A4（CA4）是一种微管蛋白聚合抑制剂，对肿瘤细胞生长具有很强的抑制活性。CA4 通过阻止微管蛋白的聚合，影响微管的稳定性，进而干扰细胞的有丝分裂过程，使癌细胞无法正常分裂，最终导致癌细胞死亡。光药理学方法开发了偶氮苯考布他汀 A4（Azo-CA4），其效力可提高 13～35 倍，且可选择性诱导药物活性，在不影响周围健康细胞的情况下发挥抗肿瘤作用。因此，Azo-CA4 在抗肿瘤方面的副作用明显减少，疗效和安全性大大提高。

（四）控制血糖稳态

磺酰脲类药物是常用的口服降血糖药，其机制是与 ATP 敏感性钾通道（K_{ATP}）的 SUR1 亚基结合，促进胰岛素释放；同时该类药物可阻断心血管系统的 K_{ATP}，加之药物诱发血糖波动，从而并发心血管疾病，导致死亡风险增加。因此，光药理学靶向精确性的特点可以提高药物治疗的特异性，减少不良反应。格列美脲属于第三代磺酰脲类药物，采用光药理学方法将偶氮苯改造至格列美脲药物结构，形成了 JB253 化合物。JB253 属于光致变色配体（PCL），可以响应不同波长的光照而发生异构化，与胰岛β细胞上 K_{ATP} 通道的 SUK1 亚基组合产生可逆的光学控制，促进β细胞 K^+ 外流，细胞膜去极化，进而引起电压依赖性钙通道开放，促进胞外 Ca^{2+} 内流，细胞内游离 Ca^{2+} 浓度增加，触发胰岛素的释放。

因此，动物实验显示，给予胰腺部位蓝色光照后可通过上述机制调节胰岛素释放而控制小鼠葡萄糖的代谢。未来借助光药理学可能开发适用于治疗人类 2 型糖尿病的光治疗药物。

（五）改善抗菌药耐药性

新型光响应抗菌药物研发是基于具有抗菌性能的二氨基嘧啶结构改造，同时对偶氮苯光开关进行修饰，使之活性可以被各种波长光来调控。光响应抗菌药物是通过高时空特性与光控药物活性这两种方式来减少抗菌药物积聚产生的耐药性，同时增强抗菌药物活性。例如，绿色光和紫色光可以触发药物靶部位的原位“激活”或“失活”，即在细菌存在条件下，实现了光控药物抗菌活性的时空调控与可逆调控；同时，经过光照射后，光响应药物的活性较未照射时可以增强 8 倍。

第五节 光遗传学与光药理学

光遗传学是一种近年来迅猛发展的光调控神经元技术。在神经科学领域，光遗传学与光药理学均可以调控神经元的活动，前者基于遗传编码光敏蛋白，后者依赖合成光敏元件来调控药物的作用。

一、光遗传学的概念

光遗传学指的是利用遗传学手段，将外源性光敏蛋白靶向导入神经元，用不同波长及强度的光刺激神经元，实现兴奋或抑制神经元活性，进而影响动物行为（图 5-11）。例如，允许阳离子内流的光敏蛋白激活后产生去极化，兴奋神经元；允许阴离子内流的光敏蛋白激活后产生超极化，抑制神经元。

二、光遗传学的组成

光遗传学主要由三部分组成：光敏蛋白、光敏蛋白运载体及光刺激系统。

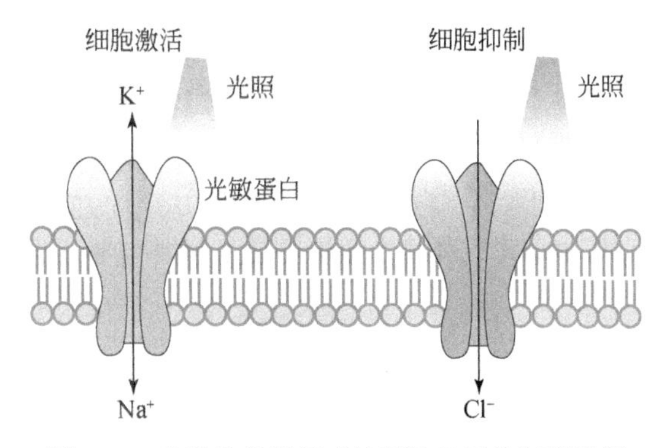

图 5-11 光遗传学激活或抑制神经元机制示意图

（一）光敏蛋白

光敏蛋白是一种跨膜蛋白，能够在特定波长的光照射下引发离子跨膜运动。通道视紫红质蛋白 2（channelrhodopsin 2，ChR2）和嗜盐菌视紫红质（halorhodopsin，NpHR）是目前最常见的两种光敏蛋白。ChR2 为钠离子通道蛋白，经过蓝光照射，细胞膜去极化引起细胞兴奋；NpHR 为氯离子泵蛋白，经过黄光照射，细胞膜超极化抑制细胞的兴奋性。

（二）光敏蛋白运载体

为将光敏蛋白植入靶细胞，需借助运载体，常见的运载体包括病毒载体和转基因动物。常用病毒运载体有腺病毒、慢病毒。腺病毒相关载体可以使基因表达在广泛区域中，而慢病毒相关载体可以使基因在靶细胞中较为长期而稳定地表达。目前已经成功构建表达 ChR2 和 NpHR，以及表达 Cre 重组酶的转基因小鼠。

（三）光刺激系统

只有在光照条件下表达了光敏蛋白的靶细胞才能被激活。在离体实验中，常使用的光源为发光二极管和过滤光。发光二极管包括卤素光源、氙气光源和微小发光二极管（LED）。而在体内试验中，主要应用激光等过滤光，利用光导纤维，精确地将光束导入到所研究的大脑区域附近，可更加详尽地了解大脑深部结构，有助于研究神经元活动与行为学关系。

三、光药理学与光遗传学区别

（一）光遗传学与光药理学的相同之处

1. 触发机制 光遗传学与光药理学都需要特定波长的光作为触发器分别调控光敏蛋白或光开关药物发挥作用。对紫外光、可见光、红外光敏感的光敏元件在光遗传学和光药理学中均发挥着相应的作用。

2. 高度的时空特异性 无论是通过光遗传学控制特定神经元活动，还是通过光药理学控制药物的活性，都能实现高度的时间和空间特异性。

（二）光遗传学与光药理学的不同之处

1. 应用领域 光遗传学主要用于神经科学领域，旨在阐明神经系统的工作机制与治疗方式。

光药理学则更广泛地应用于药物研发和治疗各种类型的疾病，包括但不限于神经系统疾病。

2. 调控机制 光遗传学依赖于遗传学和光学技术，通过在细胞内表达光敏蛋白，然后利用光来激活或抑制这些蛋白，从而控制细胞的功能。而光药理学则利用光来控制药物的活性，包括药物的释放、分布和效果。

3. 载体 光遗传学通常使用病毒载体将光敏蛋白导入到细胞内；光药理学使用药物本身作为载体。

4. 作用靶点 光遗传学靶向表达的光敏蛋白可精确控制神经元或神经环路；光药理学发挥主要作用的是药物自身，进而靶向离子通道、转运体和离子泵、GPCR、酶、细胞骨架元素等。

5. 操作性 光遗传学技术是光敏蛋白侵入性体内操作方式，复杂且需要特定波长的光学仪器；光药理学采用非侵入性的药物递送方式，很简便，只需要普通光源。

6. 安全性 光遗传学需要在细胞上表达编码光敏蛋白的基因；光药理学则通过光调控药物的活性，不改变细胞的遗传信息。因此，与光遗传学相比，光药理学相对安全。

（马腾飞　殷芳圆）

第六章　新药靶标的发现与药物研究

第一节　概　　述

药物研发是一项复杂而又具有挑战性的工作，旨在发现和开发新的药物，以改善机体健康状况与治疗疾病。一般而言，药物研发涉及多个过程，因此需要大量时间、资金及跨学科的合作。现代药物研发的一般过程通常包括以下环节（图 6-1）：药物靶标确证（target identification and validation）、苗头化合物（hit compound）的筛选与发现、苗头化合物到先导化合物（leadcompound）和先导化合物优化（leadcompound optimization），以及临床试验（clinical trial），当某个化合物通过药物研发的全部环节后，才可获批为一种新药（new drug）。药物研发的优化过程是药物化学家的主要工作，其涵盖以下内容：增加与靶标的亲和力（提高活性）、增加配体选择性（减少副作用）、提高化合物代谢稳定性（以增加生物半衰期）和提高药物的口服生物利用度。只要找到某化合物满足以上所有条件，药物开发过程就可以继续推进，成功开发的新药将进行临床试验，在人体内测试新药的有效性和安全性。尽管存在着种种挑战，但新药研发对于提高人类健康和生活质量具有巨大的意义。

靶标确证
苗头化合物
发现
先导化合物
发现
先导化合物
优化
临床试验
上市

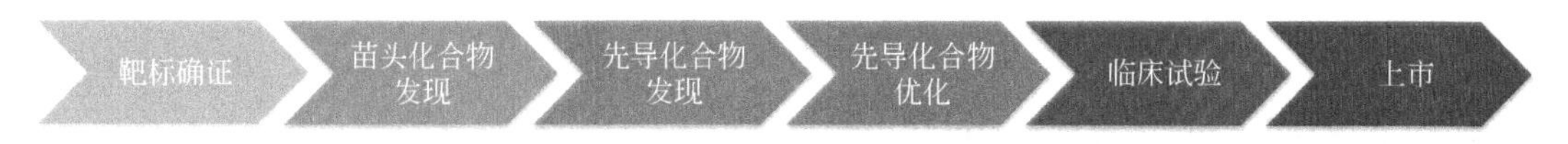

图 6-1　药物研发过程

药物靶标确证是药物研发中的首要步骤，能够直接决定药物的治疗潜力。靶标确证是指确定药物作用的分子靶点，即药物在生物体内发挥作用的特定蛋白质、酶或其他生物分子。药物靶标确证的主要目的是揭示药物的作用机制，为药物设计和优化提供重要依据。在药物靶标确证过程中，研究人员通常采用生物化学技术、分子生物学方法、生物信息学分析及基因编辑技术等方法确证药物的作用靶标。通过这些方法，研究人员可以在细胞或生物体水平上确定药物与哪些蛋白质或生物分子发生相互作用，从而阐明药物的作用机制。药物靶标确证对于药物研发具有重要意义。首先，它有助于理解药物如何在生物体内发挥作用，从而指导药物设计和优化。其次，药物靶标确证可以帮助研究人员识别潜在的毒副作用和不良反应，从而降低临床试验的失败率。最后，对药物靶标的深入研究还有助于发现新的治疗靶标，为疾病治疗提供新的思路和方法。

本章以作用于不同靶标的药物为例，阐明不同类型靶标确证的研究方法及其在药物研发中的重要作用。

第二节 以RNA为靶标的小分子药物的研究

以RNA为靶标的小分子药物的研究是一个备受关注的领域，因为RNA在细胞中担任着多种重要的生物学功能。虽然长期以来，药物研发主要集中在蛋白质靶标上，但近年来对RNA结构和功能的深入理解促使人们将目光转向了RNA。

一、RNA的生物学功能

1. 基因表达调控 RNA通过多种机制调控基因的表达水平。其中，miRNA（微RNA）和siRNA（小干扰RNA）等非编码RNA可以通过与mRNA结合形成RNA诱导沉默复合物（RISC），抑制特定基因的翻译或降解mRNA。

2. 蛋白质合成 mRNA作为转录过程的产物，携带了从DNA中转录出来的遗传信息，通过核糖体和tRNA（转运RNA）的协同作用，将这些信息翻译成蛋白质。

3. 遗传信息传递 在许多生物体中，RNA不仅是基因表达的中间产物，而且还承担了遗传信息的传递功能。例如，在一些病毒中，RNA负责存储遗传信息并参与病毒的复制和传播。

4. 细胞信号转导 除了作为转录和翻译的媒介外，RNA还可以在细胞信号转导过程中发挥作用。例如，一些RNA能够调节细胞内的信号通路，如参与细胞的增殖、分化和凋亡等。

5. 基因剪接和RNA修饰 RNA还参与了基因剪接和RNA修饰等过程。基因剪接是指在RNA转录后，对RNA前体进行切割和重新连接的过程，以产生不同的mRNA亚型。RNA修饰则是指在RNA分子上进行化学修饰，如甲基化、核苷酸修饰等，这些修饰可以影响RNA的稳定性、转运、翻译效率等。

二、RNA作为药物靶标的优势

1. 靶向多样性 RNA分子的结构和序列在细胞中非常多样化，这使得RNA具有丰富的靶向选择性。不同的RNA靶标可以通过特定的序列或结构与药物相互作用，因此，RNA作为靶标可以提供更多的治疗选择。

2. 结构相对静态 相比于蛋白质靶标，RNA分子的结构相对静态，变化较少。这意味着RNA药物通常不需要面对蛋白质构象的变化和抗药性问题，因此具有更高的结合稳定性和可预测性。

3. 结合位点多样性 RNA分子通常具有多个结合位点，这些位点可以与药物相互作用，从而提供了更多的药物设计的可能性。这种多样性可以增加药物与RNA的特异性结合，降低非特异性作用的风险。

4. 化学空间较大 RNA分子比蛋白质具有更大的化学空间，这意味着药物分子可以在RNA分子的不同区域进行结合和作用，从而提供了更多的药物设计空间和机会。

5. 广泛参与生物学过程 RNA作为生物体内的重要分子，参与了基因表达调控、蛋白质合成、细胞信号转导等多种生物学过程。因此，针对RNA的药物可以用于治疗多种疾病，包括癌症、传染病、神经系统疾病等。

三、靶向 RNA 小分子药物的筛选方法

靶向 RNA 小分子药物的筛选方法主要包括靶标筛选和表型筛选两种策略。靶标筛选是通过评估小分子与疾病相关的特定靶标（如酶、受体或 RNA）的结合能力来确定潜在的药物分子。以 RNA 为靶标的小分子药物筛选通常采用这种方法。例如，使用小分子微阵列（SMM）筛选平台或其他高通量技术（如基于质谱和荧光方法），来评估 RNA 与小分子之间的相互作用。表型筛选是通过评估小分子对细胞或生物体的整体影响来确定其活性的方法。这种筛选方法旨在找到能够产生所需生物效应的小分子药物。近年来，除了传统的筛选方法外，还开发了一些新的筛选技术，如基于碎片的筛选和核磁共振（NMR）。这些新技术为发现新的 RNA 靶向小分子药物和新的 RNA 靶点提供了更多可能性。

四、靶向 RNA 小分子药物的分类

1. 作用于病毒的小分子药物　抗病毒药物针对 RNA 病毒的生命周期不同阶段进行干预，以阻止病毒复制和传播，从而治疗病毒感染。瑞德西韦（remdesivir）是一种广泛应用于抗病毒治疗的药物，它是一种核苷类似物，能够抑制病毒 RNA 聚合酶，阻断病毒的复制。瑞德西韦已被用于治疗多种病毒感染，包括 COVID-19。

2. 作用于细菌的小分子药物　抗菌药物干预细菌 RNA 的翻译或转录等过程，从而抑制细菌的生长和复制，用于治疗细菌感染。利奈唑胺（linezolid）是一种抗革兰氏阳性细菌的药物，通过抑制细菌蛋白质合成的过程，阻断了细菌的生长和繁殖。利奈唑胺已被广泛应用于治疗各种革兰氏阳性细菌感染。

3. 作用于 RNA 剪切的小分子药物　此类药物影响 RNA 的剪切过程，从而调节基因的剪切和表达，用于治疗与剪切异常相关的疾病。普拉地内酯 B（pladienolide B）是一种天然产物，具有抑制 RNA 剪切体活性的作用。它通过干扰 RNA 剪切体的正常功能，影响基因的剪切和表达。普拉地内酯 B 对于研究 RNA 剪切体的生物学功能及治疗剪切异常相关疾病具有潜在的重要意义。

4. 作用于 RNA 重复片段的小分子药物　RNA 重复片段药物通过针对遗传性疾病中异常的 RNA 重复片段进行干预，以减轻疾病症状或延缓疾病进展。诺西那生（nusinersen）是一种反义寡核苷酸（antisense oligonucleotide，ASO），用于治疗脊髓性肌萎缩（SMA）。它通过与 *SMN2* 基因的 RNA 相互作用，促进正确的剪接，从而增加编码功能的 SMN 蛋白的产生。诺西那生已被批准用于治疗 SMA。

第三节　G 蛋白偶联受体调节剂研究

G 蛋白偶联受体（G protein-coupled receptor，GPCR）是一类广泛存在于人体细胞膜上的蛋白质，它们在调节细胞信号转导、调节神经递质释放、调控免疫反应等方面发挥着关键作用。由于其在多种生理过程中的重要性，GPCR 一直是药物研发的重要靶点之一。

一、G 蛋白的生物学功能

1. 细胞信号转导 GPCR 是细胞表面的信号转导受体，能够感知外界环境的刺激，并将这些刺激转化为细胞内的信号。通过与细胞外的激动剂结合，GPCR 能够激活相关的信号通路，如腺苷酸环化酶、磷脂酶 C、离子通道等，从而调控细胞的生理功能。

2. 神经递质传递 许多神经递质和神经调节物质通过与 GPCR 结合来传递信号，调节神经元之间的通信和神经系统的功能。例如，多巴胺、5-羟色胺、肾上腺素等神经递质都通过与相应的 GPCR 结合来调节神经元的兴奋性和抑制性。

3. 激素信号转导 许多内分泌激素也是通过与 GPCR 结合来传递信号，调节器官和组织的生理功能。例如，肾上腺素、胰岛素、甲状腺素等激素通过与 GPCR 结合来调节心血管系统、代谢系统和内分泌系统等。

4. 感觉传递 一些感觉受体也是属于 GPCR 家族的一部分，如视觉受体、味觉受体和嗅觉受体等。这些受体能够感知外界的光、化学物质和气味等刺激，并将这些刺激转化为神经信号，从而引发相应的感觉。

5. 细胞增殖和分化 一些 GPCR 也参与调节细胞的增殖、分化和凋亡等过程。这些受体通过与特定的配体结合，激活相应的信号通路，影响细胞的生长和分化状态，对细胞的命运起着重要作用。

二、G 蛋白的分类

1. Gα亚基 G 蛋白的α亚基是其结构上的主要组成部分，负责与 G 蛋白受体和效应器分子相互作用，传递信号。根据其结构和功能特征，Gα亚基可以进一步分为多个亚型，包括 Gαs、Gαi/o、Gαq/11、Gα12/13 等。不同的 Gα亚基在细胞内信号转导过程中扮演不同的角色。

2. Gβ亚基 G 蛋白的β亚基是一个辅助性的亚基，与 Gα亚基结合形成二聚体，增强 G 蛋白的稳定性和功能。Gβ亚基通常与 Gγ亚基一起形成 Gβγ二聚体，参与调节多种信号通路。

3. Gγ亚基 G 蛋白的γ亚基与β亚基结合形成 Gβγ二聚体，作为 G 蛋白的一个功能性组成部分参与细胞信号转导。Gγ亚基在调节细胞内信号转导、细胞运动和极性等方面发挥重要作用。

4. G 蛋白信号传递调节蛋白（regulators of G protein signaling，RGS） 是一类负调节因子，通过加速 GTP 水解为 GDP 的过程来促进 G 蛋白的失活，从而调节 G 蛋白信号转导的终止和持续时间。RGS 蛋白是 G 蛋白信号转导通路中的重要调节因子，能够调控细胞的生理功能。

三、G 蛋白的调节剂

G 蛋白与肿瘤、心血管疾病和哮喘等疾病的发生密切相关，因此开发靶向 G 蛋白的抑制剂可以调控疾病的进展，从而达到治疗疾病的目的。

（一）Gαs 选择性调节剂

Gαs 是 G 蛋白家族的一种亚单位，它在细胞内起着重要作用，特别是在调节腺苷酸环化酶（adenylyl cyclase）活性和增加环磷酸腺苷（cAMP）水平方面。cAMP 水平的变化会影响细胞内的多种信号通路，从而调节细胞的生理功能。

1. 霍乱毒素（cholera toxin，CTX）　是由霍乱弧菌产生的毒素，主要由 1 个 A 亚单位和 5 个相同的 B 亚单位组成。B 亚单位能够与小肠黏膜上的 GM1 神经节苷脂受体结合，介导 A 亚单位通过内吞作用进入宿主细胞。在细胞内，霍乱毒素的 A 亚单位通过 ADP-核糖基化作用选择性地靶向 Gαs，导致 Gαs 持续激活，进而增加腺苷酸环化酶的活性，引起细胞内 cAMP 水平的显著增加。

2. 不耐热肠毒素（heat-labile enterotoxin，LT）　是由某些肠道致病性大肠杆菌产生的毒素，与 CTX 类似，它也是一种 Gαs 选择性毒素。不耐热肠毒素由 1 个 A 亚单位和 5 个 B 亚单位组成，其作用机制与 CTX 相似。B 亚单位通过与宿主细胞表面的受体结合，介导 A 亚单位进入宿主细胞。在细胞内，A 亚单位催化 Gαs 的 GTP 酶结构域的 ADP-核糖基化，导致 Gαs 持续激活，进而增加腺苷酸环化酶（AC）的活性，导致 cAMP 的积累。

3. 苏拉明（suramin）　是由拜耳公司开发的用于治疗非洲锥虫病的药物，但除了其原始用途外，研究表明苏拉明还具有调节 Gαs 蛋白活性的能力。苏拉明能够特异性地与 Gαs 蛋白结合，从而影响其活性。具体而言，苏拉明通过抑制 Gαs 蛋白上的 GDP 释放，阻断了其正常的信号转导通路。这种作用使苏拉明成为一种潜在的治疗药物，可能在一些 G 蛋白相关的疾病或疾病模型中发挥作用。然而，苏拉明对 G 蛋白亚族的选择性不理想，可以同时抑制 Gαs 和 Gαi。为了提高苏拉明对 G 蛋白亚家族的选择性，人们开发了苏拉明类似物。在这些类似物中，NF449 和 NF503 可以选择性抑制 Gαs 的 GDP/GTP，并将其鸟苷γ-硫代磷酸（GTPγS）转换为一种不可水解的 GTP 类似物（图 6-2），这两种化合物能降低 GTPγS 与 Gαs 的结合速率，进而抑制腺苷酸环化酶的活性。然而，由于其存在结构复杂性高、细胞通透性差等问题，阻碍了这类分子的进一步应用和发展。

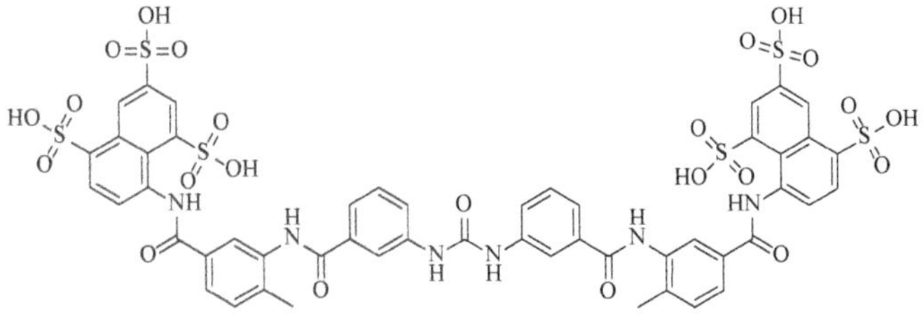

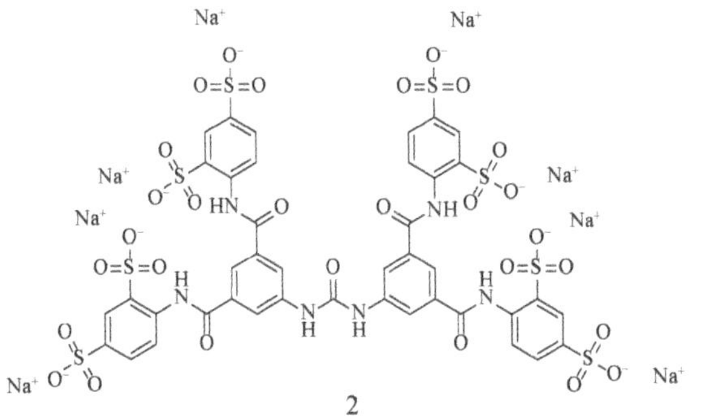

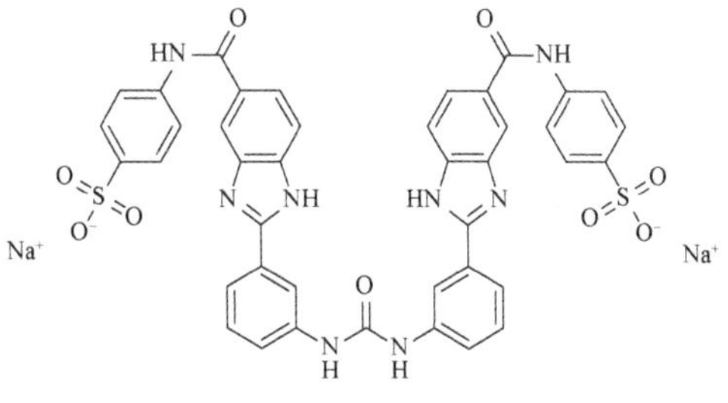

图 6-2　苏拉明（1）、NF449（2）和 NF503（3）的结构式

（二）Gαi 选择性调节剂

Gαi 选择性调节剂是一类能够选择性地调节 GPCR 的α亚基 Gαi 的化合物。这种选择性的作用可以导致特定的细胞信号转导通路被激活或抑制，从而产生各种生物学效应。

1. 百日咳毒素（pertussis toxin，PTX） 是一种常见的 Gαi 选择性调节剂。它是一种外源性毒素，由百日咳鲍特菌（Bordetella pertussis）产生。PTX 主要作用于 Gαi 亚单位，通过 ADP-核糖化作用于 Gαi 蛋白，导致其失去正常的 GTP 酶活性。这种作用会阻止 Gαi 蛋白与 Gβγ亚单位结合，从而影响下游信号转导途径，引起细胞内 cAMP 水平的升高等生物学效应。PTX 被广泛用作研究 G 蛋白信号转导途径及其在生理和病理过程中作用的实验工具。

2. 黄蜂毒素（mastoparan） 是一种来自黄蜂毒液的多肽类化合物，它具有激活 GPCR 的作用。黄蜂毒素能够插入细胞膜并与膜上的 G 蛋白相互作用，导致 G 蛋白的构象变化和激活。黄蜂毒素的主要特点是选择性地与 Gαi 亚单位相互作用，导致其激活，进而影响细胞内的信号转导途径。自然界中存在的或实验室中合成的黄蜂毒素类似物，它们同样作用于 G 蛋白，与黄蜂毒素具有类似的选择性和作用效应。

（三）Gαq/11-选择性抑制剂

Gαq/11-选择性抑制剂是一类能够选择性地抑制 GPCR 信号转导中的 Gαq/11 亚单位功能的化合物。这种选择性的作用可以影响细胞内的生理功能，如调节钙离子通道的活性、细胞增殖、细胞周期等。

环状脱脂肽 YM-254890 和 FR900359 是两种常见的 Gαq/11-选择性抑制剂，主要用于调节 Gαq/11 蛋白的活性，进而参与调控细胞内的信号转导途径（图 6-3）。环状脱脂肽 YM-254890 是一种由土霉菌产生的天然化合物。它通过抑制 G 蛋白的活性，特别是 Gαq/11 亚单位的活性，来调节细胞内信号转导。YM-254890 已被证实对 Gαq/11 蛋白具有较高的选择性和抑制活性，因此被广泛用于研究 Gαq/11 信号通路的调节机制。FR900359，又称为 UBO-QIC，是一种来自毛孢子菌的化合物。它也是一种 Gαq/11-选择性抑制剂，能够有效地抑制 Gαq/11 蛋白的活性。FR900359 的作用机制类似于 YM-254890，都是通过调节 Gαq/11 蛋白的活性来影响细胞内的信号转导过程。

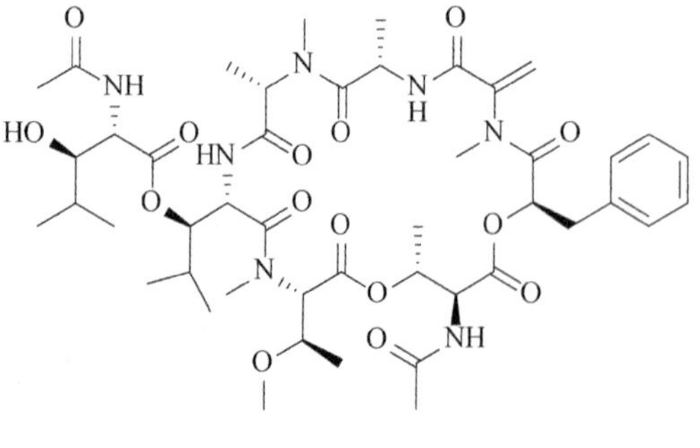

4 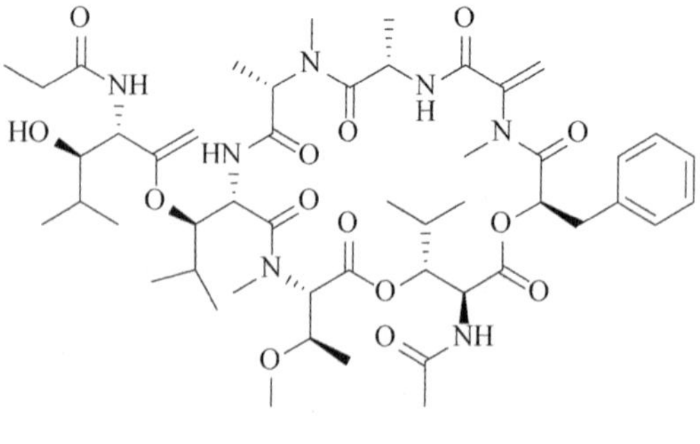　　　　5

图 6-3　YM-254890（4）和 FR900359（5）的结构式

咪唑并哌嗪衍生物被广泛用作 Gαq/11-选择性抑制剂，其结构基础为咪唑并哌嗪环。这些衍生物通过干扰 Gαq/11 蛋白与其配体的结合或直接影响 Gαq/11 蛋白的构象变化来调节细胞内的信号转导途径，在生理和病理过程中发挥重要的调节作用。

（四）靶向 Gβγ的化合物

靶向 Gβγ的化合物可特异性调节 GPCR 信号通路中 Gβγ亚单位的功能。该化合物通过与 Gβγ亚单位相互作用，干预细胞内的信号转导途径，包括阻断其与靶标的结合、改变其构象或稳定性等机制。靶向 Gβγ的化合物的研究对于深入理解 G 蛋白信号转导途径的调节机制、生理和病理过程中的作用至关重要，可能为多种疾病治疗提供新的策略。

第四节　Keap1-Nrf2 蛋白相互作用小分子抑制剂及降解剂研究

氧化应激是指体内产生的氧自由基和其他活性氧化物质超出自身清除能力，导致细胞内氧化还原平衡失调的状态。这种失衡可能导致蛋白质、脂质等分子的氧化和损伤，影响细胞的正常代谢和功能，进而诱发多种疾病，如炎症性疾病、癌症和神经退行性疾病等。Keap1（Kelch-like ECH-associated protein 1）-Nrf2（Nuclear factor erythroid 2-related factor 2）信号通路是细胞内重要的抗氧化应激机制，通过调节细胞对氧化应激的应答来维护细胞内的氧化-还原平衡。在生理状态下，Keap1 蛋白与 Nrf2 蛋白结合并导致 Nrf2 蛋白泛素化降解，限制其在细胞核中的活性；而在氧化应激条件下，Keap1-Nrf2 蛋白-蛋白相互作用被破坏，Nrf2 得以稳定并进入细胞核，促进一系列抗氧化应激基因转录，从而增强细胞对氧化应激的抵抗能力。因此，通过调节 Keap1-Nrf2 蛋白间相互作用，能够调控细胞内 Nrf2 蛋白活性，从而可以对氧化应激和炎症相关疾病发挥保护作用。

目前，可通过两种手段调节 Keap1-Nrf2 蛋白-蛋白相互作用。其一是通过设计 Keap1 抑制剂改变 Keap1 蛋白构象，从而解离并激活 Nrf2，发挥细胞保护作用；其二是通过蛋白水解靶向嵌合体（proteolysis targeting chimera，PROTAC）技术对 Keap1 蛋白进行靶向水解，从而提高 Nrf2 的活性。

一、Keap1 抑制剂

目前已经报道了多种 Keap1 抑制剂，可根据其特征分为两大类——小分子抑制剂与环肽抑制剂。

（一）小分子抑制剂

根据小分子与蛋白的结合方式不同，小分子抑制剂可分为共价抑制剂与非共价抑制剂。

一般而言，共价抑制剂可与 Keap1 蛋白中 Nrf2 结合口袋中的半胱氨酸发生共价结合。然而，共价结合一般作用效果时间长，选择性差，因此可能具有较强的毒副作用，如巴多索隆（bardoxolone，CDDO）类似物是一种典型的亲电性 Nrf2 激活剂，其甲基修饰物甲基巴多索隆（bardoxolone methyl，CDDO-Me，图 6-4）曾被美国 FDA 授予孤儿药资格，用于治疗亚伯氏病和常染色体显性遗传性多囊肾病。

非共价抑制剂一般通过非共价键作用（如氢键、范德瓦耳斯力等）结合在 Nrf2 口袋中。虽然这种结合的稳定性要低于共价作用，但非共价抑制剂小分子上缺少活性基团，从而降低与其他蛋白发生相互作用的可能，降低脱靶效应，因此具有更高的安全性和有效性，是目前靶向 Keap1 药

甲基巴多索隆

图 6-4 共价 Keap1 抑制剂甲基巴多索隆

物研发的热点，如萘磺酰胺类 Keap1 抑制剂（图 6-5）。萘磺酰胺类首先是由 Marcotte 课题组通过针对 Keap1 靶点的虚拟筛选所获得的苗头化合物（图 6-5，化合物 6）。随后的研究中，尤启冬团队通过分子对接模拟进一步结构优化，从而明显改善了化合物的活性（图 6-5，化合物 7）。值得注意的是，该研究将 Nrf2 结合口袋分为 5 个子口袋，并详细讨论了该类化合物的构效关系（structure activity relationship，SAR）。然而，优化后的化合物中包含 2 个羧基，因此 pK_a 较低，在生理条件下水溶性差，不利于细胞透膜和药物吸收。因此，随后的优化过程中尤启冬等研究团队基于生物电子等排远离将羧基替换为四氮唑取代基（图 6-5，化合物 8），维持活性基本不变，但显著提升了生理条件下的水溶性，改善该系列化合物的类药性。随后，Abed 研究小组进一步分析该类化合物的构效关系，发现了磺酰胺基的位置对该系列化合物活性有明显影响。值得注意的是，该研究报道了低毒性的 Keap1 抑制剂（图 6-5，化合物 9）。

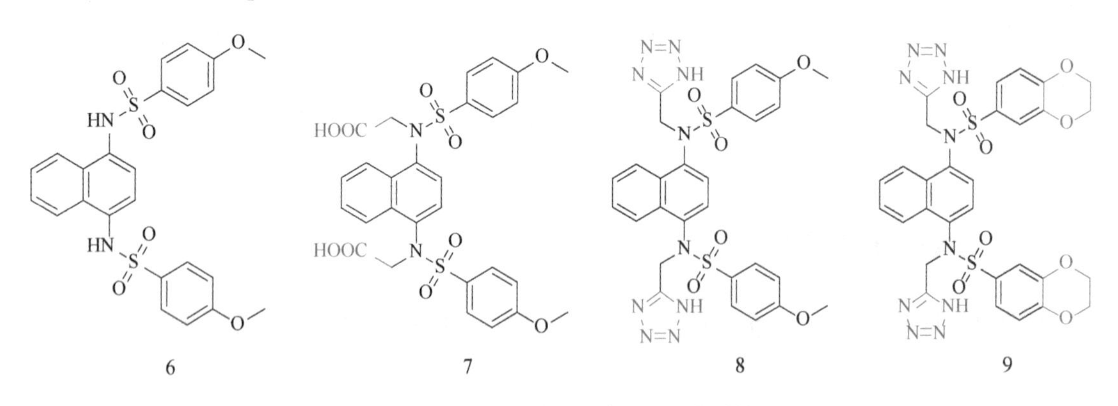

图 6-5 代表性萘磺酰胺类 Keap1 抑制剂

（二）环肽抑制剂

环肽抑制剂不同于小分子抑制剂，一般具有较大的分子量，但其具有高度灵活性，能与具有大而平坦或沟槽状结合位点的靶点结合，实现高亲和性和高选择性。尤启冬团队于 2018 年首次报道了十一元环肽 Keap1 抑制剂（GQLDPETGEFL，图 6-6，化合物 10），其对 Keap1 展现出了较高的结合能力。随后通过荧光偏振法测得该化合物能有效抑制 Keap1 与 Nrf2 结合，并在小鼠模型中展现出良好的抗氧化能力。2021 年，惠蒂研究团队根据 Nrf2 蛋白序列合成了线性七元链肽（GDEETGE），但其结合力较弱，分析其原因可能为链肽与 Keap1 蛋白的重要非键作用丢失。随后通过环化策略对该链肽进行构象限制，使其能与 Keap1 蛋白进行稳定结合，从而显著提高了结合能力［（D）-β-homoAla-DPETGE，图 6-6，化合物 11）。值得注意的是，天然产物中存在多种环肽衍生物，有着巨大的开发潜力。贝格尼尼研究团队通过对天然产物进行分子对接筛选，发现了新型 Keap1 抑制剂（图 6-6，化合物 12），其对该蛋白有一定的结合能力。通过解析该化合物与 Keap1 蛋白的共晶结构，阐明了该环肽的结合模式。随后基于结构的优化过程得到了活性明显提升的化合物（图 6-6，化合物 13）。

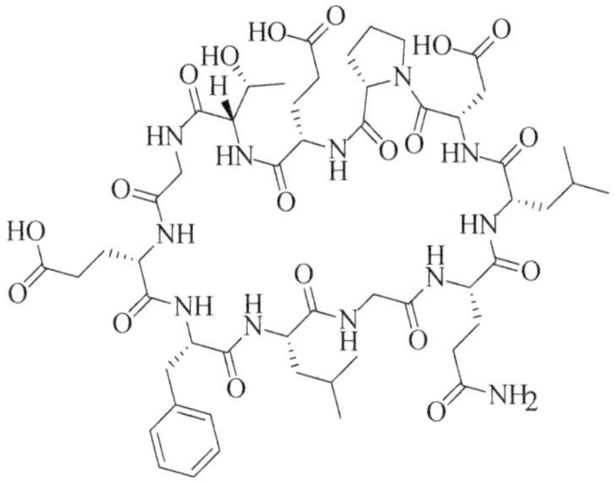

10 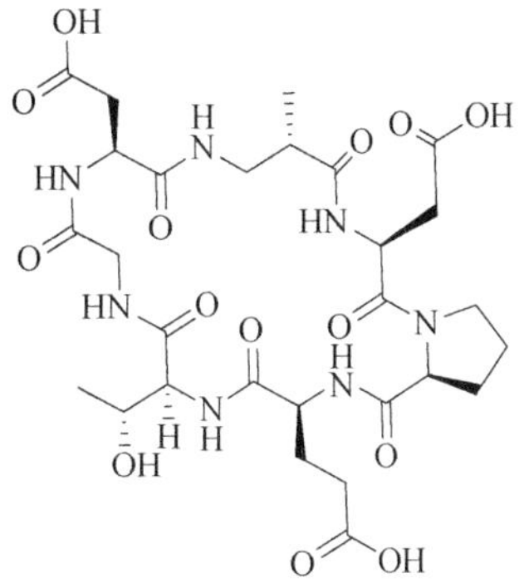　　11

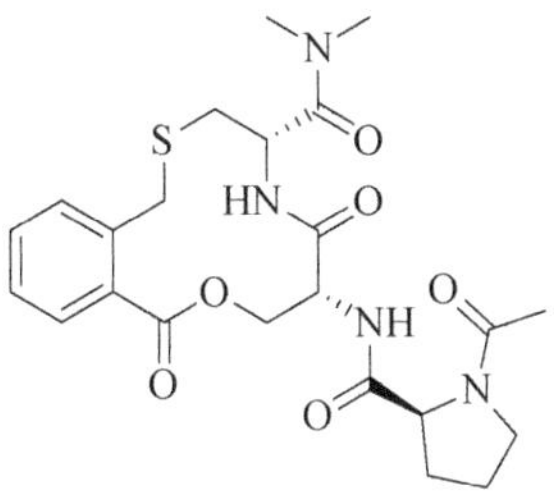

12 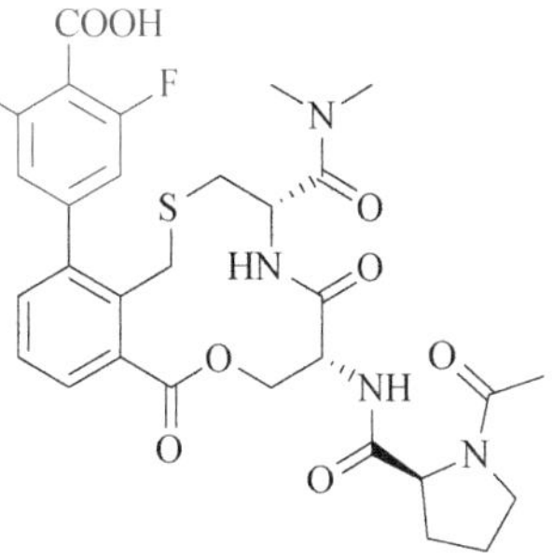　　13

图 6-6　代表性环肽类 Keap1 抑制剂

二、Keap1-PROTAC 技术

PROTAC 技术利用配体分子招募 E3 泛素连接酶来定向促使靶蛋白的泛素化，进而引导其降解。该技术的靶向性主要取决于配体的选择性，当配体选择性较高时，通常只会针对目标蛋白进行降解，因此潜在的副作用相对较小。Keap1 蛋白是 Cullin 3-E3 连接酶复合物中的重要组成部分，通常情况下，Keap1 和 Cullin 3 骨架蛋白、RBX1 蛋白结合成复合物，随后结合 Nrf2 蛋白并介导其泛素化，最后使其降解，维持正常的生理功能，从而能够控制 Nrf2 的活性。因此，Keap1-Cullin 3-E3 连接酶复合物是一种非常有效的 E3 泛素化系统，可能被用于 PROTAC 的设计，招募 Keap1 蛋白，实现关键靶点的降解。

尤启冬课题组报道了一种依赖于 Keap1 泛素化-蛋白酶体降解途径来降解 Tau 蛋白的肽类 PROTAC（图 6-7，化合物 14），有望用于治疗由 Tau 蛋白异常表达所引发的神经退行性疾病。化合物 9 在体外与 Keap1 和 Tau 蛋白具有很强的结合能力，能有效下调细胞内的 Tau 蛋白水平。通过 Keap1 基因敲除和蛋白酶体抑制剂实验表明，Tau 蛋白降解是依赖于 Keap1-Cullin 泛素化蛋白酶体系的。不过值得注意的是，这种肽类的 PROTAC 的类药性较差，还有待进一步结构优化。

荜茇酰胺（piperlongumine，PL）可诱导活性氧自由基的产生，可以与 Keap1-E3 连接酶发生共价结合，抑制肿瘤细胞的生长。基于该 Keap1-E3 配体荜茇酰胺（piperlongumine，PL），Pei 等将周期素依赖性激酶 9（cell division protein kinase 9，CDK9）选择性抑制剂 SNS-032 以不同连接方式与 PL 相连，获得一系列 PROTAC，其中化合物 15（图 6-7）可以共价结合的方式与 Keap1-E3 连接酶结合，以泛素-蛋白酶体依赖的方式有效地降解 CDK9，在细胞中能有效降解 CDK9 蛋白，抑制肿瘤发生。

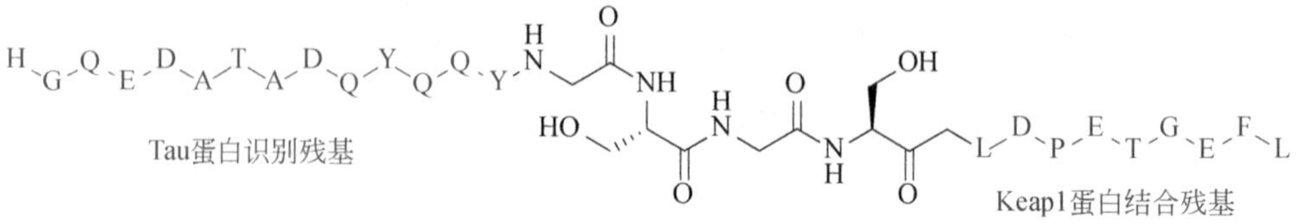

Tau蛋白识别残基　Keap1蛋白结合残基

14

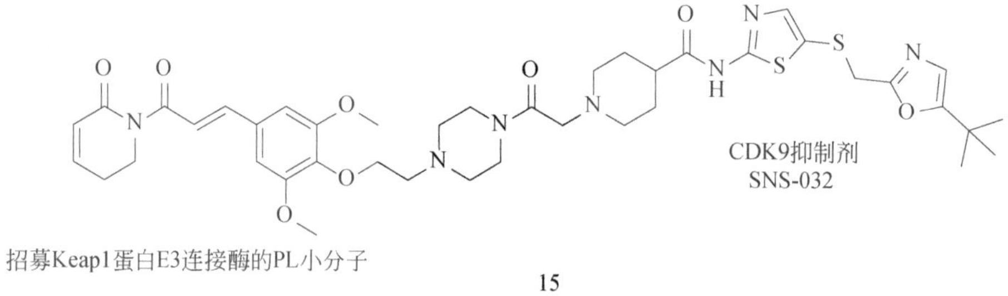

招募Keap1蛋白E3连接酶的PL小分子　CDK9抑制剂 SNS-032

15

图 6-7　代表性基于 Keap1 的 PROTAC

（李念光）

各　论

第七章　作用于神经系统的药物

第一节　传出神经系统药

一、概述

传出神经系统是人体神经系统的重要组成部分，包括植物神经系统（vegetative nervous system）和运动神经系统（motor nervous system）。植物神经系统又称为自主神经系统（autonomic nervous system），分为交感神经系统（sympathetic nervous system）和副交感神经系统（parasympathetic nervous system）。它们主要控制内脏器官、平滑肌和腺体等效应器的活动，这些活动通常不受人的意识控制，因此被称为非随意活动；如心脏的跳动、血液循环和消化功能等。而运动神经系统则主要支配骨骼肌，控制随意运动，如肌肉的收缩和呼吸等。

传出神经根据释放的递质不同，可分为胆碱能神经（cholinergic nerve，主要释放乙酰胆碱）和去甲肾上腺素能神经（noradrenergic nerve，主要释放去甲肾上腺素）。胆碱能神经包括全部交感和副交感神经的节前纤维，全部副交感和极少数交感神经节后纤维、运动神经，以及一些交感神经节后纤维。去甲肾上腺素能神经则主要包括几乎所有交感神经节后纤维。传出神经系统药物根据其对受体的作用和选择性可分为神经递质拟似药物和拮抗药，其中拟似药包括胆碱受体激动药、抗胆碱酯酶药和肾上腺素受体激动药；拮抗药包括胆碱受体阻断药、胆碱酯酶复活药和肾上腺素受体阻断药。

二、临床常用的传出神经系统药

（一）胆碱受体激动药

胆碱受体激动药（cholinoceptor agonist），也称直接作用的拟胆碱药（directacting cholinomimetic drug），可直接激动胆碱受体，产生与乙酰胆碱类似的作用。乙酰胆碱（acetylcholine，ACh）是中枢和外周神经系统的内源性神经递质，其主要作用为激动毒蕈碱型胆碱受体（M 胆碱受体）和烟碱型胆碱受体（N 胆碱受体）。前者主要分布于副交感神经节后纤维支配的效应器细胞；后者主要分布于神经肌肉接头和自主神经节。按作用选择性不同，胆碱受体激动药可分为 M 胆碱受体激动药和 N 胆碱受体激动药。

1. M 胆碱受体激动药　选择性地与节后胆碱能神经支配效应器的 M 胆碱受体结合，激动受体，产生与节后胆碱能神经兴奋相似的作用。分为胆碱酯类和天然形成的拟胆碱生物碱。

毛果芸香碱

【药理作用】毛果芸香碱（pilocarpine，匹罗卡品）是从美洲毛果芸香属植物叶子中提取的生物碱，属于天然形成的拟胆碱生物碱，为叔胺类化合物，在水溶液中稳定。能直接作用于副交感神经（包括支配汗腺的交感神经）节后纤维支配的效应器官的M胆碱受体，对眼和腺体的作用较明显。

（1）眼：滴眼后可引起缩瞳、降低眼压和调节痉挛等作用。

1）缩瞳：本品可激动瞳孔括约肌的M胆碱受体，表现为瞳孔缩小。局部用药，作用可持续数小时至1天。

2）降低眼压：毛果芸香碱通过缩瞳作用，使虹膜向中心拉动，虹膜根部变薄，使处于虹膜周围的前房角间隙扩大，房水易于经小梁网进入巩膜静脉窦，使眼压下降。

3）调节痉挛：毛果芸香碱作用后，环状肌向瞳孔中心方向收缩，造成悬韧带放松，晶状体由于本身弹性变凸，屈光度增加。此时只适于视近物，而难以看清远物。此作用可持续2小时。

（2）腺体：较大剂量的毛果芸香碱（10～15mg，皮下注射）可明显增加汗腺和唾液腺的分泌，并使泪腺、胃腺、胰腺、小肠腺体和呼吸道黏膜分泌增加。

【体内过程】毛果芸香碱具有水溶和脂溶双相溶解性，故其滴眼液的通透性良好。1%滴眼液滴眼后10～30分钟出现缩瞳作用，持续时间达4～8小时或以上。降眼压作用的达峰时间约为75分钟，持续4～14小时。用于缓解口干的症状时，20分钟起效，单次使用，作用持续3～5小时；多次使用可持续10小时以上。母体化合物的清除半衰期为0.76～1.35小时。毛果芸香碱及其代谢物随尿排出。

【临床应用现状与展望】主要用于眼科。

（1）青光眼：低浓度的毛果芸香碱（2%以下）滴眼，可治疗闭角型青光眼（angle-closure glaucoma，充血性青光眼）。用药后可使患者瞳孔缩小，前房角间隙扩大，房水回流通畅，眼压下降。但高浓度药物可使患者症状加重，不宜使用。本品对开角型青光眼（open-angle glaucoma，单纯性青光眼）的早期也有一定疗效，但机制未明。毛果芸香碱易透过角膜进入眼房，用药后数分钟即可使眼压下降，作用持续4～8小时。

（2）虹膜睫状体炎：常与扩瞳药交替使用，以防止虹膜与晶状体粘连。

（3）其他：口服可用于治疗口腔干燥，但在增加唾液分泌的同时，汗液分泌也明显增加。本品还可用于抗胆碱药阿托品中毒的解救。

【不良反应及药物相互作用】全身用药不良反应较多，一般不全身给药。过量可出现M胆碱受体过度兴奋症状，可用阿托品对症处理。滴眼时应压迫内眦，避免药液流入鼻腔增加吸收而产生不良反应。

2. N胆碱受体激动药　N胆碱受体有N_N和N_M两种亚型。N_M受体分布于骨骼肌，N_N受体分布于交感神经节、副交感神经节和肾上腺髓质。

洛　贝　林

洛贝林（lobeline）又名山梗菜碱，是从北美的山梗菜中提得的一种生物碱，现已能化学合成。山梗菜碱不能直接兴奋延髓呼吸中枢，主要兴奋颈动脉体和主动脉体化学感受器，反射性兴奋呼吸中枢。作用短暂，仅维持数分钟。安全范围大，不易致惊厥。临床常用于新生儿窒息、一氧化碳引起的窒息、吸入麻醉剂及其他中枢抑制药引起的呼吸衰竭的急救。大剂量可引起心动过缓，传导阻滞，过大剂量则会导致心动过速。

（二）抗胆碱酯酶药和胆碱酯酶复活药

抗胆碱酯酶药（anticholinesterase agents）又称间接作用的拟胆碱药（indirect-acting cholinomimetics），与 ACh 一样，本类药物也能与 AChE 结合，但结合较牢固，水解较慢，使 AChE 活性受抑，导致胆碱能神经末梢释放的 ACh 堆积，产生拟胆碱作用。按药理学性质，抗 AChE 药可分为易逆性抗 AChE 药和难逆性抗 AChE 药。后者主要为有机磷酸酯类，具毒理学意义。

胆碱酯酶复活药是一类能使被有机磷酸酯类抑制的 AChE 恢复活性的药物。它们不仅能使单用阿托品所不能控制的严重中毒病例得到解救，而且能显著缩短中毒的病程。目前常用的药物有氯解磷定、碘解磷定和双复磷等。

新斯的明

新斯的明（neostigmine）为人工合成的季铵类化合物。

【药理作用】新斯的明抑制 AChE 活性，减少 ACh 的灭活而表现 M、N 样作用；还能直接兴奋 N_M 胆碱受体，促进运动神经末梢释放 ACh。对骨骼肌作用最强，对胃肠道和膀胱平滑肌作用较强，对心血管有抑制作用，对腺体、眼的作用弱。

【体内过程】口服吸收少且不规则，服用量较大。口服后 0.5 小时生效，维持 2～3 小时；注射给药 5～15 分钟生效，维持 0.5～1 小时。进入体内的新斯的明可部分被血中的胆碱酯酶水解失活。不易通过血脑屏障，故无中枢作用。

【临床应用现状与展望】

（1）重症肌无力：新斯的明兴奋骨骼肌作用强，能明显改善重症肌无力的症状。多采用口服给药，紧急情况时，可皮下或肌内注射。

（2）腹部胀气和尿潴留：新斯的明抑制胆碱酯酶，对胃肠道和膀胱平滑肌具有较强的选择性，明显增强肠蠕动和膀胱逼尿肌张力，促使排气和排尿，疗效显著。

（3）阵发性室上性心动过速：新斯的明通过增加 ACh 浓度，增强其对心脏的 M 样作用，减慢传导，抑制阵发性室上性心动过速。

（4）肌肉松弛药过量中毒的解救：新斯的明兴奋骨骼肌的作用可对抗非去极化型骨骼肌松弛药如筒箭毒碱的过量中毒。

【不良反应】治疗量不良反应较轻。过量可产生恶心、呕吐、腹痛、震颤、心动过缓等 M 样症状，也可产生肌肉震颤或肌无力。禁用于机械性肠梗阻、尿路梗阻和支气管哮喘患者。

（三）M 胆碱受体阻断药

M 胆碱受体阻断药（M-cholinergic blocking drug）能阻碍乙酰胆碱或胆碱受体激动药与平滑肌、心肌、腺体、外周神经节和中枢神经系统的 M 胆碱受体结合，而拮抗其拟胆碱作用，表现出胆碱能神经被阻断或被抑制的效应。

阿托品

【药理作用】阿托品（atropine）为竞争性 M 胆碱受体阻断药，与 M 胆碱受体有较高亲和力，但内在活性小，一般不产生激动作用，却能阻断 ACh 或胆碱受体激动药与受体结合，拮抗其对 M 受体的激动效应。阿托品对 M 受体有较高选择性，但对 M 受体各亚型的选择性较低。大剂量阿托品对神经节的 N 受体也有阻断作用。

（1）腺体：阿托品能阻断腺体细胞膜上的 M 胆碱受体，使腺体分泌减少。对不同腺体的抑制作用强度不同，对唾液腺（M_3受体亚型）和汗腺的作用最为明显。较大剂量也可减少胃液分泌，因为胃酸的分泌尚受组胺、促胃液素等的影响，阿托品可同时抑制胃HCO_3^-的分泌，故对胃酸浓度影响较小。

（2）眼：阿托品能阻断眼部所有M胆碱受体，表现为扩瞳、眼压升高和调节麻痹。

（3）平滑肌：阿托品对胆碱能神经支配的多种内脏平滑肌有松弛作用，尤其对过度活动或痉挛性收缩的内脏平滑肌作用更为明显。可抑制胃肠道平滑肌痉挛，降低蠕动的幅度和频率，缓解胃肠绞痛。阿托品也可降低尿道和膀胱逼尿肌的张力与收缩幅度，常可解除由药物引起的输尿管张力增高。阿托品对胆管、支气管和子宫平滑肌的解痉作用较弱。

（4）心脏：较大剂量的阿托品（1～2mg）可阻断窦房结M_2受体，解除迷走神经对心脏的抑制作用，使心率加快。

（5）血管：治疗量阿托品对血管与血压无明显影响，可能与多数血管缺乏胆碱能神经支配有关，但阿托品可完全拮抗由胆碱酯类药物所引起的外周血管扩张和血压下降。大剂量阿托品可引起皮肤血管扩张，出现皮肤潮红和温热等症状。当机体组织器官的微循环小血管痉挛时，大剂量的阿托品也有明显解痉作用。

（6）中枢神经系统：治疗量阿托品对中枢神经系统影响不明显。较大剂量（1～2mg）可兴奋延髓和大脑，产生轻度的迷走神经兴奋作用，5mg时中枢兴奋明显增强，患者表现为焦躁不安、精神亢奋甚至谵妄、呼吸兴奋等。中毒剂量（10mg以上）可见明显中枢中毒症状。

【体内过程】阿托品为叔胺类生物碱，易透过血脑屏障和胎盘屏障。口服后由胃肠道迅速吸收，并可透过眼结膜。$t_{1/2}$约为4小时，1小时后血药浓度达峰值，口服30～60分钟后，中枢神经系统可达到较高的药物浓度；其对副交感神经拮抗作用可维持3～4小时，但对眼（虹膜或睫状肌）的作用可持续72小时或更久。本品亦可经黏膜吸收，但皮肤吸收性较差。肌内注射后12小时内，有85%～88%的药物经尿液排出，其中13%～50%为原型药，其余为降解产物及与葡糖醛酸结合的代谢产物，各种分泌物和粪便中仅有少量排出。

【临床应用现状与展望】

（1）解除平滑肌痉挛。

（2）抑制腺体分泌。

（3）虹膜睫状体炎：0.5%～1%阿托品溶液滴眼，可松弛虹膜瞳孔括约肌和睫状肌，使之充分休息，有助于炎症消退，还可与缩瞳药交替应用，预防虹膜与晶状体的粘连。

（4）验光、眼底检查：眼内滴用阿托品可使睫状肌松弛，具有调节麻痹的作用，此时由于晶状体固定，可准确测定晶状体的屈光度。

（5）缓慢型心律失常：阿托品能解除迷走神经对心脏的抑制作用，可用于治疗迷走神经过度兴奋所致的窦性心动过缓、窦房阻滞、房室传导阻滞等缓慢型心律失常。

（6）抗休克。

（7）解救有机磷酸酯类中毒。

【不良反应】阿托品对组织器官的选择性不高，具有多种药理作用，临床上应用其中一种作用时，其他的作用则成为副作用。常见不良反应有口干、视物模糊、心率加快、瞳孔扩大及皮肤潮红等。随着剂量增大，不良反应逐渐加重，甚至出现明显的中枢中毒症状。青光眼及前列腺增生者禁用阿托品。

（四）N胆碱受体阻断药

琥珀胆碱

琥珀胆碱（succinylcholine）又称司可林（scoline），由琥珀酸和2分子胆碱组成，在碱性溶液中易被分解。

【药理作用】琥珀胆碱分子结构与ACh相似，与神经肌肉接头后膜的胆碱受体有较强亲和力，且在神经肌肉接头处不易被胆碱酯酶分解，因而产生与ACh相似但较持久的去极化作用，使神经肌肉接头后膜的N_M胆碱受体不能对ACh起反应，此时神经肌肉的阻滞方式已由去极化转变为非去极化，从而使肌肉松弛。

【体内过程】琥珀胆碱进入体内后即可被血液和肝脏中的假性胆碱酯酶（丁酰胆碱酯酶）迅速水解为琥珀酰单胆碱和胆碱，肌肉松弛作用被明显减弱，琥珀酰单胆碱可进一步水解为琥珀酸和胆碱，肌肉松弛作用消失。约2%的药物以原型经肾排泄，其余以代谢产物的形式从尿液中排出。

【临床应用现状与展望】

（1）气管内插管、气管镜、食管镜检查等短时操作时可作为肌肉松弛药物。

（2）辅助麻醉。

【不良反应及药物相互作用】

（1）不良反应：过量可导致呼吸肌麻痹而窒息；该药物能使眼外骨骼肌短暂收缩，引起眼压升高；肌束颤动；血钾升高；可兴奋迷走神经及副交感神经节，产生心动过缓、心搏骤停及室性节律障碍，亦可兴奋交感神经节使血压升高。对特异质患者可引起恶性高热，为麻醉的主要死因之一，有很高的死亡率（65%）。

（2）药物相互作用：本品在碱性溶液中可分解，故不宜与硫喷妥钠混合使用。凡可降低假性胆碱酯酶活性的药物都可使其作用增加，如胆碱酯酶抑制剂、环磷酰胺、氮芥等抗肿瘤药，普鲁卡因、可卡因等局部麻醉药。有的氨基糖苷类抗生素如卡那霉素及多肽类抗生素如多黏菌素B也有肌肉松弛作用，与琥珀胆碱合用时易致呼吸麻痹，应注意。

（五）肾上腺素受体激动药

肾上腺素受体激动药（adrenoceptor agonist）能与肾上腺素受体结合，激动受体，产生与肾上腺素相似的作用，故也称拟肾上腺素药（adrenergics）。

肾上腺素

肾上腺素（adrenaline，epinephrine）是肾上腺髓质的主要激素，其生物合成主要是在髓质嗜铬细胞中首先形成去甲肾上腺素，然后进一步经苯基乙醇胺-*N*-甲基转移酶（phenylethanolamine-*N*-methyltransferase，PNMT）的作用，使去甲肾上腺素甲基化形成肾上腺素。药用肾上腺素可从家畜肾上腺提取或人工合成，理化性质与去甲肾上腺素相似。肾上腺素化学性质不稳定，见光易失效；在中性尤其是碱性溶液中，易氧化变色失去活性。

【药理作用】肾上腺素主要激动α受体和β受体。其作用与机体的生理病理状态、靶器官中肾上腺素受体亚型的分布、整体的反射作用和神经末梢突触间隙的反馈调节等因素有关。

（1）心脏：主要作用于心肌、传导系统和窦房结的β_1受体，可加强心肌收缩性，加速传导，加快心率，提高心肌的兴奋性。同时也可激动冠状动脉血管β_2受体，舒张冠状血管，增加心肌血液供应。

（2）血管：激动血管平滑肌上的α受体，血管收缩；激动β受体，血管舒张。体内各部位血管的肾上腺素受体的种类和密度各不相同，所以肾上腺素对血管的作用取决于各器官血管平滑肌上α及β受体的分布密度，以及给药剂量的大小。

（3）血压：在皮下注射治疗剂量肾上腺素或低浓度静脉滴注时，由于心脏兴奋，皮肤黏膜血管收缩，使收缩压和舒张压升高；由于骨骼肌血管的舒张作用抵消或超过了皮肤黏膜血管收缩作用的影响，故舒张压不变或下降；此时脉压加大，身体各部位血液重新分配，有利于紧急状态下机体能量供应的需要。较大剂量静脉注射时，由于缩血管反应使收缩压和舒张压均升高。

（4）平滑肌：肾上腺素对平滑肌的作用主要取决于器官组织上的肾上腺素受体类型。激动支气管平滑肌的β_2受体，发挥强大的舒张支气管作用；作用于支气管黏膜或黏膜下层肥大细胞的β_2受体，抑制肥大细胞释放组胺等过敏性物质。激动支气管黏膜血管的α受体，使其收缩，降低毛细血管的通透性，有利于消除支气管黏膜水肿。

（5）代谢：肾上腺素能提高机体代谢。治疗剂量下，可使耗氧量升高20%～30%。

（6）中枢神经系统：肾上腺素不易透过血脑屏障，治疗量时一般无明显中枢兴奋现象，大剂量时出现中枢兴奋症状，如激动、呕吐、肌强直甚至惊厥等。

【体内过程】口服后在碱性肠液、肠黏膜及肝内易被破坏氧化失效，不能达到有效血药浓度。皮下注射因能收缩血管，故吸收缓慢，作用维持时间长，为1小时左右。肌内注射的吸收速度远较皮下注射快，作用维持10～30分钟。肾上腺素在体内的摄取及代谢途径与去甲肾上腺素相似。静脉注射或滴注肾上腺素96小时后主要以代谢产物和少量原型经肾排泄。

【临床应用现状与展望】

（1）心搏骤停：用于溺水、麻醉和手术过程中的意外、药物中毒、传染病和心脏传导阻滞等所致的心搏骤停，可用肾上腺素做心室内注射，使心脏重新起搏，同时进行心脏按压、人工呼吸和纠正酸中毒等措施。对电击所致的心搏骤停，用肾上腺素配合心脏除颤器或利多卡因等除颤。

（2）过敏性休克：为治疗过敏性休克的首选药。应用时一般肌内或皮下注射给药，严重病例亦可用生理盐水稀释10倍后缓慢静脉注射，但必须控制注射速度和用量，以免引起血压骤升及心律失常等不良反应。

（3）支气管哮喘：本品由于不良反应严重，仅用于急性发作者。

（4）血管神经性水肿及血清病：肾上腺素可迅速缓解血管神经性水肿、血清病、荨麻疹、花粉症等超敏反应性疾病的症状。

（5）局部应用：肾上腺素与局部麻醉药配伍，可延缓局部麻醉药的吸收，延长局部麻醉药作用时间。

（6）治疗青光眼：通过促进房水流出及使β受体介导的眼内反应脱敏感化，降低眼压。

【不良反应】主要不良反应为心悸、烦躁、头痛和血压升高等。剂量过大时，α受体过度兴奋使血压骤升，有发生脑出血的危险，故老年人慎用。当β受体兴奋过强时，可使心肌耗氧量增加，引起心肌缺血和心律失常，甚至心室纤颤，故应严格掌握剂量。禁用于高血压、脑动脉硬化、器质性心脏病、糖尿病和甲状腺功能亢进症等。

（六）肾上腺素受体阻断药

普萘洛尔

普萘洛尔（propranolol，心得安）为本类β受体阻滞剂的典型代表，由于在治疗冠心病等方面的重要贡献，其研发者英国的 Black 于 1988 年获诺贝尔生理学或医学奖。

【药理作用】普萘洛尔为非选择性β受体阻滞剂，阻断β受体的作用强，对β_1、β_2受体无特异性，无内在拟交感活性，有膜稳定作用。阻断β_1受体抑制心脏，降低心输出量，减少心肌耗氧量；降低心脏自律性，减慢传导，延长有效不应期；减少肾素分泌；阻断突触前膜β_2受体，减少交感神经末梢释放递质；阻断中枢β受体，降低交感神经张力。

【体内过程】口服吸收率大于 90%，主要在肝脏代谢，其代谢产物为 4-羟普萘洛尔，仍具有β受体阻滞剂的活性。首过消除率 60%～70%，生物利用度仅为 30%。口服后血浆药物达峰时间为 1～3 小时，$t_{1/2}$为 2～5 小时。老年人肝功能减退，$t_{1/2}$可延长。当长期或大剂量给药时，肝的消除能力饱和，其生物利用度可提高。血浆蛋白结合率大于 90%。易于通过血脑屏障和胎盘屏障，也可分泌于乳汁中。其代谢产物 90%以上经肾排泄。

【临床应用现状与展望】用药后心率减慢，心肌收缩力和心输出量降低，冠脉血流量下降，心肌耗氧量明显减少，可使高血压患者的血压下降，支气管阻力也有一定程度的增加。用于治疗心律失常、心绞痛、高血压、甲状腺功能亢进等。

三、传出神经系统药的研究进展与研究模型

机体的多数器官都接受胆碱能神经和去甲肾上腺素能神经的双重支配，其受体也广泛分布于全身。根据配体与不同组织受体的相对亲和力不同，这些受体被分为各种亚型，而各种亚型的功能也因此有所差异。基于这一生理基础，针对不同亚型亲和力的药物具有巨大的研究价值和潜力。举例来说，M 胆碱受体的 M_4、M_5 亚型主要分布于中枢神经系统。最近，Karuna 公司研发的抗精神病药物 KarXT 的作用机制是作为 M_1/M_4 受体激动剂，可以改善精神分裂症的阳性、阴性和认知症状。该药物已提交美国上市申请，用于成人精神分裂症的治疗。同时，FDA 批准上市治疗阿尔茨海默病的药物包括四种 AChE 抑制剂，分别是他克林（tacrine）、多奈哌齐（donepezil）、利斯的明（rivastigmine）和加兰他敏（galanthamine）。此外，临床上正在研究的靶向胆碱能系统的药物还包括 GLN-1062（Ⅰ期）和 HTL0018318（Ⅰ期）。GLN-1062（Ⅰ期）是由 Galantos Pharma 研发的加兰他敏的灭活前药，合成的 GLN-1062 比加兰他敏更具脂溶性，有利于其进入大脑，提高大脑内的生物利用率，并减少加兰他敏在周围引起的副作用。此药具有酶促裂解能力，可以释放活性药物。该药物以鼻喷雾剂的形式给药，从而使药物暴露远离胃肠道系统。这些研究和开发工作为神经系统疾病的治疗提供了新的希望和可能性。

第二节　镇静催眠药

一、失眠的病理生理及发病机制

觉醒与睡眠是人类维持中枢神经系统功能正常的一种生理现象。睡眠障碍可分为入眠及睡眠困难、睡眠过剩、睡眠觉醒障碍，以及阶段性睡眠和部分性觉醒相关的功能障碍。对于失眠的治疗，首要是消除引起失眠的病因，同时可辅以镇静催眠药物。镇静催眠药（sedative-hypnotics）是一类对中枢神经系统具有抑制作用的药物，能缓和激动、减轻兴奋、安静情绪的药物称为镇静药（sedative）；能诱导和维持近似生理性睡眠的药物称为催眠药（hypnotics）。该类药物小剂量服用

时可产生镇静作用，较大剂量则产生睡眠作用。随着剂量的增加，部分镇静催眠药还会产生抗惊厥、抗癫痫和麻醉作用，过量的镇静催眠药会导致呼吸麻痹，甚至引起死亡。然而现有镇静催眠药所引起的药物性睡眠与生理性睡眠有所不同，如巴比妥类主要缩短快速眼动睡眠（REMS）时相，苯二氮䓬类主要缩短非快速眼动睡眠（NREMS）时相而对 REMS 影响较小。针对此，应进一步研发新的镇静催眠药，旨在提高疗效、减少成瘾性并扩大安全范围。

二、临床常用的镇静催眠药

（一）苯二氮䓬类

苯二氮䓬类（benzodiazepines，BZs）在大脑皮质、大脑边缘系统、中脑，以及脑干和脊髓都能够加强 GABA 的作用。GABA 受体可以分为 $GABA_A$、$GABA_B$ 和 $GABA_C$ 三个亚型。$GABA_A$ 受体由多个多肽链亚单位（α1–α6，β1–β3，γ1–γ3，δ，ε，θ，π和ρ1–ρ3 等）组成，它们组装成为完整的配体门控氯离子通道。在氯离子通道周围有 5 个特异结合位点（GABA、苯二氮䓬类、巴比妥类、印防己毒素和神经甾体化合物），可与相应的神经递质或药物结合。目前根据药物作用所维持的时间，可以将苯二氮䓬类药物分为 3 类：长效（$t_{1/2}$＞25 小时，如地西泮等）、中效（$t_{1/2}$=5～24 小时，如劳拉西泮等）和短效（$t_{1/2}$＜5 小时，如三唑仑）三类。另外，还有苯二氮䓬受体反向激动药：在没有阻断药存在的条件下，能产生与地西泮等激动药相反的生物学作用，如β-卡波林，目前尚未药用，只作为工具药使用。苯二氮䓬受体阻断药：不仅对激动药，也对反向激动药的大多数作用具有翻转和阻断作用，如氟马西尼。

地　西　泮

地西泮（diazepam，安定）为典型苯二氮䓬类药物，也是临床上常用的镇静催眠药、抗焦虑药。属于长效苯二氮䓬类药物。

【药理作用】

1. 抗焦虑作用　地西泮与苯二氮䓬受体（benzodiazepine receptor，BZR）的亲和力较其他苯二氮䓬药物强。小剂量即选择性与边缘系统结合，抑制神经元电活动的发放与传递，产生抗焦虑作用。

2. 镇静催眠作用　随着剂量的增大，地西泮有镇静催眠作用。可明显缩短入睡时间、延长睡眠持续时间，减少觉醒次数。

3. 抗惊厥、抗癫痫作用　地西泮具有较强的抗惊厥和抗癫痫作用，在较小剂量即可明显对抗戊四氮等药物引起的惊厥。地西泮不能阻止癫痫病灶神经元的异常放电，但可抑制其异常放电的扩散，表现出明显的抗癫痫作用。

4. 中枢性肌肉松弛作用　地西泮对猫去强直和人大脑损伤所引起的肌肉僵直均有明显缓解作用，表现出较强的肌肉松弛作用。

【体内过程】地西泮口服吸收迅速且完全，约 1 小时后血药浓度达峰值。脂溶性高，能快速通过血脑屏障而进入中枢神经系统，并很快分布到其他组织。与血浆蛋白结合率约为 90%，其 $t_{1/2}$ 为 25～50 小时，属于长效苯二氮䓬药物。几乎全部在肝脏代谢，主要活性代谢产物为去甲西泮、奥沙西泮和替马西泮，都有类似地西泮的作用，去甲西泮 $t_{1/2}$ 长达 48～96 小时，故反复应用可导致代谢产物蓄积。

【临床应用现状与展望】目前，地西泮和其他的苯二氮䓬类药物已取代巴比妥类药物成为最常用的镇静催眠药。除用于镇静催眠外，还可用于麻醉前给药，以减轻患者的紧张情绪。

地西泮临床可用于辅助治疗破伤风、小儿高热惊厥及药物中毒性惊厥等。地西泮对癫痫大发作可迅速缓解症状，可用作癫痫持续状态的首选药，采取静脉注射给药可取得显著疗效。

地西泮发挥肌肉松弛作用的剂量一般对其他正常活动无明显影响。临床上可用于脊髓损伤、脑血管意外、局部关节病变、腰肌劳损等中枢或局部病变引起的肌强直或肌肉痉挛等症状。

【不良反应及药物相互作用】

（1）*不良反应*：小剂量短时间使用时不良反应轻微，剂量偏大或长期服用时可有嗜睡、头晕、头痛、幻觉等不良反应，减量或停药后可恢复。偶尔可引起躁动、谵妄和兴奋等反应。静脉注射可引起血栓性静脉炎。长期服药有耐受性和依赖性，突然停药可出现戒断症状。

（2）*药物相互作用*：药物过量中毒可用氟马西尼（flumazenil，安易醒）进行鉴别诊断和抢救。氟马西尼是苯二氮䓬结合位点的拮抗剂，可竞争性拮抗苯二氮䓬类衍生物与 $GABA_A$ 受体上的特异性结合位点。

（二）巴比妥类

巴比妥类是巴比妥酸的衍生物。巴比妥酸本身并无中枢抑制作用，用不同基团取代 C5 上的两个氢原子后，可获得一系列中枢抑制药，这些药产生中枢抑制强弱不等的镇静催眠作用。巴比妥类药物镇静催眠疗效不如苯二氮䓬类，且安全范围较窄，成瘾性和耐受性均较苯二氮䓬类强，现已不作为镇静催眠的首选药物。但该类药物在抗惊厥、抗癫痫、麻醉作用方面仍有重要的临床地位。

苯巴比妥

【药理作用】巴比妥类是普遍性中枢神经系统抑制药，随剂量由小到大，相继出现镇静催眠、抗惊厥和麻醉作用。10 倍催眠量时则可抑制呼吸，甚至致死。苯巴比妥作用时间 6～8 小时，相对其他巴比妥类药物较长，属于长效类巴比妥药物。

【体内过程】巴比妥类药物口服或肌内注射均易吸收，并迅速分布于全身组织、体液，也易通过胎盘进入胎儿循环。各药入脑组织的速度与药物脂溶性成正比。苯巴比妥脂溶性较小，静脉注射需 30 分钟才起效，主要以原型自肾脏排泄而消除，因有部分药物经肾小管重吸收，故作用持续时间较长。

【临床应用现状与展望】

1. 抗惊厥　目前临床上并不首选巴比妥类药物，由于苯巴比妥有较强的抗惊厥及抗癫痫作用，临床主要用于癫痫大发作和癫痫持续状态的治疗。也应用于小儿高热、破伤风、脑膜炎、脑炎及中枢兴奋药引起的惊厥。

2. 增强其他中枢抑制药的作用　可增强解热镇痛药的镇痛作用，也能增强其他药物的中枢抑制作用。

【不良反应】催眠剂量的巴比妥类药物可引起眩晕、困倦、嗜睡、精神不振、精细运动不协调等后遗效应（亦称宿醉）。较大剂量或静脉注射较快时，会抑制呼吸中枢，致呼吸困难。支气管哮喘、严重肺功能不全及颅脑损伤致呼吸中枢抑制者禁用。误服或吞服大量巴比妥类药物可导致急性中毒，表现为深度昏迷、呼吸抑制、各种反射消失、血压下降等，如果不及时抢救，可能死于呼吸和循环抑制。

长期使用巴比妥类药物可使患者产生躯体和精神依赖性，迫使患者继续用药，如突然停药可出现戒断症状，表现为“反跳”（REM 期延长，多梦）、激动、失眠、焦虑，甚至惊厥。短期内反复应用巴比妥类药物可以产生耐受性。

（三）其他镇静催眠药

苯二氮䓬类药物一直是治疗失眠的主要药物，根据 $GABA_A$ 受体所包含的α亚基种类的不同，将 BZR 分为 BZR_1（包含α_1）、BZR_2（包含α_2、α_3或α_5）两种亚受体，BZ_1 亚型不能产生镇静作用，只有与 BZR_1 结合后才能产生镇静效应，而 BZs 选择性差，既可以激动 BZR_1，又可以激动 BZR_2，在产生催眠作用的同时，也出现了不良反应。而对 BZR 具有选择性的药物却可以减少这些不良反应，从而发现了一类新的催眠药——非苯二氮䓬类，20 世纪 90 年代这类药物研制成功，并逐渐用于临床，取得了可喜的疗效，这类药物对 BZ_1 具有特异选择性，具有入睡快、延长睡眠时间、明显增加深睡眠、基本不改变正常睡眠生理结构、醒后无宿醉感、不易产生耐药性和依赖性等特点。

唑　吡　坦

唑吡坦（zolpidem）是第一个新一类的非苯二氮䓬类催眠药，具有咪唑并吡啶骨架结构。1988 年在法国上市，商品名为 Stilnosx（思诺思）。

【药理作用】该药可选择性地作用于苯二氮䓬结合位点的 BZR_1，增加 GABA 对 GABA 受体的亲和性，导致 Cl^-通道开放，引起细胞膜超极化。该药只作用于 BZR_1，对 BZR_2 亲和力很低。两种亚型在中枢神经系统的分布有特异性，小脑主要为 BZR_1 亚型，大脑皮质两种亚型共存，而脊髓只有 BZR_2 亚型，因此唑吡坦有较明显的镇静催眠作用，但抗焦虑、肌肉松弛和抗癫痫作用很弱。

【体内过程】口服吸收迅速，0.5～3 小时血药浓度达峰值，生物利用度约为 70%，血浆蛋白结合率为 92%。$t_{1/2}$ 为 1.4～3.8 小时，主要在肝脏代谢，多从肾脏排泄，少部分从粪便排出。

【临床应用现状与展望】主要用于原发性失眠症和精神分裂症、躁狂或抑郁等引起的睡眠障碍。长期服用耐受性、依赖性和戒断症状较轻。

【不良反应及药物相互作用】常见不良反应有片段的意识障碍、记忆减退、睡前幻觉、眩晕、步履不稳、夜间躁动、头痛等。后遗效应、药物依赖性、耐受性和停药戒断症状轻微，安全范围大，但与其他中枢抑制药合用可引起呼吸抑制。

三、镇静催眠药的研究进展与研究模型

（一）镇静催眠药的研究进展

1. 苯二氮䓬类　20 世纪 60～70 年代，苯二氮䓬类药物作为第二代镇静催眠药物得到发展，具有较宽的安全范围。这些药物包括盐酸氯氮䓬、地西泮等，具有较高的安全性和效果，被广泛应用于临床。然而，长期使用可能导致药物依赖等问题，因此目前在临床上对其使用已加以限制，特别是老年人使用时要慎重考虑。

2. 非苯二氮䓬类　研究者从 20 世纪末开始研发新的镇静催眠药物，以减小不良反应。其中包括佐匹克隆、唑吡坦和扎来普隆等非苯二氮䓬类药物，它们具有较低的依赖性和耐受性。这些药物作用于 $GABA_A$ 受体，具有类似于传统药物的效果，如快速入睡、增加深睡眠和延长睡眠时间，同时改善患者的睡眠结构。非苯二氮䓬类药物因不明显的停药反应倾向，可采用新的“按需”用

药方案，成为治疗失眠症的标准选择。

3. 褪黑素类药物 褪黑素是一种与昼夜节律系统紧密相关的激素，参与调节睡眠-觉醒周期。其分泌呈昼夜节律性，受光照影响，白天分泌较少，夜晚分泌增多。褪黑素可以改善时差症状和睡眠时相延迟综合征，但不常用于失眠治疗。

4. Orexin 受体拮抗剂 1998 年，发现了下丘脑分泌的一种饥饿调控信号——Orexin（促食欲素）。Orexin 在维持睡眠-觉醒状态和调节自主神经功能方面扮演重要角色。

（二）镇静催眠药的研究模型

目前针对睡眠障碍研究的动物模型主要包括应激诱导失眠模型和药物诱导失眠模型。应激诱导失眠模型主要有多种方式，如换笼法、水上平台法、足底电刺激、感官刺激（如强光、噪声）、母婴分离、产前应激等。药物诱导失眠模型则主要有咖啡因、对氯苯丙氨酸和甲状腺素等。对于失眠动物模型而言，动物觉醒时间增加、REM 和 NREM 时间减少是主要的评价指标。

第三节 抗癫痫药

一、癫痫的病理生理及发病机制

癫痫（epilepsy）是由脑部局部病灶的神经元兴奋性异常导致的阵发性高频异常放电，并向周围组织扩散，引起大脑功能暂时失调的综合征。在发作时可能伴有脑电图异常。由于异常放电的发生位置和扩散范围不同，临床表现出不同程度的短暂运动、感觉、意识和精神异常，反复发作。根据癫痫发作的临床表现，可将其分为局限性发作、全身性发作及未知起源发作。局限性发作是最常见的癫痫发作类型。然而，在许多发展中国家，主导发作类型为全身性强直-阵挛性发作。也有部分患者可能同时出现两种类型混合性发作。癫痫发作通常是自限性的，持续数分钟后自行停止；如果单次或多次发作持续超过 30 分钟，则称为癫痫持续状态（status epilepticus）。

二、临床常用的抗癫痫药

抗癫痫药（antiepileptic drugs，AEDs）是控制癫痫发作的主要手段。在选择具体的药物时，临床医师需要根据患者的癫痫发作类型、癫痫综合征及病因等因素进行合理的药物选择。

（一）传统抗癫痫药

苯巴比妥

苯巴比妥（phenobarbital，PB）别称鲁米那，属于长效巴比妥类药物，1912 年在美国上市，是首个应用于临床治疗癫痫的传统抗癫痫药。多用于小儿癫痫，是临床治疗癫痫大发作推荐的一线药物，对局灶性发作有效，也用于失眠及焦虑的治疗。

【药理作用】PB 抗癫痫机制通过直接促进 Cl^-内流、选择性增加 $GABA_A$ 介导的作用、增加脑内或突触 GABA 水平、减少 Ca^{2+}依赖性的神经递质（NA、ACh 和谷氨酸等）的释放，以及抑制电压依赖性 Na^+和 Ca^{2+}（L 型和 N 型）通道等机制来抑制癫痫灶放电。

【体内过程】PB 口服吸收缓慢，蛋白结合率 45%～50%，半衰期 40～90 小时，有效浓度 10～

40μg/ml。大部分在肝脏代谢，部分经肾脏排出，具有 CYP2C19 肝酶抑制作用。

【临床应用现状与展望】本品对大多数惊厥动物模型有效，临床上主要用于治疗癫痫大发作及癫痫持续状态，对单纯的局限性发作及精神运动性发作也有效，对小发作和婴儿痉挛效果差。苯巴比妥作为镇静催眠药，大剂量时对中枢抑制作用明显，故不作为首选药。在控制癫痫持续状态时，临床更倾向用戊巴比妥钠静脉注射。

【不良反应及药物相互作用】中枢神经系统反应，包括嗜睡、困倦、行为认知障碍、注意力不集中，儿童可出现运动过度，可通过胎盘引起胎儿畸形。本药较大剂量下可导致嗜睡、精神萎靡、共济失调等，用药初期较明显，长期使用则产生依赖性。本药使用时需缓慢加量，撤药时也必须小剂量、缓慢减药。罕见但严重的不良反应包括肝炎、胆汁淤积、血小板减少、粒细胞减少和史-约（Steven-Johnson）综合征。本品为肝药酶诱导剂，与其他药物联合应用时应注意药物相互作用。

（二）新型抗癫痫药

奥卡西平

奥卡西平（oxcarbazepine，OXC）于 2000 年在美国上市，是卡马西平的 10-酮衍生物，药效与卡马西平相似或稍强，对大脑皮质运动有高度选择性抑制作用。

【药理作用】OXC 本身无活性，在体内代谢为有活性的 10-单羟基衍化物（10-monohydroxy derivatives，MHD），通过阻断 Na^+通道发挥抗癫痫作用。

【体内过程】OXC 口服后 4～6 小时，MHD 可达血药浓度峰值，半衰期 8～10 小时，约 40%与血浆蛋白结合。MHD 主要经肾脏排泄，对于有肾功能不全的患者需调整剂量。

【临床应用现状与展望】OXC 在临床上主要用于对卡马西平有过敏反应者，可作为卡马西平的替代药物应用于临床。对于复杂性部分发作、全身强直阵挛性发作效果较好。对糖尿病性神经病、偏头痛、带状疱疹后神经痛和中枢性疼痛也有效。

【不良反应】不良反应较卡马西平轻，诱导肝药酶程度轻，毒性低，常见的为头晕、疲劳、眩晕、头痛、复视、眼球震颤，过量后可出现共济失调，严重的有血管性水肿、Stevens-Johnson 综合征及多器官过敏反应等。

三、抗癫痫药的研究进展与研究模型

（一）抗癫痫药的研究进展

传统抗癫痫药经过多年临床实践，疗效得到肯定。但相对于新型抗癫痫药而言，其具有抗癫痫机制单一、不良反应多且重、药物相互作用多的缺点，使其在临床应用中受到限制。据悉，目前有 32 种不同作用机制的新型抗癫痫药正在开放或临床试验阶段，这些药物有望为目前药物治疗效果不佳的患者提供更多选择。一些已经通过美国 FDA 批准应用的新药，如氨基甲酸酯、布瓦西坦、大麻二酚、芬氟拉明、依维莫司等，已经在临床研究中初步验证了它们在特定类型癫痫中的疗效，为癫痫治疗带来了曙光，备受关注的新药包括已经批准用于局灶性癫痫治疗的新型钠通道阻滞剂氨基甲酸酯（carbamate），研究表明氨基甲酸酯可强效抑制持续性钠电流，同时正向调节重组 $GABA_A$ 的活性。加奈他隆（ganaxolone，GNX）是 GABA 受体复合物的正向变构调节剂，于 2022 年首次获得美国 FDA 批准用于治疗 2 岁及以上周期依赖性激酶样 5（CDKL5）缺陷疾病

（CDD）患者的癫痫发作。此外，新型囊泡蛋白 SV2A 调节剂布瓦西坦在Ⅳ期临床研究中显示出了较好的长期疗效和耐受性，mTOR 通路抑制剂依维莫司在癫痫伴成年结节性硬化中的有效性和安全性得到了真实世界数据的进一步支持，在实际应用中，需要关注感染、口腔炎症等副作用。

（二）抗癫痫药的研究模型

癫痫动物模型可分为体内模型和体外模型。体外模型包括神经元模型和脑片模型。神经元模型通过从不同年龄的动物或已有病理的大脑中获取细胞来研究神经元发育的不同阶段或不同的病理条件。脑片模型利用电极记录由 4-氨基吡啶或低浓度镁离子的人工脑脊液灌注引起的癫痫样放电。体内模型包括急性模型、慢性模型、遗传性模型和耐药性模型。急性模型通过全身给药或脑室给药诱发癫痫，并观察癫痫行为学变化。慢性模型通过多次给予阈下刺激来引发癫痫发作。遗传性模型用于特定基因突变导致的遗传性癫痫。耐药性模型用于研究癫痫治疗过程中耐药的机制。

第四节　中枢镇痛药

一、内源性抗病系统的病理生理和分子机制

疼痛是一种因实际的或潜在的组织损伤而产生的痛苦感觉，常伴有不愉快的情绪或心血管和呼吸方面的变化。剧烈疼痛不仅给患者带来痛苦和紧张不安等情绪反应，还可引起机体生理功能紊乱，甚至诱发休克。一般认为，谷氨酸和神经肽类是伤害性感觉传入神经末梢释放的主要递质，两者同时释放，对突触后神经元产生不同的生理作用。谷氨酸被释放后仅局限于该突触间隙内，作用于突触后膜的 NMDA 受体和 AMPA 受体而将痛觉信号传递给下一级神经元。因其作用发生和消除均很快，故称快递质。P 物质（substance P，SP）等神经肽被释放后则扩散到一定范围且同时持续影响多个神经元的兴奋性而使疼痛信号扩散。因其作用缓慢而持久，故称慢递质。但谷氨酸和神经肽类可协同调节突触后神经元放电特性，这可能与神经肽类增加和延长谷氨酸的作用有关。

二、临床常用的中枢镇痛药

1962 年，我国学者邹刚、张昌绍等证明吗啡镇痛作用部位在中枢第三脑室周围灰质。1973 年，斯奈德及其同事首先找到了阿片类药物能被特异性受体识别的直接证据，其后的药理学实验结果提示，阿片受体类型不止一种，这一推论在 1992 年通过受体分子克隆技术得到证实。现有结果表明，机体内主要由μ（包括μ_1、μ_2）受体（MOR）、δ（包括δ_1 和δ_2）受体（DOR）、κ（包括κ_1、κ_2、κ_3）受体（KOR）3 类阿片受体介导阿片类药物的药理效应，其相应的编码基因为 *Opreml*、*Oprdl 和 Oprkl*。1976 年，马丁等提出σ受体也是阿片受体的一种亚型，后来发现σ受体产生的药理作用不能被阿片受体拮抗药纳洛酮所拮抗，因而将其从阿片受体中分离出去。阿片受体中，μ受体是介导吗啡镇痛效应的主要受体，也有镇静、呼吸抑制、缩瞳、欣快及依赖性等效应；κ受体主要介导脊髓镇痛效应，也能引起镇静作用；δ受体介导的镇痛效应不明显，但能引起抗焦虑和抗抑郁作用，成瘾性较小。

（一）吗啡及其相关阿片受体激动药

阿片受体激动药包括阿片生物碱类镇痛药和人工合成类镇痛药，前者包括吗啡和可待因，后者包括哌替啶、美沙酮、芬太尼等。

吗　　啡

吗啡（morphine）属于菲类生物碱，由德国学者泽尔蒂纳于 1803 年首次从阿片中分离出来，以希腊梦神 Morpheus 的名字命名。可待因是 1832 年罗比凯发现的阿片中另一重要菲类生物碱，也能产生阿片样作用，但镇痛作用较吗啡弱。罂粟碱由默克于 1848 年发现，属于苄基异喹啉类生物碱，具有松弛平滑肌、舒张血管的作用。

【药理作用】

1. 中枢神经系统

（1）镇痛作用：皮下注射吗啡 5～10mg 能明显减轻或消除疼痛。椎管内注射可产生节段性镇痛，不影响意识和其他感觉。一次给药，镇痛作用可持续 4～6 小时，主要与其激动脊髓胶质区、丘脑内侧、脑室及导水管周围灰质的阿片受体有关。

（2）镇静、致欣快作用：吗啡能改善由疼痛所引起的焦虑、紧张、恐惧等情绪反应，产生镇静作用，提高对疼痛的耐受力。给药后，患者常出现嗜睡、精神朦胧、理智障碍等，在安静环境易诱导入睡，但易被唤醒。吗啡还可引起欣快症（euphoria），表现为满足感和飘然欲仙等，且对正处于疼痛折磨的患者十分明显，而对已适应慢性疼痛的患者则不显著或引起烦躁不安，这也是吗啡镇痛效果良好的重要因素，同时也是造成强迫用药的重要原因。

（3）抑制呼吸：治疗量即可抑制呼吸，使呼吸频率减慢、潮气量降低、每分通气量减少，其中呼吸频率减慢尤为突出，并随剂量增加而作用增强，急性中毒时呼吸频率可减慢至 3～4 次/分。

（4）镇咳：直接抑制延髓咳嗽中枢，使咳嗽反射减轻或消失，产生镇咳作用。该作用与其镇痛和呼吸抑制作用无关，可能与激动延髓孤束核阿片受体有关，具体机制尚不清楚。

（5）缩瞳：吗啡可兴奋支配瞳孔的副交感神经，引起瞳孔括约肌收缩，使瞳孔缩小。吗啡中毒时瞳孔极度缩小，针尖样瞳孔为其中毒特征。吗啡缩瞳作用不产生耐受性，治疗量尚可降低正常人和青光眼患者的眼压。

（6）其他中枢作用：吗啡作用于下丘脑体温调节中枢，改变体温调定点，使体温略有降低，但长期大剂量应用，体温反而升高；兴奋延髓催吐化学感受区，引起恶心和呕吐；抑制下丘脑释放促性腺激素释放激素（GnRH）和促肾上腺皮质激素释放激素（CRH），从而降低血浆促肾上腺皮质激素（ACTH）、黄体生成素（LH）、卵泡刺激素（FSH）的浓度。

2. 平滑肌

（1）胃肠道平滑肌：吗啡可减慢胃蠕动，使胃排空延迟，提高胃窦部及十二指肠上部的张力，易致食物反流，减少其他药物吸收；提高小肠及大肠平滑肌张力，减弱推进性蠕动，延缓肠内容物通过，促使水分吸收增加，并抑制消化腺的分泌；提高回盲瓣及肛门括约肌张力，加之对中枢的抑制作用，使便意和排便反射减弱，因而易引起便秘。

（2）胆道平滑肌：治疗量吗啡引起胆道平滑肌和 Oddi 括约肌痉挛性收缩，使胆总管压 15 分钟内升高 10 倍，并持续 2 小时以上。胆囊内压亦明显提高，可致上腹不适甚至胆绞痛，阿托品可部分缓解。

（3）其他平滑肌：吗啡可降低子宫张力、收缩频率和收缩幅度，延长产妇分娩时程；提高膀胱括约肌张力和膀胱容积，引起尿潴留；治疗量对支气管平滑肌兴奋作用不明显，但大剂量可引起支气管收缩，诱发或加重哮喘，可能与其可促进柱状细胞释放组胺有关。

3. 心血管系统 吗啡对心率及节律均无明显影响，能扩张血管，降低外周阻力，当患者由仰卧位转为直立位时可发生直立性低血压，部分机制与其促进组胺释放有关。治疗量吗啡仅轻度降低心肌氧耗量和左心室舒张末压。此外，吗啡类药物能模拟缺血预适应（ischemic preconditioning，IPC）对心肌缺血性损伤的保护作用，减小梗死病灶，减少心肌细胞死亡，其机制可能与吗啡类药物作用于δ_1受体而激活线粒体 K_{ATP} 通道有关。吗啡对脑循环影响很小，但因抑制呼吸使体内CO_2蓄积，引起脑血管扩张和阻力降低，导致脑血流增加和颅内压增高。

4. 免疫系统 吗啡对免疫系统有抑制作用，包括抑制淋巴细胞增殖，减少细胞因子的分泌，减弱自然杀伤细胞的细胞毒作用，这主要与激动μ受体有关。吗啡也可抑制人类免疫缺陷病毒（human immunodeficiency virus，HIV）蛋白诱导的免疫反应，这可能是吗啡吸食者易感 HIV 的主要原因。

【体内过程】口服后易从胃肠道吸收，但首过消除强，生物利用度约为 25%。常注射给药，皮下注射 30 分钟后吸收 60%，硬膜外或椎管内注射可快速渗入脊髓发挥作用。本品吸收后约 1/3 与血浆蛋白结合，游离型吗啡迅速分布于全身各组织器官，尤以肺、肝、肾和脾等血流丰富的组织中浓度最高。该药在组织滞留时间短，一次用药 24 小时后组织药物浓度几乎检测不到。本品脂溶性较低，仅有少量通过血脑屏障，但足以发挥中枢性药理作用。吗啡在肝内与葡萄糖醛酸结合，代谢产物吗啡-6-葡萄糖醛酸具有药理活性，且活性比吗啡强。吗啡血浆 $t_{1/2}$ 为 2～3 小时，而吗啡-6-葡萄糖醛酸血浆 $t_{1/2}$ 稍长于吗啡。

【临床应用现状与展望】

（1）*疼痛*：吗啡对多种原因引起的疼痛均有效，可缓解或消除严重创伤、烧伤、手术等引起的剧痛和晚期癌症疼痛；对于内脏平滑肌痉挛引起的绞痛，如胆绞痛和肾绞痛，加用 M 胆碱受体阻断药如阿托品可有效缓解；对于心肌梗死引起的剧痛，除能缓解疼痛和减轻焦虑外，其扩血管作用可减轻患者心脏负担，但对神经压迫性疼痛疗效较差。

（2）*心源性哮喘*：对于左心衰竭突发急性肺水肿所致呼吸困难（心源性哮喘），静脉注射吗啡可迅速缓解患者的气促和窒息感，促进肺水肿液的吸收。此外，吗啡可降低呼吸中枢对CO_2的敏感性，减弱过度的反射性呼吸兴奋，使急促浅表的呼吸得以缓解，也有利于心源性哮喘的治疗。但伴有休克、昏迷、严重肺部疾患或痰液过多时禁用。对其他原因引起的肺水肿，如尿毒症所致肺水肿，也可应用吗啡。

（3）*腹泻*：适用于减轻急、慢性消耗性腹泻症状，可选用阿片酊或复方樟脑酊。如伴有细菌感染，应同时服用抗生素。

【不良反应及药物相互作用】

（1）*治疗量吗啡*：可引起眩晕、恶心、呕吐、便秘、呼吸抑制、尿少、排尿困难（老年多见）、胆道压力升高甚至胆绞痛、直立性低血压（低血容量者易发生）和免疫抑制等。偶见烦躁不安等情绪改变。

（2）*耐受性及依赖性*：长期反复应用阿片类药物易产生耐受性（tolerance）和药物依赖性。前者是指长期用药后中枢神经系统对其敏感性降低，需要增加剂量才能达到原来的药效。吗啡按常规剂量连用 2～3 周即可产生耐受性。剂量越大，给药间隔越短，耐受发生越快越强，且与其他阿片类药物有交叉耐受性。后者表现为生理依赖性（physical dependence），停药后出现戒断综合征（withdrawal syndrome），甚至意识丧失，患者出现病态人格，有明显强迫性觅药行为，即出现成瘾性。

（3）急性中毒：吗啡过量可引起急性中毒，主要表现为昏迷、深度呼吸抑制及瞳孔极度缩小（针尖样瞳孔），常伴有血压下降、严重缺氧及尿潴留。呼吸麻痹是致死的主要原因。抢救措施为人工呼吸、适量给氧及静脉注射阿片受体阻断药纳洛酮。

（二）阿片受体部分激动药和激动–拮抗药

阿片受体部分激动药在小剂量或单独使用时，可激动某型阿片受体，呈现镇痛等作用；当剂量加大或与激动药合用时，又可拮抗该受体。此外，某些阿片类药物对某一亚型的阿片受体起激动作用，而对另一亚型的阿片受体则起拮抗作用，因此被称为阿片受体混合型激动–拮抗药。本类药物以镇痛作用为主，呼吸抑制作用较弱，成瘾性较小，但有拟精神失常等副作用。常见的阿片受体部分激动药为喷他佐辛等。

三、中枢镇痛药的研究进展与研究模型

（一）中枢镇痛药的研究进展

公元前6000年，秘鲁南乔克山谷的人们发现咀嚼可可叶可以镇痛。1805年，德国药剂师弗里德里希·泽尔蒂纳从鸦片中分离出了吗啡。1962年，中国学者邹刚和张昌绍发现，向中脑导水管周围灰质注射微量吗啡可产生镇痛效应，由此拉开了内源性阿片系统和疼痛下行抑制系统研究的序幕。

（二）中枢镇痛药的研究模型

在人类，脑和脊髓某些部位的损伤可导致中枢性疼痛，文献中报道的中枢疼痛模型大部分以脊髓损伤（spinal cord injury，SCI）为基础，在外伤性或缺血性SCI后，常发生自发和诱发的疼痛。感觉迟钝、自发性疼痛及诱发性疼痛是创伤性、缺血性、压迫性或挤压性SCI的特征。动物模型主要包括重物坠落或挫伤模型、光化学所致损伤模型、兴奋性神经毒性脊髓损伤模型、脊髓半切模型等。

1. 重物坠落或挫伤模型 最为古老和应用最广泛的脊髓损伤模型，用于模拟脊髓横断伤。在该模型中，暴露下胸腰椎水平的脊髓，并在神经上掉落恒定的重量以产生损伤，其特征是严重截瘫和完全节段性坏死。麻醉后，在椎体下胸腰区（T_{10}）水平进行椎板切除术，以暴露背侧脊髓。一根黄铜导管（长15cm）垂直放置在裸露的脊髓上方，一根带有圆形尖端的10g圆柱形钢重物（直径2mm）悬挂在管内。允许重量落在$T_{12\sim13}$节段水平的暴露的脊髓上，以产生脊髓损伤。

2. 光化学所致损伤模型 在该模型中，先通过尾静脉注射光敏染料赤藓红B，然后用手术将脊椎骨暴露于氩离子激光下，使其脊髓血管的内皮细胞表面产生脉管闭塞和并发软组织损伤，导致脊髓缺血。在该模型中，已观察到神经病理性疼痛的特征，如自体切除、机械和冷异感，以及痛觉减退。

3. 兴奋性神经毒性脊髓损伤模型 脊髓损伤后会发生很多神经化学递质的变化，而且向动物脊髓内注射这些神经化学物质，可以模拟类似人类脊髓损伤后的疼痛，目前研究最多的是α-氨基-3-羟基-5-甲基-4-异噁唑丙酸（AMPA）代谢受体激动剂使君子氨酸（quisqualic acid，QUIS）注射模型。单侧注射在背静脉和背根入口区之间，深度为脊髓表面下300～1200mm，注射水平为T_{10}～

L_4。椎管内注射 QUIS 可产生兴奋性毒性损伤，导致脊髓灰质特定区域的神经元缺失，并产生“自发”和（或）“诱发”疼痛行为，类似于其他 SCI 模型和神经病理性疼痛模型中描述的疼痛行为。赛奥等也采用鞘内注射谷氨酸或 P 物质来制备此类型的疼痛模型。

4. 脊髓半切模型 该模型已被广泛用作中枢性疼痛模型，因为它具有多种优点，如定期控制每只动物受损纤维的数量和类型。将受伤侧和完好侧完全分开。进行纵向切口以暴露脊髓的几个节段，并在 $T_{11\sim12}$ 节段进行椎板切除术。脊髓在 L_1 背根进入区的颅侧被半切，刀片导致机械和热异常性疼痛的发生。在这种神经性疼痛模型中，冷性和机械性异常性疼痛不仅在四肢而且在尾部广泛发生。

第五节 治疗神经退行性疾病的药物

一、神经退行性疾病的病理生理和分子机制

中枢神经系统退行性疾病是指一组由于中枢神经系统不同区域神经元慢性、退行性变性甚至缺失而产生的一类疾病的总称。主要包括帕金森病（Parkinson disease，PD）、阿尔茨海默病（Alzheimer disease，AD）、亨廷顿病（Huntington disease，HD）、脊髓小脑共济失调（spinal cerebellar ataxias，SCA）、肌萎缩侧索硬化症（amyotrophic lateral sclerosis，ALS）等。虽然本组疾病的病因及病变的部位各不相同，但拥有共同的特征即在病理上均可见脑和（或）脊髓神经元退行性病变、凋亡、缺失，不过确切病因和发病机制目前尚不清楚。在众多假说中，兴奋性毒性（excitotoxicity）、细胞凋亡（apoptosis）和氧化应激（oxidative stress）等假说较受重视。由于该类疾病的确切病因和发病机制尚未完全阐明，故目前的药物治疗仍以代偿神经功能障碍为主，尚不能逆转神经元的丢失及疾病进程。除帕金森病和阿尔茨海默病外，其他中枢神经系统退行性疾病的药物治疗尚未成系统，因此，本节仅介绍帕金森病和阿尔茨海默病治疗药物。

二、临床常用的治疗神经退行性疾病的药物

抗帕金森病药

帕金森病又称麻痹震颤（paralysis agitans），是一种主要表现为进行性锥体外系功能障碍的中枢神经系统退行性疾病，绝大多数发生于老年人。临床症状以进行性运动徐缓（bradykinesia）、静止性震颤（resting tremor）、肌强直、姿势调节障碍的运动症状、嗅觉减退、便秘、睡眠行为异常和抑郁等非运动症状为特征，严重者伴有认知障碍等痴呆症状。临床上按不同病因分为原发性、动脉硬化性、脑炎后遗症和化学药物中毒（如一氧化碳、抗精神病药物中毒）4 类，它们均出现相同的主要症状，总称为帕金森综合征（Parkinsonism）。

经典的抗帕金森病药主要包括拟多巴胺类药和抗胆碱药两类。前者通过直接补充多巴胺前体物或抑制多巴胺降解而产生作用；后者通过拮抗相对过高的胆碱能神经功能而缓解症状。两药合用可增加疗效，其总体目标是恢复多巴胺能和胆碱能神经系统功能的平衡状态。

（一）拟多巴胺类物

1. 多巴胺前药

左 旋 多 巴

【药理作用】左旋多巴（levodopa，L-dopa）是由酪氨酸形成儿茶酚胺的中间产物，即多巴胺的前体，现已人工合成。帕金森病患者的黑质多巴胺能神经元退行性变，酪氨酸羟化酶（tyrosine hydroxylase）同步减少，使脑内酪氨酸转化为的 L-dopa 极度减少，但将 L-dopa 转化为多巴胺的能力仍存在。L-dopa 是多巴胺的前体，通过血脑屏障后，补充纹状体中多巴胺的不足而发挥治疗作用。

【体内过程】口服后经小肠芳香族氨基酸转运体迅速吸收，0.5～2 小时达峰值。血浆 $t_{1/2}$ 较短，为1～3 小时。口服后极大部分在肠黏膜、肝和其他外周组织被L-芳香族氨基酸脱羧酶（L-amino acid decarboxylase，AADC）脱羧成为多巴胺，仅 1%左右的 L-dopa 能进入中枢神经系统发挥疗效。L-dopa 在外周脱羧形成多巴胺后，易引起不良反应，主要有恶心、呕吐。L-dopa 生成的多巴胺一部分通过突触前的摄取机制返回多巴胺能神经末梢，另一部分被单胺氧化酶（MAO）或儿茶酚胺-*O*-甲基转移酶（COMT）代谢，经肾排泄。

【临床应用现状与展望】用药早期，L-dopa 可使 80%帕金森病患者的症状明显改善，其中 20%的患者可恢复到正常运动状态。服用后先改善肌肉强直和运动迟缓，后改善肌肉震颤；其他运动功能如姿态、步态联合动作、面部表情、言语、书写、吞咽、呼吸均可改善。也可使情绪好转，对周围事物反应增加，但对痴呆症状的效果不明显。随着用药时间的延长，本品的疗效逐渐下降，3～5 年后疗效已不显著。

【不良反应】

（1）早期反应

1）胃肠道反应：治疗早期约 80%的患者出现厌食、恶心、呕吐，数周后能耐受，应用 AADC 抑制药后可明显减少。还可引起腹胀、腹痛和腹泻等，饭后服药或剂量递增速度减慢，可减轻上述症状。偶见溃疡出血或穿孔。

2）心血管反应：治疗初期 30%的患者出现直立性低血压，其原因可能是外周形成的多巴胺一方面作用于交感神经末梢，反馈性抑制交感神经末梢释放去甲肾上腺素，另一方面作用于血管壁的多巴胺受体，舒张血管。还有些患者出现心律不齐，主要是由于新生的多巴胺作用于心脏β受体，可用β受体阻滞剂加以治疗。

（2）长期反应

1）运动过度症（hyperkinesia）：是异常动作舞蹈症的总称，也称为运动障碍。是由于服用大量 L-dopa 后，多巴胺受体过度兴奋，出现手足、躯体和舌的不自主运动，服用 2 年以上者发生率达 90%。有报道多巴胺受体拮抗药左旋千金藤啶碱［L-stepholidine］可减轻不自主运动。

2）症状波动：服药 3～5 年后，有 40%～80%的患者出现症状快速波动，重则出现“开-关反应”（on-off effect）。“开”时活动正常或几近正常，而“关”时突然出现严重的帕金森病症状。

3）精神症状：出现精神错乱的病例占 10%～15%，有逼真的梦幻、幻想、幻视等，也有抑郁症等精神病症状，可能与多巴胺作用于皮质下边缘系统有关，只能用非经典镇静药如氯氮平（clozapine）治疗，该药物不引起或不加重帕金森病患者锥体外系症状。

【药物相互作用】维生素 B_6 是多巴脱羧酶的辅基，能加速 L-dopa 在外周组织转化成多巴胺，可增强 L-dopa 外周副作用，降低疗效；抗精神病药物，如吩噻嗪类和丁酰苯类均能阻滞黑质-纹状体多巴胺通路功能，利血平耗竭黑质-纹状体中的多巴胺，它们均能引起锥体外系运动失调，出现药源性帕金森病，对抗 L-dopa 的疗效；抗抑郁药能引起直立性低血压，加强 L-dopa 的副作用。以上药物不能与 L-dopa 合用。

2. 左旋多巴的增效药

（1）AADC 抑制药

卡 比 多 巴

卡比多巴（carbidopa）又称α-甲基多巴肼、洛得新。卡比多巴不能通过血脑屏障，与 L-dopa 合用时，仅能抑制外周 AADC。此时，由于 L-dopa 在外周的脱羧作用被抑制，进入中枢神经系统的 L-dopa 增加，使用量可减少 75%，而使不良反应明显减少，症状波动减轻，作用不受维生素 B_6 的干扰。本品与 L-dopa 组成的复方制剂称为心宁美（sinemet），混合比例为 1∶4 或 1∶10，现有心宁美控释剂（sinemet，CR）。

（2）MAO-B 抑制药：人体内单胺氧化酶（MAO）分为 A、B 两型，MAO-A 主要分布于肠道，其功能是对食物、肠道内和血液循环中的单胺进行氧化脱氨代谢；MAO-B 主要分布于黑质-纹状体，其功能是降解多巴胺。近年来发现的 MAO-B 抑制药有司来吉兰等。

（3）COMT 抑制药：L-dopa 代谢有两条途径：由 AADC 脱羧转化为多巴胺，经 COMT 代谢转化成 3-*O*-甲基多巴（3-*O*-MD），后者又可与 L-dopa 竞争转运载体而影响 L-dopa 的吸收和进入脑组织。因此，抑制 COMT 就显得尤为重要：既可降低 L-dopa 的降解，又可减少 3-*O*-MD 对其转运入脑的竞争性抑制作用，提高 L-dopa 的生物利用度和在纹状体中的浓度。近来发现 3 种 COMT 抑制药——硝替卡朋、托卡朋、恩他卡朋，它们的抑制作用强，毒性低。

3. 多巴胺受体激动药

溴 隐 亭

溴隐亭（bromocriptine）又称溴麦角隐亭、溴麦亭，为 D_2 类受体（包括 D_2、D_3、D_4 受体）强激动剂，对 D_1 类受体（包括 D_1、D_5 受体）具有部分拮抗作用；对外周多巴胺受体、α 受体也有较弱的激动作用。

【药理作用】小剂量溴隐亭首先激动结节-漏斗通路 D_2 受体，抑制催乳素和生长激素分泌；增大剂量可激动黑质-纹状体多巴胺通路的 D_2 受体。

【临床应用现状与展望】小剂量用于治疗泌乳-闭经综合征和肢端肥大症，增大剂量并与 L-dopa 合用治疗帕金森病取得较好疗效，能减少症状波动。

【不良反应】不良反应较多，消化系统常见食欲减低、恶心、呕吐、便秘，对消化性溃疡患者可诱发出血。用药初期，心血管系统常见直立性低血压。长期用药可出现无痛性手指血管痉挛，减少药量可缓解；也可诱发心律失常，一旦出现应立即停药。运动功能障碍方面的不良反应类似于左旋多巴。精神系统症状比左旋多巴更常见且严重，如幻觉、错觉和思维混乱等，停药后可消失。其他不良反应包括头痛、鼻塞、腹膜和胸膜纤维化、红斑性肢痛。

4. 促多巴胺释放药

金 刚 烷 胺

金刚烷胺（amantadine）又称金刚烷。

【药理作用】可通过多种方式加强多巴胺的功能，如促进 L-dopa 进入脑循环，增加多巴胺合成和释放、减少多巴胺重摄取、较弱的抗胆碱作用等，表现出多巴胺受体激动药的作用。近年来认为其作用机制与拮抗 NMDA 受体有关。

【体内过程】用药后显效快，作用持续时间短，应用数天即可获得最大疗效，但连用 6～8 周后疗效逐渐减弱。

【临床应用现状与展望】对帕金森病的肌肉强直、震颤和运动障碍的缓解作用较强，优于抗胆碱药物，但不及 L-dopa。

【不良反应】长期用药时常见下肢皮肤出现网状青斑，可能与儿茶酚胺释放引起外周血管收缩有关。此外，可引起精神不安、失眠和运动失调等，偶致惊厥。癫痫患者禁用。

（二）抗胆碱药

M 受体阻断药对早期帕金森病患者有较好的治疗效果，对晚期严重帕金森病患者的疗效差，可与 L-dopa 合用。阿托品、东莨菪碱是最早用于治疗帕金森病的 M 受体阻断药，但因外周抗胆碱作用引起的副作用大，因此现主要使用合成的中枢性 M 受体阻断药。

苯 海 索

【药理作用】苯海索（benzhexol，安坦）可阻断中枢 M 受体，抑制黑质-纹状体通路中 ACh 的作用，对帕金森病的震颤和僵直有效，但对动作迟缓无效。

【体内过程】本药物口服易吸收，外周抗胆碱作用为阿托品的 1/10～1/3，对少数不能接受 L-dopa 或多巴胺受体激动药的帕金森病患者，可用本药治疗。

【临床应用现状与展望】其疗效不如左旋多巴，临床上主要用于早期轻症患者、不能耐受左旋多巴或禁用左旋多巴的患者、抗精神病药所致的帕金森综合征。

【不良反应】副作用与阿托品相同，但症状较轻。禁用于青光眼和前列腺增生患者。对帕金森病疗效有限，副作用较多，现已少用。此外，有报道认为本类药物可能加重帕金森病患者伴有的痴呆症状。因此，伴有明显痴呆症状的帕金森病患者应慎用本类药物。

抗阿尔茨海默病药

老年性痴呆症可分为原发性痴呆症、血管性痴呆症（vascular dementia）和两者的混合型，前者又称阿尔茨海默病，是一种与年龄高度相关的、以进行性认知障碍和记忆力损害为主的中枢神经系统退行性疾病。表现为记忆力、判断力、抽象思维等一般智力的丧失，但视力、运动能力等则不受影响。

AD 发病机制目前研究较多，比较被认可的主要有胆碱能学说、神经兴奋毒性假说、β-淀粉样蛋白毒性学说和 Tau 蛋白过度磷酸化学说等。此外，氧化应激和神经炎症等假说亦受到重视。上述关于 AD 发病机制的研究进展将为 AD 的药物治疗提供新的靶点。目前采用的两种比较特异性的治疗策略分别是增加中枢胆碱能神经的功能和拮抗谷氨酸能神经的功能，其中乙酰胆碱酯酶抑制药（AChEI）和 NMDA 受体拮抗药的效果相对肯定，能有效地缓解认知功能下降的症状，但不能从根本上消除病因。其他如β分泌酶或γ分泌酶抑制剂、抑制 Tau 蛋白过度磷酸化制剂、小胶质细胞激活抑制剂、AD 疫苗、5-HT_6 和 H_3 受体的拮抗剂等也正在研究开发中。

（一）胆碱酯酶抑制药

利 斯 的 明

【药理作用】利斯的明（rivastigmine，卡巴拉汀）属于第二代 AChE 抑制药，能选择性地抑制大鼠大脑皮质和海马中的 AChE 活性，而对纹状体、脑桥及心脏的 AChE 活性抑制力很小。本品可改善AD患者胆碱能神经介导的认知功能障碍，提高认知能力，如记忆力、注意力和方位感，尚可减慢淀粉样蛋白前体（APP）的形成。

【体内过程】利斯的明口服迅速吸收，约1小时达到C_{max}，血浆蛋白结合率约为40%，易透过血脑屏障。

【临床应用现状与展望】临床试验表明，本品具有安全、耐受性好、不良反应轻等优点，且无外周活性，尤其适用于伴有心脏、肝脏及肾脏等疾病的AD患者，是极有前途的AD治疗药。

【不良反应】主要不良反应有恶心、呕吐、乏力、眩晕、精神错乱、嗜睡、腹痛和腹泻等，继续服用一段时间或减量后一般可消失。国内临床试验资料显示，除消化道不良反应发生率略高于多奈哌齐，其他不良反应与多奈哌齐相似。禁用于严重肝、肾损害患者及哺乳期妇女。病态窦房结综合征、房室传导阻滞、消化性溃疡、哮喘、癫痫、肝或肾功能中度受损患者慎用。

（二）NMDA受体非竞争性拮抗药

美 金 刚

美金刚（memantine，美金刚胺）是电压依赖性的非竞争性NMDA受体拮抗药，可与NMDA受体上的苯环己哌啶（phencyclidine）结合位点结合。

【药理作用】当谷氨酸以病理量释放时，美金刚可减少谷氨酸的神经毒性作用。当谷氨酸释放过少时，美金刚可改善记忆过程所需谷氨酸的传递。

【临床应用现状与展望】临床研究表明，该药能显著改善轻度至中度血管性痴呆症患者的认知能力，而且对较严重的患者效果更好；对中度至重度的老年痴呆症患者，还可显著改善其动作能力、认知障碍和社会行为。美金刚是第一个用于治疗晚期AD的NMDA受体非竞争性拮抗药，将美金刚与AChE抑制药同时使用效果更好。

【不良反应】服后有轻微眩晕、不安、头重、口干等。饮酒可能加重不良反应。肝功能不良、意识紊乱患者，以及孕妇、哺乳期妇女禁用。肾功能不良时减量。

三、治疗神经退行性疾病药物的研究进展与研究模型

（一）神经退行性疾病药物的研究进展

围绕AD的新药开发成功率目前被认为是最低的，多数通过Ⅱ期临床试验的化合物都因为在Ⅲ期临床试验中缺乏疗效或严重的不良反应而被中止了临床试验。这让人们重新审视围绕这一疾病的现有药物干预靶点是否准确，并致力于寻找AD的客观诊断指标和生物标志物。尽管如此，目前全球正在开展的AD治疗药物的临床试验仍多达2085个。除药物外，许多营养制品和植物也有望改善AD的症状。

（二）神经退行性疾病药物的研究模型

1. 基因修饰动物模型

（1）AD模型：为了深入理解AD的病理机制和开发有效的治疗策略，科学家们已经创建了一系列的动物模型，早期有穹隆-海马伞损害大鼠模型、鹅膏蕈氨酸（ibotenic acid，IBO）诱导的AD模型等。后来，小鼠模型因其易于操作和基因背景的可控性而被广泛使用。常见的策略是通过转基因技术，将与AD相关的人类基因，如*APP*（amyloid precursor protein）和*PSEN1*突变导

入小鼠基因组。例如，5×FAD 模型是通过在一个小鼠中同时表达 5 个家族性 AD 相关的突变，即 *APP* 基因上的瑞典突变型（*K670N/M671L*）、佛罗里达型（*I716V*）、伦敦突变型（*V717I*）突变和 *PS1* 基因上的 *M146L*、*L286V* 突变，快速产生大量的β-淀粉样蛋白沉积。3×Tg 模型则在神经元特异性地表达 *APP* 和 *PSEN1* 的突变，以及过度磷酸化的 Tau 蛋白，模拟 AD 的主要病理特征，包括β-淀粉样蛋白沉积和神经纤维缠结。

（2）帕金森病（PD）模型：常用的 PD 动物模型是神经毒素 6-羟基多巴胺（6-hydroxydopamine，6-OHDA）或 1-甲基-4-苯基-1,2,3,6-四氢吡啶（1-methyl-4-phenyl-1,2,3,6- tetrahydropyridine，MPTP）注射诱导黑质多巴胺神经元死亡，这种模型可以有效地模拟 PD 的运动症状和神经元丧失。然而，这些化学诱导的模型通常无法模拟 PD 的非运动症状和疾病的进展。因此，基于遗传学的动物模型，特别是转基因和基因敲除小鼠模型，在 PD 研究中得到了广泛应用。例如，采用 α-突触核蛋白基因突变或过表达的转基因小鼠模型，可以模拟 PD 的神经元丧失和路易体形成。通过家族性 PD 的遗传学研究，发现了一些与 PD 密切相关的其他基因，包括帕金森蛋白 2（PARK2/Parkin）、PTEN 诱导激酶 1（PINK1）、DJ-1 和 LRRK2，并构建了基于这些基因突变的动物模型。

（3）肌萎缩性脊髓侧索硬化症模型：最常见的是超氧化物歧化酶 1（superoxide dismutase 1，SOD1）转基因小鼠模型，因为约 20%的家族性 ALS 患者存在 *SOD1* 基因突变。SOD1 是一种抗氧化酶，可以清除有害自由基，突变后功能异常，从而引发神经元损伤和死亡，将带有人类 *SOD1* 基因突变的 DNA 片段转入小鼠体内，出现类似 ALS 患者的病理特征。近年来还建立了一些新的 ALS 动物模型，如基于 *TDP-43* 和 *FUS* 基因突变的模型。

2. 传统神经退行性动物模型

（1）化学诱导模型：该模型主要通过特定的神经毒素模拟神经退行性疾病的病理过程。例如，PD 研究中常见的模型是通过 MPTP 或 6-OHDA 特异性地损害黑质多巴胺神经元，以产生类似 PD 的症状；在 ALS 研究中使用β-*N*-甲氨基-L-丙氨酸（β-*N*-methylamino-L-alanine，BMAA）诱导。然而，这些模型无法完全模拟人类疾病的复杂性和进展过程。

（2）人脑组织移植模型：其是通过将患者的脑组织移植到实验动物体内，模拟疾病的病理进程。这种方法的主要优点是能在一定程度上模拟人类疾病的病理变化，但其操作复杂且伦理问题需要特别考虑。

（3）自发模型：基于具有自然发生神经退行性疾病的动物，通过自然发生的基因突变或人工诱发的基因突变来模拟疾病，如 wobbler 小鼠和突变小鼠因基因突变而自然发生类似 ALS 的疾病。可能会自然发生一种类似人类 ALS 疾病的特定品种的犬也可作为研究对象。然而，由于这些模型的可用性和可控性都相对较低，在研究中的应用也较为有限。

（4）快速老化模型：通过选择快速老化的动物，如 D-半乳糖诱导的衰老模型，模拟与年龄相关的神经退行性疾病，这种模型能在短时间内模拟与年老相关的神经退行性变化，但并不能准确模拟特定的疾病。

第六节 治疗精神疾病的药物

一、抑郁障碍的分子病理机制及药物治疗

抑郁症是一种常见的精神疾病，主要表现为情绪低落、快感缺失、社会行为减退、思维迟钝

及消极意识增加等，严重者可出现自杀倾向。其发病机制复杂，至今尚未完全阐明。20 世纪 60 年代提出的单胺神经递质学说认为：抑郁症源于中枢单胺类神经递质（5-羟色胺和去甲肾上腺素）的功能不足，导致机体情感活动处于全面低下状态；抗抑郁药通过不同方式使单胺类神经递质在突触间隙的含量增多而发挥抗抑郁作用；曾用于降血压的药物利血平通过耗竭单胺类递质而引起抑郁样症状。随着研究深入，发现除单胺类神经递质外，脑源性神经营养因子、兴奋性氨基酸递质谷氨酸、下丘脑-垂体-肾上腺系统、遗传因素等均参与抑郁症的发病，给抑郁症的新药研发带来新的挑战和机遇。药物分类包括三环类抗抑郁药、去甲肾上腺素再摄取抑制药、5-HT 再摄取抑制药及其他抗抑郁药。

（一）三环类抗抑郁药

该类药物结构中都有 2 个苯环和 1 个杂环，故统称为三环类抗抑郁药（tricyclic antidepressant，TCA），在结构上与吩噻嗪类有一定相关性。常用的有丙米嗪（imipramine）、阿米替林、多塞平等。

丙 米 嗪

【药理作用】

1. 对中枢神经系统的作用 正常人服用后出现安静、嗜睡、血压稍降、头晕、目眩，并常出现口干、视物模糊等抗胆碱反应，连用数天后这些症状可能加重，甚至出现注意力不集中和思维能力下降，但抑郁症患者连续服药后出现精神振奋现象，连续 2～3 周后疗效才显著，使情绪高涨，症状减轻。目前认为，丙米嗪抗抑郁作用的主要机制是阻断 NA、5-HT 在神经的再摄取，从而使突触间隙的递质浓度增高，促进突触传递功能。

2. 对自主神经系统的作用 治疗量丙米嗪有显著阻断 M 胆碱受体的作用，表现为视物模糊、口干、便秘和尿潴留等。

3. 对心血管系统的作用 治疗量丙米嗪可降低血压，致心律失常，其中心动过速较常见。心电图可出现 T 波倒置或低平。这些不良反应可能与该药阻断单胺类再摄取从而引起心肌中 NA 浓度增高有关。另外，丙米嗪对心肌有奎尼丁样直接抑制效应，故心血管病患者慎用。

【体内过程】丙米嗪口服吸收良好，2～8 小时血药浓度达高峰，血浆半衰期为 10～20 小时。在体内，丙米嗪广泛分布于各组织，以脑、肝、肾及心脏分布较多。丙米嗪主要在肝内经药酶代谢，通过氧化变成 2-羟基代谢物，并与葡萄糖醛酸结合，自尿排出。

【临床应用现状与展望】

1. 治疗抑郁症 用于各种原因引起的抑郁症，对内源性抑郁症、更年期抑郁症效果较好。对反应性抑郁症次之，对精神分裂症的抑郁成分效果较差。此外，抗抑郁药也可用于强迫症的治疗。

2. 治疗遗尿症 对于儿童遗尿，可试用丙米嗪治疗，剂量依年龄而定，睡前口服，疗程以 3 个月为限。

3. 焦虑和恐惧症 对伴有焦虑的抑郁症患者疗效显著，对恐惧症也有效。

【不良反应及药物相互作用】

（1）不良反应：常见不良反应有口干、扩瞳、视物模糊、便秘、排尿困难和心动过速等抗胆碱作用，还出现多汗、无力、头晕、失眠、皮疹、直立性低血压、反射亢进、共济失调、肝功能异常、粒细胞缺乏症等。因抗抑郁药易导致尿潴留和升高眼压，故前列腺增生、青光眼患者禁止使用。

（2）药物相互作用：苯妥英钠、保泰松、阿司匹林、东莨菪碱和吩噻嗪类竞争可与三环类抗抑郁药竞争血浆蛋白，使三环类与血浆蛋白的结合减少。如与单胺氧化酶抑制剂（MAOI）合用，可引起血压明显升高、高热和惊厥，这是由于三环类抑制 NA 再摄取、MAOI 减少 NA 灭活，使 NA 增高。三环类还能增强中枢抑制药的作用，如与抗精神分裂症药、抗帕金森病药合用时，其抗胆碱作用可相互增强。此外，抗抑郁药还能对抗胍乙啶及可乐定的降压作用。

（二）去甲肾上腺素再摄取抑制药

去甲肾上腺素再摄取抑制药（noradrenaline reuptake inhibitor，NRI）可选择性抑制去甲肾上腺素（NA）的再摄取，主要用于以脑内 NA 缺乏为主的抑郁症，尤其适用于尿检 MH-PC（NA 的代谢物）显著减少的患者。这类药物的特点是奏效快，而镇静作用、抗胆碱作用和降压作用均比 TCA 弱。常用的药物有地昔帕明、马普替林、去甲替林、瑞波西汀等。

地昔帕明

【药理作用】地昔帕明在去甲肾上腺能神经末梢是强效 NA 摄取抑制剂，其效率为抑制 5-HT 再摄取的 100 倍以上。对 DA 的摄取亦有一定的抑制作用。对 H_1 受体有强拮抗作用。对α受体和 M 受体的拮抗作用较弱。

【体内过程】口服快速吸收，2～6 小时达血药浓度峰值，血浆蛋白结合率为 90%，在肝脏代谢生成具有活性的去甲丙米嗪，主要在尿中排泄，少量经胆汁排泄，其中原型占 5%。

【临床应用现状与展望】治疗抑郁症开始口服剂量每次 25mg，3 次/天，逐渐增加到每次 50mg，3～4 次/天，需要时最大可用到 300mg/d，老年人应适当减量。

【不良反应及药物相互作用】

（1）*不良反应*：与丙米嗪相比，不良反应较小，但对心脏的影响与丙米嗪相似。过量则导致血压降低、心律失常、震颤、惊厥、口干、便秘等。

（2）*药物相互作用*：不能与拟交感神经活性类药物合用，因会明显增强后者的作用；同样，与 MAOI 合用也要慎重；与胍乙啶及作用于肾上腺素能神经末梢的抗高血压药合用会明显降低降压效果，因为抑制了药物经胺泵摄取进入末梢。

（三）5-HT 再摄取抑制药

选择性 5-HT 再摄取抑制药（SSRI），选择性抑制突触前膜对 5-HT 的重吸收。这类药物包括临床常用的氟西汀、帕罗西汀、舍曲林。

氟西汀

【药理作用】强效选择性 5-HT 再摄取抑制剂，比抑制 NA 再摄取的作用强 200 倍。氟西汀对肾上腺素受体、组胺受体、$GABA_B$ 受体、M 受体、5-HT 受体几乎没有亲和力。对抑郁症的疗效与 TCA 相当，耐受性与安全性优于 TCA。此外，该药对强迫症、贪食症亦有效。

【体内过程】口服吸收良好，达峰值时间 6～8 小时，血浆蛋白结合率 80%～95%；给予单个剂量时半衰期为 48～72 小时，在肝脏经 CYP2D6 代谢生成去甲基活性代谢物去甲氟西汀，其活性与母体相同，但半衰期较长。

【临床应用现状与展望】

（1）*治疗抑郁症*：因药物在肝脏代谢，肝功能不好时可采取隔日疗法。

（2）*治疗神经性贪食症*：剂量 60mg/d 可有效控制摄食量。

【不良反应及药物相互作用】偶有恶心呕吐、头痛头晕、乏力失眠、厌食、体重下降、震颤、惊厥、性欲降低等。肝病患者服用后半衰期延长，须慎用。肾功能不全者长期用药须减量，延长服药间隔时间。氟西汀与MAOI合用时须警惕“血清素综合征”的发生，初期主要表现为不安、激越、恶心、呕吐或腹泻，随后高热、强直、肌阵挛或震颤、自主神经功能紊乱、心动过速、高血压、意识障碍，最后可引起痉挛和昏迷，严重者可致死，应引起临床重视。心血管疾病、糖尿病者应慎用。

（四）其他抗抑郁药

曲 唑 酮

曲唑酮，口服后吸收快速、完全，2小时血药浓度达高峰，血浆蛋白结合率为89%～95%。在肝脏代谢，其中间代谢物氯苯哌嗪在动物实验中仍显示抗抑郁活性，主要以代谢物的形式从尿中排泄。

曲唑酮不增强L-dopa的行为效应，不具有抑制单胺氧化酶的活性和抗胆碱效应，也不增强5-HT前体物质5-羟色氨酸的行为效应。但在不影响非条件反射的剂量时就可减少小鼠的条件性回避反应，保护小鼠，减轻苯丙胺基团毒性等。曲唑酮有镇静作用，但抑制快速眼动睡眠。其抗抑郁的作用机制可能与抑制5-HT再摄取有关。具有α_2受体阻滞剂的特点，可翻转可乐定的中枢性心血管效应。

曲唑酮用于治疗抑郁症，具有镇静作用，适于夜间给药。无M受体阻断作用，也不影响NA的再摄取，所以对心血管系统无显著影响。不良反应较少，偶有恶心、呕吐、体重下降、心悸、直立性低血压等，过量中毒会出现惊厥、呼吸停止等。

盐酸托鲁地文拉法辛

【药理作用】盐酸托鲁地文拉法辛（toludesvenlafaxine hydrochloride）是选择性5-羟色胺（5-HT）、去甲肾上腺素（NA）和多巴胺（DA）再摄取抑制剂（SNDRI）。体外试验显示，本品通过选择性结合5-HT转运体（SERT）、去甲肾上腺素转运体（NAT）和多巴胺转运体（DAT），抑制突触前膜对5-HT、NA和DA的再摄取，增加突触间隙5-HT、NA和DA的浓度。盐酸托鲁地文拉法辛主要活性代谢产物*O*-去甲基文拉法辛（ODV）是选择性5-HT和NA再摄取抑制剂（SNRI）。本品和ODV在脑内共同发挥抗抑郁作用，综合表现出SNDRI的疗效。

【体内过程】口服吸收后体内迅速代谢为ODV，达峰时间（T_{max}）为6～8小时。连续口服3天后血浆中ODV可达稳态。动物实验显示，口服吸收后快速入脑分布于脑及下丘脑内。人血浆蛋白结合率为90.5%，其活性代谢物ODV的血浆蛋白结合率为27.5%。稳态时ODV的平均表观分布容积（V_z/F）为197～256L。多次给药稳态时ODV的平均半衰期为9～10小时，清除率（CL_{ss}/F）为15～18L/h。单次口服72小时后，约50%的口服药物经肾脏以ODV形式排泄。

【临床应用现状与展望】盐酸托鲁地文拉法辛是中国首个自主研发并拥有自主知识产权用于治疗抑郁症的化学药物1类创新药。临床研究结果显示其可全面改善患者抑郁症状，显著降低抑郁患者蒙哥马利抑郁量表（MADRS）评分（降分幅度5.06～5.46）和17项汉密尔顿抑郁量表（HAM-D17）评分（降分幅度3.24～3.57），基于MADRS的应答率和缓解率分别为73.91%～79.89%和52.17%～51.63%。网状Meta分析显示，本品相比21种常用抗抑郁药物有更高的有效率和缓解率，可全面改善多维抑郁症状，对快感缺失、焦虑、阻滞和认知障碍等常见残留症状的改善效果突出。相较于SSRI和SNRI抗抑郁药，本品增加了脑内多巴胺的作用，连续服用后可改善抑郁患者的快感缺失，不影响患者性功能，不引起嗜睡。

【不良反应及药物相互作用】盐酸托鲁地文拉法辛安全性良好，常见不良反应包括恶心、头晕、口干、困倦和头痛。在动物中无致突变和致畸作用。本品在动物实验中未发现滥用或依赖潜能，在临床研究中未见有觅药行为。口服后，体内主要发生不依赖 CYP450 酶的酯酶水解，转化为活性代谢产物 ODV。ODV 主要通过 UGT 酶及氧化酶代谢，CYP2D6 基本不参与 ODV 的氧化代谢。本品及 ODV 对 CYP450 酶无明显诱导和抑制作用。

二、精神分裂症的分子病理机制及药物治疗

精神分裂症（schizophrenia）是一组以思维、情感、行为之间不协调，精神活动与现实脱离为主要特征的最常见的一类精神分裂症。根据临床症状，将精神分裂症分为 I 型和 II 型，前者以阳性症状（幻觉和妄想）为主，后者则以阴性症状（情感淡漠、主动性缺乏等）为主。其发病机制不明，目前认为是遗传因素与环境、疾病、社会、心理因素共同作用的结果。抗精神分裂症药也称为神经安定药（neuroleptic drug），主要用于治疗精神分裂症，对其他精神分裂症的躁狂症状也有效。

（一）经典抗精神分裂症药

1. 吩噻嗪类　吩噻嗪是由硫、氮联结两个苯环的一种三环结构，其 2 位和 10 位被不同基团取代则获得吩噻嗪类抗精神分裂症药物。

氯丙嗪（chlorpromazine）是吩噻嗪类药物的典型代表，也是应用最广泛的抗精神分裂症药物。氯丙嗪不仅控制了患者的兴奋，而且对其他精神症状也有效。其后，又相继发现了对精神分裂症具有治疗作用的多个衍生物，这类药物统称为吩噻嗪类抗精神分裂症药物。根据 C_{10} 侧链不同，又被分为二甲胺类、哌嗪类和哌啶类。

氯　丙　嗪

氯丙嗪又名冬眠灵（wintermine），主要拮抗脑内边缘系统多巴胺（dopamine，DA）受体，这是其抗精神分裂症作用的主要机制。氯丙嗪也能拮抗肾上腺素α受体和 M 胆碱受体，因此其药理作用广泛，这也会导致其长期应用产生严重不良反应。DA 能神经元并不只存在于边缘系统，如 D_2 样受体也分布在黑质-纹状体系统（锥体外系）及其他区域（如下丘脑控制激素释放因子处）。因此，DA 受体拮抗剂氯丙嗪虽可改善精神分裂症症状，但长期应用也可导致锥体外系运动障碍和内分泌改变。

【药理作用】

（1）对中枢神经系统的作用

1）抗精神分裂症作用：氯丙嗪对中枢神经系统有较强的抑制作用，能显著控制活动状态和躁狂状态而又不损伤感觉能力；能显著减少动物自发活动，易诱导入睡，但动物对刺激有良好的觉醒反应，与巴比妥类催眠药不同，加大剂量也不引起麻醉。

2）镇吐作用：氯丙嗪具有较强的镇吐作用。小剂量时即可对抗 DA 受体激动剂阿扑吗啡（apomorphine）引起的呕吐反应，大剂量的氯丙嗪直接抑制呕吐中枢。但是，氯丙嗪不能对抗前庭刺激引起的呕吐，但对顽固性呃逆有效。

3）对体温调节的作用：氯丙嗪对下丘脑体温调节中枢有很强的抑制作用，与解热镇痛药不同，氯丙嗪不仅能降低发热机体的体温，也能降低正常体温。

（2）对自主神经系统的作用：氯丙嗪能拮抗肾上腺素α受体和 M 胆碱受体。拮抗α受体可致

血管扩张、血压下降，但由于连续用药可产生耐受性，且有较多副作用，故不适合于高血压的治疗。拮抗M胆碱受体的作用较弱，可引起口干、便秘、视物模糊。

（3）对内分泌系统的影响：结节-漏斗系统中的D_2亚型受体可促使下丘脑分泌多种激素，如催乳素释放抑制因子、卵泡刺激素释放因子、黄体生成素释放因子和ACTH等。氯丙嗪拮抗D_2亚型受体，增加催乳素的分泌，抑制促性腺激素和糖皮质激素的分泌。氯丙嗪也可抑制垂体生长激素的分泌，适用于巨人症的治疗。

【体内过程】氯丙嗪口服后吸收慢而不规则，到达血药浓度峰值的时间为2～4小时。肌内注射吸收迅速，到达血液后，90%以上与血浆蛋白结合。氯丙嗪分布于全身，在脑、肺、肝、脾、肾中较多，其中脑内浓度可达血浆浓度的10倍。主要在肝经细胞色素P450系统代谢为多种产物，经肾排泄。因其脂溶性高，易蓄积于脂肪组织，停药后数周乃至半年后，尿中仍可检出其代谢物。不同个体口服相同剂量的氯丙嗪后血药浓度可差10倍以上，故给药剂量应个体化。

【临床应用现状与展望】

（1）精神分裂症：氯丙嗪能够显著缓解阳性症状，如进攻、亢进、妄想、幻觉等，但对冷漠等阴性症状效果不显著。对各种器质性精神分裂症（如脑动脉硬化性精神分裂症、感染中毒性精神分裂症等）和症状性精神分裂症，以及其他精神病（如躁狂症）的兴奋、幻觉和妄想症状也有效，但剂量要小，症状控制后须立即停药。

（2）呕吐和顽固性呃逆：氯丙嗪对多种药物（如洋地黄、吗啡、四环素等）和疾病（如尿毒症和恶性肿瘤）引起的呕吐具有显著的镇吐作用。对顽固性呃逆具有显著疗效。对晕动症无效。

（3）低温麻醉与人工冬眠：物理降温配合氯丙嗪应用可降低患者体温，因而可用于低温麻醉。氯丙嗪与其他中枢抑制药（哌替啶、异丙嗪）合用，则可使患者深睡，体温、基础代谢及组织耗氧量均降低，增强患者对缺氧的耐受力，减轻机体对伤害性刺激的反应，并可使自主神经传导阻滞及中枢神经系统反应性降低，机体处于这种状态称为“人工冬眠”，有利于机体度过危险的缺氧缺能阶段，为进行其他有效的对因治疗争取时间。人工冬眠多用于严重创伤、感染性休克、高热惊厥、中枢性高热及甲状腺危象等病症的辅助治疗。

【不良反应及药物相互作用】

（1）不良反应

1）一般不良反应：中枢抑制症状（无力，冷淡）、M受体拮抗症状（视物模糊、口干、无汗、便秘、眼压升高等）和α受体拮抗症状（鼻塞、血压下降、直立性低血压及反射性心悸等）。由于局部刺激性较强，可用深部肌内注射。静脉注射可致血栓性静脉炎，应以生理盐水或葡萄糖注射液稀释后缓慢注射。为防止直立性低血压，注射给药后立即卧床休息，然后缓慢起立。

2）锥体外系反应：长期大量服用氯丙嗪可出现以下反应。药源性PD：表现为肌张力增高、面容呆板、动作迟缓、肌肉震颤、流涎等；静坐不能（akathisia）：患者表现为坐立不安、反复徘徊；急性肌张力障碍（acute dystonia）：多出现在用药后第1～5天。由于舌、面、颈及背部肌肉痉挛，患者可出现强迫性张口、伸舌、斜颈、呼吸运动障碍及吞咽困难；迟发性运动障碍（tardive dyskinesia，TD）：表现为口-面部不自主的刻板运动、舞蹈样手足徐动症，停药后仍长期不消失。

3）精神异常：氯丙嗪本身可以引起精神异常，如意识障碍、萎靡、淡漠、兴奋、躁动、消极、抑郁、幻觉、妄想等，应与原有疾病加以鉴别，一旦发生应立即减量或停药。

4）惊厥与癫痫：少数患者用药过程中出现局部或全身抽搐，脑电图显示癫痫样放电，有惊厥或癫痫史者更易发生，应慎用，必要时加用抗癫痫药物。

5）过敏反应：常见症状有皮疹、接触性皮炎。少数患者出现肝损害、黄疸，也可出现粒细胞减少、溶血性贫血和再生障碍性贫血等。

6）心血管和内分泌系统反应：直立性低血压，持续性低血压休克，多见于年老伴动脉硬化、高血压患者；心电图异常，心律失常。长期用药还会引起内分泌系统紊乱，如乳腺增大、泌乳、月经停止、抑制儿童生长等。

7）急性中毒：一次吞服大剂量氯丙嗪后，可致急性中毒，患者出现昏睡、血压下降至休克水平，并出现心肌损害，如心动过速、心电图异常（PR 期或 QT 间期延长，T 波低平或倒置），此时应立即对症治疗。

（2）药物相互作用：氯丙嗪能增强其他一些药物的中枢抑制作用，如乙醇、镇静催眠药、抗组胺药、镇痛药等，联合使用时注意调整剂量。特别是当与吗啡、哌替啶（度冷丁）等合用时要注意呼吸抑制和降低血压的问题。氯丙嗪易致冠心病患者猝死，应慎用；能升高眼压，青光眼患者禁用；乳腺增生症和乳腺癌患者禁用。

2. 硫杂蒽类（thioxanthenes）　其基本结构与吩噻嗪类相似，吩噻嗪环上第 10 位的氮原子被碳原子取代，此类药物的基本药理作用与吩噻嗪类极为相似。

氯普噻吨

氯普噻吨（chlorprothixene），也称泰尔登（tardan），又名氯丙硫蒽，是该类药的代表，其结构与三环类抗抑郁药相似，故有较弱的抗抑郁作用。其调整情绪、控制焦虑抑郁的作用较氯丙嗪强，但抗幻觉、妄想的作用不及氯丙嗪。氯普噻吨适用于带有强迫状态或焦虑抑郁情绪的精神分裂症、焦虑性神经官能征及更年期抑郁症患者。由于其抗肾上腺素与抗胆碱作用较弱，故不良反应较轻，锥体外系症状也较少。

3. 丁酰苯类（butyrophenones）　其化学结构与吩噻嗪类完全不相同，但其药理作用与吩噻嗪类相似。

氟哌啶醇

氟哌啶醇（haloperidol）是第一个合成的丁酰苯类药物，是这类药物的典型代表。其化学结构与氯丙嗪完全不同，却能选择性拮抗 D_2 样受体，有很强的抗精神分裂症作用。口服后 2～6 小时血药浓度达高峰，作用可持续 3 天。氟哌啶醇不仅可显著控制各种精神运动兴奋的作用，同时对慢性症状有较好疗效。其锥体外系副作用发生率高、程度严重，但由于对心血管系统的副作用较轻、对肝功能影响小而保留其临床应用价值。

4. 其他抗精神分裂症药物

舒必利

舒必利（sulpiride）属于苯甲酰胺类，可选择性地拮抗中脑边缘系统 D_2 受体。对紧张型精神分裂症疗效好，奏效也较快，有“药物电休克”之称。此药有改善患者与周围的接触、活跃情绪、减轻幻觉和妄想的作用，对情绪低落、抑郁等症状也有治疗作用，对长期用其他药物无效的难治性病例也有一定疗效。舒必利对中脑边缘系统的 D_2 受体有高度亲和力，对纹状体的亲和力较低，因此其锥体外系不良反应较少。

（二）非典型抗精神分裂症药

非典型抗精神分裂症药与经典的抗精神分裂症药相比有明确的优点：耐受性好，依从性好，很少发生包括锥体外系反应和高催乳素血症等不良反应；几乎所有的本类药在改善精神分裂症状尤其是阴性症状方面均较经典抗精神分裂症药强。本类药物被推荐为首发精神分裂症患者的一线治疗药，代表药包括氯氮平、奥氮平、喹硫平、利培酮、齐拉西酮、阿立哌唑等。可引起代谢性疾病如高脂血症、体重增加等。

氯氮平

氯氮平（clozapine）属于二苯二氮䓬类，为新型抗精神分裂症药。目前我国许多地区已将其作为治疗精神分裂症的首选药。

氯氮平是选择性 D_4 亚型受体拮抗药，其特别的优点是几乎无锥体外系反应。与其特异性拮抗中脑边缘系统和中脑皮质系统的 D 亚型受体、对黑质-纹状体系统的 D_2 和 D_3 亚型受体几无亲和力有关。氯氮平主要用于其他抗精神分裂症药物无效或锥体外系反应过强的患者。新近也有报道氯氮平抗精神分裂症的治疗机制涉及阻断 5-HT_2A 和 DA 受体、协调 5-HT 与 DA 系统的相互作用和平衡，因此，氯氮平也被称为 5-HT-DA 受体阻断剂（serotonin-dopamine antagonist，SDA），并由此提出了精神分裂症的 DA 与 5-HT 平衡障碍的病因学说。

氯氮平也可用于长期给予氯丙嗪等抗精神分裂症药物引起的迟发运动障碍，可获明显改善，原有精神疾病也得到控制。氯氮平对情感淡漠和逻辑思维障碍的改善较差。氯氮平具有抗胆碱、抗组胺、抗α肾上腺素能作用，几乎无锥体外系反应和内分泌紊乱等不良反应，但可引起粒细胞减少，严重者可致粒细胞缺乏（女性多于男性），可能由免疫反应引起。因此，用药前及用药期间须做白细胞计数检查。亦有引起染色体畸变的报道。

三、成瘾的分子病理机制及药物治疗

蓝斑核是阿片类药物成瘾的重要调控部位。发生戒断反应时，蓝斑核高频放电，向蓝斑核内注射阿片受体拮抗药可诱发戒断症状，而毁损蓝斑核后可减轻戒断症状。蓝斑核去甲肾上腺素能神经元的变化与吗啡成瘾及戒断症状有直接联系。吗啡与蓝斑核μ受体结合后，通过激活钾通道和抑制钙通道，促进 K^+外流，抑制 Ca^{2+}内流，导致突触前膜去甲肾上腺素释放量减少，突触后膜超极化，从而抑制蓝斑核去甲肾上腺素能神经元。吗啡戒断时受抑制的蓝斑核突然活跃，放电增强，伴随去甲肾上腺素释放增加，戒断反应发生。

纳洛酮

纳洛酮（naloxone）为阿片受体竞争性拮抗药。

【药理作用】纳洛酮对各型阿片受体均有竞争性拮抗作用，作用强度依次为$\mu>\kappa>\delta$。

【体内过程】纳洛酮口服易吸收，但首过消除明显，故常静脉给药。静脉注射 2 分钟后起效，作用持续 30～60 分钟。血浆半衰期为 40～55 分钟，在肝脏与葡萄糖醛酸结合而失活。巴比妥类药物或长期饮酒诱导肝微粒体酶，可缩短其血浆半衰期。

【临床应用现状与展望】

1. 阿片类药物急性中毒 首选用于已知或疑为阿片类药物过量引起的呼吸抑制和昏迷等，可迅速改善呼吸，使意识清醒；对阿片类药物的其他效应均能对抗。亦能解除喷他佐辛引起的焦虑、幻觉等精神症状。对阿片类药物依赖者，可同时促进戒断症状产生，应注意区别。

2. 解除阿片类药物麻醉的术后呼吸抑制及其他中枢抑制症状 芬太尼、哌替啶等作静脉复合麻醉或麻醉辅助用药时，术后呼吸抑制仍明显者，使用纳洛酮可反转呼吸抑制。用量过大或给药过快，可同时取消或显著减弱阿片类药物的镇痛作用，故应注意掌握用量和给药速度。

3. 阿片类药物成瘾者的鉴别诊断　对阿片类药物依赖者，肌内注射本品可诱发严重戒断症状。结合用药史和尿检结果，可确认为阿片类药物成瘾。但纳洛酮鉴别试验阴性者，不能排除阿片类药物依赖性。

4. 适用于急性酒精中毒、休克、脊髓损伤、脑卒中及脑外伤的救治

5. 本品为研究疼痛与镇痛的重要工具药

【不良反应】纳洛酮无内在活性，本身不产生药理效应，不良反应少，大剂量偶见轻度烦躁不安。

（金增亮）

第八章 作用于心血管系统的药物

第一节 抗高血压药

一、高血压的病理生理和发病机制

（一）病理生理

血压（blood pressure，BP）一般指体循环动脉血压，是推动血液在动脉血管内向前流动的压力，也是血液作用于动脉管壁上的侧压力。高血压是指以体循环动脉血压升高为特征的疾病或病理过程。我国高血压界定标准为收缩压/舒张压≥140/90mmHg。高血压可分为原发性高血压和继发性高血压。绝大多数高血压病因不明，称为原发性高血压；少数高血压有因可查，称为继发性高血压或症状性高血压。高血压会引发脑血管意外、肾衰竭、心力衰竭、冠心病、眼底病变等并发症，且这些并发症大多可致死或致残。尽管经过一个多世纪的研究，但高血压仍然难以治愈，因为其机制复杂，涉及多种因素相互作用。总而言之，高血压人群如不经合理治疗，发生心脑血管疾病事件的概率至少增加 10%，可导致过早死亡。

（二）发病机制

高血压的发病机制尚不完全明确，目前多认为高血压是在一定遗传背景下，由于环境因素共同作用而产生的。高血压发病机制涉及神经、内分泌及代谢等多个系统。

1. 肾素-血管紧张素-醛固酮系统（renin-angiotensin-aldosterone system，RAAS） RAAS由肾素、血管紧张素（angiotensin，Ang）、血管紧张素Ⅰ（angiotensin Ⅰ，Ang Ⅰ）、血管紧张素Ⅱ（angiotensin Ⅱ，Ang Ⅱ）、血管紧张素转换酶（angiotensin converting enzyme，ACE）、血管紧张素代谢产物、Ang Ⅱ受体及醛固酮等组成，Ang Ⅱ在高血压发病中是中心环节。其机制包括：①强烈收缩小动脉，增加外周阻力。收缩微静脉，增加回心血量和心输出量。②促进原癌基因表达，促进平滑肌细胞增生，增加外周阻力。③作用于交感神经，使交感缩血管活性增强，并释放儿茶酚胺，促进血管内皮细胞释放缩血管因子。④促进醛固酮的释放，增加钠、水的重吸收，增加循环血量。⑤促进神经垂体释放抗利尿激素，增加血容量。⑥直接作用于肾血管，使其收缩，致尿量减少，增加血容量。

2. 交感神经系统 该系统分布于各种组织和器官，与血压调节相关的主要器官是心脏、血管、肾脏和肾上腺。①交感神经递质去甲肾上腺素（norepinephrine，NA）兴奋心脏 β_1 受体，导致心率增快、心肌收缩力增强，心输出量增加，致血压升高。②NA 作用于血管，收缩动脉，使血管重构，增加外周阻力。③交感神经作用于肾脏，可通过减少肾脏的血流量，增加肾素的释放。

④交感神经作用于肾上腺髓质，增加儿茶酚胺的释放。

3. 血管内皮功能紊乱　高血压患者存在血管内皮功能紊乱，表现为内皮一氧化氮（nitric oxide，NO）水平或活性下调；局部 RAAS 过度激活；类花生四烯酸物质代谢异常。

4. 胰岛素抵抗　50%的高血压患者，特别是伴有肥胖的患者，具有胰岛素抵抗和高胰岛素血症。高胰岛素血症导致高血压的机制如下。①水钠潴留：肾小管对钠和水的重吸收增强，使血容量增加。②内皮细胞功能障碍：内皮细胞分泌的内皮素与 NO 失衡，加重高血压的进展。③增强交感神经活性，提高 RAAS 的兴奋性。④Na^+-K^+-ATP 酶和 Ca^{2+}-ATP 酶活性降低，使细胞对生长因子更敏感，促进平滑肌细胞生长及内移、血管壁增厚等。⑤刺激血管平滑肌细胞增殖。

5. 遗传因素　已公认遗传机制是高血压发生的基础之一。遗传模式有两种，单基因遗传模式，是指一个基因突变引起的高血压；多基因遗传模式，更符合血压变异的数量性状特性。高血压为多基因共同作用的产物，这些基因既有各自独立的效应，呈显性或隐性遗传，又相互作用，并通过分子、细胞、组织、器官等不同水平的数种中间表现型的介导，最终导致血压升高。

6. 其他因素　血管舒缓肽-激肽-前列腺素系统、血管内皮松弛因子-收缩因子系统等都参与了血压的调节。

综上所述，抗高血压药可分别作用于上述不同环节，降低血压。

二、临床常用的抗高血压药

目前，应用比较广泛或称为一线抗高血压药物的是利尿药、钙通道阻滞药（calcium channel blocker，CCB）、β受体阻滞剂、血管紧张素转化酶抑制剂（angiotensin converting enzyme inhibitor，ACEI）、血管紧张素受体阻断药（angiotensin receptor inhibitor，ARB）。

（一）利尿药

限制钠盐的摄入是治疗早期高血压的手段之一。随着 20 世纪 50 年代噻嗪类利尿药的问世，以药物改变体内 Na^+平衡成为治疗高血压的主要方法之一。大规模临床试验表明，噻嗪类利尿药可降低高血压并发症如脑卒中和心力衰竭的发病率和死亡率。单独使用噻嗪类药物作降压治疗时，剂量应尽量小。研究发现许多患者使用小剂量（12.5mg）的氢氯噻嗪或氯噻酮即有降压作用，超过 25mg 时降压作用并不一定增强，反而可能使不良反应发生率增加。因此，建议单用利尿药降压时的剂量不宜超过 25mg，若 25mg 仍不能有效地控制血压，则应合用或换用其他类型抗高血压药。

氢氯噻嗪

【药理作用】扩张外周血管，降低血压。主要用于治疗高血压、水肿、青光眼等疾病。

【体内过程】口服吸收迅速但不完全，进食能增加吸收量，口服 2 小时起作用，达峰时间为 4 小时，作用持续时间为 6～12 小时。半衰期（$t_{1/2}$）为 15 小时，肾功能受损者延长。本药吸收后消除相开始阶段血药浓度下降较快，之后血药浓度下降明显减慢，可能与后阶段药物进入红细胞内有关。主要以原型由尿排泄。

【临床应用现状与展望】主要用于治疗轻中度高血压，常与其他抗高血压药物如 β 受体阻滞剂、CCB 等合用。也可用于治疗轻中度水肿，如心力衰竭、肝硬化、肾病综合征等所致的水肿。在眼科，可用于治疗开角型青光眼和急性闭角型青光眼的发作，有降低眼压和减少房水分泌的作用。

【不良反应及药物相互作用】

（1）不良反应：皮疹、血小板减少性紫癜等。

（2）药物相互作用：①促肾上腺皮质激素能降低本药的利尿作用。②非甾体抗炎镇痛药尤其是吲哚美辛，能降低本药的利尿作用。③与多巴胺合用时，利尿作用加强。④与其他抗高血压药合用时，利尿、降压作用均加强。

（二）钙通道阻滞药

钙通道阻滞药通过减少细胞内钙离子含量而松弛血管平滑肌，进而降低血压。从化学结构上可将其分为二氢吡啶类和非二氢吡啶类。前者对血管平滑肌具有选择性，较少影响心脏，常用的抗高血压药有硝苯地平、尼群地平、氨氯地平等。非二氢吡啶类主要包括维拉帕米和地尔硫䓬，对心脏和血管均有作用。

硝苯地平

【药理作用】作用于血管平滑肌细胞膜 L 型钙通道，通过抑制钙离子从细胞外进入细胞内，使细胞内钙离子浓度降低，导致小动脉扩张，总外周血管阻力下降而降低血压。周围血管扩张可引起交感神经活性反射性增强，从而引起心率加快。

【体内过程】口服后约 6 小时达平台期，波动小，作用可持续 24 小时。在禁食情况下，缓释制剂可减少血药浓度的波动。口服 90mg，其平均血药浓度为 115ng/ml。与普通制剂相比，缓释制剂的相对生物利用度为 86%。药物在肝脏内转换为无活性的代谢产物，60%～80%经肾排泄，20%随粪便排出。消除半衰期约为 2 小时。硝苯地平与血浆蛋白高度结合，结合率为 92%～98%。

【临床应用现状与展望】对轻、中、重度高血压均有降压作用，亦适用于合并心绞痛或肾脏疾病、糖尿病、哮喘、高脂血症及恶性高血压患者。目前多推荐使用缓释片剂，以减轻迅速降压造成的反射性交感活性增加。

【不良反应及药物相互作用】

（1）不良反应：一般较轻，初服者常见面部潮红，其次有心悸、窦性心动过速。个别有舌根麻木、口干、发汗、头痛、恶心、食欲缺乏等。

（2）药物相互作用：①与其他抗高血压药同用可致血压过低。②突然停用 β 受体阻滞剂治疗而启用本品，偶可发生心绞痛，须逐步递减前者用量。③与蛋白结合率高的药物如双香豆素、洋地黄、苯妥英钠、奎尼丁、华法林等合用时，以上药物的游离浓度常发生改变。④与硝酸酯类合用，治疗心绞痛的作用可增强。

（三）β受体阻滞剂

广泛用于治疗各种程度的高血压。长期应用一般不引起水钠潴留，亦无明显的耐受性。

普萘洛尔

【药理作用】普萘洛尔为非选择性β受体阻滞剂，对β_1和β_2受体具有相同的亲和力，缺乏内在拟交感活性。可通过多种机制产生降压作用，即减少心输出量、抑制肾素释放、在不同水平抑制交感神经系统活性和增加前列环素的合成等。

【体内过程】普萘洛尔为高度亲脂性化合物，口服吸收完全，肝脏首过消除显著，生物利用度约为 25%，且个体差异较大。$t_{1/2}$约为 4 小时，但降压作用持续时间较长，可 1～2 次/天。

【临床应用现状与展望】用于各种程度的原发性高血压。可作为抗高血压的首选药单独应用，也可与其他抗高血压药合用。对心输出量及肾素活性偏高者疗效较好，高血压伴有心绞痛、偏头痛、焦虑症等选用β受体阻滞剂较为合适。

【不良反应及药物相互作用】

（1）不良反应：①充血性心力衰竭、心动过缓、外周性缺血（雷诺病样症状等）、房室传导阻滞、伴有神志昏迷的直立性低血压（<0.1%），出现此类症状时应减量或停药，并给予适宜治疗。②粒细胞缺乏症、血小板减少症、紫癜（<0.1%），出现此类症状时，应减量或停药，并给予适宜治疗。③支气管痉挛、呼吸困难、喘鸣（<0.1%），出现此类症状时，应减量或停药，根据需要可使用β_2受体激动剂等进行适宜治疗。

（2）药物相互作用：普萘洛尔的代谢涉及细胞色素 P450 的多种途径，因此与细胞色素 P450 酶的底物、抑制剂或诱导剂具有相互作用，与由上述途径代谢的药物合用或与影响一种或多种代谢途径活性的药物合用时，可导致临床相关的药物相互作用。

（四）血管紧张素转化酶抑制剂

1981 年，卡托普利作为首个获准治疗高血压的 ACEI，目前至少有 18 个 ACEI 应用于临床。该类药能抑制 ACE 活性，使 Ang Ⅱ的生成减少、缓激肽的降解减少，扩张血管，降低血压。该类药物不仅具有良好的降压效果，而且具有器官保护作用，对高血压患者的并发症及一些伴发疾病有良好治疗效果。服药后患者发生顽固性咳嗽（无痰干咳）往往是停药的原因之一。

卡托普利

【药理作用】具有轻至中等强度的降压作用，可降低外周阻力，增加肾血流量，不伴反射性心率加快。其降压机制如下：抑制 ACE，减少 Ang Ⅰ转变为 Ang Ⅱ，从而产生血管舒张；减少醛固酮分泌，以利于排钠；使肾血管扩张，加强排钠作用；由于抑制缓激肽的水解，使缓激肽增多；亦可抑制交感神经系统活性。

【体内过程】口服易吸收，空腹生物利用度大于 75%，胃肠道内容物可使本品吸收减少，生物利用度降低，故宜在餐前 1 小时服药。口服后约 15 分钟开始起效，有效血药浓度可持续至服药后 24 小时，降压作用达 24 小时以上，肝肾功能不全时持续时间更长。部分本品在肝内代谢为二硫化物等，主要经肾排泄，排泄物中 40%～50%为原型药物，中毒时可用血液透析法清除。

【临床应用现状与展望】适用于各型高血压。本品目前为抗高血压治疗的一线药物之一。60%～70%的患者单用本品能使血压控制在理想水平，加用利尿药则 95%的患者有效。本品尤其适用于合并糖尿病及胰岛素抵抗、左心室肥厚、心力衰竭、急性心肌梗死的高血压患者。卡托普利与利尿药合用于重型或顽固性高血压疗效较好。

【不良反应及药物相互作用】

（1）不良反应：一般不良反应少见，偶可引起①皮疹，可能伴有瘙痒、发热、嗜酸性细胞增多、抗核抗体阳性等。②心悸、心动过速、心律不齐、胸痛等。③味觉异常。④咳嗽。⑤眩晕、头痛、昏厥等。⑥蛋白尿。⑦血管性水肿等。

（2）药物相互作用：①与其他抗高血压药同用可产生相加作用，以释出肾素或影响交感活性的药物最显著，与β受体阻滞剂相加作用较轻。②与库存血、保钾利尿药、含钾药物同用可引起血钾过高。③与利尿药同用可增强降压效果，但应避免引起严重低血压。④与其他扩血管药同用于心力衰竭患者时须当心低血压。⑤与内源性前列腺素合成抑制药如吲哚美辛同用将使本品的降压作用减弱。

（五）AT_1受体阻断药

Ang Ⅱ可作用于两种受体，即血管紧张素1型和2型受体。目前应用于临床的血管紧张素受体阻断药为 AT_1 受体阻断药，具有良好的降压作用和器官保护作用。1995 年，氯沙坦作为首个 AT_1 受体阻断药获准治疗高血压，目前至少有 9 个 AT_1 受体阻断药用于临床。沙坦类药物需经体内代谢转化为活性产物才能发挥作用。与 ACEI 比较，AT_1 受体阻断药对 AT_2 受体的器官保护作用具有增强作用；可阻断 ACE 途径和非 ACE 途径（如糜酶途径）几乎所有 Ang Ⅱ的有害作用；不影响缓激肽等物质的生化代谢。

氯 沙 坦

【药理作用】竞争性阻断 AT_1 受体，为第一个用于临床的非肽类 AT_1 受体阻断药。在体内转化成 5-羧基酸性代谢产物 EXP-3174，后者有非竞争性 AT_1 受体的阻断作用。它们都能与 AT_1 受体选择性地结合，对抗 Ang Ⅱ的绝大多数药理学作用，从而产生降压作用。

【体内过程】口服吸收良好，经首过代谢后形成羧酸型活性代谢物及其他无活性代谢物；生物利用度约为 33%。氯沙坦及其活性代谢产物的血药浓度分别在 1 小时及 3～4 小时达到峰值。本品与食物同服时，氯沙坦的血浆浓度没有明显变化。

【临床应用现状与展望】本品可用于各型高血压，若 3～6 周后血压下降仍不理想，可加用利尿药。

【不良反应及药物相互作用】

（1）不良反应：轻微且短暂，一般不需终止治疗。

（2）药物相互作用：与保钾利尿药、补钾剂、含钾的盐代用品或其他可能增加血钾的药物（如含甲氧苄啶的药物）合用时，可导致血钾升高。

三、抗高血压药的研究进展与研究模型

（一）抗高血压药的研究进展

抗高血压新药研究向着高效、长效、高选择性、副作用小及多器官保护的方向发展，近年陆续出现了许多抗高血压新药：新型肾素抑制剂阿利吉仑通过阻断 RAAS 降低原发性高血压患者和轻中度高血压患者的血压，诱导更迅速的外周血管舒张及降低动脉硬度；Ang Ⅱ受体阻滞剂阿齐沙坦酯通过阻断 Ang Ⅱ和血管加压激素的作用来降低血压；ETA/AT_1 抑制剂司帕生坦（sparsentan）能够对抗内皮素和 Ang Ⅱ的缩血管作用，一定程度上起到降低血压的作用；第三代二氢吡啶类 CCB 马尼地平对血管平滑肌具有高度选择性，可显著诱导外周血管舒张而降压；新型二氢吡啶类 CCB 如依福地平（efonidipine）、贝尼地平（benidipine）和尼伐地平（nilvadipine）能够部分阻滞 L 型和 T 型钙离子通道。随机化临床试验发现，与单作用于 L-型钙通道药物相比，依福地平和贝尼地平对 L 型钙通道的阻滞作用相似，而外周水肿和反射性心动过速等不良反应的发生概率更低；5-HT_2 受体阻断药乌拉地尔通过降低外周阻力而降压；DA_2 受体激动剂卡莫昔罗可以降低去甲肾上腺素水平而降压；目前关于治疗高血压的内皮素受体拮抗剂（endothelin receptor antagonist，ERA）可以分为两种类型，即选择性 ERA 如安立生坦和非选择性 ERA 如波生坦，前者可能与体液潴留性肾衰竭和心力衰竭的发生有关，后者通过阻断内皮素和内皮素受体结合而产生强效的降

压作用，但是其肝毒性阻碍了该药物的进一步应用。Quantum Genomics SA 公司研发的新型口服 ETA/ETB 受体拮抗剂 Aprocitentan，半衰期长达 44 小时，既不会干扰胆盐分泌，也不具有肝毒性，通过影响内皮素（endothelin，ET）及其受体发挥降压作用，为难治性高血压患者的降压治疗提供了新思路，目前该药物正在进行名为 PRECI-SION 的Ⅲ期临床试验；新型氨基肽酶 A 抑制剂 Firibastat 是美国 Quantum Genomics 制药公司开发的一种首创降压药，该药物通过在大脑中递送 EC33 产物，特异地抑制氨基肽酶 A，从而减少 Ang Ⅲ的产生，起到降低血压的作用；GLP-1 受体激动剂 Tirzepatide 对肥胖高血压患者显示出降压作用。

目前，很多新的抗高血压复方制剂在临床上使用并得到良好的效果。Edarbyclor 是由一种 Ang Ⅱ受体阻断剂阿齐沙坦酯与一种利尿剂氯噻酮组成的复方降压药；tekamlo 同时含有直接作用型肾素抑制剂阿利吉仑和氨氯地平两种成分；Tribenzor 是日本第一三共公司研发的新型复方抗高血压药物，含氨氯地平、奥美沙坦酯、氢氯噻嗪。

（二）抗高血压的药研究模型

1. 遗传性高血压动物模型

（1）自发性高血压大鼠（spontaneously hypertensive rat，SHR）：是最常用于遗传性高血压及其并发症的实验动物，4～6 周龄血压开始升高，成年后血压可达 180～200mmHg。SHR 作为实验模型，其优势是高血压、心血管疾病发生率高，病程较短，可观察到发病过程中所损害的靶器官的病理变化。

（2）易卒中性自发性高血压大鼠（spontaneous hypertensive rat-stroke prone strain，SHR-SP）：SHR-SP 是由冈本等于 1974 年从自发性高血压大鼠的亚品系建立的，具有高血压、高血压性脑卒中、外周器官改变和盐敏感的特点，广泛应用于高血压脑卒中的病理生理学改变和机制研究。

（3）盐敏感性高血压遗传大鼠（Dahl/salt sensitive rat，Dahl/SS 大鼠）：Dahl/SS 大鼠作为研究盐敏感高血压的经典动物模型，不同浓度的高盐饮食（4% NaCl、8% NaCl）和饲养时间（3～7 周）均可使其产生不同程度高血压，并伴发肾脏和血管损伤。该模型具备血压的盐敏感性、高脂血症、胰岛素抵抗、肾衰竭、尿蛋白分泌增加、低血浆肾素活性等和人类盐敏感高血压患者类似的病理生理学特征，并能够稳定遗传。

2. 诱导性高血压动物模型

（1）手术诱导：手术诱导的高血压动物模型主要为肾动脉狭窄性高血压模型，包括双肾双夹法（2K2C）和一肾一夹法（1K1C），是通过狭窄肾动脉减少血液流向肾脏或切除肾脏，降低灌注压力和激活 RAAS，致血管收缩和盐、水潴留，最终致血压升高。

（2）药物诱导

1）Ang Ⅱ诱导：该模型的制备多采用渗透泵皮下注射法，该模型复制方法无创、简单，血压升高持续稳定，为非常有应用前景和值得推广的模型之一，主要在肾素、血管紧张素和氧化应激等研究中应用广泛。

2）醋酸去氧皮质酮（desoxycorticosterone acetate，DOCA）诱导：DOCA 可抑制肾素-血管紧张素系统，导致血浆肾素活性低下，从而介导血压升高，一般通过在皮下植入 DOCA 缓释泵或注射 DOCA，且加 NaCl 溶液灌胃诱导高血压的形成。主要适用于高血压中肾素-血管紧张素系统相关和水钠代谢相关的研究。

3）*N*-硝基-L-精氨酸甲酯（L-NAME）诱导：L-NAME 是一氧化氮合酶竞争性抑制剂，可削弱 NO 的舒血管作用而导致原发性高血压的发生。故可建立 NO 长期缺乏所致的高血压动物模型，模型实验研究对象多为大鼠。主要适用于高血压中 NO 系统和心血管系统相关的研究。

（3）饮食诱导：高盐、高脂、高糖饮食及饮酒是原发性高血压的风险因素。饮食诱导的高血压模型的机制与钠潴留、RAAS 激活、交感神经活性增加、内皮功能障碍等有关。此种模型多复合因素造模，用于肥胖相关高血压机制、降压药物的筛选、代谢障碍的研究。

（4）环境诱导：该模型多应用于急性高血压实验，采用各种应激手段（电击、束缚、噪声、冷/热刺激等）进行造模，动物应激后血压升高。此类模型的机制与氧化应激、中枢交感神经系统、肾素-血管紧张素系统有关。

第二节　心力衰竭治疗药物

一、心力衰竭的病理生理和发病机制

（一）病理生理

心力衰竭（heart failure，HF）是由各种心脏疾病导致心功能不全的一种临床综合征。心力衰竭是一种多因素的全身性疾病，在心脏损伤后，结构、神经体液、细胞和分子机制被激活，并作为一个网络来维持生理功能。心力衰竭时通常伴有体循环和（或）肺循环的被动性充血，故又称充血性心力衰竭。

在临床上，为了更好地判断患者的病情轻重和指导治疗，最常按心功能不全的严重程度进行分类。纽约心脏病学会（New York Heart Association，NYHA）提出按照患者症状的严重程度将慢性心功能不全分为四级（表 8-1）。美国心脏病学会/美国心脏学会（American College of Cardiology/American Heart Association，ACC/AHA）发布的慢性心力衰竭诊疗指南将患者分为四期。这种心力衰竭的新分期法是对 NYHA 分级的补充，更加强调心力衰竭早期预防的重要性，有利于在心脏病易患期阻断心脏损伤的发展。

表 8-1　按心功能不全严重程度的分类方法

心功能不全分级（NYHA）	心功能不全分期（ACC/AHA）
Ⅰ级：无心力衰竭的症状，体力活动不受限	A 期：指将来可能发生心力衰竭的高危人群，如冠心病和高血压患者，但目前尚无心脏结构性损伤或心力衰竭症状
Ⅱ级：静息时无症状，体力活动轻度受限，日常活动可引起呼吸困难、疲乏和心悸等症状	B 期：有结构性心脏损伤，如既往有心肌梗死、瓣膜病，但无心力衰竭的症状，相当于 NYHA 心功能Ⅰ级
Ⅲ级：在静息时无症状，轻度活动即感不适，体力活动明显受限	C 期：已有器质性心脏病，以往或目前有心力衰竭的临床表现，包括 NYHA 心功能Ⅱ、Ⅲ级和部分Ⅳ级
Ⅳ级：在静息时也有症状，任何活动均严重受限	D 期：难治性终末期心力衰竭，有进行性器质性心脏病，虽经积极的内科治疗，但患者仍表现出心力衰竭的症状

（二）发病机制

1. 心肌功能变化　大多数患者以收缩性心力衰竭为主，心肌收缩力减弱，心输出量减少，射血分数明显下降，组织器官灌流不足，其对正性肌力药物反应良好。少数患者以舒张功能障碍为主，主要是心室的充盈异常，心室舒张受限和不协调，心室顺应性降低，心输出量减少，心室舒张末期压增高，体循环和（或）肺循环淤血，其射血分数下降不明显甚至可维持正常，对正性肌力药物反应差。

2. 心脏结构变化 心力衰竭发病过程中，心肌处在长期的超负荷状态，心肌缺血、缺氧、心肌细胞能量生成障碍，心肌过度牵张，心肌细胞内 Ca^{2+}超载等病理生理改变引发心肌细胞肥大、凋亡，心肌细胞外基质堆积，胶原网受到破坏，心肌组织纤维化等，心肌组织发生重构，表现为心肌肥厚、心腔扩大、心脏的收缩和舒张功能障碍。

3. 交感神经系统激活 心力衰竭时，心肌收缩力减弱、心输出量下降，交感神经系统活性会反射性增高。长期的交感神经系统的激活可使心肌后负荷及耗氧量增加，促进心肌肥厚，诱发心律失常甚至猝死。此外，高浓度的 NA 尚可直接导致心肌细胞凋亡、坏死，使病情恶化。

4. 肾素-血管紧张素-醛固酮系统（RAAS）激活 心力衰竭时，肾血流量减少，RAAS 被激活。长期的 RAAS 激活使全身小动脉强烈收缩，促进肾上腺皮质释放醛固酮而致水钠潴留、低钾，增加心脏的负荷而加重心力衰竭。另外，RAAS 的激活可促进多种生长因子基因的表达、促原癌基因表达及增加细胞外基质合成等作用，从而引起心肌肥厚、心室重构。

5. 体液因子的改变

（1）精氨酸加压素（arginine vasopressin，AVP）：心力衰竭时患者血中 AVP 含量增加，AVP 通过特异受体（V_1）与 G 蛋白偶联，激活磷脂酶 C，产生肌醇三磷酸和二酰甘油，使血管平滑肌细胞内 Ca^{2+}增加而收缩血管，增加心脏负荷。

（2）利钠肽类：心房钠尿肽（atrial natriuretic peptide，ANP）、脑钠肽（brain natriuretic peptide，BNP）和 C 型利尿钠肽（C-type natriuretic peptide，CNP）。ANP 主要由心房分泌，心室肌也有少量表达，心房压力增高时释放，其生理作用为扩张血管和利尿排钠，对抗肾上腺素、肾素-血管紧张素和 AVP 系统的水、钠潴留效应。BNP 主要由心室肌细胞分泌，生理作用与 ANP 相似但较弱，BNP 水平随心室壁张力而变化并对心室充盈压具有负反馈调节作用。CNP 主要位于血管系统内，生理作用尚不明确，可能参与或协同 RAAS 的调节作用。

（3）内皮素、NO、缓激肽和炎症介质：综上所述，治疗心力衰竭的药物可分别作用于上述不同环节，从而改善心功能。

二、临床常用的心力衰竭治疗药物

随着对于心力衰竭病理生理机制的不断探索，心力衰竭的药物治疗在“强心、利尿、扩血管”的血流动力学治疗策略基础上，加入神经内分泌拮抗治疗策略作为参考。目前应用较广泛的药物是肾素-血管紧张素-醛固酮系统抑制药、利尿药、正性肌力药、扩血管药和 β 受体阻滞剂。

（一）肾素-血管紧张素-醛固酮系统抑制药

ACEI 和 ARB 是用于心功能不全治疗的重要药物。ACEI 能预防和逆转心室的重构，提高心脏及血管的顺应性，不仅能缓解心力衰竭的症状、提高生活质量，而且显著降低心力衰竭患者的病死率、改善预后。ARB 可直接阻断 Ang Ⅱ与其受体的结合，发挥拮抗作用，能预防及逆转心血管的重构；干扰肾素-血管紧张素系统而不抑制激肽酶，因此具有 ACEI 的所有益处，减少不良反应。在常规治疗的基础上，加用醛固酮受体拮抗剂（mineralocorticoid receptor antagonist，MRA）螺内酯可明显降低慢性心力衰竭病死率，防止左心室肥厚时心肌间质纤维化，改善血流动力学和临床症状。

1. ACEI 类药物

卡 托 普 利

【药理作用】卡托普利为人工合成的非肽类ACEI，抑制RAAS系统的ACE，阻止Ang Ⅰ转换为Ang Ⅱ；抑制醛固酮分泌，减少水钠潴留；降低全身血管阻力，增加心输出量等，能够改善充血性心力衰竭患者的心脏功能。

【体内过程】口服吸收迅速，约15分钟起效，1小时血药浓度达峰值，分布广泛，可透过胎盘，并可移行进入乳汁。生物利用度60%，蛋白结合率约30%，$t_{1/2}$为4小时，作用维持6～8小时。在肝内代谢，代谢物和原型药物从尿中排泄。

【临床应用现状与展望】作为治疗心力衰竭的一线药物。

【不良反应及药物相互作用】

（1）不良反应：主要包括昏厥、头痛、首剂低血压、眩晕、恶心、呕吐、腹泻等。卡托普利禁用于双侧肾动脉狭窄的患者和孕妇。

（2）药物相互作用：卡托普利与利尿药同用使降压作用增强，与其他扩血管药同用可能致低血压；与含钾药物合用，可能引起血钾过高；与内源性前列腺素合成抑制剂如吲哚美辛同用，将使降压作用减弱。

2. ARB 类药物

氯 沙 坦

【药理作用】氯沙坦能够与AT_1受体选择性结合，阻断其所致的生理效应，如血管收缩、醛固酮分泌、交感神经兴奋等。从而降低外周阻力和血容量，使收缩压和舒张压下降。同时，还能减轻左心室肥厚，抑制心肌细胞增生，延迟或逆转心肌重构，改善左心室功能。

【体内过程】口服吸收良好，经首过代谢后形成羧酸型活性代谢物及其他无活性代谢物，生物利用度约为33%。氯沙坦及其活性代谢产物的血药浓度分别在1小时及3～4小时达到峰值。

【临床应用现状与展望】主要用于治疗原发性高血压和心力衰竭。在心力衰竭治疗中，常与利尿剂、β受体阻滞剂或ACEI等联合使用，以改善心功能和预后。

【不良反应及药物相互作用】

（1）不良反应：本品耐受性良好；不良反应轻微且短暂，一般不需终止治疗。

（2）药物相互作用：与ACEI或直接肾素抑制剂等合用，可增加低血压和高钾血症的风险；与保钾利尿剂或补钾剂等合用，可导致血钾升高；与非甾体抗炎药如吲哚美辛等合用，可降低氯沙坦的降压作用。

3. 抗醛固酮药

螺 内 酯

【药理作用】螺内酯是醛固酮的竞争性拮抗药。螺内酯及其代谢产物坎利酮的结构与醛固酮相似，结合胞质中的盐皮质激素受体，阻止醛固酮受体复合物的核转位，而产生拮抗醛固酮的作用。另外，该药也能干扰细胞内醛固酮活性代谢物的形成，影响醛固酮作用的充分发挥，表现出排钠保钾的作用。

【体内过程】口服吸收较好，约为65%，生物利用度大于90%，血浆蛋白结合率在90%以上，进入体内后80%由肝脏迅速代谢为有活性的坎利酮，口服1日左右起效，2～3日达高峰，停药后作用仍可维持2～3日。

【临床应用现状与展望】螺内酯的利尿作用弱，起效缓慢而持久，服药后 1 天起效，2～4 天达最大效应。其利尿作用与体内醛固酮的浓度有关，仅在体内有醛固酮存在时才发挥作用。常用于治疗与醛固酮升高有关的顽固性水肿、充血性心力衰竭等。近年也发现螺内酯可通过抑制心肌纤维化改善心力衰竭患者的状况。

【不良反应及药物相互作用】

（1）不良反应：较轻，在少数患者可引起头痛、困倦与精神紊乱等。久用可引起高血钾，尤其是当肾功能不良时，故肾功能不全者禁用。

（2）药物相互作用：螺内酯与引起血压下降的药物合用，利尿和降压效果均加强；与含钾药物、ACEI 等药物合用时，发生高钾血症的概率增加。

（二）利尿药

利尿药促进 Na^{+}、水的排泄，减少血容量，降低心脏前负荷，改善心功能；降低静脉压，消除或缓解静脉淤血及其所引发的肺水肿和外周水肿。对充血性心力衰竭伴有水肿或有明显淤血者尤为适用。常用利尿药主要有呋塞米、氢氯噻嗪等。

呋　塞　米

【药理作用】呋塞米为短效、强效的磺胺类利尿剂，可以使尿中 Na^{+}、K^{+}、Cl^{-}、Mg^{2+}、Ca^{2+} 排出增多。此外，还具有扩张血管的作用。

【体内过程】呋塞米在口服 30 分钟内、静脉注射 5 分钟后生效，维持 2～3 小时。消除主要通过肾脏近曲小管有机酸分泌机制排泌或肾小球滤过，随尿以原型排出。$t_{1/2}$ 的长短受肾功能影响，正常为 1 小时左右，肾功能不全时可延长至 10 小时。

【临床应用现状与展望】主要用于肺水肿、其他严重水肿及急性高钙血症等。对严重充血性心力衰竭、慢性充血性心力衰竭急性发作、急性肺水肿或全身水肿者，宜静脉注射呋塞米。

【不良反应及药物相互作用】

（1）不良反应：常见不良反应有水与电解质紊乱、耳毒性、高尿酸血症等。

（2）药物相互作用：与肾上腺糖、盐皮质激素，促肾上腺皮质激素及雌激素合用能降低利尿作用，并增加电解质紊乱尤其是低钾血症的发生概率；与多巴胺合用，利尿作用加强；与非甾体抗炎镇痛药合用会降低利尿作用。

（三）β受体阻滞剂

自 20 世纪 70 年代中期以来的临床试验证明，长期应用β受体阻滞剂可以改善充血性心力衰竭的症状，提高射血分数，提高患者的生活质量，降低死亡率，目前已被推荐作为治疗慢性心力衰竭的常规用药。代表药物为美托洛尔（metoprolol）和比索洛尔（bisoprolol）。

美 托 洛 尔

【药理作用】对β_1受体有选择性阻断作用，缺乏内在拟交感活性，对β_2受体作用较弱。

【体内过程】口服吸收迅速而完全，口服后 1.5～2 小时血药浓度达峰，生物利用度约 50%，有效血药浓度 0.05～0.1mg/ml，药物与血浆蛋白结合率约 12%，半衰期 3～4 小时，具有亲脂性，主要经肝脏代谢，代谢物从肾脏排泄。

【临床应用现状与展望】常用其酒石酸盐或琥珀酸盐，口服用于治疗各型高血压、心绞痛、心律失常、甲状腺功能亢进、心脏神经官能症等，近年来也用于伴有左心室收缩功能异常的症状稳定的慢性心力衰竭患者等。

【不良反应及药物相互作用】

（1）不良反应：常见不良反应为恶心、呕吐、轻度腹泻等消化道症状，偶见过敏性皮疹和血小板减少等。

（2）药物相互作用：与巴比妥类药物合用可使美托洛尔的代谢增加；与维拉帕米合用可能引起心动过缓和血压下降；与Ⅰ类抗心律失常药合用有相加的负性肌力作用；与非甾体抗炎药合用可抵消β受体阻滞剂的抗高血压作用。

（四）正性肌力药

正性肌力药物通过增加心脏输出量、降低心室充盈压、改善外周灌注的方式保证重要器官的血液供应。临床上常用的有地高辛（digoxin）、洋地黄毒苷（digitoxin）、西地兰（cedilanid）和毒毛花苷 K（strophanthin K）。

地　高　辛

【药理作用】地高辛是一种中效强心苷类药物，在治疗剂量时，对心脏的药理作用表现为正性肌力作用，能显著加强衰竭心脏的收缩力，增加心输出量，从而解除心力衰竭的症状；负性频率作用，由于其正性肌力作用，衰竭心脏心输出量增加，血流动力学状态改善，消除交感神经张力的反射性增高，并增强迷走神经张力，因而减慢心率；心脏电生理作用，通过对心肌电活动的直接作用和对迷走神经的间接作用，降低窦房结自律性；提高浦肯野纤维自律性；减慢房室结传导速度，延长其有效不应期（ERP），导致房室结隐匿性传导增加，可减慢心房纤颤或心房扑动的心室率。

【体内过程】口服主要经小肠上部吸收，吸收不完全，也不规则，口服吸收率约 75%，片剂生物利用度为 60%～80%，口服起效时间 0.5～2 小时，血浆浓度达峰时间 2～3 小时，获最大效应时间为 4～6 小时。地高辛消除 $t_{1/2}$ 平均为 36 小时。吸收后广泛分布到各组织，部分经胆道吸收入血，形成肝肠循环。主要以原型由肾排出，尿中排出量为用量的 50%～70%。

【临床应用现状与展望】临床常用于高血压、瓣膜性心脏病、先天性心脏病等急性和慢性心功能不全。尤其适用于伴有快速心室率的心房颤动的心功能不全。此外，还可用于控制伴有快速心室率的心房颤动、心房扑动患者的心室率及室上性心动过速。

【不良反应及药物相互作用】

（1）不良反应：常见不良反应主要为心脏反应，约有 50%的病例发生各种类型心律失常，最常见者为室性期前收缩。其次为厌食、恶心、呕吐及腹泻等胃肠道反应，而中枢神经系统反应主要表现有眩晕、头痛、失眠、疲倦和谵妄等症状及视觉障碍。

（2）药物相互作用：奎尼丁能使地高辛的血药浓度增加 1 倍，两药合用时应减少地高辛用量的 30%～50%，否则易发生中毒，尤其是心脏毒性；其他抗心律失常药胺碘酮、钙通道阻滞药、普罗帕酮等也能提高地高辛的血药浓度；与维拉帕米合用时，可使地高辛的血药浓度升高 70%，引起缓慢型心律失常。

（五）扩血管药

扩血管药物因迅速降低心脏的前、后负荷，可改善急性心力衰竭症状，一些长期的临床观察资料提示扩血管药还可减轻心肌的病理重构。

硝普钠

【药理作用】可直接松弛小动脉和静脉平滑肌，能在血管平滑肌内代谢产生具有强大的舒张血管平滑肌作用的 NO。本品属于非选择性血管扩张药，很少影响局部血流分布。一般不降低冠脉血流、肾血流及肾小球滤过率。

【体内过程】口服不吸收，静脉滴注给药起效快。本品在体内产生的 CN^- 可被肝脏转化成 SCN^- 经肾排泄。

【临床应用现状与展望】适用于高血压急症的治疗和手术麻醉时的控制性低血压。也可用于高血压合并心力衰竭或嗜铬细胞瘤发作引起的血压升高。

【不良反应及药物相互作用】

（1）*不良反应*：静脉滴注时可出现恶心、呕吐、精神不安、肌肉痉挛、头痛、皮疹、出汗、发热等。大剂量或连续使用（特别在肝、肾功能损害的患者），可引起血浆氰化物或硫氰化物浓度升高而中毒，可导致甲状腺功能减退。

（2）*药物相互作用*：与其他抗高血压药同用可使血压急剧下降；与多巴酚丁胺同用，可使心输出量增加而肺毛细血管楔压降低；西地那非可加重硝普钠的降压反应，临床上严禁合用；拟交感胺类药可使硝普钠的降压作用减弱。

三、心力衰竭治疗药物的研究进展与研究模型

（一）心力衰竭治疗药物的研究进展

心力衰竭的常规治疗遵循“强心、利尿、扩血管”的原则，应用洋地黄类药物增强心肌收缩力、利尿剂改善水肿、扩血管药物（如硝酸甘油或硝普钠）降低心脏的前后负荷。这些药物有较好的短期效应，但不能阻止心力衰竭疾病的发展，也不能显著降低死亡率。随后，众多研究证实神经内分泌系统激活导致心肌重构是引起心力衰竭发生和发展的关键因素。开启了黄金搭档“金三角”药物治疗的时代，主要包括 ACEI 或 ARB、β受体阻滞剂及 MRA，应用这几类药物来抑制 RAAS 和交感神经系统的过度兴奋。

近年来，多种能改善预后的新型心力衰竭治疗药物不断涌现，包括血管紧张素受体脑啡肽酶抑制剂（angiotensin receptor-neprilysin inhibitor，ARNI）、钠-葡萄糖共转运蛋白 2 抑制剂（sodium-glucose cotransporter 2 inhibitor，SGLT2i）、伊伐布雷定、可溶性鸟苷酸环化酶刺激剂、选择性肌球蛋白激动剂等。其中，ARNI 和 SGLT2i 的大量临床获益证据使得射血分数降低型心力衰竭（HF with reduced ejection fraction，HFrEF）的药物治疗模式从“金三角”进阶为“新四联”（ARNI/ACEI+SGLT2i+β-receptor blocker+MRA）。研究表明，与传统的“金三角”治疗相比，尽早联合使用“新四联”药物治疗，能够进一步降低 HFrEF 患者因心力衰竭住院、心血管死亡和全因死亡的风险，延长无事件生存期。

（二）心力衰竭治疗药物的研究模型

1. 化学药物法诱导

（1）*多柔比星法*：多柔比星（doxorubicin，Dox）诱导氧化应激并促进自由基的产生，当活性氧（reactive oxygen species，ROS）的产生速度大于抗氧化防御系统的清除速度时，会促进心肌细胞凋亡、坏死和自噬。因此 Dox 被用作心力衰竭动物模型的诱导药物。

（2）异丙肾上腺素法：异丙肾上腺素（isoprenaline，ISO）通过β_1-AR 激活诱导心肌细胞凋亡。ISO 可使机体心率加快，同时促进心肌持续收缩，加重心脏负荷，进而引起左心衰竭。慢性 ISO 模型表现出晚期心力衰竭的症状特征，儿茶酚胺水平长期升高，其优点为提供了慢性肾上腺素能刺激，可模拟晚期心力衰竭，且无创伤、易于重复、诱导时间短，但动物批次、给药途径及给药剂量的不同都会影响模型制备效果。

（3）盐酸普罗帕酮法：普罗帕酮为抗心律失常药物，但过量使用会导致心律失常，可能引起急性心力衰竭。

2. 手术法诱导

（1）冠状动脉结扎法：是通过结扎动物的左冠状动脉或左前降支、左旋支建立模型，建模时间为 4～8 周，用于制作低输出量的心力衰竭模型。该方法的优点是建立的心力衰竭模型与人类充血性心力衰竭的病理生理学演变过程接近。

（2）主动脉缩窄术

1）胸主动脉缩窄术：多选用小鼠进行心力衰竭模型制备，操作是打开胸腔后钝性分离小鼠主动脉弓，手术结扎主动脉弓。建模周期多为 4～8 周，故可根据实验所需动物心力衰竭的严重程度灵活选择模型制备周期和缩窄环直径，通过检测小鼠心脏超声指标来判断模型是否成功。

2）腹主动脉缩窄术：用于诱发急性压力超载，形成高血压心力衰竭模型。通过腹主动脉结扎法来增加心脏的后负荷，进而增加心脏的耗氧量及做功，会影响血流动力学、内分泌和细胞因子等，最终导致心室重构，形成心力衰竭。其优点是易于成模、可重复性高，且建立模型的心力衰竭症状同临床压力超负荷心力衰竭机制十分相似。

第三节　抗心律失常药

一、心律失常的病理生理和发病机制

（一）病理生理

心律失常（arrhythmia）主要是心动节律和频率异常。心律正常时心脏协调而有规律地收缩、舒张，顺利地完成泵血功能。心肌细胞的静息膜电位，膜内负于膜外约-90mV，处于极化状态。心肌细胞兴奋时，发生除极和复极，形成动作电位。心律失常时心脏泵血功能发生障碍，影响全身器官的供血。某些类型的心律失常如心室颤动，可危及生命，必须及时纠正。

（二）发病机制

心律失常按其发生原理，可分为冲动形成异常和冲动传导异常两大类。心肌细胞自律性增高、出现后除极和心肌组织内形成折返是心律失常发生的主要机制。

1. 冲动形成异常　窦房结、结间束、冠状窦口附近、房室结的远端和希氏束-浦肯野系统等处的心肌细胞均具有自律性。自主神经系统兴奋性改变或其内在病变，均可导致不适当的冲动发放。此外，原来无自律性的心肌细胞，如心房、心室肌细胞，亦可在病理状态下出现异常自律性，诸如心肌缺血、药物、电解质紊乱、儿茶酚胺增多等均可导致自律性异常增高而形成各种快速性心律失常。

（1）自律性增高：是指自律细胞4相自发除极速率加快或最大舒张电位减小，两者都会使冲动形成增多，引起快速型心律失常。此外，自律和非自律细胞膜电位减小到-60mV或更小时，会引起4相自发除极而发放冲动，即异常自律性。

（2）后除极：某些情况下，心肌细胞在一个动作电位后产生一个提前的去极化，称为后除极，后除极的扩布可诱发心律失常。后除极有两种类型。

1）早后除极（early after-depolarization，EAD）：是一种发生在完全复极之前的后除极，常发生于复极2期或3期，动作电位时程过度延长时易于发生。延长动作电位时程的因素包括药物和胞外低钾等。早后除极所致心律失常以尖端扭转型室性心动过速（torsade de pointes，TdP）常见。

2）延迟后除极（delayed after-depolarization，DAD）：是细胞内钙超载时发生在动作电位完全或接近完全复极时的一种短暂的振荡性除极。细胞内钙超载时激活钠-钙交换电流，泵出1个Ca^{2+}，泵入3个Na^{+}，表现为内向电流，引起膜去极化，当达到钠通道激活电位时，引起新的动作电位。强心苷中毒、心肌缺血、细胞外高钙等均可诱发DAD。

2. 冲动传导异常　冲动传导至某处心肌，如适逢生理性不应期，可形成生理性阻滞或干扰现象。传导障碍并非由生理性不应期所致者，称为病理性传导阻滞。病理性传导阻滞包括窦房传导阻滞、房内传导阻滞、房室传导阻滞、束支或分支阻滞（左、右束支及左束支分支传导阻滞）或室内阻滞。

心肌传导功能障碍是诱发折返的重要原因，折返环路中通常存在单向传导阻滞区，冲动不能正常通过该区域从近端下传，却可使周围正常心肌顺序去极化，当冲动到达单向传导阻滞区远端时，可缓慢逆向通过该区并到达其近端，此时相邻心肌已恢复其反应性并可在该冲动作用下再次兴奋，从而形成折返。发生于房室结或房室之间的折返表现为阵发性室上性心动过速；发生于心房内，则可表现为心房扑动或心房颤动；若心室中存在多个折返环路，则可诱发心室扑动或颤动。若心脏存在房室连接旁路，在心房、房室结和心室间形成折返，则可引起预激综合征。

二、临床常用的抗心律失常药

目前治疗心律失常的主要策略是降低心肌组织的异常自律性、减少后除极、调节传导性或有效不应期（effective refractory period，ERP）以消除折返。根据药物的主要作用通道和电生理特点，抗快速型心律失常药物被归纳成四大类：钠通道阻滞药（Ⅰ类）、自主神经抑制剂和激动剂（Ⅱ类）、延长动作电位时程药（钾通道阻滞药）（Ⅲ类）和钙通道阻滞药（Ⅳ类）。

（一）钠通道阻滞药（Ⅰ类）

1. Ⅰa类

普鲁卡因胺

【药理作用】普鲁卡因胺阻滞开放状态的钠通道，降低心肌自律性，减慢传导，延长大部分心脏组织的动作电位时程和ERP。

【体内过程】口服吸收迅速而完全，1小时血药浓度达高峰。肌内注射0.5～1小时或静脉注射4分钟血药浓度即达峰值。生物利用度约80%，$t_{1/2}$为3～4小时。该药在肝脏代谢为仍具活性的*N*-乙酰普鲁卡因胺。

【临床应用现状与展望】对房性、室性心律失常均有效。静脉注射或静脉滴注用于室上性和室性心律失常急性发作的治疗，但对于急性心肌梗死所致的持续性室性心律失常，普鲁卡因胺不作为首选。

【不良反应】口服可引起胃肠道反应，静脉给药（血药浓度＞10μg/ml）可引起低血压和传导减慢。*N*-乙酰普鲁卡因胺的血浆药物浓度＞30μg/ml 时可发生尖端扭转型心动过速。过敏反应较常见，如皮疹、药物热、白细胞减少、肌痛等。还可出现幻觉、精神失常等。长期应用，少数患者出现红斑狼疮综合征。

2. Ⅰb 类

苯妥英钠

【药理作用】抑制钠通道失活态，减小部分除极的浦肯野纤维 4 相自动除极速率，降低其自律性。与强心苷竞争 Na^+-K^+-ATP 酶，抑制强心苷中毒所致的延迟后除极。

【体内过程】苯妥英钠口服吸收慢而不规则，达峰浓度时间可早于 3 小时，也可迟于 12 小时。由于本品呈强碱性（pH=10.4），刺激性大，故不宜肌内注射。血浆蛋白结合率约 90%，60%～70%在肝内质网中代谢为无活性的对羟基苯基衍生物，以原型由尿排出者不足 5%，消除速率与血浆浓度有密切关系。低于 10μg/ml 时，血浆 $t_{1/2}$ 为 6～24 小时；高于此浓度时，血浆 $t_{1/2}$ 可延长至 20～60 小时，且血药浓度与剂量不成比例地迅速升高，容易出现毒性反应。

【临床应用现状与展望】主要用于治疗室性心律失常，特别对强心苷中毒所致室性心律失常有效，亦可用于心肌梗死、心脏手术、心导管术等所致室性心律失常。

【不良反应】常见中枢不良反应有头晕、震颤、共济失调等，严重者出现呼吸抑制，低血压时慎用，窦性心动过缓及二、三度房室传导阻滞者禁用。有致畸作用，孕妇禁用。

3. Ⅰc 类

普罗帕酮

【药理作用】其电生理效应是抑制快钠离子内流，减慢收缩除极速度，使传导速度减低，轻度延长动作电位间期及 ERP，主要作用在心房及心肌传导纤维，故对房性心律失常可能有效。对房室旁路的前向及逆向传导速度也有延长作用。可提高心肌细胞阈电位。

【体内过程】口服吸收 95%，初期服药首过效应明显，生物利用度为 4.8%～23.5%，长期给药，剂量增加到一定程度，肝脏首过效应达到饱和状态，生物利用度明显升高，服药后 30 分钟左右起效，2～3 小时血药浓度达峰值，作用持续 6～8 小时，有效血药浓度 0.2～3.0μg/ml，有效血药浓度个体差异较大，血浆稳态浓度与剂量呈非线性关系，剂量增加 3 倍，血药浓度可增加 10 倍。药物与血浆蛋白结合率为 95%，$t_{1/2}$ 为 3～6 小时。主要经肝脏代谢，代谢产物 5-羟基-普罗帕酮有药理活性，90%代谢物从肾脏排出，原药约 1%经肾脏排出。

【临床应用现状与展望】可用于预防和治疗室性和室上性异位搏动，室性或室上性心动过速，预激综合征，电复律后心室颤动发作等。

【不良反应】不良反应有口干、唇舌麻木、头痛、眩晕、眼闪光、嗜睡、恶心、呕吐、便秘等。用量较大时极个别患者出现手指震颤、心动过缓、窦性静止、窦房或房室传导阻滞、精神障碍或低血压、血清丙氨酸氨基转移酶（ALT）升高及胆汁淤积性肝炎。

（二）自主神经抑制剂和激动剂（Ⅱ类）

1. β受体阻滞剂

普萘洛尔

【药理作用】普萘洛尔降低窦房结、心房和浦肯野纤维自律性，减少儿茶酚胺所致的延迟后除极发生，减慢房室结传导，延长房室交界细胞的ERP。

【体内过程】普萘洛尔口服吸收完全，首过效应明显，生物利用度约30%，口服后约2小时血药浓度达峰值，但个体差异大，血浆蛋白结合率达93%。主要在肝脏代谢，90%以上经肾排泄，尿中原型药不足1%。

【临床应用现状与展望】主要治疗室上性心律失常，尤其是治疗交感神经兴奋性过高、甲状腺功能亢进及嗜铬细胞瘤等引起的窦性心动过速效果良好。

【不良反应】该药可引起窦性心动过缓、房室传导阻滞、低血压、精神抑郁、记忆力减退等，并可诱发心力衰竭和哮喘。长期应用可使脂质和糖代谢异常，故血脂异常及糖尿病患者慎用。

2. β受体激动剂

沙丁胺醇

【药理作用】选择性β_2受体激动剂能选择性激动支气管平滑肌的β_2受体。抑制肥大细胞等致敏细胞释放过敏反应介质亦与其支气管平滑肌解痉作用有关。对心脏β_1受体的激动作用较弱，选择性激动支气管平滑肌上的β_2受体，松弛支气管平滑肌，解除支气管痉挛，对支气管扩张作用强，对心脏β_1受体作用弱。

【体内过程】口服易吸收，但存在肝脏首过代谢，约在2.5小时血药浓度达峰值，吸收药量的76%在3天内由尿排出，4%由粪便排出，$t_{1/2}$为2.7～5小时。本品吸入由支气管吸收，维持3～6小时，吸收药量72%由尿排出，约10%由粪便排泄，$t_{1/2}$为3.8小时左右。

【临床应用现状与展望】用于舒张支气管平滑肌，用于治疗喘息的症状。

【不良反应】最常见的不良反应是震颤、恶心、心悸、头痛、失眠。少见的不良反应有头晕目眩、口咽发干、高血压、呕吐、颜面潮红等。

3. 毒蕈碱M2受体抑制剂

阿托品

【药理作用】与乙酰胆碱竞争副交感神经节后纤维突触后膜的乙酰胆碱M2受体，从而拮抗过量乙酰胆碱对突触后膜刺激所引起的毒蕈碱样症状和中枢神经症状。

【体内过程】口服吸收迅速，1小时后血药浓度即达峰值，生物利用度为50%，$t_{1/2}$为4小时，作用可维持3～4小时。吸收后很快离开血液而分布于全身组织，可透过血脑屏障，也能通过胎盘进入胎儿循环。

【临床应用现状与展望】用于迷走神经过度兴奋引起的窦房阻滞及房室阻滞的缓慢型心律失常，用于胃肠道的绞痛及膀胱刺激症状、解救有机磷酸酯类中毒、扩瞳眼底检查、虹膜睫状体炎，具有抗休克作用，亦可用于严重的盗汗和流涎症状。

【不良反应】常见便秘、出汗减少、口鼻咽喉干燥、视物模糊、皮肤潮红、排尿困难、胃肠动力低下、胃食管反流。

（三）延长动作电位时程药（Ⅲ类）

胺 碘 酮

【药理作用】胺碘酮抑制心脏多种离子通道，降低窦房结、浦肯野纤维的自律性和传导性，明显延长心肌细胞动作电位时程和 ERP，延长 QT 间期和 QRS 波。

【体内过程】胺碘酮脂溶性高，口服、静脉注射均可，生物利用度 35%～65%。该药在肝脏代谢，主要代谢物去乙胺碘酮仍有生物活性。消除较复杂，快速消除相需 3～10 天，缓慢消除相约数周，停药后作用维持 1～3 个月。

【临床应用现状与展望】胺碘酮是广谱抗心律失常药，对心房扑动、心房颤动、室上性心动过速和室性心动过速有效。本品为广谱抗心律失常药，疗效显著，但因副作用较多，目前被列为二线抗心律失常药。

【不良反应】窦性心动过缓、房室传导阻滞及 QT 间期延长常见，尖端扭转型室性心动过速偶见。静脉给药低血压常见，窦房结和房室结病变患者使用会出现明显心动过缓和传导阻滞，房室传导阻滞及 QT 间期延长者禁用。

（四）钙通道阻滞药（Ⅳ类）

维 拉 帕 米

【药理作用】维拉帕米对激活状态和失活状态的 L 型钙通道均有阻滞作用，也抑制 I_{Kr} 钾通道。可降低窦房结自律性，降低缺血时心房、心室和浦肯野纤维的异常自律性，减少或消除后除极所致触发活动；减慢房室结传导，可终止房室结折返，减慢心房扑动、心房颤动时加快的心室率；延长窦房结、房室结的 ERP。

【体内过程】口服吸收迅速而完全，2～3 小时血药浓度达峰值。首过效应明显，生物利用度仅 10%～30%。在肝脏代谢，其代谢物去甲维拉帕米仍有活性，$t_{1/2}$ 为 3～7 小时。

【临床应用现状与展望】治疗室上性和房室结折返性心律失常效果好，是阵发性室上性心动过速的首选药。

【不良反应】可出现便秘、腹胀、腹泻、头痛、瘙痒等不良反应。静脉给药可引起血压下降、暂时窦性停搏。二、三度房室传导阻滞，心功能不全，心源性休克患者禁用此药，老年人、肾功能低下者慎用。

三、抗心律失常药的研究进展与研究模型

（一）抗心律失常药的研究进展

近年来涌现的抗心律失常药物包括超快速激活延迟整流钾电流（I_{Kur}）抑制剂，晚钠电流（I_{NaL}）抑制剂，人 Kv1.5 通道（hKv1.5）阻滞剂，内向整流钾通道相关酸敏感钾通道-1（TASK-1）抑制剂等。

I_{Kur} 是人体心房的主要复极电流。I_{Kur} 抑制剂可通过延长心房动作电位时程（action potential duration，APD）来发挥抗心律失常作用。维纳卡兰（vernakalant）属于 Kv1.5 介导的 I_{Kur} 抑制剂，目前已应用于临床。维纳卡兰可特异性阻断心房 I_{Kur}、Na^+峰值电流（I_{Na}）和瞬时外向钾电流 I_{to}，通过抑制心房的复极过程，延长心房肌的 ERP。由于维纳卡兰的高度选择性，几乎不影响心室肌的复极过程，因此发生 TdP 等室性心律失常的风险相对较低。2014 年在我国上市的尼非卡兰可高

度选择性地阻断快速激活的延迟整流钾电流（I_{Kr}），而不影响内向钠和钙电流或 β 肾上腺素能活性。尼非卡兰可延长心室和心房肌细胞的 ERP，从而发挥抗心律失常作用。雷诺嗪除抑制晚钠电流外，还抑制延迟整流钾电流（I_{Kr}），因此在正常心脏轻度延长 QT 间期，在晚钠电流增大占优势的心脏则缩短 QT 间期，临床可改善心肌缺血，用于治疗稳定型心绞痛、预防急性冠脉综合征和减少室性心律失常（如室性期前收缩、短阵室性心动过速），也可能预防心房颤动的发生，静脉制剂可能用于室性心律失常电风暴急性处理。hKv1.5 产生心脏 I_{Kur}，仅在心房上功能性表达，在心室中几乎不表达。选择性抑制 hKv1.5 有望延长心房 APD 而不影响人类心室 APD。hKv1.5 由 *KCNA5* 编码，据报道，*KCNA5* 的功能缺失突变可产生家族性心房颤动，这表明 hKv1.5 的基因改变可显著增强心律失常易感性。因此，控制 hKv1.5 的表达水平可能对维持适当的心房电活动很重要，使 hKv1.5 成为治疗心房颤动的潜在有效靶点。特异性阻断 TASK-1 电流可延长慢性心房颤动患者心房肌细胞的 APD。TASK-1 抑制剂也有望成为抗心律失常治疗的有效药物。A293 是一种高亲和力的 TASK-1 抑制剂，对心房 TASK-1 电流的抑制作用在体内和体外研究中都得到了验证，可快速转复阵发性心房颤动，提示 A293 具有对心房颤动的治疗潜力。

（二）抗心律失常药的研究模型

1. 化学药物诱导法　常用药物有乌头碱、强心苷类、普萘洛尔、乙酰胆碱、维拉帕米等，由于不同动物对不同药物的反应具有差异性，实验难点在于对心率下降时间及下降幅度的控制。乌头碱诱导的心律失常动物模型是经典的药理学造模手段，目前应用最为广泛。

2. 机械刺激诱发法　目前广泛应用冠状动脉结扎法复制心律失常模型。有研究者对大鼠窦房结区域进行结扎，心电图监测显示，模型动物心率较手术前下降 30%～50%，反复出现窦性停搏及窦房传导阻滞，成功复制缺血再灌注心律失常模型。

3. 电刺激法　电刺激动物的迷走神经，通过刺激增加乙酰胆碱的释放，从而减慢心率。电刺激诱发动物模型难度相对较低，易于控制，重复性好，具有一定的可逆性。

4. 消融法　快速性心律失常肾交感神经消融可以对下丘脑室旁核、延髓头端腹外侧或双侧星状神经节环路进行操作，调节心脏交感神经活性，抑制缺血心肌中活性氧、组胺和 5-HT 的分泌而致心律失常。缓慢性心律失常射频消融法是利用电极导管的超高频热效应使局部组织受损引发蛋白质变性和血液凝固，导致其电生理活动消失，从而阻断窦房结功能。化学消融法是采用无水乙醇、甲醛溶液等对窦房结、房室交界区进行外敷或注射，使局部组织坏死损伤，引起心律失常，对设备要求不高，针对性强，但易引发并发症。

5. 基因敲除法　利用 CRISPR/Cas9 敲除 *KCNA5* 和 *PITX2* 是目前常见的两种方式，前者编码 I_{Kur}，后者为心房特异性转录因子。

第四节　治疗动脉粥样硬化及心绞痛药

一、动脉粥样硬化的病理生理和发病机制

（一）病理生理

动脉粥样硬化是一种慢性炎症性疾病，始于血管内皮细胞功能障碍。随着内皮屏障的破坏，

低密度脂蛋白（low-density lipoprotein，LDL）穿透进入血管壁形成氧化低密度蛋白（oxidized low density lipoprotein，ox-LDL），引发局部炎症反应并吸引单核细胞。这些单核细胞在血管壁内转化为巨噬细胞，吞噬 ox-LDL 后转变为泡沫细胞，逐步积累形成动脉粥样斑块。斑块的稳定性受多种因素影响，纤维帽的破裂可能导致血栓形成，引发急性心肌梗死或脑卒中。随着斑块的增长，血管可能发生重塑，导致进一步的狭窄和血流动力学的改变。

（二）发病机制

动脉粥样硬化的发病机制涉及多个步骤，每一步都与复杂的生物化学和细胞学过程有关。以下是动脉粥样硬化发病的主要机制。

1. 内皮细胞损伤 动脉粥样硬化开始于血管内皮细胞的功能受损，这可能是由多种危险因素如高血压、高胆固醇、吸烟、糖尿病和炎症等引起的。危险因素并非独立作用，如高脂饮食可增加内皮细胞的炎症易感性而加速损伤。内皮损伤导致血管壁的屏障功能下降，使得血液中的有害物质特别是 LDL 能够进入血管壁。

2. 脂质氧化和积累 进入血管壁的 LDL 被氧化形成 ox-LDL，作为促炎因子激活内皮细胞和平滑肌细胞，释放炎症因子，吸引白细胞到达病变部位。

3. 白细胞的吸附与迁移 内皮细胞在受损和被激活后会表达多种黏附分子，促使白细胞（主要是单核细胞）黏附并迁移入血管壁。这些单核细胞在血管内部分转化成巨噬细胞。

4. 泡沫细胞的形成 巨噬细胞通过摄取 ox-LDL 转化为泡沫细胞。泡沫细胞的积累形成斑块的脂质核心，是动脉粥样硬化斑块的主要成分。

5. 斑块的生长与纤维化 随着炎症的持续，平滑肌细胞从血管壁的中层迁移到内膜，参与斑块的生长，并产生胶原和其他细胞外基质蛋白，形成纤维帽。纤维帽的厚度和稳定性是决定斑块稳定性的关键因素。

6. 斑块稳定性与并发症 不稳定的斑块可能发生破裂，暴露出斑块内的脂质核心，触发血栓形成，可能导致急性心肌梗死或脑卒中等严重并发症。

二、临床常用的抗动脉粥样硬化药

（一）调血脂药

常用的调血脂药物根据作用机制，可分为主要降低 LDL 和总胆固醇的药物，或主要影响三酰甘油（TG）、极低密度脂蛋白（VLDL）和脂蛋白 a［Lp（a）］的药物。

瑞舒伐他汀

【药理作用】通过抑制肝脏中的羟甲基戊二酰辅酶 A（HMG-CoA）还原酶来降低胆固醇合成，增加 LDL 受体的表达以加强血液中低密度脂蛋白胆固醇（low-density lipoprotein cholesterol，LDL-C）的清除，并有助于提高高密度脂蛋白胆固醇水平和降低 TG。

【体内过程】有较高的肝脏首过效应，口服给药，t_{max} 为 3 小时，生物利用度为 20%。大部分由肝脏 CYP3A4 代谢，经胆汁由肠道排出，少部分由肾排出。服药两周后，LDL-C 即可下降约 10%。

【临床应用现状与展望】用于经饮食控制和其他非药物治疗（如运动治疗、减轻体重）仍不能适当控制血脂异常的原发性高胆固醇血症（Ⅱa 型，包括杂合子家族性高胆固醇血症）或混合型血脂异常症（Ⅱb 型）。

【不良反应】大剂量使用时可能引起胃肠反应、皮肤潮红、头痛失眠等暂时性反应，并偶见无症状性转氨酶升高（发生率为 0.5%～3%），通常在停药后恢复正常。孕妇、儿童、哺乳期妇女及肝肾功能异常者不宜使用，有肝病史者应慎用。

（二）降低 TG 及 VLDL 的药物

TG 及 VLDL 的代谢过程涉及多种酶和转运蛋白，其调节可显著影响血脂水平。降低 TG 及 VLDL 的药物主要有吉非贝齐、非诺贝特等，这些药物不仅降低 TG 水平，还可轻微提升 HDL 的水平。

吉 非 贝 齐

【药理作用】通过激活 PPARα，增加脂肪酸的氧化，提高脂蛋白脂酶（LPL）的活性，从而有效降低肝脏中的 TG 合成并加速血浆中 TG 富含脂蛋白的分解，降低血液中的 TG 水平，并能轻微提高高密度脂蛋白胆固醇（high-density lipoprotein cholesterol，HDL-C）。

【体内过程】口服吸收快而完全，在血液中与血浆蛋白结合，不易分布到外周组织，最后大部分在肝与葡萄糖醛酸结合，少量以原型经肾排出。口服 1～2 小时吸收迅速而完全，2～3 日达 C_{max}，平均为 15～25mg/L，$t_{1/2}$1.5～2 小时，约 66%经尿排出，6%经粪便排出。

【临床应用现状与展望】主要用于以 TG 或 VLDL 升高为主的原发性高脂血症，如$Ⅱ_b$、Ⅲ、Ⅳ型高脂血症，亦可用于低 HDL 和动脉粥样硬化性疾病高风险（如 2 型糖尿病）的高脂蛋白血症患者。

【不良反应】一般耐受良好，不良反应主要为消化道反应。偶有尿素氮增加、ALT 和天冬氨酸氨基转移酶（AST）升高，停药后可恢复。患肝胆疾病、孕妇、儿童及肾功能不全者禁用。

（三）抗氧化剂

氧自由基在动脉粥样硬化的发展中具有关键作用，主要促进 ox-LDL 的形成，除 LDL 外，Lp（a）和 VLDL 也可能被氧化，继而促进动脉粥样硬化。因此，防止脂蛋白的氧化修饰已成为预防动脉粥样硬化的一个重要策略。

普 罗 布 考

【药理作用】可分布于各脂蛋白，抑制 ox-LDL 的生成及其引发的病变；通过抑制 HMG-CoA 还原酶减少胆固醇合成，并增强 LDL 的清除，从而降低血浆中 LDL-C 的水平；提高 HDL 的数量和活性，加速胆固醇的逆向运输。

【体内过程】口服吸收低于 10%，且不规则，饭后服用可增加吸收，吸收后主要蓄积于脂肪组织（可达血药浓度的 100 倍）和肾上腺。血清中浓度较低，t_{max}为 24 小时，长期服用 3～4 个月达 C_{ss}。血清中普罗布考 95%分布于脂蛋白的疏水核。服后 4 天内经粪便排出 90%，仅有 2%经尿排泄。

【临床应用现状与展望】用于各型高胆固醇血症，包括纯合子和杂合子家族性高胆固醇血症及黄色瘤患者。对继发于肾病综合征或糖尿病的Ⅱ型高脂蛋白血症也有效。

【不良反应】不良反应少而轻，以胃肠道反应为主。极为少见的严重不良反应为 QT 间期延长。用药期间注意心电图的变化，室性心律失常、QT 间期延长、血钾过低者禁用，不宜与延长 QT 间期的药物同用。近期有心肌损伤者禁用。孕妇及小儿禁用。

（四）多烯脂肪酸类

多烯脂肪酸类药物主要通过调整血脂水平降低血浆中的 TG 含量，并对 LDL 和 HDL 产生积极影响。

ω-3 脂肪酸

【药理作用】降低 TG 和 VLDL 水平，同时提高 HDL 水平；减弱血小板聚集和血管收缩，扩张血管并抗血栓形成；通过抑制血小板衍生生长因子释放，限制血管平滑肌细胞的增殖和迁移；抑制白细胞向血管内皮的黏附和炎症反应。

【体内过程】主要与脂蛋白结合，运输到全身，达到最大血浆浓度通常需要 2～3 小时，但组织饱和和稳定状态可能需要数周到数月时间实现。这些脂肪酸在肝脏代谢，并主要通过胆汁和粪便排出，尿液排泄量很少。

【临床应用现状与展望】适用于高 TG 性高脂血症。对心肌梗死患者的预后有明显改善。亦可用于糖尿病并发高脂血症等。

【不良反应】一般应用无明显不良反应，长期或大剂量应用可使出血时间延长、免疫反应降低等。

（五）黏多糖和多糖类

多糖类包括硫酸乙酰肝素（heparan sulfate）、硫酸皮肤素（dermatan sulfate）、硫酸软骨素（chondroitin sulfate）及硫酸葡聚糖（dextran sulfate）等。这类药物具有调脂、抗凝和抑制血小板聚集的作用。

三、心绞痛的病理生理和发病机制

（一）病理生理

心绞痛（angina pectoris）是因冠状动脉供血不足引起的心肌急剧的、暂时的缺血与缺氧综合征。心绞痛的典型临床表现为阵发性胸骨后压榨性疼痛并向左上肢放射。心绞痛持续发作不能及时缓解则可能发展为急性心肌梗死。

心绞痛的主要病理生理机制是心肌需氧与供氧的平衡失调，致心肌暂时性缺血缺氧，代谢产物（乳酸、丙酮酸、组胺、类似激肽样多肽、K^+等）在心肌组织聚积，刺激心肌自主神经传入纤维末梢引起疼痛。各种原因引起的冠状动脉粥样硬化和冠状动脉痉挛，以及心肌肥大和心肌病等是心肌缺血和缺氧的主要原因。

（二）发病机制

1. 冠状动脉粥样硬化　是心绞痛的主要病理基础，可导致冠状动脉管腔狭窄，影响心肌的供血。

2. 心肌缺血　冠状动脉狭窄或阻塞导致心肌缺血，当心肌缺血严重时会出现心绞痛。

3. 冠状动脉痉挛　也是心绞痛的重要机制之一，痉挛时会导致冠状动脉狭窄，加重心肌缺血。

4. 血小板聚集　血小板聚集和血栓形成也会导致冠状动脉狭窄，加重心肌缺血。

5. 自主神经系统异常　也与心绞痛有关，交感神经过度兴奋会导致冠状动脉痉挛和心肌缺血。

四、临床常用的抗心绞痛药

抗心绞痛药物主要通过扩张外周血管降低心脏前后负荷，以减少心肌需氧和扩张冠状动脉血管，从而增加心肌供氧来改善心肌的缺血和供血失衡。用药后多数患者的心绞痛症状得以消除。

（一）硝酸酯类

本类药物均有硝酸多元酯结构，脂溶性高，分子中的—O—NO_2是发挥疗效的关键结构。硝酸甘油（nitroglycerin）是心绞痛防治最常用的药物。

硝 酸 甘 油

【药理作用】松弛平滑肌，扩张体循环血管及冠状血管，降低心肌耗氧量，增加缺血区血液灌注，降低左心室充盈压，增加心内膜供血，改善左室顺应性。

【体内过程】口服生物利用度仅为8%，故临床不宜口服用药。因其脂溶性高，舌下含服极易通过口腔黏膜吸收，血药浓度很快达峰值，含服后1～2分钟即可起效，疗效持续20～30分钟。硝酸甘油在肝内经谷胱甘肽-有机硝酸酯还原酶还原成水溶性较高的二硝酸代谢物，少量为一硝酸代谢物及无机亚硝酸盐，最后与葡萄糖醛酸结合经肾脏排出。

【临床应用现状与展望】舌下含服硝酸甘油能迅速缓解各种类型的心绞痛。在预计可能发作前用药也可预防发作。对急性心肌梗死者多静脉给药。也可用于心力衰竭、急性呼吸衰竭及肺动脉高压的治疗。

【不良反应】多数不良反应是由其血管舒张作用所引起的，如头、面、颈、皮肤血管扩张引起暂时性面颊部皮肤潮红，脑膜血管舒张引起搏动性头痛，眼内血管扩张则可升高眼压等。大剂量可出现直立性低血压及晕厥。

（二）β受体阻滞剂

β受体阻滞剂可使心绞痛患者心绞痛发作次数减少、心电图缺血性特征有所改善、增加患者运动耐量、减少心肌耗氧量、改善缺血区代谢和缩小心肌梗死范围。β受体阻滞剂现已成为一线防治心绞痛的药物，其中普萘洛尔（propranolol）、美托洛尔（metoprolol）和阿替洛尔（atenolol）在临床最为常用。

【药理作用】降低心肌耗氧量；改善心肌缺血区供血；可抑制脂肪分解酶活性，减少心肌游离脂肪酸的含量；改善心肌缺血区对葡萄糖的摄取和利用，从而改善糖代谢和减少耗氧；促进氧合血红蛋白结合氧的解离而增加组织供氧。

【临床应用现状与展望】用于心绞痛。尤其是用于对硝酸酯类不敏感或疗效差的稳定型心绞痛，可使发作次数减少，对伴有心律失常及高血压者尤为适用。长期使用β受体阻滞剂能缩短仅有缺血心电图改变而无症状的心绞痛患者的缺血时间。β受体阻滞剂还能降低近期有心肌梗死者心绞痛的发病率和死亡率。

【不良反应】停用β受体阻滞剂时应逐渐减量，如突然停用可导致心绞痛加剧和（或）诱发心肌梗死。对心功能不全、支气管哮喘、有哮喘既往史及心动过缓者不宜应用。长期应用后对血脂也有影响，本类药物禁用于血脂异常的患者。

（三）钙通道阻滞药

钙通道阻滞药是临床用于预防和治疗心绞痛的常用药，特别是对变异型心绞痛疗效最佳。代表药物如硝苯地平、维拉帕米和地尔硫䓬。

硝苯地平

【药理作用】降低心肌耗氧量；舒张冠状动脉血管，增加侧支循环，增加缺血区的血液灌注和改善缺血区的供血和供氧；抑制外钙内流，减轻缺血心肌细胞的 Ca^{2+}超载，从而保护心肌细胞；降低血小板内 Ca^{2+}浓度，抑制血小板聚集。

【临床应用现状与展望】扩张冠状动脉和外周小动脉的作用强，抑制血管痉挛的效果显著，对变异型心绞痛效果最好，对伴高血压患者尤为适用。对稳定型心绞痛也有效，对急性心肌梗死患者能促进侧支循环，缩小梗死区范围。

【不良反应】不良反应一般较轻，初服者常见面部潮红，其次有心悸、窦性心动过速。个别有舌根麻木、口干、发汗、头痛、恶心、食欲缺乏等。有报道称硝苯地平可增加发生心肌梗死的危险，应引起重视。

（四）其他抗心绞痛药物

1. 血管紧张素转化酶抑制剂 该类药物不仅用于高血压和心力衰竭的治疗，也可通过扩张动、静脉血管减低心脏前后负荷，从而减低心脏耗氧量、舒张冠状血管增加心肌供氧、对抗自由基，减轻其对心肌细胞的损伤和阻止 Ang Ⅱ所致的心脏和血管重构作用。

2. 卡维地洛（carvedilol） 既能阻断β_1、β_2和α受体，又具有一定的抗氧化作用，故可用于心绞痛、心功能不全和高血压的治疗。

3. 尼可地尔（nicorandil） 是钾通道激活药，既有激活血管平滑肌细胞膜钾通道，促进 K^+外流，使细胞膜超极化，抑制 Ca^{2+}内流的作用，还有释放 NO，增加血管平滑肌细胞内 cGMP 生成的作用。主要适用于变异型心绞痛和慢性稳定型心绞痛，且不易产生耐受性。

4. 吗多明（molsidomine） 通过扩张容量血管及阻力血管，降低心肌耗氧量，改善心肌供血。舌下含服或喷雾吸入用于稳定型心绞痛或心肌梗死伴高充盈压患者，疗效较好。

5. 雷诺嗪（ranolazine） 用于治疗使用其他抗心绞痛药物治疗无效者的慢性心绞痛。其抗心绞痛作用可能与抑制脂肪酸氧化、调节代谢和增加心肌供能有关。使用时必须与氨氯地平、β受体阻滞剂或硝酸酯类药物联合应用。

五、治疗动脉粥样硬化及心绞痛药的研究进展与研究模型

（一）治疗动脉粥样硬化药的研究进展

目前，一些新型降脂药物也逐步进入临床试验及应用阶段，并取得突破性进展。贝派地酸（bempedoic acid）是一种降低 LDL-C 的新药物，它能够抑制 ATP 柠檬酸裂解酶，并且能在他汀类药物的基础上进一步使 LDL-C 降低 18%，2020 年 2 月 21 日可口服的贝派地酸依折麦布片在美国获批上市，作为耐受他汀类药物的辅助药物，其用于治疗家族性高胆固醇血症和需要进一步降低 LDL-C 的动脉粥样硬化（AS）患者。Mipomersen 是 ApoB-100 合成的抑制剂，作为第二代反义寡核苷酸，它通过与编码 ApoB-100 的 mRNA 杂交引起 mRNA 的降解，从而抑制 ApoB-100 的

合成。临床数据证实 Mipomersen 可以降低 24.7%的 LDL-C、26.8%的 ApoB 和 31.1%的 Lp（a）水平。该药物已于 2013 年在美国上市，与其他降脂药物联合用于治疗罕见的纯合子家族性原发性高胆固醇血症。PCSK9 抑制剂是近年来备受关注的药物。PCSK9 抑制剂可通过减少 PCSK9 与 LDL 受体的结合而减少 LDL 受体的降解，促进 LDL-C 吸收并降低血液中的 LDL-C 水平。该类药物对于他汀不耐受或者家族性高胆固醇血症患者具有更为安全的降脂效果。对于这一靶点的药物开发，最初聚焦于 PSCK9 单克隆抗体，其中依洛尤单抗（evolocumab）和阿利西尤单抗（alirocumab）均于 2015 年 7 月批准上市。海泽麦布（hyzetimibe）是一种肠道胆固醇吸收抑制剂，其靶点为小肠刷状缘转运蛋白 NPC1LI，通过选择性抑制小肠胆固醇转运蛋白，有效减少肠道内的胆固醇吸收，降低血浆胆固醇水平及肝脏胆固醇储量。该药物已于 2021 年 6 月 25 日在中国获批上市。针对炎症因子白细胞介素-1β的卡那单抗（canakinumab）及针对 IL-6 的全人源单克隆抗体泽韦奇单抗（ziltivekimab），在临床试验中均能显著降低高敏 C 反应蛋白（CRP）这一与 AS 相关的炎症指标及血栓形成的生物标志物水平，且耐受性良好。这些药物的临床试验数据进一步印证了干预炎症作为 AS 治疗方向的可行性。

（二）治疗心绞痛药的研究进展

随着分子生物学和临床研究的进步，越来越多的靶向药物和生物制剂被开发用于心绞痛及其相关疾病的治疗。PCSK9 是心绞痛药物研发的重要靶点之一，代表药物有阿利西尤单抗、依洛尤单抗，它们可通过靶向并抑制 PCSK9 蛋白，增加肝细胞表面的低密度脂蛋白受体数量，从而增加血液中 LDL 的清除，降低血液中的 LDL-C 水平。新型口服抗凝药代表药有达比加群（dabigatran）、利伐沙班（rivaroxaban），这些药物分别作为直接凝血酶抑制剂和Ⅹa 因子抑制剂，通过抑制凝血途径中的关键因子，减少血栓形成，用于预防和治疗与心绞痛相关的血栓性事件。新型抗血小板药物如替格瑞洛（ticagrelor）是近年来获批的一种新型 P2Y12 受体拮抗剂，它提供了快速、强效的抗血小板作用，具有良好的抗心绞痛效果。

除此之外，中药防治心绞痛研究也取得长足发展。近年来有多款中药产品在中国获批上市治疗心绞痛，如麝香通心滴丸、银杏叶胶囊、血府逐瘀胶囊、冠心宁片、速效救心丸、复方丹参片等。

（三）治疗动脉粥样硬化的研究模型

1. 高脂饲料喂养模型 通过高脂饮食单独或联合给予过量的维生素D喂养小鼠、大鼠或兔子，诱导动脉粥样硬化病变，适合用于研究动脉粥样硬化的早期变化和评估药物的治疗效果。

2. 基因缺陷模型

（1）LDL 受体缺陷（$LDLR^{-/-}$）小鼠：$LDLR^{-/-}$模型因缺乏 LDL 受体，导致血浆中的 LDL 水平升高，进而发展为动脉粥样硬化。这一模型常用于研究胆固醇在动脉粥样硬化发病中的作用及评估降脂药物的疗效。

（2）ApoE 缺失（$ApoE^{-/-}$）小鼠：ApoE 是一种与脂质运输有关的蛋白，$ApoE^{-/-}$小鼠在饲养过程中能自发形成动脉粥样硬化，在高脂饮食的促进下病变更明显。此模型适合研究动脉粥样硬化的全过程及测试各种干预措施，如药物治疗、饮食改变等的效果。

（3）双重基因敲除小鼠：如 $ApoE^{-/-}LDLR^{-/-}$小鼠，通过同时敲除 ApoE 和 LDL 受体，小鼠表现出比单一基因敲除更早期和更严重的动脉粥样硬化病变。这种模型提供了一个极端病理状态，适合研究疾病的机制和评估治疗策略的有效性。

3. 手术造模法 气球扩张法是在动物（如兔子或大鼠）的冠状动脉或颈动脉中插入气球导管，通过气球的膨胀来损伤血管壁，诱发局部动脉粥样硬化的形成。血管结扎法是通过局部结扎动物（如小鼠、大鼠）的动脉，部分阻断血流，诱发动脉粥样硬化。手术造模法不仅可以用于研究动脉粥样硬化的发展过程，还可以用于测试干预措施对血管损伤恢复的影响。

4. 人源化动物模型 通过将人类细胞或组织移植到免疫缺陷动物体内，构建模型来研究人类动脉粥样硬化的机制和治疗策略。例如，人源化肝脏小鼠模型是通过将人类肝细胞移植到免疫缺陷小鼠中，研究人类脂质代谢异常和动脉粥样硬化的关系的模型。人源化血管模型则是将人类血管细胞移植到动物模型中，用于研究动脉粥样硬化过程中的血管细胞行为和药物疗效。

（四）治疗心绞痛的研究模型

1. 物理造模法

（1）冠状动脉结扎模型：通过手术选择性地结扎左前降支（LAD）或其他冠状动脉分支，减少心肌区域的血流量，从而诱导缺血，结扎的具体位置和紧度会影响缺血的范围和程度。

（2）冠状动脉微栓塞模型：通过将微小的塑料微珠或血栓引入动物的冠状动脉系统，模拟冠状动脉的微循环障碍。

2. 药物诱导模型

（1）异丙肾上腺素：通过单次或连续几天注射异丙肾上腺素到小鼠体内，引起心肌缺血。这种方法通过增加心脏负荷和氧耗，模拟心绞痛的缺血条件。

（2）多巴酚丁胺：是一种β_1肾上腺素受体激动剂，静脉或腹腔注射多巴酚丁胺增加心脏收缩力和心率来增加心脏的氧耗，从而诱导心肌缺血和心绞痛症状。

（3）多柔比星：通过给小鼠注射一定剂量的多柔比星，可以引起氧化应激、心肌细胞损伤和心脏功能下降，从而诱导心脏损伤和心绞痛。

3. 遗传工程模型 遗传工程模型，尤其是基因敲除或转基因动物模型，是心绞痛和心肌缺血研究中极为重要的工具。其中有敲除心肌保护性基因模型，通过敲除如低氧诱导因子1α、内皮型一氧化氮合酶等基因，研究这些在心脏保护中起关键作用的基因缺失对心肌缺血反应的影响。这类模型有助于识别在心肌缺血条件下发挥保护作用的关键分子路径，为开发新的心脏保护策略提供靶点。还有过表达易感缺血的基因模型通过过表达如*P53*、*BNIP3*等促凋亡基因，研究这些基因在心脏应对缺血压力时的作用。这类模型可以揭示促进心肌细胞死亡的分子机制，为减少急性心肌梗死后的心肌损伤提供新的治疗靶点。

（陈　扬）

第九章　作用于血液系统的药物

第一节　血液系统常见的疾病及分类

造血组织包括骨髓、胸腺、淋巴结、肝脏、脾脏等。目前公认的各种血液细胞与免疫细胞都起源于骨髓造血干细胞（hematopoietic stem cell，HSC）。骨髓造血干细胞具有自我更新和分化的能力。

正常血细胞的分化还需要很多细胞因子，包括正调控因子和负调控因子，正调控因子包括促红细胞生成素（erythropoietin，EPO）、集落刺激因子（colony stimulating factor，CSF）及白细胞介素-3（IL-3）等，负调控因子包括肿瘤坏死因子-α（TNF-α）、γ干扰素（IFN-γ）。正调控因子和负调控因子共同发挥作用，维持体内造血的稳态。

血液系统常见的疾病包括红细胞疾病、粒细胞疾病、单核细胞和巨噬细胞疾病、淋巴细胞和浆细胞疾病、造血干细胞疾病、脾功能亢进，以及出血和血栓等疾病。根据疾病的良恶性可分为良性血液系统疾病和恶性血液系统疾病。血液是体液循环很重要的部分，而且循环于全身各个部位，因此血液病的症状和体征很复杂；同时继发性血液病比原发性血液病更常见，全身所有的器官病变都可能引起血象的异常。

第二节　血液系统疾病常见治疗药物

一、出凝血疾病常见的治疗药物

（一）血液凝固机制

血液凝固是一系列无活性酶原被激活转变为有活性的酶的正反馈连锁反应过程，主要分为以下三个阶段。

1. 凝血活酶生成　经典理论认为凝血过程通过内源性和外源性两条凝血途径完成。外源性凝血途径：损伤的内皮细胞表达组织因子（TF）并释入血流。TF与凝血因子Ⅶ（FⅦ）或凝血活化因子Ⅶ（FⅦa）在钙离子（Ca^{2+}）存在的情况下，形成TF/FⅦ或TF/FⅦa复合物，两种复合物可激活凝血因子Ⅹ（FⅩ）（主要）和凝血因子Ⅸ（FⅨ）（次要）。内源性凝血途径：血管损伤时，内皮下带负电荷的胶原暴露，激活凝血因子Ⅻ（FⅫ）转变为活化的凝血因子Ⅻ（FⅫa），FⅫa激活因子Ⅺ（FⅪ），在Ca^{2+}存在的条件下，活化的凝血因子Ⅺ（FⅪa）激活FⅣ，同时FⅪa也可自激活。活化的凝血因子Ⅸ（FⅨa）、抗凝因子Ⅷ：C（FⅧa：C）及磷脂在Ca^{2+}的参与下形成复合物，激活FⅩ。上述两种途径激活FⅩ后，凝血过程即进入共同途径。FⅩa可将凝血因子Ⅴ激活形成活化的凝血因子Ⅴ（FVa）。在 Ca^{2+}存在的条件下，FⅩa、FⅤa 与磷脂形成复合物，此即凝血活酶。

2. 凝血酶生成 血浆中无活性的凝血酶原在凝血活酶的作用下转变为蛋白分解活性极强的凝血酶。凝血酶形成是凝血连锁反应中的关键，它除参与凝血反应外，还有如下多种作用：①反馈性激活 FⅤ、FⅧ、FⅩ等促凝因子，同时促进凝血酶原向凝血酶的转变；②诱导血小板的不可逆性聚集，加速其活化、聚集及释放反应；③激活 FⅫ；④激活因子ⅩⅢ（FⅩⅢ），促进稳定性纤维蛋白形成；⑤激活纤溶酶原，增强纤维蛋白溶解活性。

3. 纤维蛋白生成 在凝血酶作用下，纤维蛋白原分解，释出肽 A、肽 B，形成纤维蛋白单体并自动聚合，形成不稳定性纤维蛋白，再经活化的因子ⅩⅢ（FⅩⅢa）作用，形成稳定性交联纤维蛋白。

现代凝血学说认为凝血过程分为两个阶段，首先是启动阶段，主要通过外源性凝血途径实现，由此生成少量凝血酶；然后是放大阶段，即少量凝血酶发挥正反馈作用，包括激活血小板、促使磷脂酰丝氨酸由膜内移向膜外发挥磷脂作用、激活 FⅤ和 FⅧ、在磷脂与凝血酶原存在条件下激活 FⅪ，从而生成足量凝血酶，以完成正常的凝血过程。

（二）血栓形成的机制

血栓形成是指在一定条件下，血液形成成分在心脏或血管内形成栓子，造成血管部分或完全阻塞、相应部位血供应障碍的病理过程。按病因及发病机制，可分为以下几种主要类型。

1. 血管壁异常 血管内皮细胞能生成或释放一些生物活性物质，分别具有促凝血和抗凝血作用。当血管内皮细胞因机械（如刀器伤）、化学（如药物）、生物（如内毒素）、免疫及血管自身病变等因素受损伤时，其抗凝血和促凝血机制失衡，如血小板活性因子释放增多、内皮素-1 增多、前列环素减少导致血管壁痉挛、TF 表达增高而组织因子途径抑制物（TFPI）活性下降、动脉粥样硬化、纤溶机制异常等因素均可促进血栓的形成。

2. 血液流变学异常 引起血液黏滞度增高的各种原因，如高纤维蛋白原血症、高脂血症、脱水、红细胞增生症等，均可导致血流淤滞、缓慢，为血栓形成创造条件。

3. 血液成分的异常

（1）*血小板数量增加，活性增强*：血管内皮损伤、血流切应力改变、某些药物和多种疾病（如系统性红斑狼疮）均可导致血小板功能亢进、活性增强，从而形成血栓；通常血小板数量超过 800 $\times 10^9$/L 时有血栓形成的可能。

（2）*凝血因子异常*：包括遗传因素导致 FⅤ结构异常产生活化蛋白 C 抵抗（APC-R）现象、凝血酶原基因突变导致的凝血酶原水平增加；疾病引起的纤维蛋白原增加，不良生活习惯等引起的因子Ⅷ活性增高，手术、创伤使凝血因子Ⅷ、Ⅸ、Ⅹ释放和激活等，均可促使血栓形成。

（3）*抗凝系统减弱*：包括遗传性或获得性的抗凝蛋白含量及活性异常。①抗凝血酶（AT）减少或缺乏；②蛋白 C（PC）及蛋白 S（PS）缺乏症。

（4）*纤溶活力降低*：各种因素可导致人体对纤维蛋白的清除能力下降，造成血栓形成及增大。临床常见的因素有①纤溶酶原结构或功能异常，如异常纤溶酶原血症等；②纤溶酶原激活剂释放障碍；③纤溶酶活化剂抑制物过多。

（5）*其他*：此外，临床中使用的多种药物亦与血栓形成密切关系，如华法林、避孕药、抗纤溶药物、门冬酰胺酶等。

（三）影响血液凝固的药物

1. 促凝血药（coagulants） 用于治疗出血性疾病的药物即为促凝血药。将常用的促凝血药按作用机制分类可分为四类：①收缩血管类，如卡巴克络、曲克芦丁、垂体后叶素、维生素 C 及糖皮质激素等药物；②促血小板类，如酚磺乙胺、血小板生成素及白细胞介素-11 等药物；③作用于凝血因子类，如维生素 K、重组活化凝血因子Ⅶ、巴曲酶及抗血友病球蛋白等药物；④抗纤溶剂，如氨基己酸、氨甲苯酸、氨甲环酸等药物。常用的促凝血类药物列举如下。

卡巴克络

【药理作用】卡巴克络（carbazochrome）可直接作用于血管，增强毛细血管对损伤的抵抗力，可抑制前列腺素 E_1 的合成和释放，从而降低毛细血管通透性。

【临床应用现状与展望】一般用于毛细血管通透性增加所致的出血，对凝血障碍的出血无效；此外，该药能稳定血管及其周围组织中的酸性黏多糖，使血块不易从管壁脱落，从而缩短止血时间；卡巴克络可作为凝血功能障碍性出血的辅助止血药。

【不良反应】该药毒性低，但大量应用会产生恶心呕吐、头晕耳鸣等不良反应，须及时停药。

酚磺乙胺

【药理作用】酚磺乙胺（etamsylate）是一种人工合成的促凝血药，能降低毛细血管的通透性，增强血小板的功能及黏合力，促进血小板释放凝血活性物质，缩短凝血时间，从而达到止血效果。

【临床应用现状与展望】该药止血迅速，可用于外科手术出血过多而引起的出血，如泌尿道出血、胃肠道出血、鼻出血、脑出血、皮肤出血等；还可用于预防和治疗血小板减少性紫癜。

【不良反应】此药毒性低，但是会有恶心头痛、皮疹、流感样综合征及偶发暂时性低血压、血栓形成和过敏性休克等不良反应。

维生素 K

【药理作用】维生素 K（vitamin K）是具有叶绿醌生物活性的一类物质，广泛存在于自然界，有 K_1、K_2、K_3、K_4 四种形式。维生素 K 的四种形式分别参与肝脏合成凝血因子Ⅱ、Ⅶ、Ⅸ、Ⅹ等的活化过程，帮助血液凝固正常进行。缺乏维生素 K 时，肝脏仅能合成无凝血活性的凝血因子，导致凝血障碍和凝血酶原时间延长而发生出血。

【临床应用现状与展望】主要用于梗阻性黄疸、胆瘘、慢性腹泻、早产儿、新生儿出血等疾病，以及香豆素类、水杨酸类药物或其他原因而致凝血酶原过低所引起的出血。对先天性或严重肝病所致的低凝血酶原血症无效。

【不良反应】维生素 K_1 毒性低，维生素 K_4 会引起胃肠道反应，如恶心、呕吐等；过量的维生素 K_3 可致新生儿、早产儿溶血性贫血、高胆红素血症黄疸等。

氨甲苯酸

【药理作用】氨甲苯酸（aminomethylbenzoic acid，PAMBA）又称对羧基苯胺，结构与赖氨酸类似，能竞争性抑制纤溶酶原激活因子，使纤溶酶原不能转变为纤溶酶，从而抑制纤维蛋白的溶解，产生止血作用。

【临床应用与展望】临床主要用于纤维蛋白溶解症所致的出血，如肺、肝、胰、甲状腺及肾上腺等含有较大量纤溶酶原激活因子的脏器因手术所致的出血，以及产后出血、上消化道出血等；但对癌症出血、创伤出血及非纤维蛋白溶解引起的出血无止血效果。

【不良反应】氨甲苯酸不良反应少，但使用过量可致血栓，从而诱发心肌梗死。

2. 抗凝血药 是具有抵抗血液凝固功能的药物，临床上常用于预防和治疗各种血栓性疾病。

肝 素

【药理作用】肝素（heparin）是一种黏多糖硫酸酯，天然肝素存在于哺乳动物的许多脏器中。肝素的抗凝作用主要依赖于抗凝血酶Ⅲ（antithrombin Ⅲ）的存在。肝素在体内外均有较强抗凝作用，静脉注射后抗凝作用立即发生，可使多种凝血因子灭活。肝素作为极性较高的大分子物质，不易通过生物膜，口服不被吸收，肌内注射易引起局部出血和刺激症状，临床常静脉注射给药。

【临床应用与展望】临床常应用于血栓栓塞性疾病，主要用于防治血栓的形成和扩大，如深静脉血栓、肺栓塞和周围动脉血栓栓塞，或因脓毒血症、胎盘早期剥离、恶性肿瘤溶解等所引起的弥散性血管内凝血；也可用于防治心肌梗死、脑梗死、心血管手术及外周静脉术后血栓形成。

【不良反应】可引起各种黏膜出血、关节腔积血和伤口出血等。

华 法 林

【药理作用】华法林（warfarin）是维生素K拮抗药，基本结构是4-羟基香豆素，是香豆素类抗凝药的一种。华法林可以抑制维生素K在肝内由环氧化物向氢醌型的转化，从而阻止维生素K的反复利用，使凝血因子停留在无凝血活性的前体阶段，从而影响凝血过程。

【临床应用与展望】临床常用于防治血栓栓塞性疾病，如心房颤动和心脏瓣膜病所致血栓栓塞。接受心脏瓣膜修复手术的患者需长期服用华法林预防血栓形成；髋关节手术患者使用华法林可有效降低静脉血栓形成的发病率。

【不良反应】其不良反应多为使用过量而导致的自发性出血，最严重者发生颅内出血。

3. 纤维蛋白溶解药（fibrinolytic） 可使纤维蛋白溶酶原（plasminogen，又称纤溶酶原）转变为纤维蛋白溶酶（plasmin，又称纤溶酶），后者迅速水解纤维蛋白和纤维蛋白原，导致血栓溶解，故又称溶血栓药（thrombolytics）。

链 激 酶

【药理作用】链激酶（streptokinase，SK）是C组乙型溶血性链球菌产生的一种蛋白质，能与纤溶酶原结合，形成SK-纤溶酶原复合物后，促使游离的纤溶酶原转变成纤溶酶，溶解纤维蛋白。因此，需选合适剂量以发挥效应。

【临床应用与展望】合适剂量应使SK-纤溶酶原复合物与纤溶酶之比为1∶10。静脉或冠脉内注射可使急性心肌梗死面积缩小，梗死血管重建血流。对深静脉血栓、肺栓塞、眼底血管栓塞均有疗效。但须早期用药，血栓形成不超过6小时时疗效较好。

【不良反应】严重不良反应为出血，因为被激活的纤溶酶不但溶解病理性纤维蛋白，也溶解生理性纤维蛋白。SK有抗原性，体内若有SK抗体可中和SK，还可引起过敏反应。活动性出血3个月内，有脑出血或近期手术史者禁用。有出血倾向，胃、十二指肠溃疡，分娩未满4周，严重高血压，癌症患者禁用。

尿 激 酶

【药理作用】尿激酶（urokinase）为一种蛋白酶，可作用于纤溶酶原使其转变为纤溶酶，使血栓溶解，尿激酶液同时使纤维蛋白原降解。

【临床应用与展望】用于急性发作的血栓栓塞病的溶栓治疗。包括急性广泛性肺栓塞、胸痛6～12小时内的冠状动脉栓塞和心肌梗死、症状短于3～6小时的急性期脑血管栓塞，以及肾移植、整形外科手术等出现的血栓形成，均有较好的疗效。

【不良反应】可发生程度不同的出血，偶见轻度血压下降、头晕及一般性过敏反应。急性心肌梗死溶栓后可发生再灌注心律失常。

4. 抗血小板药　是指能抑制血小板黏附、聚集及释放等功能，防止血栓的形成，用于防治心脏疾病或脑缺血性疾病、外周血栓栓塞性疾病的药物。抗血小板的药物较为常见的是阿司匹林和氯吡格雷、双嘧达莫、血小板膜糖蛋白Ⅱb/Ⅲa受体拮抗药等。

阿司匹林

【药理作用】阿司匹林（aspirin）又称乙酰水杨酸。低剂量阿司匹林即可抑制血小板聚集，作用可持续5～7天。对胶原、二磷酸腺苷、抗原-抗体复合物及某些病毒和细菌引起的血小板聚集都有明显的抑制作用，可防止血栓形成。阿司匹林能部分拮抗纤维蛋白原溶解导致的血小板激活，还可抑制组织型纤溶酶原激活剂的释放。

【临床应用与展望】阿司匹林是临床应用最广泛的抗血小板药。小剂量用于冠状动脉硬化性疾病、心肌梗死、脑梗死、深静脉血栓和肺梗死等疾病；作为溶栓疗法的辅助抗栓治疗，能减少缺血性心脏病发作和复发的危险。

【不良反应】阿司匹林常见不良反应为出血并发症和胃肠道刺激症状等。

双嘧达莫

【药理作用】双嘧达莫（dipyridamole）又称潘生丁（persantin），对胶原、二磷酸腺苷、肾上腺素及低浓度凝血酶诱导的血小板聚集有抑制作用，体内外均可抗血栓，还可延长已缩短的血小板生存时间。其作用机制包括抑制磷酸二酯酶的活性，减少环磷酸腺苷降解，增加血小板内环磷酸腺苷的含量；增加血管内皮细胞前列环素的生成和活性；轻度抑制血小板的环氧化酶，使血栓素A_2合成减少。双嘧达莫口服吸收缓慢，个体差异大。

【临床应用与展望】临床主要用于防治血栓栓塞性疾病、人工心脏瓣膜置换术后、缺血性心脏病、脑卒中和短暂性脑缺血发作，防止血小板血栓形成；还可阻抑动脉粥样硬化早期的病变过程。

【不良反应】其不良反应有胃肠道刺激，以及由血管扩张而引起的血压下降、头痛、眩晕、潮红、晕厥等。

二、良性血液系统疾病的治疗药物

血液中各组分和循环中的有效血容量也是维持机体正常生理功能的重要因素，各类血细胞数量或功能的异常改变亦可导致血液系统功能障碍，如贫血、粒细胞减少、再生障碍性贫血等。促细胞生长因子由造血系统、免疫系统或炎症反应中的活化细胞产生，能调节细胞分化增殖并诱导细胞发挥功能，是高活性多功能的多肽、蛋白质或糖蛋白。对血液系统有加强骨髓造血功能、促进干细胞生成，进而生成大量红细胞或白细胞的作用。

（一）缺铁性贫血

缺铁性贫血（iron deficiency anemia，IDA）属于良性血液系统疾病，可引起小细胞低色素性贫血及其他异常，缺铁及铁利用障碍会影响血红素合成，故也称该类贫血为血红素合成异常性贫血。目前发现引起IDA的病因可分为铁摄入不足（婴幼儿辅食添加不足、青少年偏食等）、需求量增加（孕妇）、吸收不良（胃肠道疾病）、转运障碍（无转铁蛋白血症、肝病、慢性炎症）、丢失过多（妇女月经量增多、痔疮出血等各种失血）及利用障碍（铁粒幼细胞贫血、铅中毒、慢性病性贫血）等类型。当体内贮存铁减少到不足以补偿功能状态的铁时，铁代谢指标发生异常：贮铁指标（铁蛋白、含铁血黄素）减低、血清铁和转铁蛋白饱和度减低、总铁结合力和未结合铁的转铁蛋白升高、组织缺铁、红细胞内缺铁。治疗缺铁性贫血常用铁剂。

铁　剂

【药理作用】铁是红细胞成熟阶段合成血红素必不可少的物质。吸收到骨的铁吸附在有核红细胞膜上并进入细胞内的线粒体，与原卟啉结合形成血红素。后者再与珠蛋白结合，形成血红蛋白。铁剂的生物学药理作用主要是通过补充体内缺乏的铁元素，从而促进红细胞的生成和修复，并维持多种生理功能的正常运作。铁剂通常以盐的形式存在，如硫酸亚铁、葡萄糖酸亚铁等。

【体内过程】在胃酸的作用下，这些铁盐会被溶解为可溶性的二价铁离子（Fe^{2+}）。吸收铁的过程主要发生在十二指肠和空肠。二价铁离子通过肠细胞膜上的不同转运蛋白进入肠细胞内。主要的铁转运蛋白包括：①DMT1（divalent metal transporter 1，二价金属转运蛋白 1），一种跨膜蛋白，负责运输铁离子进入肠细胞。②HCP1（heme carrier protein 1，血红素载体蛋白 1），主要负责血红素中的铁离子（血红素铁）的转运。进入肠细胞后，铁离子有几种去向：①被转运到血液中。一部分铁离子会与铁载蛋白结合，通过肠细胞的基底侧（即朝向血液的一侧）进入血液循环，被输送到全身各组织细胞。②储存于细胞内。另一部分铁离子可能被存储于肠细胞内的铁贮存蛋白中，如铁蛋白。这些铁贮存蛋白有助于调节体内铁水平，并在需要时释放铁。被转运到血液中的铁离子会与血清载铁蛋白结合，从而被输送到全身各组织细胞，以满足它们的铁需求，尤其是用于造血系统的红细胞生成。体内对铁的吸收有着严格的调节机制，以确保体内铁水平的平衡。例如，在体内铁过剩时，肠道吸收铁的能力会减弱，以防止铁中毒；而在缺铁状态下，肠道吸收铁的能力会增加，以满足身体对铁的需求。

【临床应用与展望】治疗失血过多或需铁增加所致的缺铁性贫血，疗效极佳。对于慢性失血（如月经过多、痔疮出血和子宫肌瘤等）、营养不良、妊娠、儿童生长发育所引起的贫血，用药后一般症状及食欲迅速改善，网织红细胞数于治疗后 10～14 天达高峰，血红蛋白每日可增加 0.1%～0.3%，4～8 周接近正常。为使体内铁贮存恢复正常，待血红蛋白正常后尚需减半量继续服药 2～3 个月。

【不良反应】铁制剂刺激胃肠道，引起恶心、呕吐、上腹部不适、腹泻等，Fe 较 Fe^{2+}多见。此外也可引起便秘、黑便，这可能是因为 Fe^{2+}与肠蠕动生理刺激物硫化氢结合后减弱了肠蠕动。小儿误服 1g 以上铁剂可引起急性中毒，表现为坏死性胃肠炎症状，可有呕吐、腹痛、血性腹泻，甚至休克、呼吸困难、死亡。急救措施：以磷酸盐或碳酸盐溶液洗胃，并将特殊解毒剂去铁胺（deferoxamine）注入胃内以结合残存的铁。

（二）巨幼细胞贫血

巨幼细胞贫血（megaloblastic anemia，MA）属于良性血液系统疾病，是由于叶酸或维生素 B_{12} 缺乏或某些影响核苷酸代谢的药物导致细胞核脱氧核糖核酸（DNA）合成障碍所致的贫血。目前该病可分为单纯叶酸缺乏性贫血、单纯维生素 B_{12} 缺乏性贫血、叶酸和维生素 B_{12} 同时缺乏性贫血。巨幼细胞贫血的病因可分为以下几种：①食物营养不够，叶酸或维生素 B_{12} 摄入不足；②吸收不良，胃肠道疾病、药物干扰和内因子抗体形成（恶性贫血）；③代谢异常，肝病、某些抗肿瘤药物的影响；④需要增加，哺乳期、孕妇；⑤利用障碍，嘌呤、嘧啶自身合成异常或化疗药物影响等。叶酸的各种活性形式，包括 N^5-甲基 FH_4 和 N^5,N^{10}-甲烯基 FH_4 作为辅酶为 DNA 合成提供一碳基团。其中，最重要的是胸苷酸合成酶催化 dUMP（尿嘧啶脱氧核苷酸）甲基化形成 dTMP（胸腺嘧啶脱氧核苷酸），继而形成 dTTP（三磷酸胸腺嘧啶脱氧核苷酸）。由于叶酸缺乏，dTTP 合成减少，DNA 合成障碍、复制延迟。RNA 合成所受影响不大，细胞内 RNA/DNA 比值增大，造成细胞体积增大，胞核发育滞后于胞质，形成巨幼变。维生素 B_{12} 缺乏导致甲硫氨酸合成酶催化高半胱氨酸转变为甲硫氨酸的过程发生障碍，这一反应由 N^5-甲基 FH_4 提供甲基。因此，N^5-FH_4 转化为甲基 FH_4 存在障碍，继而引起 N^5,N^{10}-甲烯基 FH_4 合成减少。后者是 dUMP 形成 dTTP 的甲基供体，故 dTTP 和 DNA 合成障碍。维生素 B_{12} 缺乏还可引起精神异常，其机制与 2 个维生素 B_{12} 依赖性酶（L-甲基丙二酰-CoA 变位酶和甲硫氨酸合成酶）的催化反应发生障碍有关。前者催化反应障碍导致神经髓鞘合成障碍，并有奇数碳链脂肪酸或支链脂肪酸掺入髓鞘中；后者催化反应障碍引起神经细胞甲基化反应受损。药物干扰核苷酸合成也可引起巨幼细胞贫血。

叶　酸

【药理作用】叶酸进入体内后，在二氢叶酸还原酶的作用下转化为四氢叶酸，后者能与一碳单位结合成四氢叶酸类辅酶，传递一碳单位，参与体内多种生化代谢，包括：①嘌呤核苷酸的从头合成；②从尿嘧啶脱氧核苷酸（dUMP）合成胸腺嘧啶脱氧核苷酸（dTMP）；③促进某些氨基酸的互变。当叶酸缺乏时，上述代谢障碍，其中最为明显的是 dTMP 合成受阻，导致 DNA 合成障碍，细胞有丝分裂减少。由于对 RNA 和蛋白质合成影响较少，叶酸使血细胞 RNA/DNA 比率增高，出现巨幼细胞贫血，消化道上皮增殖受抑制，出现舌炎、腹泻。

【体内过程】叶酸主要在小肠被吸收。叶酸的吸收主要发生在十二指肠和空肠的上段。在这些部位，叶酸通过活性转运和被动扩散的方式被吸收进入肠细胞内。被吸收进入肠细胞内的叶酸会结合特定的载体蛋白进行转运。这些载体蛋白有助于将叶酸从肠腔中转移到肠细胞内，从而实现叶酸的吸收。在肠细胞内，叶酸会经过还原和甲基化反应，包括将叶酸还原为活性辅酶形式的 5-甲基四氢叶酸（5-methyltetrahydrofolate，5-MTHF），以及将其甲基化为甲基叶酸。转化后的 5-MTHF 会离开肠细胞，进入血液循环系统。在血液中，5-MTHF 与血浆中的载体蛋白结合，如叶酸结合蛋白（folate binding protein），进行运输。5-MTHF 可以被细胞内的甲基化酶催化，转化为甲基化代谢产物，如腺嘌呤核苷酸（adenosine nucleotides）和脱氧核糖核苷酸（deoxyribonucleotides），参与蛋白质、核酸和细胞分裂等生物学过程。叶酸在体内的水平受到多种因素的调节，包括葡萄糖水平、细胞增殖活性和甲基化需求等。体内的叶酸可以循环利用，但也有一部分通过肾脏排泄。体内叶酸的存储量相对有限，通常为数毫克。叶酸对细胞的正常功能至关重要，因此体内需要不断地补充叶酸以维持其正常水平。

【临床应用与展望】叶酸用于治疗各种巨幼细胞贫血。由营养不良或婴儿期、妊娠期对叶酸的需要量增加所致的营养性巨幼细胞贫血，治疗时以叶酸为主，辅以维生素 B_{12} 效果良好。叶酸对抗药甲氨蝶呤、乙胺嘧啶等所致的巨幼细胞贫血，因二氢叶酸还原酶受抑制，四氢叶酸生成障碍，故需用四氢叶酸制剂亚叶酸钙（calcium folinate，甲酰四氢叶酸钙）治疗。此外，对于维生素 B_{12} 缺乏所致的恶性贫血，叶酸仅能纠正异常血象，不能改善神经损害症状。故治疗时应以注射维生素 B_{12} 为主，叶酸为辅。叶酸对缺铁性贫血无效。叶酸在临床上已经被广泛应用于治疗巨幼红细胞贫血等疾病。

【不良反应】叶酸也可引起一系列不良反应，包括胃肠道不适，如恶心、呕吐、腹泻、胃灼热等症状。通常减少剂量或在饭后服用叶酸可以减轻不适感。叶酸的过敏反应包括皮肤瘙痒、荨麻疹、皮疹、呼吸困难、喉咙肿胀等。在极少数情况下，高剂量叶酸补充可能导致神经系统症状，如头痛、头晕、失眠等，但这种情况相对较为罕见。

维生素 B_{12}

【药理作用】维生素 B_{12} 为细胞分裂和维持神经组织鞘完整所必需。体内维生素 B_{12} 主要参与的代谢过程如下：维生素 B_{12}（甲钴胺）是甲基转移酶的辅酶，后者为同型半胱氨酸转为甲硫氨酸和 5-甲基四氢叶酸转化为四氢叶酸的反应中所必需，同时使四氢叶酸循环利用。维生素 B_{12}（5'-脱氧腺苷钴胺素）是甲基丙二酰辅酶 A 变位酶的辅酶，可促使甲基丙二酰辅酶 A 转变为琥珀酰辅酶 A 而进入三羧酸循环代谢。维生素 B_{12} 缺乏，甲基丙二酰辅酶 A 蓄积，后者与脂肪酸合成的中间产物丙二酰辅酶 A 结构相似，导致异常脂肪酸合成，神经髓鞘完整性受损，出现神经损害。

【体内过程】维生素 B_{12} 必须与胃壁细胞分泌的糖蛋白即“内因子”结合才能免受胃液消化而进入空肠吸收。胃黏膜萎缩所致“内因子”缺乏可影响维生素 B_{12} 吸收，引起恶性贫血。吸收后有 90%贮存于肝，少量经胆汁、胃液、胰液排入肠内，其中小部分吸收入血，主要经肾排出。

【临床应用与展望】维生素 B_{12} 主要用于治疗恶性贫血，需注射使用，辅以叶酸；亦与叶酸合用治疗各种巨幼细胞贫血。也可用于神经系统疾病（如神经炎、神经萎缩等）、肝脏疾病（肝炎、肝硬化）等的辅助治疗。还可用于治疗高同型半胱氨酸血症。维生素 B_{12} 在医学临床上已经被广泛应用于治疗贫血、神经系统疾病（如帕金森病、多发性硬化症等）、胃肠道疾病（如消化不良、胃溃疡等）等。

【不良反应】维生素 B_{12} 的不良反应包括过敏反应，如皮肤瘙痒、荨麻疹、皮疹、呼吸困难、喉咙肿胀等。严重的过敏反应可能需要立即就医治疗。皮肤反应：在少数情况下，长期大剂量的维生素 B_{12} 补充可能引起皮肤反应，如瘙痒、皮疹或皮肤发红。心血管反应：极少数人可能会出现心血管反应，如心悸、胸闷、心律失常等。这些反应通常与过量摄入维生素 B_{12} 有关。消化道不适：在某些情况下，维生素 B_{12} 补充可能导致消化道不适，如腹胀、腹泻、恶心或呕吐。其他：长期服用高剂量的维生素 B_{12} 补充剂也可能与骨折风险增加、关节疼痛等不良反应有关，但这需要进一步的研究验证。

（三）再生障碍性贫血

再生障碍性贫血（aplastic anemia，AA）是一种骨髓造血功能衰竭症。临床上主要表现为骨髓造血功能低下、全血细胞减少等。AA 可分为先天性和后天性，后天性 AA 又可分为原发性和继发性。目前 AA 病因不明，可能和病毒感染，如肝炎病毒、B19 病毒等有关；化学因素，如磺胺类药物、化疗药、苯等；物理因素，如 X 射线、放射性核素等。目前没有明确 AA 的发病机制，但是大多数人认为 T 细胞功能的异常亢进使细胞毒性 T 细胞直接杀伤和淋巴因子介导的造血干细胞过度凋亡，从而引起骨髓衰竭是后天性 AA 的主要发病机制。治疗 AA 目前常用的药物有免疫抑制剂，如环孢素、他克莫司。

环孢素

【药理作用】环孢素（cyclosporin）是从真菌的代谢产物里提取出来的含有 11 个氨基酸的环状己肽。环孢素对多种细胞都有作用，主要包括：选择性抑制 T 细胞活化，使 Th 细胞明显减少并降低 Th 与 Ts 细胞的比例。抑制效应 T 细胞介导的细胞免疫反应，可以部分抑制 T 细胞依赖的 B 细胞反应。对巨噬细胞和 NK 细胞没有明显的直接抑制作用，但是可以通过干扰素的产生间接影响 NK 细胞的活性。抗原与 Th 细胞表面受体结合后使细胞内 Ca^{2+}浓度升高。Ca^{2+}与钙调蛋白结合从而激活钙调磷酸酶，激活相关的转录因子，调节 IL-2、IL-3、IL-4、TNF-α、IFN-γ等基因的转录水平。环孢素可以进入淋巴细胞和环孢素结合蛋白结合，与钙调磷酸蛋白结合形成复合体，抑制钙调磷酸酶的活性，进而抑制 Th 细胞的活化和相关基因的表达水平。环孢素还可以增加 T 细胞内转化生长因子-β（transforming growth factor-β，TGF-β）的表达，可以抑制 T 细胞的增殖。环孢素通过阻断 T 细胞的活化和增殖来发挥免疫抑制作用。环孢素可以口服给药，也可以静脉给药。

【体内过程】口服给药吸收慢，而且吸收不充分，生物利用度仅有 20%～50%，3～4 小时达到峰值。在血液中约有 50%的药物被红细胞吸收，30%和血红蛋白结合，4%～9%与淋巴细胞结合，在血浆中游离的药物有 5%，$t_{1/2}$约为 24 小时。环孢素主要在肝脏中代谢，经胆汁排出，有肠肝循环和明显的个体差异。

【临床应用与展望】在临床上，因环孢素的有效浓度和中毒浓度接近，所以需要严密监测环孢素的血药浓度，防止发生不良反应。环孢素除了应用于再生障碍性贫血的治疗，还广泛应用于器官移植中（如肾、肝、心脏、肺、角膜及骨髓移植），以免发生排异反应；还可应用于自身免疫性疾病如类风湿关节炎、系统性红斑狼疮、银屑病等。环孢素的不良反应发生率较高，但是大多具有可逆性。

【不良反应】最常见的不良反应为肾毒性作用，目前认为与钙调神经蛋白抑制剂（calcineurin inhibitor）的作用机制有关，发生率大概为 70%。主要表现为血清肌酐和尿素氮水平升高，而且其升高水平与用药剂量呈正相关。其次为肝毒性，多见于用药早期而产生的一过性肝损害。同时易合并继发性感染和继发性肿瘤。还有食欲减退、嗜睡、多毛症、震颤、感觉异常、牙龈增生、胃肠道反应、过敏反应等。

他克莫司

【药理作用】他克莫司的作用机制与环孢素类似。其可结合细胞内结合蛋白（FK506 binding protein，FKBP）形成复合物，抑制 IL-2 基因转录，产生强大的免疫抑制作用。

【体内过程】他克莫司可以口服或者静脉注射给药。口服吸收很快，生物利用度在 25%左右，75%～85%的药物连接在红细胞上，使全血药物浓度高于血浆药物浓度。血浆蛋白结合率＞98%，$t_{1/2}$约为 7 小时，大部分在肝脏中通过细胞色素 P4503A4（CYP3A4）酶进行脱甲基和羟化作用而代谢。

【临床应用与展望】使用他克莫司的患者存活率和排斥时间较环孢素更好。

【不良反应】他克莫司的不良反应与环孢素类似，但其肾毒性和神经毒性不良反应的发生率更高。也有胃肠道反应和代谢异常。此外还可以引起血小板生成增多和高脂血症，在降低药物剂量时可以逆转不良反应。

（四）其他类型贫血

其他类型的贫血主要为溶血性贫血，如地中海贫血、葡萄糖-6-磷酸脱氢酶缺乏症、免疫性贫血等。可采取促红细胞生成素、生血宁片、白细胞介素-11 等进行治疗。

促红细胞生成素

【药理作用】促红细胞生成素（erythropoietin，EPO）又称红细胞生成素，简称促红素，是由肾皮质近曲小管管周细胞分泌的一种刺激骨髓造血的糖蛋白类激素。促红素与红系干细胞表面的促红素受体结合，导致细胞内磷酸化及 Ca^{+}浓度增加，促进红系干细胞增生、分化和成熟，并促使网织红细胞从骨髓中释放入血。

【临床应用与展望】促红素是治疗多种原因引起的贫血疾病的重要药物之一，最佳适应证为慢性肾衰竭和晚期肾病所致的贫血；同时对骨髓造血功能低下、肿瘤化疗、艾滋病药物治疗及结缔组织病（类风湿关节炎和系统性红斑狼疮）所致的贫血也有效。

【不良反应】促红素不良反应较少，主要不良反应为与红细胞快速增加、血黏滞度增高有关的高血压，血凝增强等。

血小板生成素

【药理作用】血小板生成素（thrombopoietin，TPO）与红细胞生成素（EPO）有一定同源性，是可以刺激巨核细胞生长及分化的内源性细胞因子，对巨核细胞生成的各阶段均有刺激作用，包括前体细胞的增殖和多倍体巨核细胞的发育及成熟。

【临床应用与展望】临床主要应用于治疗血小板减少症，尤其是因化疗和放疗而导致的血小板减少症。目前已有人工合成的重组人血小板生成素（recombinant human thrombopoietin，thTPO），其作用机制是促进骨髓巨核细胞的增殖分裂，产生更多的血小板释放到外周血中，从而提高血小板数量。

【不良反应】血小板生成素的不良反应与促红素相似，主要不良反应为与红细胞快速增加、血黏滞度增高有关的高血压、血凝增强等。

白细胞介素-11

【药理作用】白细胞介素-11（interleukin-11，IL-11）是由造血微环境基质细胞和部分间叶细胞产生的多效性细胞因子。其作用机制为直接刺激造血干细胞和巨核系祖细胞的增殖，诱导巨核细胞分化成熟，促进高倍性巨核细胞生成，增加单个巨核细胞血小板的产量，从而增加血小板的生成。

【临床应用与展望】临床可用于治疗肿瘤化疗所致血小板减少症、白血病化疗所致血小板减少、再生障碍性贫血所致血小板减少、原发免疫性血小板减少症等。

【不良反应】其不良反应有乏力、发热、短暂贫血等，偶见水肿。

（五）白细胞减少症和粒细胞缺乏症

白细胞减少症是指外周血液中白细胞数持续低于 4.0×10^9/L 时的症状。粒细胞缺乏症是指外周血白细胞计数持续低于 2.0×10^9/L、中性粒细胞绝对值低于 0.5×10^9/L，中性粒细胞低于 0.5×10^9/L 时具有很大的感染危险性。中性粒细胞减少的病因可以分为获得性及先天性，也可根据病因和发病机制分为三大类：生成减少、破坏或消耗过多及分布异常。生成减少包括骨髓损伤、骨髓浸润、成熟障碍、病毒细菌感染、先天性中性粒细胞减少；破坏或消耗过多包括免疫性因素（药物）、自身免疫、非免疫性因素（消耗增多）、脾脏功能亢进；分布异常包括假性粒细胞减少、粒细胞滞留其他部位。

非格司亭

【药理作用】非格司亭（filgrastim），又称重组人粒细胞集落刺激因子（recombinant human granulocyte colony stimulating factor，rhG-CSF），是粒细胞集落刺激因子（granulocyte colony stimulating factor，G-CSF）基因重组产物。G-CSF 是由血管内皮细胞、单核细胞、成纤维细胞合

成的糖蛋白，属于Ⅱ类造血因子，有细胞特异性。非格司亭主要通过受体机制促进粒细胞成熟、促进骨髓释放成熟粒细胞、增强中性粒细胞趋化及吞噬功能。

【临床应用与展望】临床常用于肿瘤放化疗引起的中性粒细胞缺乏症；自体骨髓移植时，促使中性粒细胞数量增加；伴有骨髓发育不良综合征、再生障碍性贫血而引起的粒细胞缺乏症。

【不良反应】此药大剂量长期服用，会产生轻、中度骨痛。

莫拉司亭和沙格司亭

【药理作用】莫拉司亭（molgramostim）和沙格司亭（sargramostim）是由基因重组技术获得的人粒细胞-巨噬细胞集落刺激因子（GM-CSF）药物，属于1类造血刺激因子。其作用机制为刺激造血前体细胞增殖、分化；刺激中性粒细胞、单核细胞和T淋巴细胞的生长，诱导形成粒细胞集落形成单位、巨噬细胞集落形成单位及粒细胞-巨噬细胞集落形成单位；促进巨噬细胞和单核细胞对肿瘤细胞的裂解作用。

【临床应用与展望】这类药物可用于癌症化疗和骨髓抑制疗法所致的白细胞减少症，也可用于预防白细胞减少时可能存在的感染并发症。

【不良反应】常见不良反应有发热、皮疹、骨痛等。

利 可 君

【药理作用】利可君（leucogen）是常用的噻唑羧酸类升白细胞药物，为半胱氨酸的衍生物，能分解为半胱氨酸和醛，具有促进骨髓内粒细胞生长和成熟的作用，可促进白细胞增生。

【临床应用与展望】利可君可用于预防和治疗肿瘤放化疗引起的白细胞减少症、血小板减少症。

【不良反应】该药物总体来说安全、毒性小。遵医嘱一般不会出现不良反应。

维生素 B_4

【药理作用】维生素 B_4，又称腺嘌呤（adenine）、6-氨基嘌呤，是构成DNA和RNA分子的四种核碱基的一种，在体内主要以腺嘌呤核苷酸的形式存在，参与体内DNA和RNA的合成，是维持生物体代谢功能的必要成分，除此之外，其还在代谢途径中参与形成多种重要的中间物质，如ATP、NADP（烟酰胺腺嘌呤二核苷酸磷酸）等。

【临床应用与展望】维生素 B_4 可以在白细胞缺乏时促进白细胞的增生，使白细胞数增多，临床常用于预防各种原因引起的白细胞减少，可用于肿瘤放射治疗及化学治疗、苯中毒和抗肿瘤等引起的白细胞减少症，还可用于急性粒细胞减少症。

鲨 肝 醇

【药理作用】鲨肝醇即α-正十八碳甘油醚，为升白细胞药，促进白细胞增生，其药理机制为促进DNA、RNA及蛋白质合成。

【临床应用与展望】鲨肝醇可用于治疗各种原因引起的白细胞减少症，如放射性、抗肿瘤药物等所致的白细胞减少症。该药物在动物造血系统中含量较多，可能为体内的一种造血因子，能够改善因药物治疗或苯中毒引起的造血系统被抑制的症状。

【不良反应】治疗不良反应偶见口干、肠鸣亢进。临床疗效与剂量相关，过大或过小均影响效果，故应寻找最佳剂量。剂量过大可能引起腹泻。对病程较短、病情较轻及骨髓功能尚好者，本品疗效较好。用药期间应经常检查外周血常规。

三、恶性血液系统疾病的治疗药物

白血病、淋巴瘤和多发性骨髓瘤构成了血液系统恶性肿瘤的三种主要类型。目前的治疗手段包括造血干细胞移植、放射治疗、免疫治疗和化学治疗。药物化学治疗在血液系统恶性肿瘤的综合治疗中占有极为重要的地位。

传统细胞毒性抗肿瘤药在目前的肿瘤化学治疗中仍起主导作用。化疗药物应用的两大障碍是毒性反应和耐药性的产生。由于缺乏对肿瘤细胞识别杀伤的特异性，细胞毒性药物在杀伤肿瘤细胞的同时，对正常的组织细胞也会造成不同程度的损伤，需要通过控制药物剂量来减少毒性反应。此外，非增殖期肿瘤细胞群对多种抗肿瘤药物天然不敏感，而且随着用药时间的延长，肿瘤细胞对药物的敏感性下降甚至消失，耐药性成为临床急需解决的难题。

近年来，血液恶性肿瘤的临床诊断整合了细胞形态学、免疫学、细胞遗传学和分子生物学，以改善疾病分型、预后判断、患者管理和生存。随着精准医学的发展，抗肿瘤药物已从传统的细胞毒性作用向针对分子靶点的多环节作用的方向发展。血液恶性肿瘤是最早引入靶向治疗的疾病领域之一。使用单克隆抗体、小分子化合物等特异性地干预调节肿瘤细胞生物学行为的信号通路，具有高选择性和高治疗指数的特点。

肿瘤免疫治疗药物近年来得到很大进展，主要是应用免疫学原理和方法，提高肿瘤细胞的免疫原性和对效应细胞杀伤的敏感性，应用免疫细胞和效应分子激发及增强机体抗肿瘤免疫应答，协同机体免疫系统高效杀伤肿瘤细胞。一种是针对免疫检查点的抗体，如细胞毒性T细胞相关抗原4（cytotoxic T lymphocyte-associated antigen 4，CTLA-4）、程序性死亡受体1（programmed death-1，PD-1）及其配体（programmed death ligand 1，PD-LI）等，通过激活患者自身免疫系统中的T细胞来消灭肿瘤细胞；另一种是表达嵌合抗原受体T细胞疗法（chimeric antigen receptor T-cell therapy，CAR-T），运用患者自体T细胞进行个性化治疗。

（一）细胞毒类抗肿瘤药

细胞毒类抗肿瘤药即传统化疗药物，主要通过影响肿瘤细胞的核酸和蛋白质的结构与功能，直接抑制肿瘤细胞增殖和（或）诱导肿瘤细胞凋亡，如抗代谢药和抗微管蛋白药等。

1. 影响DNA生物合成的药物 又称抗代谢药，它们的化学结构和核酸代谢的必需物质如叶酸、嘌呤、嘧啶等相似，可以通过特异性干扰核酸的代谢，阻止细胞的分裂和繁殖。此类药物主要作用于S期细胞，属细胞周期特异性药物。根据药物主要干扰的生化步骤或所抑制的靶酶的不同，可进一步分为：①二氢叶酸还原酶抑制药，如甲氨蝶呤等；②胸苷酸合成酶抑制药，如氟尿嘧啶等；③嘌呤核苷酸互变抑制药，如嘌呤等；④核酸还原酶抑制药，如羟基脲等；⑤DNA多聚酶抑制药，如阿糖胞苷等。

2. 影响DNA结构与功能的药物 药物分别通过破坏DNA结构或抑制拓扑异构酶活性，影响DNA结构和功能。包括：①DNA交联剂，如氮芥、环磷酰胺和塞替派等烷化剂；②破坏DNA的铂类配合物，如顺铂、卡铂；③破坏DNA的抗生素，如丝裂霉素和博来霉素；④拓扑异构酶（topoisomerase）抑制药，如喜树碱类和鬼臼毒素衍生物。

3. 抑制蛋白质合成与功能的药物 药物可干扰微管蛋白聚合功能、干扰核糖体的功能或影响氨基酸供应，从而抑制蛋白质合成与功能。包括：①微管蛋白活性抑制药，如长春碱类和紫杉醇类等；②干扰核糖体功能的药物，如三尖杉生物碱类；③影响氨基酸供应的药物，如L-门冬酰胺酶。

长春新碱（vincristine，VCR）为夹竹桃科植物长春花（Catharanthus roseus L.）所含的生物碱。作用机制为与微管蛋白结合，抑制微管聚合，从而使纺锤丝不能形成，细胞有丝分裂停止于中期，属细胞周期特异性药物，主要作用于 M 期细胞。此外，这类药物还可干扰蛋白质合成和 RNA 多聚酶，对 G_1 期细胞也有作用。长春新碱对儿童急性淋巴细胞白血病疗效好、起效快，常与泼尼松合用作为诱导缓解药。毒性反应主要包括骨髓抑制、神经毒性、消化道反应、脱发及注射局部刺激等。

（二）非细胞毒类抗肿瘤药

非细胞毒类抗肿瘤药是一类发展迅速的具有新作用机制的药物，该类药主要以肿瘤分子病理过程的关键调控分子为靶点，如调节体内激素平衡药物、分子靶向药物/小分子抑制剂、肿瘤免疫治疗药物、细胞疗法和组蛋白脱乙酰酶抑制剂等。

1. 分子靶向药物/小分子抑制剂

（1）*分子靶向药物*：主要针对恶性肿瘤病理生理发生、发展的关键靶点进行治疗干预，耐受性较好、毒性反应较轻，但一般认为在相当长的时间内还不能完全取代传统的细胞毒类抗肿瘤药。这些药物的作用机制和不良反应类型与细胞毒类药物有所不同，与常规化疗、放疗合用可产生更好的疗效。此外，肿瘤细胞的药物靶标分子在治疗前、后的表达和突变状况往往决定分子靶向药物的疗效和疾病预后，对该类药物更应强调个体化治疗。

分子靶向药物目前尚无统一的分类方法，按化学结构可分为单克隆抗体类和小分子化合物类。单克隆抗体作用于细胞膜分化相关抗原、表皮生长因子受体、血管内皮生长因子等。小分子化合物（包括利妥昔单抗、伊马替尼等）可特异性抑制肿瘤细胞内异常激活的分子通路，如 BTK、PI3K 通路抑制剂等。

（2）*小分子抑制剂*：是一类能够特异性抑制蛋白质功能的低分子量化合物，它们在恶性血液系统疾病的治疗中扮演着重要角色。以下是一些用于治疗恶性血液系统疾病的小分子抑制剂药物。①BTK（Bruton’s tyrosine kinase，布鲁顿酪氨酸激酶）抑制剂：伊布鲁替尼、阿卡替尼和赞布替尼。②BCR-ABL 抑制剂：伊马替尼和达沙替尼。③JAK（Janus kinase，Janus 激酶）抑制剂：鲁索利替尼。④IDH（isocitrate dehydrogenase，异柠檬酸脱氢酶）抑制剂：恩西地平和喹替尼。⑤PDGFR（platelet-derived growth factor receptor，血小板衍生生长因子受体）抑制剂：伊马替尼和喹替尼。⑥BCL-2 抑制剂：维奈克拉。

2. 肿瘤免疫治疗药物　可提高肿瘤细胞的免疫原性和对效应细胞杀伤的敏感性，激发和增强机体抗肿瘤免疫应答，协同机体免疫系统高效杀伤肿瘤细胞。例如，免疫检查点抑制剂类药物，其主要通过抑制免疫检查点分子的作用，激活免疫系统对肿瘤的攻击，从而增强抗肿瘤免疫应答。免疫检查点抑制剂的主要机制是通过抑制免疫检查点分子，如 PD-1、PD-L1 或 CTLA-4，解除对 T 细胞的抑制作用，使 T 细胞能够更有效地识别和攻击肿瘤细胞。这种治疗策略可以激活免疫系统，引发持久的抗肿瘤免疫应答，从而达到控制和消灭肿瘤的效果。一些常见的免疫检查点抑制剂包括①PD-1 抑制剂：帕博利珠单抗（pembrolizumab）、纳武利尤单抗（nivolumab）；②PD-L1 抑制剂：阿替利珠单抗（atezolizumab）、达利珠单抗（avelumab）；③CTLA-4 抑制剂：伊匹木单抗（ipilimumab）等。

3. 组蛋白脱乙酰酶（HDAC）抑制剂　是一类能够抑制组蛋白脱乙酰酶活性的药物，这些酶通过改变染色质结构参与调控基因表达。HDAC 抑制剂在治疗某些恶性血液系统疾病，尤其是某些类型的淋巴瘤和白血病方面显示出了潜力。以下是一些用于治疗恶性血液系统疾病的 HDAC 抑制剂药物：伏立诺他、罗米地平、贝利司他和帕比司他。

第三节　作用于血液系统药物的研究进展与研究模型

一、血液系统药物的研究进展

（一）靶向治疗药物

靶向治疗药物是针对特定分子靶点的药物，可以精确地作用于癌细胞，减少对正常细胞的损害。近年来，靶向治疗药物在血液肿瘤治疗中得到了广泛应用。如上文提到的小分子通路抑制剂和免疫检查点抑制剂，还有双特异性抗体治疗药物和细胞免疫治疗。双特异性抗体（BsAb）是能够识别两个表位或抗原的一类多样化的抗体家族或抗体构建体。大多数 BsAb 是双特异性 T 细胞结合器（BiTE），旨在重新定向或激活 CD3 表达的细胞毒性 T 细胞（CTL），使其针对恶性细胞上的特定肿瘤靶点发挥作用。贝林妥欧单抗是首个抗 CD19/CD3 的双特异性抗体，也是免疫治疗药物发展的里程碑，可显著延长复发 ALL 患者的总生存期。格菲妥单抗是一种 IgG1 样全人源化、Fc 段沉默处理、具有独特 2∶1 结构的 CD20/CD3 双特异性抗体，同时与 B 细胞 CD20 和 T 细胞 CD3 结合，诱导 T 细胞的激活和针对肿瘤细胞的免疫反应，从而实现抗肿瘤效应，为复发难治性 DLBCL 提供新的治疗选择。细胞免疫治疗指细胞治疗技术，如 CAR-T 细胞疗法，通过将特异性识别癌细胞的嵌合抗原受体（CAR）引入患者的 T 细胞，使其具有更强的抗肿瘤能力。近年来，CAR-T 细胞疗法在血液肿瘤治疗中取得了突破性的进展。例如，Kymriah（tisagenlecleucel）和 Yescarta（axicabtagene ciloleucel）等 CAR-T 细胞疗法已经在美国和欧洲获得了批准，用于治疗某些类型的血液肿瘤。

（二）个体化药物治疗的研究进展

个体化药物治疗是根据患者的基因组特征和表达情况，选择最适合患者的药物进行治疗。近年来，个体化药物治疗在血液肿瘤治疗中得到了广泛关注。

1. 基因突变检测　通过对血液肿瘤样本进行基因突变检测，可以确定患者是否存在特定的基因突变。例如，对于携带 *FLT3* 基因突变的急性髓系白血病（AML）患者，可以使用 FLT3 抑制剂如索拉非尼（sorafenib）进行治疗。

2. 转录组学分析　可以揭示血液肿瘤细胞中的基因表达情况，为个体化药物治疗提供依据。

二、血液系统药物的研究模型

（一）白血病动物模型

利用实验动物进行各种疾病、药物疗效实验的研究，是医药领域发展的一个重要方面。对于白血病的研究，小鼠在生物学、遗传学、造血系统等方面与人类相似，因此是较为理想的动物白血病模型。绝大多数人类白血病可以通过化学（如烷化剂）、物理（如电离辐射）、生物（如逆转录病毒）及转基因的方法，在不同的小鼠模型中诱发白血病，建立动物模型。这些模型包括自发性肿瘤模型、诱发性肿瘤动物模型及移植性肿瘤动物模型等。

1. 化学试剂诱导的白血病小鼠模型 一些化学物质可以诱发白血病，如经常接触苯及其衍生物的人群白血病发生率高于一般人群。苯可导致白血病和各种血液疾病的血液毒性。Sun 等应用苯诱发雄性 C3H/He 小鼠产生血液毒性，4 周后体重出现明显差异，小鼠红细胞、白细胞等均发生改变。Khan 等用 1∶10 稀释苯溶液［氯仿/2-丙醇（v/v：50/50）］，静脉注射 0.2ml，每 2 天一次，连续给药 3 周，成功诱导 Wister 大鼠白血病。

2. 辐射诱导的白血病小鼠模型 辐射诱发的白血病模型是最早被报道的。在从事粒子加速器工作或原子弹爆炸接触的人群中，白血病的发生率显著增加。这种白血病风险增加主要涉及慢性粒细胞白血病（CML）、急性淋巴细胞白血病（ALL）和 AML。多种小鼠品系在暴露于高剂量和低剂量辐射时也会患上白血病。Kawakatsu 等连续 5 天用 1Gy γ 射线辐射 C57BL/6 小鼠，引起造血干细胞/祖细胞的损伤，易导致恶性血液疾病的产生。Hasegawa 等用 1.2Gy/周的 X 射线照射 4 周龄、过度表达人 HF 基因（hHF-tg）的转基因小鼠和野生型（WT）小鼠连续 4 周（总剂量为 4.8Gy），与 WT 小鼠相比，80% hHF-tg 小鼠发生胸腺淋巴瘤/白血病，具有更高发病率和更早的发作时间。理解导致辐照诱导的 AML 的潜在分子致病机制将有助于减轻辐射，并有助于开发更好的辐射防护剂以减少继发性恶性肿瘤的发生率。

3. 病毒诱导的白血病小鼠模型 Tezuka 等用人类嗜 T 细胞病毒-1（HTLV-1）感染 IBMI-huNOG 小鼠（一种新型的人源化小鼠，利用骨髓内注射（IBMI）方法将人干细胞直接移植到 NOD/Shi-SCID/IL-2RγNULL 小鼠的骨髓腔内），接种后 4～6 周，其成人 T 细胞白血病（adult T-cell leukemia，ATL）样症状开始表现，包括肝脾大、HTLV-1 感染 T 细胞的克隆增殖、外周血涂片有白血病细胞的出现，表明 HTLV-1 感染的 IBMI-huNOG 小鼠产生了成人 T 细胞白血病。许思苗等利用含 MLL-AF9 的逆转录病毒感染小鼠骨髓 c-Kit 细胞，体外培养后经尾静脉注射进入小鼠体内，于 6～12 周出现白血病样体征，肝、脾组织切片、外周和骨髓血涂片均显示有大量白细胞浸润，小鼠发生髓系白血病。还有多种病毒可诱发白血病，如 MuLV 病毒和 Friend 病毒。

4. 基因工程白血病小鼠模型 通过基因工程的方法使小鼠体内某种基因功能缺失，改变小鼠细胞遗传性获得的小鼠白血病模型。Li 等在小鼠 t（8；21）AML 模型中进行了体内 microRNA miR-126 功能丧失的研究，通过连续骨髓移植试验显示 miR-126 的过度表达和基因敲除都会与 t（8；21）融合基因协同作用，从而促进白血病的发生。

5. 可移植性白血病小鼠模型 建立可移植性白血病模型可以有多种途径，如皮下注射、腹腔注射及尾静脉注射等。可移植性白血病的方法移植成功率高，不能自发痊愈，需要借助外界因素，因此该模型在白血病实验研究和抗癌药物筛选等领域具有广泛用途。Song 等利用 BALB/c 小鼠建立同种异体骨髓移植（bone marrow transplantation，BMT）的模型来评估间充质干细胞（mesenchymal stem cell，MSC）在 BMT 治疗恶性血液病中的潜在应用价值。7Gy 剂量全身照射小鼠，6 小时后，移植 A20（小鼠 B 淋巴瘤细胞）和供体 BM 细胞，成功诱导小鼠淋巴瘤白血病的发生。研究人员还将人类原代白血病细胞或体外修饰的 HSPC 细胞移植到免疫受损的小鼠体内建立 PDX（patient derived xenograft，患者衍生异种移植物）白血病小鼠模型。

6. 自发性肿瘤模型 Myc/Bcl-XL 小鼠模型和 pEμXBP-1 转基因小鼠模型属于这一类。Myc/Bcl-XL 小鼠是 Myc 转基因小鼠与 Bcl-XL 转基因小鼠杂交产生的。在相对较短的时间内（平均 135 天），这些小鼠就会形成 B 淋巴细胞肿瘤，发病率达 100%。这些小鼠表现出恶性浆细胞浸润至骨髓、产生单克隆免疫球蛋白及各种溶骨性病变。该模型类似于人类的多发性骨髓瘤（MM），可用于研究各种溶骨性病变的产生、疾病发病机制、克隆动力学及临床前药物开发。

pEμXBP-1转基因小鼠模型中的XBP-1是一种转录因子，对于浆细胞分化至关重要，与正常浆细胞相比，MM细胞中的XBP-1过度表达。通过定向表达XBP-1亚型（XBP-1s），建立了Eμ-xbp-1s转基因小鼠模型。在第280天时，这些小鼠表现出类似骨髓瘤的疾病特征。

（二）出凝血模型

血友病为临床上常见的出血性疾病，为X染色体连锁隐性遗传性疾病，其中血友病A是由*F8*基因突变引起凝血因子Ⅷ（FⅧ）缺乏和（或）功能障碍，血友病B是由*F9*基因突变导致凝血因子FⅨ缺乏或者由功能缺陷导致的出血性疾病。通过基因编辑技术对小鼠的*F8*/*F9*基因进行敲除以敲低蛋白表达建立转基因小鼠模型，该模型小鼠凝血因子活性与野生型小鼠相比显著降低，并且凝血时间延长，表现为典型的血友病模型，这种单基因遗传性疾病模型是治疗基因疾病的理想模型。

正常情况下，血液在血液循环内呈液体状态，当由物理、化学、创伤、感染、免疫和代谢等因素造成凝血和抗凝血系统的功能紊乱时，可导致血栓形成。造血栓模型的方法很多，如$FeCl_3$法、动-静脉旁路血栓形成法、内皮损伤法、血管堵塞或夹闭法、光化学诱导法、血栓诱导剂注射法等。$FeCl_3$能够损伤局部血管内皮，使血管内膜脱落，进而激活血小板，导致局部血栓形成，最终大脑中动脉供血区出现梗死，减慢血流，有利于血小板黏附聚集。动-静脉旁路血栓形成法比较直观，简便快捷，主要是采用聚乙烯管连接大鼠一侧颈总动脉和对侧颈外静脉形成旁路血流。在聚乙烯管中段放置一段丝线或铜圈，当血流通过时，血小板接触丝线或铜圈粗糙面即贴附于丝线上，发生脱颗粒反应，释放内容物如ADP、5-HT、TXT2等活性物质，促进血小板聚集于丝线表面，先形成血小板血栓，后形成纤维蛋白，网罗大量红细胞则形成红色血栓。内皮损伤是引发血栓形成的重要触发因素，通过血管夹在静脉壁外直接钳夹造成对静脉内壁的损伤；或者用刮匙对静脉内壁造成损伤，导致内皮下细胞外基质裸露，从而促使血小板与胶原接触而被激活和黏附，启动凝血过程，导致血栓形成。血管内光氧化能够导致血栓形成，将光敏物质（如荧光素钠等）通过大鼠尾静脉注射，然后荧光照射区域局灶，导致血管内皮过氧化损伤、缺血性损害及血栓形成。

（顾志敏）

第十章　作用于呼吸系统的药物

第一节　平　喘　药

一、支气管哮喘的病理生理和发病机制

（一）支气管哮喘

支气管哮喘（bronchial asthma，简称哮喘），是一种常见的慢性炎症性气道疾病，以支气管高反应性和可逆的气道阻塞为特征。常见症状包括呼吸困难、喘息、胸闷和持续咳嗽；发作严重者可在短时间内出现呼吸困难和低氧血症。

（二）病因及发病机制

1. 病理生理因素　哮喘主要是由免疫或非免疫刺激引起炎症细胞（嗜酸性粒细胞为主）浸润并释放多种炎症介质的慢性变态反应性疾病。哮喘可导致支气管痉挛和气道高反应性，在慢性患者中可发生平滑肌、腺体、基底膜增生等气道重构现象。

2. 发病机制

（1）免疫-炎症机制：免疫系统在功能上分为体液（抗体）介导的和细胞介导的免疫，均参与哮喘的发病。

（2）神经机制：神经因素也是哮喘发病的重要环节。支气管受复杂的自主神经支配。除了胆碱能神经、肾上腺素能神经外，还有非肾上腺素能非胆碱能（NANC）神经系统。支气管哮喘与β受体功能低下和迷走神经张力亢进有关，并可能存在α肾上腺素能神经的反应性增加。NANC 能释放舒张支气管平滑肌的神经介质如血管活性肠肽（VIP）、一氧化氮（NO），以及收缩支气管平滑肌的介质如 P 物质、神经激肽，若两种平衡失调，则可引起支气管平滑肌收缩。

（3）气道高反应性（airway hyperresponsiveness，AHR）：表现为气道对各种刺激因子出现过强或过早的收缩反应，是哮喘发生发展的另一个重要因素。目前普遍认为气道炎症是导致气道高反应性的重要机制之一，当气道受到变应原或其他刺激后，由于多种炎症细胞、炎症介质和细胞因子的参与，气道上皮的损伤和上皮下神经末梢的裸露等导致气道高反应性。AHR 常有家族倾向，受遗传因素的影响。AHR 为支气管哮喘患者的共同病理生理特征，然而出现 AHR 者并非都是支气管哮喘，如长期吸烟、接触臭氧、病毒性上呼吸道感染、慢性阻塞性肺疾病等也可出现 AHR。

二、临床常用的支气管哮喘治疗药

（一）抗炎平喘药

糖皮质激素 抗炎平喘药通过抑制气道炎症反应，可以达到长期防止哮喘发作的效果，已成为平喘药中的一线药物。糖皮质激素是抗炎平喘药中抗炎作用最强，并有抗过敏作用的药物。长期应用糖皮质激素治疗哮喘可以改善患者肺功能、降低气道高反应性、降低发作的频率和程度，改善症状，提高生活质量。

糖皮质激素有全身用药和吸入给药两种给药方式。全身给药易引起较多的严重不良反应，只有在吸入剂型糖皮质激素无效时才使用。吸入给药在气道内可获得较高的药物浓度，充分发挥局部抗炎作用，并可避免或减少全身性药物的不良反应。吸入剂型糖皮质激素是目前最常用的抗炎性平喘药。糖皮质激素类药物包括丙酸倍氯米松、布地奈德和丙酸氟替卡松等。

丙酸倍氯米松

【药理作用】该药能从多环节抑制过敏反应，减少过敏介质释放，降低血管通透性，加强儿茶酚胺对腺苷酸环化酶的激活作用，并有较强的抗炎作用。吸入后能良好地控制哮喘病情，且全身作用轻微。

①抑制多种参与哮喘发病的炎症细胞和免疫细胞的功能；②抑制细胞因子和炎症介质的产生；③抑制气道高反应性；④增强支气管及血管平滑肌对儿茶酚胺的敏感性。

【体内过程】丙酸倍氯米松是受体亲和力低的前体药物。吸入本药后，仅10%～20%进入肺内产生治疗作用，80%～90%的药物沉积在咽部而被吞咽。进入肺内后 95%的丙酸倍氯米松在肺内迅速被酯酶水解为活性代谢物 17-单丙酸倍氯米松，17-单丙酸倍氯米松在肺内的稳定性较高，2小时内仅有10%水解为倍氯米松，具有长效抗炎的作用。丙酸倍氯米松经吞咽入血后，水解速度较慢，半衰期为4.7小时。

【临床应用现状与展望】临床用于支气管扩张药不能有效控制的慢性哮喘患者，长期应用可以减少或终止发作，但不能缓解急性症状。气雾吸入本药可部分或完全替代肾上腺皮质激素的口服用药。对于哮喘持续状态，因气道狭窄不能吸入足够的气雾量，往往不能发挥作用，常与支气管扩张药联合应用。

【不良反应】主要表现为局部反应，由于吸入丙酸倍氯米松后药物沉积在咽部，会引起声音嘶哑、诱发口腔念珠菌感染等。建议用药后立即漱口，以减少咽部药物残留。局部大剂量应用本品超过每天2000μg时，可发生全身反应，如对下丘脑-垂体-肾上腺皮质轴的抑制作用。

（二）支气管扩张药

支气管扩张药可松弛支气管平滑肌、扩张支气管、缓解气流受限、控制哮喘的急性症状。是常用的平喘药，也是哮喘急性发作（气道痉挛）的首选药物。也可用于慢性阻塞性肺疾病（chronic obstructive pulmonary disease，COPD）和慢性支气管炎伴喘息的平喘治疗。常用的支气管扩张药包括β受体激动药、茶碱类和抗胆碱药。

1. β受体激动药 人气道中存在的 受体主要是β_2受体。本类药物的主要作用机制为激动支气管平滑肌上的β_2受体，激活腺苷酸环化酶，使cAMP生成增多，细胞内cAMP/cGMP的比值升高使气管平滑肌松弛，同时激动肥大细胞膜上的 受体，抑制炎症介质和过敏介质的释放，降低血管通透性，促进黏液-纤毛系统清除功能，减轻气道黏膜下水肿等。

β肾上腺素受体激动药分为非选择性和选择性β_2受体激动药两类，前者包括异丙肾上腺素、肾上腺素等。平喘作用强，但可引起较强的心脏不良反应。后者包括沙丁胺醇、特布他林、克仑特罗等，该类药物对β_2受体选择性高，对β_1受体亲和力低，疗效较好且不良反应少，是控制哮喘症状的首选药。

沙丁胺醇

【药理作用】沙丁胺醇对呼吸道具有高选择性。

（1）激活腺苷酸环化酶，增加细胞内环磷腺苷的合成，从而松弛平滑肌。

（2）抑制肥大细胞等致敏细胞释放过敏反应介质，解除支气管痉挛。

（3）本药对呼吸道具有高选择性，用于支气管哮喘患者时，其支气管扩张作用与异丙肾上腺素相等，但作用更持久。本药对心脏的肾上腺素β_1受体的激动作用较弱，其增加心率作用仅为异丙肾上腺素的1/10。

【体内过程】口服后65%～84%被吸收，血浆浓度达峰时间为1～3小时，半衰期为2.7～5小时。气雾吸入后10～15分钟达峰，维持3～4小时，半衰期为1.7～7.1小时，但大部分药物被吞咽，从消化道吸收。

【临床应用现状与展望】可用于各种类型的哮喘，包括支气管哮喘、喘息型支气管哮喘，也可用于慢性阻塞性肺疾病患者的支气管痉挛或其他过敏原诱发的支气管痉挛。吸入给药方式起效快，5～15分钟起效，作用持续3～6小时，全身不良反应少，最为常用。口服制剂在给药30分钟后起效，作用持续4～6小时，心脏和其他不良反应较吸入给药多见，可用于频发性或慢性哮喘的症状控制和预防发作。

【不良反应及药物相互作用】

（1）不良反应

1）心脏反应：沙丁胺醇的常见副作用之一是心悸和心动过速。这是由沙丁胺醇作用于β_2受体而引起的，β_2受体的激活可以导致心脏激动和心率加速。大多数情况下，这些症状是暂时的，随着药物的代谢而逐渐减轻。超过治疗量数倍至数十倍时，可见窦性心动过速。

2）骨骼肌震颤：好发于四肢和面颈部，尤其是在高剂量使用时。这种震颤通常是暂时的，并在停止使用药物后消失。

3）低血钾：通常正常剂量下很少发生，过量使用或与糖皮质激素合用时可能会导致血钾水平下降。这主要是由于药物对细胞内的钾离子转运过程的影响，必要时补充钾盐。

4）口干和喉咙刺激：一些人在使用沙丁胺醇后可能会感到口干和喉咙刺激的症状。这可能是由药物的局部刺激作用引起的，主要是因为气雾吸入的咽部药物残留，但这些症状通常是暂时的。

5）过敏反应：虽然罕见，但某些人可能对沙丁胺醇过敏。过敏反应可能包括皮疹、荨麻疹、呼吸困难和严重过敏反应（如过敏性休克）。

（2）药物相互作用：沙丁胺醇不能与非选择性β受体阻滞剂如普萘洛尔合用，因其会削弱本药的作用。不能与拟交感药物联合使用，如多巴胺、麻黄碱、肾上腺素、去甲肾上腺素、去氧肾上腺素等，会出现过度的拟交感作用，引起心脏兴奋和支气管舒张。

2. 茶碱类 茶碱是一类甲基嘌呤类衍生物，为非选择性磷酸二酯酶（PDE）抑制药，具有平喘、强心、利尿、扩张血管和中枢兴奋等作用。临床常用的茶碱类药物包括氨茶碱、胆茶碱、羟丙茶碱、二羟丙茶碱、恩丙茶碱等。

氨　茶　碱

【药理作用】

（1）扩张支气管平滑肌

1）抑制磷酸二酯酶，使细胞内 cAMP 水平升高而舒张支气管平滑肌。然而，茶碱在体内有效浓度低，对酶活性的抑制作用不明显，因此茶碱扩张支气管的作用可能有其他机制。

2）阻断腺苷受体，拮抗内源性腺苷所引起的支气管收缩。

3）促进内源性儿茶酚胺的释放：使肾上腺髓质释放儿茶酚胺，间接扩张支气管。

（2）免疫调节与抗炎作用：长期应用小剂量茶碱类药物，可抑制 T 淋巴细胞凋亡，抑制肥大细胞、巨噬细胞、嗜酸性粒细胞等炎症细胞的功能，减少炎症介质释放，减少炎症级联反应。降低微血管通透性，减少机体对致敏原的吸收，从而减轻气道炎症反应。

（3）增加膈肌收缩力，促进气道纤毛运动。

【体内过程】口服吸收快而完全，生物利用度高，血浆蛋白结合率约为 60%，半衰期为 3～9 小时，达峰时间为 1～3 小时。

【临床应用现状与展望】

（1）支气管哮喘：一般用于β_2受体激动药不能控制的急性哮喘，静脉注射氨茶碱可达到较好疗效；慢性哮喘患者口服氨茶碱以防止急性发作。在哮喘持续状态，常选用氨茶碱与肾上腺皮质激素配伍进行治疗。

（2）慢性阻塞性肺疾病：对于 COPD 伴有喘息、COPD 伴有右心功能不全的心源性哮喘患者有明显疗效。

（3）肺动脉高压：氨茶碱可直接改变肺动脉壁 Ca^{2+}浓度，减少 Ca^{2+}外流，松弛平滑肌，降低肺血管阻力，减少肺血管外渗，消除肺水肿。

（4）中枢型睡眠呼吸暂停综合征：茶碱具有中枢兴奋作用，可明显改善患者通气不足的症状。

【不良反应】茶碱的不良反应与血清浓度有关，使用过程中应及时调整剂量。

（1）胃肠道反应：常出现在血清浓度为 15～20μg/ml 时。常见有恶心、呕吐、腹部不适、食欲缺乏等。

（2）中枢兴奋：多见不安、失眠、易激动等。

（3）急性毒性：当血清浓度超过 20μg/ml 时，可出现心动过速、心律失常等；血清中茶碱超过 40μg/ml 时，可发生血压骤降、惊厥等症状。

3. 抗胆碱药（M 胆碱受体阻断药） 呼吸道 M 胆碱受体有 M1、M2、M3 受体亚型。M1 胆碱受体拮抗药可抑制副交感神经节的神经传递，从而引起气道松弛，但作用较弱；M2 胆碱受体激动时，可抑制胆碱能节后纤维释放乙酰胆碱，从而减轻患者气道收缩症状；M3 胆碱受体激动时，可使气道平滑肌收缩、气道口径缩小，促进黏液分泌与血管扩张。本类药物包括异丙托溴铵、氧托溴铵、噻托溴铵和异丙东莨菪碱等。

异丙托溴铵

【药理作用】异丙托溴铵为阿托品的异丙基衍生物，为非选择性的 M 受体拮抗药。本药对气道平滑肌具有较高选择性，有较强的支气管平滑肌松弛作用，而对呼吸道腺体和心血管作用较弱。本品起效较慢，故适用于防止哮喘发作，对急性病例控制疗效较差。β_2受体激动药对非过敏性哮喘的疗效不如过敏性哮喘，且对老年哮喘患者的疗效不及青壮年哮喘患者好，而异丙托溴铵对过敏性和非过敏性哮喘作用无显著差别，且缓解哮喘的作用不受患者年龄的影响。

【体内过程】异丙托溴铵为季铵盐，口服后不易由胃肠道吸收，主要采用气雾吸入给药。吸入后5～10分钟起效。血浆药物浓度达峰时间为30～60分钟，作用持续5～6小时。异丙托溴铵吸入极低剂量对呼吸道即有局部作用，而无全身作用，特异性极高。

【临床应用现状与展望】预防及治疗支气管哮喘和喘息样支气管炎，本品对伴有迷走神经功能亢进的哮喘和喘息型支气管炎患者有较好疗效，对其他类型哮喘的疗效不如β_2受体激动药。本品一般用作β_2受体激动药效不满意时的替代药，与β_2受体激动药联合应用。

【不良反应及药物相互作用】一般无全身不良反应，个别患者可出现口干、口苦、咽喉刺激症状或咳嗽和气管痒感；20%～30%的患者可感觉有不良味道。与β受体激动药、磷酸二酯酶抑制药及糖皮质激素合用可增强异丙托溴铵的支气管扩张作用。

钙拮抗剂

Ca^{2+}依赖性的兴奋收缩偶联和刺激分泌偶联机制是哮喘病理、生理的中心环节，Ca^{2+}参与支气管收缩、肥大细胞介质释放、迷走神经反射刺激、气道黏膜腺分泌、嗜酸性粒细胞趋化性甚至平滑肌重塑的全过程。钙通道阻滞剂对支气管平滑肌的松弛作用较为明显。钙通道阻滞剂是哮喘合并高血压患者的首选治疗，尤其合并冠心病等心血管疾病是其绝对的适应证。该类药物包括硝苯地平等。

（三）抗过敏平喘药

抗过敏平喘药的主要作用是抗过敏和轻度的抗炎作用，主要抑制超敏反应时炎症介质的释放，并抑制非特异性刺激引起的支气管痉挛。其平喘作用起效较慢，不适用于哮喘急性发作期的治疗，主要用于预防哮喘的发作。本类药物包括炎症细胞膜稳定药、H_1受体拮抗药和半胱氨酰白三烯受体-1拮抗药。

1. 炎症细胞膜稳定药

色甘酸钠

【药理作用】色苷酸钠无直接松弛支气管平滑肌的作用，也无拮抗炎症介质的作用。接触抗原前用药，可预防超敏反应导致的哮喘发作。

（1）稳定肥大细胞膜，能与肥大细胞膜外侧的钙通道结合，抑制钙离子内流，阻止抗原诱导的肺肥大细胞膜脱颗粒。

（2）抑制非特异性支气管痉挛，抑制感觉神经肽相关的非特异性刺激引起的支气管痉挛，包括二氧化硫、缓激肽、冷空气、运动等因素。

（3）阻断炎症细胞介导的反应，减少炎症细胞介导的炎症反应，长期应用可减轻气道高反应性。

【体内过程】色苷酸钠为非脂溶性药物，口服仅1%被吸收，静脉注射后迅速从血浆消除，临床采用粉雾（直径约6μm）吸入给药。粉雾吸入后，5%～10%由肺吸收，15分钟达血药浓度峰值，半衰期约80分钟。

【临床应用现状与展望】主要用于支气管哮喘的预防性治疗，尤其适用于抗原明确的青少年患者。需在抗原和刺激物接触前7～10天给药，可预防超敏反应或运动引起的速发型或迟发型哮喘。

【不良反应及药物相互作用】不良反应少，少数患者有气管刺激和咽痛等症状，甚至诱发支气管痉挛，必要时可与少量异丙肾上腺素同时吸入预防。

2. H_1受体拮抗药

酮　替　芬

【药理作用】酮替芬与色甘酸钠的作用基本相似，但酮替芬具有强大的H_1受体拮抗作用，同时可抑制过敏反应介质如组胺和白三烯的释放，保护肥大细胞膜或嗜碱性粒细胞膜。

【体内过程】酮替芬经口服后，迅速由肠道吸收，1小时后血液中可检测到其药物原型及代谢物，3～4小时后浓度达峰。部分经肝脏代谢，通过尿液、粪便和汗液排泄。

【临床应用现状与展望】本品可单独或与茶碱类、β_2受体激动药合用来防治轻度至中度哮喘。可广泛用于多种由免疫球蛋白（IgG）介导的超敏反应性疾病。

【不良反应】

（1）本品与抗组胺药物有相似的中枢抑制作用，服用后可出现嗜睡、疲倦、头晕等。

（2）少数患者服药后出现口干、恶心、胃肠不适等症状，随用药时间延长可逐步缓解。

（3）个别患者服药后会出现过敏症状，如皮肤瘙痒、局部水肿等。

3. 半胱氨酰白三烯受体-1拮抗药

扎　鲁　司　特

【药理作用】扎鲁司特是选择性半胱氨酰白三烯受体1（CysLT1）受体拮抗剂，能特异性地拮抗引起气道超敏反应的白三烯受体，能够有效预防白三烯多肽引起的血管通透性增加、气道水肿和支气管平滑肌收缩。也能减少抗原、运动、冷空气、二氧化硫、血小板激活因子等刺激引起的支气管痉挛。可减少哮喘患者β_2受体激动药和糖皮质激素的用量，改善肺功能。

【体内过程】本药口服吸收良好，约3小时后血浆浓度达到峰值，半衰期为8～16小时，血浆蛋白结合率＞99%，具有明显的首剂效应。本药主要在肝脏代谢，代谢产物活性很弱，清除半衰期约为10小时。

【临床应用现状与展望】

（1）轻度至中度慢性哮喘的预防和治疗：用于成人和6岁以上儿童支气管哮喘的长期治疗和预防。

（2）严重哮喘患者的辅助治疗：本品可作为糖皮质激素和β_2受体激动药的辅助用药，可增强疗效或减少激素用量。

【不良反应及药物相互作用】

（1）不良反应：常见不良反应为轻度头痛、咽炎、鼻炎、胃肠道反应及转氨酶增高，停药后可消失。

（2）药物相互作用：本药与红霉素、特非那定和茶碱类合用时，血浆浓度降低；与阿司匹林合用时，其血浆浓度可升高。

三、平喘药的研究进展与研究模型

（一）平喘药的研究进展

19世纪50年代起，茶碱开始用于哮喘的治疗，此时的治疗方法以扩张支气管为主。19世纪80年代，随着对支气管哮喘认识的不断深入，人们逐渐认识到气道炎症是哮喘的核心病理变化，于是针对气道炎症的吸入性糖皮质激素制剂相继问世，逐渐奠定了糖皮质激素在哮喘治疗中的核心地位。20 世纪开始，人们开始意识到气道重塑的意义，长效β受体激动剂开始应用于哮喘治疗，并且β受体激动剂和糖皮质激素的联合治疗方法在当今重度哮喘患者的治疗中仍占据主要地位。

然而，经过多年的发展研究，重度哮喘的控制水平仍较差。重度哮喘是指≥4 级治疗的哮喘，表现为高度的哮喘急性发作、肺功能损害与严重药物不良反应等。根据 2023 年全球哮喘防治倡议（GINA）全球哮喘预防和治疗策略，对于在使用高剂量糖皮质激素联合β受体激动药后哮喘症状仍持续的成人 5 级哮喘患者，可考虑附加阿奇霉素（每周 3 次）进行辅助治疗，但同时应考虑抗生素耐药性增加的风险，并且该治疗至少应持续 6 个月。对了接受了最大剂量治疗仍未得到控制的重度哮喘患者，GINA 推荐使用附加生物疗法。

奥马珠单抗为诺华制药研发的抗 IgE 治疗药物，于 2017 年 8 月正式获得中国食品药品监督管理总局（CFDA）批准用于治疗 12 岁以上经吸入激素合并长效β_2受体激动药治疗控制不佳的重度过敏性哮喘患者，2018 年 3 月起正式进入我国临床使用。奥马珠单抗是全球哮喘领域的第一个生物靶向治疗药物，可明显改善患者哮喘症状、肺功能及生活质量，且不良反应率也低。作为第一个生物靶向治疗哮喘药物，奥马珠单抗开创了我国哮喘靶向治疗药物的新局面。

美泊利珠单抗，为葛兰素史克（GSK）公司研发的首个靶向 IL-5 的单抗药物。2015 年 11 月获得美国 FDA 批准上市，与其他哮喘药物一起用于 12 岁以上重度哮喘患者的维持治疗；后又于 2019 年 9 月获美国 FDA 批准用于 6～11 岁重度嗜酸性粒细胞性哮喘的儿童患者。2023 年 3 月，中国国家药品监督管理局（NMPA）批准美泊利珠单抗注射液作为一种联合维持疗法用于治疗重度嗜酸性粒细胞性哮喘。美泊利珠单抗是一种特异性的靶向白细胞介素的单克隆抗体，通过阻断白细胞介素的信号通路，减少血液、组织等中的嗜酸性粒细胞水平，同时也能降低嗜酸性粒细胞所介导的炎症。值得一提的是，美泊利珠单抗被 FDA 批准可用于 6～11 岁重度嗜酸性粒细胞性哮喘的儿童患者。这给儿童重症哮喘患者带来了福音。

Tezepelumab 为阿斯利康公司研发的抗胸腺基质淋巴细胞生成素（TSLP）的单克隆抗体。2021 年 12 月，获美国 FDA 批准作为一种附加维持疗法，用于治疗 12 岁及以上严重哮喘患者。该药可特异性地结合人 TSLP 并阻断其与受体复合物的相互作用，由此阻止由 TSLP 靶向的免疫细胞释放促炎性细胞因子，从而防止哮喘发作并改善哮喘控制。由于作用于炎症级联反应的早期上游，Tezepelumab 适用于广泛的重度不受控哮喘患者。最重要的是，Tezepelumab 是目前唯一一个没有表型或生物标志物限制的生物制剂。可以不受哮喘疾病病因限制，使更多类型严重哮喘患者有机会接受治疗。

对于选定的患者，生物制剂可以改善症状控制，减少哮喘发作，并减少口服类固醇的使用。整体来看，生物制剂治疗效果更好，依从性更强，且个体针对性强。主要限制其应用的原因为目前生物制剂的成本高，而哮喘患者需要长期维持用药，因此生物制剂治疗哮喘目前只推荐用于难治型或重型哮喘患者，但是随着新型生物制剂的成本下降，更多的患者将从这些更有效、更具有个体针对性的药物中受益。

（二）平喘药的研究模型

动物实验是药物研发进入临床试验前十分关键的一步，探索哮喘发病机制、寻找哮喘防治新靶点、评价新药药效及不良反应等都离不开动物实验。但是动物自发形成的哮喘十分少见，因此建立动物哮喘模型对哮喘的研究十分重要。然而，目前哮喘动物模型还很难完全模拟人类哮喘，只能从动物身上模拟哮喘的某些特征。下面就对研究中常用的哮喘动物模型进行介绍。

常用的动物哮喘模型主要包括小鼠、大鼠、豚鼠、兔等。小鼠因其品系多、价格便宜、容易饲养及遗传背景与人类接近而成为常用的实验动物，且小鼠容易被诱发产生气道炎症、黏液增多及气道高反应性等症状，成为最常用的哮喘模型。常用品系包括 BALB/c、C57BL/6 和 KM 小鼠等，其中 BALB/c 小鼠比其他小鼠造模成功率高而最常使用。

（1）卵清蛋白（OVA）致敏小鼠模型：是一种通过多次腹腔注射卵蛋白诱发的由 Th2 型嗜酸性粒细胞驱动，并主要为 Th2 高表达的哮喘动物模型。使用 1%氢氧化铝作为辅剂，并在后续通过鼻滴入或鼻吸入的方式激发致敏。

（2）室内尘螨（HDM）致敏小鼠模型：HDM 可以刺激先天性和获得性免疫应答。通过连续鼻内给予 HDM 或 HDM 提取物来建立。HDM 诱导的过敏原哮喘相比传统的 OVA 诱导的哮喘模型更接近人类过敏原哮喘。

（3）交链孢霉素（ALT）诱导哮喘模型：通过连续滴入 ALT 提取液滴鼻致敏，后续再通过鼻滴 ALT 提取液激发致敏。ALT 是一种普遍存在的真菌，是与哮喘发展相关的主要过敏原。吸入完整的孢子是人类接触真菌过敏原的主要原因。该模型建立更接近于人类 IgG 导致的过敏性哮喘。

（4）甲苯二异氰酸酯（TDI）诱导哮喘模型：腹腔注射 TDI 与 1%牛血清白蛋白（BSA）混合液，后用人血清白蛋白（HSA）攻击抗原吸入激发试验，后续通过气雾吸入 TDI-HAS 激发致敏。TDI 是一种在人体中仅具有半抗原性质的低分子化学物质，具有明显的黏膜刺激性和腐蚀性。TDI 哮喘已被证明是 IgE 介导的即时过敏。该模型模拟 TDI 诱导的职业性哮喘。

但小鼠作为建立哮喘模型最常用的动物，也具有一定的不足。首先，小鼠的气道和肺结构与人类有所不同，在小鼠中，传导气道直接过渡到支气管肺泡管连接处的肺泡，而在人类和其他大型哺乳动物中，近端气道通过呼吸性细支气管和肺泡小管逐渐过渡到最远端的肺泡空间。其次，细胞的类型和位置可能有所不同。最后，小鼠气道平滑肌明显较少，对影响支气管张力的药物不易作出反应。小鼠模型的一个主要缺点是在致敏后缺乏对过敏原的慢性反应，在建立慢性哮喘模型时成功率较低。

大鼠也常用作哮喘动物模型，大鼠来源广、繁殖快、死亡率低，且激发后能产生与人类较为相似的过敏反应，因此使用大鼠作为哮喘动物模型具有独特的优势。但是大鼠模型在模拟人类哮喘嗜酸细胞脱颗粒等关键节点上差异较大，故目前对应用大鼠建立哮喘动物模型的科学性存在较大争议。

豚鼠哮喘模型是最早及最经典的动物哮喘模型，豚鼠在气道药理模型上比大鼠及小鼠更合适。因为其过敏反应易于激发且与人类相近。但豚鼠由于其相关生物学抗体较少，敏感性强，个体反应差异大，导致出现不致敏或过度反应死亡的情况，影响造模成功率，且豚鼠价格较小鼠和大鼠而言较为昂贵，会导致研究成本的增加，故近年来豚鼠支气管哮喘建模有逐步减少的趋势。

第二节 镇咳药与祛痰药

一、临床常用的镇咳药与祛痰药

咳嗽是最重要的气道防御反射之一，目的是清除气道中的异物或内源性物质，并为防止误吸提供保护。一般认为，咳嗽是肺部健康的重要生理防御机制，然而在咳嗽失调的情况下，这种反射可能成为病理性的，并对日常生活产生不利影响。病毒性上呼吸道感染、长期细菌性支气管炎和哮喘常常是咳嗽的诱因。及时正确地使用镇咳药物可缓解咳嗽带来的不适感，防止原发疾病的发展。但在咳嗽痰量较多且难以排出时，应采用祛痰药进行治疗。

临床上常用的镇咳药（antitussives）主要分为中枢性镇咳药和外周性镇咳药。中枢性镇咳药作用于延髓咳嗽中枢，镇咳作用强但有呼吸抑制等不良反应；外周性镇咳药通过抑制咳嗽反射弧中的某一或多个环节发挥镇咳作用，较前者更为温和。

（一）中枢性镇咳药

该类药物根据是否具有成瘾性和麻醉作用可分为依赖性镇咳药和非依赖性镇咳药。前者为吗啡类生物碱及其衍生物，镇咳作用显著，但由于具有成瘾性，仅在其他治疗无效时短暂使用。可待因是吗啡甲基衍生物，其作用强度小，但因呼吸抑制和依赖性均较吗啡弱，因此临床较常应用。非依赖性镇咳药多为人工合成的镇咳药，如右美沙芬、喷托维林等，临床应用十分广泛。

磷酸可待因

【药理作用】可待因（codeine）属于阿片类药物，能与脑中的阿片受体结合，模拟内源性阿片肽并对阿片受体产生激动作用。对延髓咳嗽中枢选择性抑制，镇咳作用强而迅速。也有镇痛作用，其镇痛作用为吗啡的1/12～1/7，但强于一般解热镇痛药。能抑制支气管腺体的分泌，可使痰液黏稠，难以咳出，故不宜用于痰多黏稠的患者。

【体内过程】口服后较易被胃肠吸收，主要分布于肺、肝、肾和胰。本品易于透过血脑屏障，也能透过胎盘。血浆蛋白结合率一般在25%左右。半衰期为2.5～4小时。镇痛起效时间为30～45分钟，在60～120分钟作用最强。作用持续时间，镇痛为4小时，镇咳为4～6小时。经肾排泄，主要为葡糖醛酸结合物。

【临床应用现状与展望】可待因可用于治疗各种原因引起的剧烈干咳和刺激性咳嗽、缓解中度或以上的疼痛，也可用于手术局部麻醉或全身麻醉时。由于治疗癌症、心血管问题和关节炎等多种疾病的镇痛药处方量增加，预计临床应用将更加广泛。

【不良反应及药物相互作用】

（1）不良反应：多见的不良反应有①心理变态或幻想；②呼吸微弱、缓慢或不规则；③心率异常。少见的不良反应有①惊厥、耳鸣、震颤或不能自控的肌肉运动等；②荨麻疹、皮疹或脸肿等过敏反应；③精神抑郁和肌肉强直等；④呼吸抑制。长期应用可引起依赖性，常用量引起依赖性的倾向较其他吗啡类药弱。典型的症状为食欲减退、腹泻、牙痛、恶心呕吐、流涕、寒战、打喷嚏、睡眠障碍、胃痉挛、多汗、衰弱无力、心率增速、情绪激动或原因不明的发热。

（2）药物相互作用：本品与抗胆碱药合用时，可加重便秘或尿潴留的不良反应；与美沙酮或其他吗啡类药合用时，可加重中枢性呼吸抑制作用；与肌肉松弛药合用时，呼吸抑制更为显著。

右美沙芬

【药理作用】

（1）口服溶液：本品为中枢性镇咳药，可抑制延脑咳嗽中枢而产生镇咳作用。其镇咳作用与可待因相等或稍强。一般治疗剂量不抑制呼吸，长期服用无成瘾性和耐受性。

（2）注射用药：氢溴酸右美沙芬（dextromethorphan hydrobromide）为非成瘾性中枢镇咳药，通过抑制延髓咳嗽中枢而发挥作用，其镇咳作用强度与麻醉性镇咳药可待因相似。本品无镇痛作用及成瘾性，治疗剂量不抑制呼吸，毒性低。

【体内过程】本品在肠胃被迅速吸收，口服后15～60分钟内可发挥药效，在2小时左右到达

C_{max}。血浆蛋白结合率一般在60%～70%，半衰期为3～6小时。

【临床应用现状与展望】临床用于各种原因引起的干咳，包括感冒、急性或慢性支气管炎、支气管哮喘、咽喉炎、肺结核及其他上呼吸道感染引起的干咳。本品临床应用广泛，但药物成本较高。

【不良反应及药物相互作用】

（1）不良反应：①神经系统，嗜睡、头晕、头痛、眩晕、乏力、肌肉不自主收缩；②消化系统，恶心、呕吐、食欲缺乏、口干、便秘；③免疫系统，超敏反应和过敏反应，包括皮疹、荨麻疹、水肿、瘙痒和心肺功能障碍。停药后上述反应可自行消失。过量可引起神志不清、支气管痉挛、呼吸抑制。

（2）药物相互作用：本品不得与单胺氧化酶抑制剂及抗抑郁药合用。正在服用或停止服用此类药物后的2周内，服用本品会产生兴奋、高血压和高热等不良反应。右美沙芬通过CYP2D6代谢，并具有较高的首过代谢。合用强效CYP2D6酶抑制剂可能会使右美沙芬的体内浓度增加至正常浓度的数倍，导致患者出现右美沙芬中毒（激动、神志不清、震颤、失眠、腹泻、呼吸抑制），以及5-HT综合征的风险增加。

（二）外周性镇咳药

那　可　汀

那可汀（noscapine）通过解除支气管平滑肌痉挛，抑制肺牵张反射，发挥镇咳作用，无耐受性和依赖性。服用后有时可见轻微的恶心、头痛、嗜睡，大剂量可能兴奋呼吸，引起支气管痉挛，本品不宜与其他中枢兴奋药同时使用。

（三）祛痰药

祛痰药根据作用方式可分为两类：痰液稀释药和痰液溶解药。前者包括恶心性祛痰药和刺激性祛痰药，口服药物后可刺激胃黏膜，通过直接刺激或迷走神经反射促进呼吸道腺体的分泌增加，从而使黏痰稀释便于咯出，代表药有氯化铵（ammonium chloride）、愈创甘油醚（guaifenesin）；后者包括黏痰溶解药和黏液调节药，通过破坏痰液中的DNA和黏蛋白间的二硫键，或作用于黏液产生细胞，促使其产生黏液低的分泌物，降低痰液黏度使痰易咯出，代表药有乙酰半胱氨酸（acetylcysteine）、羧甲司坦（carbocisteine）、溴己新（bromhexine）。

氯　化　铵

由于本品对气道黏膜具有化学刺激性，会反射性增加痰量使痰易于排出。口服后本品可完全被吸收，在体内几乎全部转化降解，极少量随粪便排出。常见不良反应有荨麻疹、胸闷、发热或呕吐，过量和长期服用可造成酸中毒和低钾血症。肾功能损害及肝功能不全者禁用。

乙酰半胱氨酸

本品通过分解黏蛋白复合物、核酸，将痰中的脓性成分及其他黏液和黏液分泌物从黏稠变为稀薄而发挥强烈的黏液溶解作用。服用过量可能导致恶心、呕吐和腹泻。本品与硝酸甘油合用会导致明显的低血压并增强颞动脉扩张。如必须合用，应密切监控患者是否出现低血压。

溴　己　新

本品直接作用于支气管腺体，能使黏液分泌细胞的溶酶体释出，从而使黏液中的黏多糖解聚，降低黏液的黏稠度；还能引起呼吸道分泌黏性低的小分子黏蛋白，使痰液变稀，易于咳出。口服后 1 小时起效，3～5 小时达到作用高峰，可维持 6～8 小时。偶见恶心、腹痛，发热，少数患者有转氨酶增高。本品可增强四环素与阿莫西林的疗效。

二、镇咳药与祛痰药的研究进展与研究模型

（一）镇咳药与祛痰药的研究进展

1958 年 FDA 批准右美沙芬用作镇咳药，它是过去 50 年来在大多数非处方镇咳药中发现的最常见的化合物之一。右美沙芬在结构上与吗啡等生物碱阿片类药物相关，除抑制延脑咳嗽中枢外，还可拮抗 *N*-甲基-D-天冬氨酸（NMDA）受体。NMDA 受体是离子型谷氨酸受体的一个亚型，在中枢神经系统中广泛表达，在突触传递和可塑性中发挥重要作用。在躯体神经系统中，NMDA 受体功能的调节与中枢敏化相关，而中枢敏化是神经性疼痛的关键机制。近年来的研究表明，美金刚（memantine）是一种潜在的咳嗽治疗药物。它原用于治疗阿尔茨海默病，是一种低亲和力的 NMDA 受体拮抗剂。另一种新型 NMDA 受体拮抗剂 V3381，原用于治疗神经性疼痛，也在开放实验中表现出一定的止咳疗效。

瞬时受体电位（transient receptor potential，TRP）通道是一类在外周和中枢神经系统分布广泛的通道蛋白，可被多种因素调节，包括温度、渗透压、pH，以及一些内、外源性配体和细胞内信号分子。与咳嗽相关的 TRP 通道包括 TRPV1、TRPA1、TRPV4 和 TRPM8。AX-8 是一种口服强效选择性 TRPM8 激动剂，2021 年 10 月 20 日，专注于开发治疗咳嗽新型药物的临床阶段的生物制药公司 Axalbion 宣布其研发的主要化合物 AX-8 已经在慢性咳嗽的Ⅱ期临床试验中治疗了第一批患者。其相关Ⅱ期临床试验是一项随机、双盲、安慰剂对照的交叉研究，评估了 AX-8 在大约 50 名难治性或不明原因的慢性咳嗽患者中的疗效和安全性。

速激肽（tachykinin）是一类兴奋性神经肽，主要由迷走神经纤维产生并释放到气道外周，广泛分布于中枢和外周神经系统，包括 P 物质（SP）、神经肽 A（NKA）、神经肽 B、神经肽 K、神经肽 Y。动物实验研究结果表明，NK-1 拮抗剂可逆转二手烟或柠檬酸诱导的咳嗽反应。奥维匹坦（orvepitant）是一种对 NK-1 受体具有选择性拮抗作用的药物，由英国葛兰素史克公司最早进行研发，目前全球最高研发状态为Ⅱ期临床试验，研究结果表明，在治疗 4 周后患者客观咳嗽减少了 26%，且疗效在停药后可持续 4 周；另外，该药对慢性咳嗽患者的疗效显著。

（二）镇咳药与祛痰药的研究模型

咳嗽动物模型是通过刺激动物的气道或喉咙来诱发咳嗽反应，可用于评估神经递质受体拮抗剂对反射的影响，以及研究咳嗽机制和途径。根据实验动物是否具有意识，可将研究模型分为麻醉模型和非麻醉模型。

1. 麻醉模型 麻醉剂会降低神经通路的传导性并抑制中枢神经系统的活动，但在某些物种中，可以在保留气道防御反射的条件下诱导稳定且合适的麻醉深度。机械刺激麻醉动物引起咳嗽是由于激活了机械敏感的有髓 Aδ纤维，它属于快速传导纤维，传导速度较快，兴奋阈值较低，主要对气道腔内的物理刺激敏感，对除低 pH 外的大多数化学介质相对不敏感。这种类型的咳嗽代表保护性反射是气道生理学的重要组成部分。

在较早时期，人们对猫进行麻醉并使其保持自主呼吸，使用尼龙纤维或聚乙烯导管刺激气道

来诱导咳嗽模型。后期出现使动物吸入雾化柠檬酸来诱导反射性咳嗽，实验动物选择也逐渐增加，包括兔子、豚鼠及犬。通过检测动物的食管压、胸膜内压、膈肌和腹部肌肉的肌电信号等识别和量化咳嗽强度，可研究各种生理过程对咳嗽的影响，探究镇咳药物的作用疗效。

去大脑的猫或豚鼠模型则用来研究调节咳嗽的神经元。尤其是豚鼠模型，使用电刺激中枢神经系统的传入通路或神经元诱导咳嗽，可以提供有关反射性咳嗽的神经生理学和镇咳药效果的可靠信息。

但全身麻醉会抑制调节咳嗽的高级脑区的功能，因此这类模型并不适合研究高级大脑中枢参与的病理性咳嗽，且上述实验动物中较大体型者的购买价格、饲养费用或实验期间使用的大量药物成本均较高，这类模型仍有很大局限性。

2. 非麻醉模型 啮齿类动物体型小、繁殖快、生长迅速，作为实验动物在生命科学研究中发挥着重要作用。将意识清醒的小鼠暴露于辣椒素（致咳气溶胶）中可诱导咳嗽，但小鼠的咳嗽反应很弱，不易记录，且现有数据显示，小鼠缺乏能够启动反射性咳嗽反应的气道传入末梢，所以部分研究人员认为小鼠对气道刺激的反应是呼气反射而不是咳嗽。

最适合测试镇咳药物功效和咳嗽反射生理学研究的模型是有意识的豚鼠模型。豚鼠又称荷兰猪，体型小、易于操作，对外界刺激极为敏感，豚鼠作为咳嗽模型动物的明显优势是接触柠檬酸或辣椒素（致咳物质）会引起与人类相似的反应，与人类迷走神经的神经生理学和神经药理学最为接近。

第三节 其他药物

一、肺动脉高压治疗药物

（一）肺动脉高压概述

肺动脉高压（pulmonary hypertension，PH）是由多种已知或未知原因引起的肺动脉压异常升高的病理生理状态和血流动力学改变。主要表现症状是用力时呼吸困难，并且通常是进行性的，有时伴有疲劳和静脉充血的症状（如外周水肿或腹水）。肺动脉压增加使右心过度工作，导致进行性右心功能障碍，这是该人群发病和死亡的主要原因。肺动脉高压的基本病理改变包括持续的肺小动脉收缩、缺氧肺血管重构（hypoxic pulmonary vascular remodeling，HPVR）和肺血管纤维化。肺动脉高压是一种慢性和进行性疾病，表现与许多其他肺部疾病一样，往往导致诊断的延误，因此导致最佳治疗的延误。

（二）临床用肺动脉高压治疗药物

磷酸二酯酶-5 抑制剂

西地那非

西地那非（sildenafil）已被美国 FDA 及其欧洲药品管理局批准用于治疗肺动脉高压，也就是临床上常用的磷酸二酯酶-5（phosphodiesterase type 5，PDE 5）抑制药。

【药理作用】一氧化氮（nitric oxide，NO）是重要的血管扩张因子，它通过维持血管平滑肌细胞内环磷酸鸟苷（cyclic guanosine monophosphate，cGMP）浓度达到扩血管效应。肺血管包含大量的 PDE 5，它是 cGMP 的降解酶。PDE 5 抑制剂可以通过减少 cGMP 的降解，升高其浓度引起血管舒张。此外，PDE 5 抑制剂还有抗增殖的作用。而西地那非是一种环磷酸鸟苷特异的 PDE 5 的选择性抑制剂。

【体内过程】西地那非口服后可被快速吸收，给药 30～120 分钟内观察到最大血浆浓度（C_{max}）。此外，西地那非的绝对生物利用度约为 41%。西地那非的平均稳态分布体积约为 105L。西地那非及其主要循环代谢产物 *N*-去甲基化物均与血浆蛋白结合，血浆蛋白结合率约 96%。西地那非主要由 CYP3A4 和 CYP2C9 肝微粒体同工酶清除。口服后，西地那非主要以代谢产物的形式排泄在粪便中（约占口服剂量的 80%），而在尿液中的代谢程度较小（约占口服剂量的 13%）。

【临床应用现状与展望】西地那非主要用于男性勃起功能障碍（erectile dysfunction，ED）的治疗。口服 PDE 5 抑制剂方便、安全有效，是目前治疗 ED 的首选方式。在性活动前约 1 小时按需服用推荐剂量 50mg 或在性活动前 0.5～4 小时内的任何时候服用均可。在没有性刺激时，推荐剂量的西地那非不起作用。西地那非目前还是肺动脉高压的一线治疗药物，临床用于儿童、青少年和成人肺动脉高压患者。西地那非可以改善肺动脉高压患者的运动耐力、WHO 心功能分级和血流动力学。

西地那非不仅对一般 ED 患者疗效显著，而且在对特殊人群的研究中也显示出了良好的疗效，如合并高血压、糖尿病、心功能不全、肾功能不全的 ED 患者，或前列腺术后，或存在脊髓损伤、骨盆骨折等外伤的 ED 患者。另外，伴帕金森病或多发性硬化病等特殊人群的成功治疗亦有报道。

【不良反应及药物相互作用】

（1）不良反应：常见的不良反应包括心血管系统变化，包括血管扩张、低血压、卒中、胸痛、心绞痛等；其次是泌尿生殖系统反应，表现为阴茎勃起时间太长、阴茎组织损伤和永久性失去效力；此外，还有感觉器官功能紊乱，包括视力下降、听力下降，以及中枢神经系统的不良反应，如头痛、脸红、鼻塞等。

（2）药物相互作用：由于 PDE 5 抑制剂（西地那非、伐地那非、阿伐那非、他达拉非）主要通过 CYP3A4 和 CYP2C9 途径代谢，因此这些同工酶的抑制剂（如沙奎那韦、酮康唑、伊曲康唑）会增加西地那非的疗效；而这些同工酶的诱导剂（如利福平）会降低西地那非的疗效。与相同机制的扩血管药（如硝酸甘油）合用时，二者会产生叠加效应，可导致低血压，甚至可能会危及生命。

二、慢性阻塞性肺疾病治疗药物

（一）慢性阻塞性肺疾病概述

慢性阻塞性肺疾病（COPD）是一种常见的、可预防的、可治疗的慢性非特异性炎症。该疾病多发于中老年人。其特征是持续的呼吸道症状和进行性气流阻塞。COPD 是由暴露于吸入的颗粒物（如香烟烟雾和空气污染物），以及遗传、发育和社会因素引起的。患者表现为不同程度的气道疾病、肺气肿、炎症、病理性黏液产生和血管功能障碍，疾病进一步进展可并发阻塞性肺气肿、肺源性心脏病。目前 COPD 的治疗以抗炎治疗为首选，而抗炎治疗中常用药物为磷酸二酯酶-4（PDE 4）特异性抑制药。

（二）临床用慢性阻塞性肺疾病治疗药物

磷酸二酯酶-4 抑制剂

罗 氟 司 特

罗氟司特（roflumilast）为 PDE 4 抑制剂，是新型 COPD 治疗药物。

【药理作用】磷酸二酯酶（PDE）作为体内降解环核苷酸的唯一途径，对调节这类第二信使的细胞内水平起关键作用。环磷酸腺苷（cAMP）和环磷酸鸟苷作为第二信使，参与人体内各类细胞外信号分子的生化反应，如神经递质的释放、自体有效物质的激活及激素的分泌等。其中，PDE 4家族专性水解 cAMP；PDE 4 在肺结构细胞如平滑肌、气道上皮细胞，以及中性粒细胞、淋巴细胞和巨噬细胞等炎症细胞中均有表达。通过抑制细胞内 cAMP 降解来减轻炎症。另外，罗氟司特可协同吸入性糖皮质激素（ICS）或长效β_2受体激动剂（LABA），增强气道上皮细胞中糖皮质激素反应元件依赖性的抗炎基因表达，抑制脂多糖（LPS）诱导的外周血单个核细胞（PBMC）产生肿瘤坏死因子-α（TNF-α），以及抑制转化生长因子β1（TGF-β1）诱导正常人肺成纤维细胞的炎症和纤维化介质释放。罗氟司特同时具有中等程度的支气管扩张作用，可有效改善肺功能，显著降低中重度 COPD 患者的恶化率并预防急性加重。

【体内过程】罗氟司特口服后绝对生物利用度约为 80%。罗氟司特的最大血浆浓度通常在约 1 小时后出现，而 *N*-氧化物代谢产物的最大浓度在约 8 小时内达到。罗氟司特及其 *N*-氧化物代谢物的血浆蛋白结合率分别约为 99%和 97%。短期静脉滴注罗氟司特后的血浆清除率平均约为 9.6L/h。口服后，罗氟司特及其 *N*-氧化物代谢产物的血浆有效半衰期中值分别约为 17 小时和 30 小时。70%以上经肾脏排泄。

【临床应用现状与展望】罗氟司特用于治疗严重 COPD 患者支气管炎相关咳嗽和黏液过多的症状。对于存在慢性支气管炎、重度至极重度 COPD、既往有急性加重病史的患者，罗氟司特可使需用激素治疗的中重度急性加重发生率下降约 17%。并有研究报道，罗氟司特可能会诱发患者非感染性腹泻；研究表明，罗氟司特与安慰剂组比较，不良事件发生率无显著差异，且罗氟司特能降低 COPD 患者心脏事件的发生率。另外，罗氟司特能降低伴糖尿病的 COPD 患者的空腹血糖和糖化血红蛋白水平。也就是说，罗氟司特有益于 COPD 伴糖尿病的患者。此外，罗氟司特可能对糖皮质激素耐受性 COPD 患者有益，其与 ICS/LABA/长效抗胆碱药物具有协同作用。

【不良反应及药物相互作用】常见不良反应有消化系统反应，包括恶心、食欲下降、腹痛、腹泻等；其次是全身反应，包括体重减轻、背痛、流感等；此外还有神经系统反应，包括头痛、失眠、头晕等；通常发生在治疗早期，可能具有可逆性，并随着治疗时间的延长而消失。少数患者会出现严重不良反应，如患有精神病并有自杀倾向、心房颤动等；罗氟司特不建议用于中度或重度肝损伤的患者；罗氟司特经肝 CYP450 代谢，因此 CYP450 诱导剂（如利福平、苯巴比妥、卡马西平、苯妥英）可降低罗氟司特的疗效，而 CYP3A4 和 CYP1A2 抑制剂（如红霉素、酮康唑、依诺沙星、西咪替丁），以及口服避孕药则减少罗氟司特的代谢而增强其作用。

三、肺动脉高压及慢性阻塞性肺疾病治疗药物的研究进展与研究模型

（一）肺动脉高压及慢性阻塞性肺疾病治疗药物的研究进展

目前已批准的血管扩张剂特异性肺动脉高压治疗药物包括磷酸二酯酶-5 抑制剂、可溶性鸟苷

酸环化酶刺激剂、内皮素受体拮抗剂和前列腺素。这些药物的使用使肺动脉高压患者在功能、生活质量和侵入性血流动力学方面的能力显著增强。并且目前许多研究发现了新的病理生理信号通路，如参与肺动脉高压病理生理学的生长因子、酪氨酸激酶、骨形态发生蛋白、雌激素和血清素等。这些发现将导致在未来 5 年内针对这些不同途径的新治疗药物获得批准。

随着人们对 COPD 发病机制的进一步了解，对分子靶向药物的研究也越来越多。气道氧化应激标志物（如过氧化氢）水平显著升高，并已在体内实验中得到验证。临床试验证实 *N*-乙酰半胱氨酸（NAC）可以控制 COPD 患者的气道功能。作为一种 TNF-α靶向剂，英夫利昔单抗（remicade，infliximab）已在动物研究中被证明可以预防大鼠烟雾诱导的肺气肿，并降低大鼠中性粒细胞百分比和 IL-8、TNF-α水平。MK-7123 是一种趋化因子受体（CXCR2）抑制剂，可降低中性粒细胞的趋化性，从而减少 COPD 患者的炎症表现。磷酸二酯酶-3 和磷酸二酯酶-4（PDE 3 和 PDE 4）参与了 COPD 的发生发展，它们通过水解细胞内 cAMP 和 cGMP 来调节细胞活性。PDE 3 广泛分布于 T 细胞中，可通过抑制 PDE 3 来调节淋巴细胞功能；抑制 PDE 4 可降低 TH2 细胞中 IL-4 和 IL-5 基因的表达，降低炎症因子水平，并与 T 细胞中的 PDE 3 抑制剂有协同作用。临床证据也表明 PDE 3/4 抑制剂（恩塞芬汀和罗氟司特）都能改善 COPD 患者的肺功能。

（二）肺动脉高压治疗的研究模型

肺动脉高压治疗模型中最古老和所谓经典模型是那些由慢性缺氧（CH）或野百合碱（MCT）引起的模型。MCT 是一种从大托叶猪屎豆（*Crotalaria spectabilis*）植物中提取的生物碱化合物，近 60 年前首次发现其可在大鼠中引起肺动脉病变。在此期间，由于该模型的广泛可用性、技术简单性和低成本，该模型已被广泛用于研究肺动脉高压。已知它依赖于肝细胞色素 P450 系统将 MCT 转化为生物活性形式吡咯野百合碱（MCTP）。在大鼠中，单次皮下注射 MCT（60～80mg/kg）足以诱导肺动脉高压的病理特征。几小时内，可以检测到肺内皮细胞的损伤。1 周后，内皮损伤已建立，并伴有血管周围炎症。肺血管阻力（PVR）在第 2 周首次出现上升。到第 3 周，出现了大量的血管重构，其特征是大动脉内侧增厚和外周血管丢失。此时，右心室心肌肥厚（RVH）也变得明显，并迅速发展为右心室衰竭和死亡。一项研究报告了 6～8 周内的死亡率接近 100%。降低 MCT 的剂量（20～40mg/kg）可以降低肺血管重构的程度，产生适应性 RVH，与人类肺动脉高压的渐进性质相反，4 周后自发逆转。

慢性缺氧与慢性肺部疾病患者的肺动脉高压发展有关，包括特发性肺纤维化（IPF）、COPD 和睡眠呼吸暂停。研究表明许多物种在肺泡缺氧时产生肺动脉高压。将大鼠暴露于 CH 是研究肺动脉高压的常用方法，并且对给定物种的反应具有可重复性。在缺氧条件下（10%O_2）的大鼠出现右心室收缩压（RVSP）、肺血管重塑和 RVH 增加，并在 3～4 周内稳定下来。大鼠出现的组织学改变包括大肺动脉硬化（由于内侧肥大和外膜纤维化）、小血管肌肉化和血管周围炎症。并且研究表明不同品系的大鼠对缺氧的反应存在显著的应变差异。Sprague-Dawley（SD）大鼠和 Wistar 大鼠这两种最常见的品系，与后者相比，前者的右心室质量和 PVR 有更显著的增加。无论各种品系对缺氧的应变如何，它们的肺内皮结构在很大程度上没有改变，相应地不存在阻塞性内膜重塑。在没有治疗干预的情况下，这些品系也不会出现临床上不可避免的右心室衰竭。

（三）慢性阻塞性肺疾病治疗的研究模型

猪胰腺弹性蛋白酶（elastase）和慢性香烟烟雾（CS）暴露动物模型通常用于研究各种动物中与肺气肿样空域扩大相关的肺形态和功能变化。弹性蛋白酶诱导的肺气肿是一种相对快速、低成本的啮齿动物模型，因为单次给药可能会在2～3周内引起类似于全腺泡型肺气肿的组织学变化。此外，肺部和全身变化的严重程度（如炎症、氧化应激、细胞凋亡、体重减轻、耐力降低）可以很容易地通过滴定酶的剂量来调节。由于其与人类COPD（最常由暴露于CS引起）的最高相关性，慢性CS暴露引起的肺气肿小鼠模型被认为是金标准。CS模型更准确地模拟了人体暴露，但操作烦琐，需要长时间的实验（如暴露于CS 6个月），并且仅产生轻度肺气肿表型、最小的大气道受累、适度的肺微血管重塑，很少见系统性表现，缺乏自发疾病恶化。

（梁海海）

第十一章 作用于消化系统的药物

第一节 治疗消化性溃疡药

一、消化性溃疡的病理生理和发病机制

消化性溃疡（peptic ulcer）指胃肠道黏膜被胃酸-胃蛋白酶消化造成的慢性溃疡，包括胃溃疡（gastric ulcer，GU）和十二指肠溃疡（duodenal ulcer，DU）。

消化性溃疡的最终形成是胃酸-胃蛋白酶自身消化的结果。胃蛋白酶是主细胞分泌的胃蛋白酶原经盐酸激活转变而来的，它能降解蛋白质分子，因而对黏膜具有侵蚀作用。而胃蛋白酶的活性依赖于 pH，当 pH 高于 4 时，胃蛋白酶就失去活性。因此，在无酸的情况下很少有溃疡的发生，抑制胃酸分泌的药物则可以促进溃疡愈合。正常情况下，胃和十二指肠具有完善的防御和修复机制，包括上皮前的黏液-HCO_3^-屏障、黏膜屏障、黏膜血流量、细胞更新、前列腺素和表皮生长因子等。当黏膜的防御机制健全时，黏膜上皮能对抗胃酸和胃蛋白酶的消化作用，保持黏膜的完整。但如果胃酸分泌过多或黏膜防御机制本身出现问题，就可能形成溃疡。通常情况下，胃溃疡的发病被认为是由黏膜防御功能受损所致，故胃溃疡患者胃酸分泌正常甚至偏低。而十二指肠溃疡的发生多由胃酸分泌过多所致。因此，在探讨消化性溃疡的治疗措施时，有效控制胃酸的释放仍然是不可缺少的一个环节。

胃酸的分泌是在中枢和体液因素的协同调节下完成的。胃窦部的 G 细胞能分泌一种多肽激素即胃泌素。中枢神经兴奋、胃内张力变化及胃内容物成分变化等可调节其分泌。作为一种内分泌激素，胃泌素从 G 细胞分泌后进入血液循环，到达胃底部后作用于肠嗜铬样细胞（enterochromaffin like cell，ECL）膜上的胃泌素/胆囊收缩素 B 型受体（gastrin/cholecystokinin type B receptor，G/CCK-B-R），促使其释放组胺，组胺与胃壁细胞膜上的 H_2 受体结合，通过升高细胞内的 cAMP 浓度，激活一系列蛋白磷酸化过程，从而激活该细胞黏膜侧的 H^+-K^+-ATP 酶（面向胃黏膜腔）。而 H^+-K^+-ATP 酶作为一种质子泵，向胃黏膜腔排出 H^+，使其 pH 维持在 0.8。同时，胃泌素还可以直接作用于胃壁细胞膜上的 G/CCK-B-R，增加细胞内钙的浓度，同样导致 H^+-K^+-ATP 酶的激活。进食后，激活的迷走神经释放乙酰胆碱（acetylcholine，ACh），ACh 激活胃壁细胞基底膜上的 M_3 受体，增加胃酸分泌。同时，ACh 也能激活 ECL 细胞膜上的 M_3 受体，促进组胺的释放，组胺通过旁分泌的方式激活胃壁细胞膜上的 H_2 受体，促进胃酸分泌。

此外，迷走神经兴奋可直接兴奋胃窦部 G 细胞上的促胃泌素释放肽受体（gastrin releasing peptide receptor，GRP-R），刺激释放胃泌素，同时作用于胃窦部 D 细胞膜上的 ACh 受体，抑制生长抑素的释放，参与调节胃酸的分泌。尽管 ACh 和胃泌素直接作用也能促进胃壁细胞的胃酸分泌，但大量的研究表明，ECL 细胞释放组胺是促进胃酸分泌最重要的调节途径。因此，H_2 受体和

H^+-K^+-ATP 酶就成为抑制胃酸分泌药物的主要作用靶点。而 H_2 受体拮抗剂和 H^+-K^+-ATP 酶抑制剂是临床应用最广泛的制酸药物。

多年来，溃疡病的复发是一个非常令人困扰的问题，抑制胃酸分泌药物虽然能促进其愈合，但其复发率常达到 80%，最后不得不用外科手术治疗。直到 1982 年，Warren 和 Marshall 从人的胃黏膜中分离出幽门螺杆菌（Hp），并且证明其感染与消化性溃疡的关系。人们才知道 Hp 是导致溃疡的重要原因。十二指肠溃疡患者的 Hp 感染阳性率为 93%～97%，胃溃疡患者的 Hp 感染阳性率为 70%。尽管如此，Hp 感染并非消化性溃疡的唯一致病因素。目前，关于消化性溃疡的发病原因存在几种假说。

1. 幽门螺杆菌感染 Hp 是典型的胃内寄生的人类寄生菌，是一种革兰氏阴性杆菌，主要定植在胃窦黏膜上皮细胞表面和黏液底层。Hp 之所以可以永久定植，一方面是由于 Hp 产生的尿素酶水解尿素产生氨和二氧化碳，氨在 Hp 周围形成“氨云”，中和周围胃酸，保护 Hp 利于其定植；另一方面，Hp 表面存在黏连素，它可以黏附于胃窦黏膜上皮细胞膜的受体，造成永久性定植。由于这些受体只存在于胃上皮，所以 Hp 不能定植于胃以外部位。Hp 定植在胃窦黏膜上皮细胞诱发局部炎症和免疫反应，一方面损害局部黏膜的防御/修复机制；另一方面增加胃泌素和胃酸的分泌，增强侵袭因素。两者协同导致十二指肠溃疡的发生。此外，Hp 感染可以导致多种介质的释放，包括空泡形成毒素（VacA）、细胞毒素相关蛋白（CagA）、溶血素、白三烯 B4（LTB4）、血小板活化因子（PAF）、白细胞介素（IL）、血型抗原结合黏附因子（BabA）、上皮接触毒性蛋白（IceA）等，这些介质构成了联系 Hp 与消化性溃疡的纽带。当十二指肠内无 Hp 寄生时，Hp 感染释放的炎性介质可在胃排空时被冲洗至十二指肠，引起十二指肠溃疡。Hp 感染增加了消化性溃疡患者出血的危险性，而且在一定程度上增加了非甾体抗炎药（NSAID）使用患者溃疡出血的风险。

2. 非甾体抗炎药 研究发现包括阿司匹林在内的非选择性 NSAID 多属于酸性药物，它们通过抑制环氧合酶的同工酶抑制炎症相关的前列腺素的生成，发挥抗炎和镇痛作用。但同时，NSAID 抑制了胃十二指肠黏膜上皮分泌前列腺素，特别是前列腺素 E，从而破坏了黏膜保护机制，促进溃疡的形成。环加氧酶（COX）有两种主要的同工酶：COX-1 和 COX-2。COX-1 存在于胃肠黏膜，产生前列腺素，对黏膜起保护作用；而 COX-2 广泛分布于身体各处，与炎症的发热、疼痛等相关。选择性 COX-2 抑制剂在保持抗炎作用的基础上，对胃黏膜的 COX-1 抑制作用很低，在一定程度上减少了致溃疡作用。

3. 应激和心理因素 临床研究表明长期精神紧张、焦虑或情绪波动的人易患消化性溃疡。十二指肠溃疡愈合的患者在遭受精神刺激时，容易导致溃疡的复发或出现并发症。应激和心理因素可能通过影响迷走神经紧张性来影响胃十二指肠的分泌、运动和黏膜血流状况，参与溃疡的病理和生理过程。但尚未有直接的证据。

截至目前，Hp 感染和长期使用 NSAID 被认为是导致消化性溃疡发病的最常见原因。

二、临床常用的治疗消化性溃疡药

（一）中和胃酸药

抗酸药为弱碱性物质，口服后在胃内直接中和胃酸，升高胃内容物 pH，降低胃蛋白酶活性，具有缓解溃疡病疼痛等作用。常用药物有铝碳酸镁（hydrotalcite）、氢氧化铝（aluminum hydroxide）、碳酸钙（calcium carbonate）和三硅酸镁（magnesium trisilicate）。

铝碳酸镁

【药理作用】铝碳酸镁可直接作用于病变部位：①中和99%的胃酸，使pH维持在3～5，且作用迅速、温和、持久；②增加E_2合成，增强“胃黏膜屏障”作用，促使胃黏膜内表皮生长因子释放，增加黏液下层疏水层内磷脂的含量，防止H^+反渗损害胃黏膜，保护胃黏膜；③吸附胃蛋白酶，直接抑制其活性，可使80%的胃蛋白酶失活，有利于溃疡面的修复；④结合胆汁酸和吸附溶血磷脂酰胆碱，保护胃黏膜。

【体内过程】治疗剂量的铝碳酸镁在胃肠道几乎不吸收。临床研究表明，服用本药28日（每日6g）后，血浆和尿液中镁及铝的浓度仍保持在正常范围。

【临床应用现状与展望】目前，碱性抗酸药物作用时间短，较少单药应用，大多组成复方制剂以增强治疗效果，减少不良反应。例如，氢氧化镁和氢氧化铝组成铝镁合剂。因为抗酸药物仅仅是直接中和已经分泌的胃酸，而不能调节胃酸的分泌，有些甚至可能造成反跳性的胃酸分泌增加，并且具有各自的不良反应，所以抗酸药物并不是治疗消化性溃疡的首选药物。

【不良反应及药物相互作用】

（1）*不良反应*：铝碳酸镁主要的不良反应为胃肠道反应，如便秘、稀便、口干、食欲减退，偶见消化不良、呕吐。大剂量用药可致胃肠道不适、软糊状大便。

（2）*药物相互作用及处理*：①服用本品后，由于铝在胃肠存在而与其他药物结合，影响多种药物的吸收及摄取，不能与下列药物同时服用，如抗凝药（香豆素衍化物）、H_2受体拮抗剂（法莫替丁、雷尼替丁、西咪替丁）、鹅去氧胆酸、抗生素（四环素类、喹诺酮类）、铁制剂、地高辛等；②铝剂可吸附胆盐而减少脂溶性维生素的吸收，特别是维生素A；③降低苯二氮䓬类药物的吸收率；④降低或延迟异烟肼类药物的吸收；⑤增加左旋多巴的吸收。处理：除与左旋多巴合用外，在与其他药物合用时，在服用本药1～2小时内尽量避免合用其他药物。

（二）抑制胃酸分泌药

胃酸的分泌受到内分泌（胃泌素）、神经调节（ACh）和旁分泌（组胺、生长抑素和前列腺素）等多种因素的调节。这些调节因素最终是通过作用于壁细胞膜上的质子泵（H^+-K^+-ATP酶）促进胃酸的分泌。根据药物作用的机制不同，目前应用于临床的抑制胃酸分泌药分为三类：质子泵抑制药、H_2受体拮抗药和胆碱受体阻断药。

1. 质子泵抑制药

（1）*不可逆性质子泵抑制剂*：目前临床上常用的不可逆性质子泵抑制药（proton pump inhibitor，PPI）包括奥美拉唑（omeprazole）、兰索拉唑（lansoprazole）、泮托拉唑钠（pantoprazole sodium）、雷贝拉唑钠（rabeprazole soduim）和埃索美拉唑（esomeprazole）。

奥美拉唑

【药理作用】本类药物呈弱碱性，对胃黏膜壁细胞的酸性环境具有亲和力。①抑制胃酸分泌：不可逆性PPI在胃壁细胞内转化为有活性的次磺酸（sulfenic acid）和亚磺酰胺（sulfenamide）后与H^+-K^+-ATP酶细胞质侧α亚单位的巯基共价结合（不可逆结合），阻止酶与胞内的H^+或K^+结合，使酶不能将H^+转运至分泌性微管内，阻断胃酸分泌的最后步骤。由于这类药物与质子泵的结合是不可逆性的，只有待新的质子泵形成后，泌酸作用才能恢复，故本类药对多种原因引起的胃酸分泌具有强而持久的抑制作用。一般停药后3～4日胃酸分泌可恢复到原有水平。②胃黏膜保护作用。③抗Hp作用：穿透黏膜层与Hp表层尿素酶结合，抑制尿素酶活性。

【体内过程】奥美拉唑在体内的代谢依赖肝细胞色素 P450 同工酶 CYP2C9 和 CYP3A4 进行代谢和清除，因此与其他需经此酶代谢的药物存在相互作用。另外，由于 CYP2C9 存在基因多态性，导致不同的个体间的 CYP2C9 表型存在强代谢型和弱代谢型，使得此药受代谢影响较大，疗效存在较大的个体差异。此外，奥美拉唑主要经 CYP2C9 代谢为非活性物质，代谢速率快，半衰期短。奥美拉唑的 *S*-型异构体埃索美拉唑对于快代谢型者主要经 CYP2C9 代谢，而对于慢代谢型者主要经 CYP3A4 进行代谢，代谢速率很慢，血浆中活性药物浓度高、作用持久。

【临床应用现状与展望】随着奥美拉唑的广泛使用，大量的临床数据也逐渐显现。目前数据表明由于奥美拉唑强大的抑酸作用可以引起胃肠道黏膜的增生，这种作用在有 Hp 感染的情况下更为严重。但尚无资料显示奥美拉唑与胃肠道肿瘤的发生有关。使用利尿剂治疗的慢性肾衰竭患者服用奥美拉唑可引起 Mg^{2+}和 Ca^{2+}的稳态失衡。服用氯吡咯雷的患者加服奥美拉唑是否会增加冠脉血管事件还有争议。FDA 推荐服用氯吡咯雷的患者避免使用奥美拉唑。

【不良反应及药物相互作用】

1）不良反应及处理：本类药物耐受性良好，不良反应多为轻度和可逆性的。长期应用奥美拉唑可出现维生素 B_{12} 缺乏。使用奥美拉唑有支气管痉挛的个案报道；使用本药物偶见关节痛、肌痛、肌无力、运动障碍和横纹肌溶解，长期大量使用可能导致髋骨、腕骨、脊骨骨折，老年人群尤易发生；罕见间质性肾炎；长期服用可出现可逆性意识错乱、激动、抑郁、攻击和幻觉，多见于重症患者。有肝性脑病的患者服用雷贝拉唑钠可出现精神错乱、辨识力丧失的个案报道；可出现可逆性的丙氨酸氨基转移酶（ALT）、天冬氨酸氨基转移酶（AST）、碱性磷酸酶（ALP）、乳酸脱氢酶（LDH）、γ-谷氨酰转移酶（GGT）升高。罕见肝性脑病、黄疸性或非黄疸性肝炎和肝衰竭。重症患者接受高剂量治疗可引起不可逆性视觉损伤；罕见血管水肿、发热和过敏性休克。处理：在治疗期间，轻度不良反应可继续用药。但如发生过敏性反应、肝功能异常或较为严重的不良反应，应及时停药，并采取适当措施。若出现发热、咳嗽、呼吸困难、肺部呼吸音异常，应立即停药，进行胸部 X 线检查，并给予肾上腺皮质激素处理。此外，如出现肾功能异常、持续性腹泻，应立即停药。

2）药物相互作用：①抗生素，奥美拉唑与红霉素和克拉霉素合用可增加奥美拉唑的血药浓度。长期或大剂量使用时需监测奥美拉唑的血药浓度，必要时调整剂量。本类药物与甲硝唑、阿莫西林合用无相互作用。②HIV 蛋白酶抑制剂和伊曲康唑可抑制 CYP2C9 和 CYP3A4 酶，可使本药的血药浓度升高。同时，因本类药物可抑制胃酸分泌，降低上述两药的血药浓度，降低疗效。③地西泮、*R*-华法林、苯妥英、双香豆素、硝苯地平、安替比林、双硫仑均经过 CYP2C9 和 CYP3A4 酶代谢。与本类药合用竞争酶系统，使其代谢减慢、血药浓度增高。

（2）可逆性质子泵抑制剂：钾竞争性酸阻滞剂（potassium-competitive acid blocker，P-CAB）作为新一代的可逆性质子泵抑制剂，在酸性环境下离子化，与细胞膜外侧上的 K^+结合位点以离子键结合，抑制 H^+-K^+-ATP 酶，迅速升高胃内 pH，解离后酶的活性可以恢复，对 H^+-K^+-ATP 酶的抑制作用是可逆的。P-CAB 已成为药物研发的热点。研究发现了多种活性化合物，但由于毒性等原因而被淘汰。目前已经上市的有瑞普拉生、沃诺拉赞和索普拉生。

2. H_2 受体拮抗药 临床常用的 H_2 受体拮抗药包括西咪替丁（cimetidine）、雷尼替丁（ranitidine）、法莫替丁（famotidine），此外，还有尼扎替丁（nizatidine）、乙酰罗沙替丁（roxatidine acetate）和拉呋替丁（lafutidine）。

西咪替丁

【药理作用】主要作用于壁细胞上 H_2 受体，起竞争性抑制组胺作用，抑制基础胃酸分泌，也抑制由食物、组胺胃泌素、咖啡因及胰岛素等刺激所引起的胃酸分泌。注射 300mg，4～5 小时后，抑制基础胃酸分泌可达 80%，可抑制基础胃酸 50%达 4～5 小时。

【体内过程】西咪替丁口服吸收后主要在肝脏代谢，经肾脏排泄。其本身也抑制细胞色素 P450 酶的活性。可透过血脑及胎盘屏障。肌内和静脉注射后大多数药物以原型经肾脏排泄。

【临床应用现状与展望】除用于治疗消化性溃疡外，在临床中西咪替丁还具有许多新的药理作用及用途。由于西咪替丁的疗效显著，在治疗小儿轮状病毒肠炎、过敏性紫癜、多毛症等多种疾病的应用越来越广泛。与此同时，西咪替丁在抗辐射、预防静脉炎等方面有着广泛的使用前景。

【不良反应及药物相互作用】

（1）不良反应

1）心血管系统：西咪替丁可引起心动过缓、面部潮红，静脉注射偶见血压骤降、房性期前收缩和心搏呼吸骤停。西咪替丁可能升高催乳素水平，降低甲状旁腺激素水平。

2）肌肉骨骼：西咪替丁偶见关节痛、肌痛，法莫替丁罕见横纹肌溶解。

3）泌尿生殖：西咪替丁有轻度抗雄性激素作用，可引起男性乳房发育、阳痿，女性溢乳。偶见肌酐升高，罕见间质性肾炎，尿潴留，停药后可消失。接受肾脏移植的患者应用本药可出现急性移植体坏死。法莫替丁偶可引起间质性肾炎和急性肾衰竭。

4）神经精神系统：常见头晕、嗜睡、头痛，偶见谵妄、幻觉、定向力障碍。多见于老年、重症患者。但是停药后 3～4 天症状消失。少数患者出现感觉迟钝、言语含糊不清、局部抽搐或癫痫样发作和锥体外系反应。在治疗酗酒者的胃肠道并发症时，可出现震颤性谵妄。偶见精神紊乱、焦虑不安、抑郁。

5）肝脏：偶见严重肝炎、肝坏死、脂肪肝。雷尼替丁可引起一过性 ALT、AST 升高。

6）胃肠道：常见腹泻、腹胀、口苦、口干、恶心、呕吐、便秘、腹痛。突然停药可引起慢性消化性溃疡出血。

7）皮肤：常见皮疹，偶见严重皮疹、瘙痒、可逆性脱发、皮肤干燥、皮质缺乏性皮炎，史-约综合征及中毒性表皮坏死溶解。

8）其他：可出现视神经病变，偶见喉头水肿、呼吸困难、发热、虚弱、疲乏。

（2）药物相互作用及处理

1）抗生素：西咪替丁与氨基糖苷类药物均具有神经肌肉阻断作用，合用可能导致呼吸抑制或呼吸停止。

2）抗酸药：与氢氧化铝或氧化镁合用可降低本类药物的吸收，降低生物利用度。

3）西咪替丁可增加普萘洛尔、美托洛尔、甲硝唑、苯巴比妥、环孢素、乙内酰脲类药物（苯妥英钠）、吗氯贝胺、黄嘌呤类药物（茶碱、氨茶碱）、阿司匹林、卡马西平、美沙酮、他克林、维拉帕米、利多卡因、咖啡因、奎尼丁的血药浓度，有增加毒性的可能。

4）西咪替丁可以抑制地西泮、硝西泮、氟硝西泮、氯氮䓬、咪达唑仑、三唑仑在肝脏的代谢，升高血药浓度，加重中枢抑制作用，可发展为呼吸循环衰竭。处理：尽量避免合用，换用劳拉西泮、奥沙西泮和替马西泮。

3. 胆碱受体阻断药 临床常用的胆碱受体阻断药主要有哌仑西平（pirenzepine）、阿托品（atropine）。M 胆碱受体阻断药可以抑制胃酸分泌，减少组胺和胃泌素等物质释放。此外，这类药有解痉作用。在 H_2 受体阻断药和 H^+-K^+-ATP 酶抑制药出现之前，广泛用于治疗消化性溃疡。但由于其对促进胃酸分泌的 M_3 受体选择性较低，所以抑制胃酸分泌的作用较弱，与 M 受体阻断相关的不良反应却较多。除了哌仑西平，此类药物目前已较少用于溃疡的治疗。

（三）胃黏膜保护剂

胃黏膜保护剂有预防和治疗胃黏膜损伤、促进组织修复和溃疡伤口愈合的作用。临床常用的有枸橼酸铋钾（bismuth potassium citrate）、次水杨酸铋（bismuth subsalicylate）、米索前列醇（misoprostol）和硫糖铝（sucralfate）。

枸橼酸铋钾

【药理作用】枸橼酸铋钾发挥抗溃疡作用的机制既不是中和胃酸，也不是抑制胃酸分泌。枸橼酸铋钾通过以下几个方面发挥作用：①在胃酸 pH 条件下，本药可在溃疡表面或溃疡基底肉芽组织处形成坚固的氧化铋胶体沉淀，形成保护性薄膜，隔绝胃酸酶及食物与溃疡黏膜的接触，阻止其侵蚀作用，促进溃疡组织的修复。②与胃蛋白酶发生络合而使其失活，阻止黏液的消化性降解，并促进黏液分泌，刺激内源性前列腺素的释放，促进溃疡组织修复和愈合。③改善胃黏膜血流，保护胃黏膜，防止非甾体抗炎药及酒精引起的胃损伤。④杀灭 Hp，延缓 Hp 对抗菌药耐药性的产生，促进胃黏膜的愈合。与其他抗生素，如阿莫西林、克拉霉素等合用可增加对 Hp 的消除率。

【体内过程】本药在胃中形成不溶性的胶体沉淀，很难被消化吸收，仅有少量可被吸收。

【临床应用现状与展望】由于枸橼酸铋钾含有铋剂，长期和大量使用可导致血铋浓度升高。因此，不宜长期大量使用本药，连续用药不宜超过 2 个月。长期用药应注意体内铋的蓄积，过量可致铋性脑病，一旦过量，应立即停药，并进行急救洗胃，重复服用活性炭悬浮液及轻泻药，并加服地塞米松和金属络合剂，加快脑病恢复。如血铋浓度过高，并伴有肾功能紊乱，可用二巯丁二酸或二巯丙醇的络合法治疗，严重肾衰竭者需进行血液透析。此外，用药期间不得服用其他铋制剂。目前，临床不作为首选药物。

【不良反应及药物相互作用】

（1）*不良反应*：①肌肉骨骼系统，骨骼的不良反应与骨内铋浓度过高有关。较常见的是与铋性脑病相关的骨性关节炎，常以单侧或双侧肩疼痛为先兆症状。②泌尿生殖系统，长期用药可致肾脏毒性。③神经系统，少数患者可见轻微头痛、头晕、失眠，但可以耐受。④胃肠道，用药期间口中可能带有氨味，且粪便呈灰黑色，偶见恶心、便秘，个别患者可见呕吐、食欲减退、腹泻，停药即可消失。

（2）*药物相互作用*：枸橼酸铋钾可干扰抗酸药的作用和影响四环素的吸收。此外，高蛋白饮食，如牛奶可干扰本药的作用，应间隔半小时以上服用；治疗期间不应饮用含酒精或碳酸的饮料，少饮咖啡、茶等。

（四）抗幽门螺杆菌药

胃溃疡传统治疗多采用抑制胃酸分泌药物及胃黏膜保护剂，但疗效不佳。约 80%的胃溃疡患者治愈后 1 年复发，5 年复发率达 100%。研究表明，在胃溃疡中，Hp 阳性率为 70%～80%，根除 Hp 后，愈合的溃疡在 Hp 再感染之前不易复发，因此抗 Hp 治疗在胃溃疡的治疗中具有重要意义。根除 Hp 比较困难，单用一种抗菌药不易将细菌杀灭。流行病学调查表明，我国 Hp 成人感染率达到 40%～60%。推荐的用于根除 Hp 治疗的 6 种抗菌药物中，甲硝唑耐药率为 60%～70%，克拉霉素耐药率为 20%～38%，左氧氟沙星耐药率为 30%～38%，阿莫西林、呋喃唑酮和四环素的耐药率仍很低（1%～5%）。临床研究表明抗生素耐药显著影响消化性溃疡的根除率。根据国家《第五次全国幽门螺旋杆菌感染处理共识报告》，推荐含铋剂的四联方案作为主要的经验治疗幽门螺杆菌方案，即质子泵抑制剂（PPI）+铋剂+2 种抗菌药物，疗程为 10～14 天，Hp 根除率可达 85%～94%。质子泵抑制剂主要是抑制胃酸分泌。铋剂具有辅助杀菌、保护胃黏膜的作用。抗菌药物主要是杀灭 Hp。

常用质子泵抑制剂（1 种）：艾司奥美拉唑 20mg，雷贝拉唑 10mg（或 20mg），奥美拉唑 20mg，兰索拉唑 30mg，泮托拉唑 40mg，艾普拉唑 5mg。

常用铋剂（1 种）：枸橼酸铋钾，胶体果胶铋。用法用量：枸橼酸铋钾 220mg，每天 2 次，早、晚餐前 0.5～1 小时口服；胶体果胶铋 100～200mg，一日 3 次。

常用抗菌药物（2 种）：阿莫西林、四环素、呋喃唑酮、甲硝唑、克拉霉素、左氧氟沙星（表 11-1）。

表 11-1　常见抗菌药物组合

药物组合及用量
组合 1：阿莫西林 1g 2 次/天+克拉霉素 500mg 2 次/天
组合 2：阿莫西林 1g 2 次/天+左氧氟沙星 500mg 1 次/天或 200mg 2 次/天
组合 3：四环素 500mg 3～4 次/天+甲硝唑 400mg 3 ～4 次/天
组合 4：阿莫西林 1g 2 次/天+甲硝唑 400mg 3～4 次/天
组合 5：阿莫西林 1g 2 次/天+四环素 500mg 3～4 次/天

三、治疗消化性溃疡药的研究进展与研究模型

（一）治疗消化性溃疡药物的研究进展

抑制胃酸一直是治疗消化性溃疡病的主流方法，其次是手术治疗。20 世纪 60 年代兴起中和胃酸治疗，如服用碳酸钠、碳酸氢钠、氢氧化铝、复方氢氧化铝、碱式碳酸铋等。20 世纪 70 年代发现了质子泵抑制剂，可特异性抑制胃壁细胞分泌胃酸，这些化合物能够有效地抑制胃酸分泌，且作用时间长。奥美拉唑成为临床第一个质子泵抑制剂，1988 年在欧洲上市，1990 年在美国上市。质子泵抑制剂如奥美拉唑、兰索拉唑、雷贝拉唑、埃索美拉唑等的诞生，成为溃疡病药物治疗的第一次飞跃。质子泵抑制剂历经 30 年的磨炼，见证着人类在对抗消化性溃疡中所作出的努力。

鉴于组胺 H_2 受体拮抗剂抑酸时间尚短，症状缓解时间慢，且 4～6 周后大部分患者出现药物耐受性，长期疗效不佳。因而，寻找促进愈合溃疡的新药仍需持续，而此时，根除幽门螺杆菌治疗理论也独树一帜。1980 年，澳大利亚的微生物学家发现了幽门螺杆菌，并提出“无幽门螺杆菌无溃疡”，确立根除幽门螺杆菌来治疗溃疡病的基础，因此获得 2005 年度诺贝尔生理学或医学奖，这可以说是溃疡病治疗的第二次飞跃。迄今为止，抑酸+根治幽门螺杆菌治疗促使很多患者的溃疡病、酸反流症得以愈合，生活质量也极大地改善。

奥美拉唑是有效抑制胃酸分泌和治疗酸相关疾病的新药，且临床效果优于 H_2 受体拮抗剂。20

世纪90年代，研究者又以奥美拉唑母核结构为基础，对几百种的化合物进行了测试，最后发现了作用更佳的埃索美拉唑，这两种药原本是“一家”，只是手性（旋光性）不一。埃索美拉唑（左旋体）在抑酸和治疗溃疡的临床效果方面均优于奥美拉唑，根本原因是其具有更高的生物利用度，血浆药物浓度明显高于奥美拉唑。两种异构体在壁细胞内都能转化为活性抑制剂，因此两种异构体同样有效。

当前，消化性溃疡药物治疗多向神经机制改善治疗和免疫反应调节治疗两方面发展。①神经机制改善治疗：在浅表黏膜损害中，神经传入反射有重要作用，特别是在消化性溃疡中，部分敏感者一旦有神经传入反射损害，即可出现上皮异常症状，酸逆弥散加重，甚或导致上皮无法耐受酸增加。因此，开展神经机制改善治疗，能显著增强黏膜保护作用。②免疫反应调节治疗：慢性消化性溃疡与黏膜免疫功能缺损有很大关系，原因在于个体免疫系统不能有效清除抗原。在治疗时，应用调节免疫药物可有效清除黏膜抗原，对抗原发展进行抑制。现阶段，促抗原愈合药较多，包括白细胞介素-1β、血小板衍生生长因子、转移生长因子和表皮生长因子等。

近年来，临床上涌现出许多新型消化性溃疡治疗方案，且取得不俗的疗效，如雷尼替丁枸橼酸铋（RBC）二联。RBC属新型H_2受体拮抗剂，联合应用RBC（bid，每次400mg）及克拉霉素（bid，每次500mg）治疗消化性溃疡，治疗2周后，Hp根除率达94%。该疗法兼具有效性及安全性，是消化性溃疡的治疗新途径之一。此外，伏诺拉生等P-CAB药物发展迅速，与PPI相比，伏诺拉生具有较好的抑酸效果，其应用于治疗胃食管反流（GER）、嗜酸性粒细胞性食管炎（EoE）、消化性溃疡（PU）、Hp感染相关性疾病、非甾体抗炎药（NSAID）相关胃和十二指肠黏膜损伤、内镜黏膜下剥离术（ESD）术后溃疡和出血等疾病的效果等同于或优于PPI，且未见有严重不良反应报道，或可作为酸相关性疾病治疗的新选择。但由于该类药物上市时间较短，今后还需进行多中心、大样本的研究，以明确地区、种族等混杂因素对其疗效的影响。此外，其长期疗效及安全性也有待进一步探究。中成药及中药、中西药联合疗法在消化性溃疡的临床治疗中也逐渐崭露头角。西药治疗消化性溃疡，远期容易复发，而中药巩固疗效的效果好。溃疡病急性发作治愈后，进行以健脾益气为主的巩固治疗，从调理脾胃、提高机体抵抗力入手，可以避免溃疡病复发。

（二）治疗消化性溃疡药物的研究模型

由于消化性溃疡病因、发病环节及发病机制不同，在研究和筛选此类药物时需建立不同的疾病模型，以便有针对性地加以选择和使用。

1. 应激性胃溃疡模型

（1）运动应激性胃溃疡模型：此类模型包括力竭性游泳运动和力竭性跑台运动。此类模型形成的溃疡多位于黏膜的皱褶处，大多与胃的纵轴平行，呈点状或条索状的出血或溃烂。游泳及跑台运动模型两者均能成功建立运动应激溃疡模型，有实验证明力竭性游泳运动比跑台运动溃疡造模更加成功，但若要作进一步的机制及运动应激预防措施方面的研究，应探讨新的模型。

（2）非损伤应激胃溃疡模型：此类模型包括束缚应激、束缚浸水应激、束缚冷冻应激和旋转应激。此类模型主要用于应激性胃黏膜损伤机制的研究及药物筛选等方面，形成的溃疡分布在腺胃部浅表及黏膜肌层，呈点状或条索状。非损伤应激性溃疡模型制作时间短、过程简单、成功率高，且在短期内可造模成功。但模型方法缺乏通用的制作标准，在实验中采用的不同模型可能导致应激强度量化标准和应激反应程度的标准评判差异，影响综合评价。

（3）损伤型应激胃溃疡模型：此类模型包括脑出血致应激性溃疡模型和缺血休克致应激性溃疡模型。应激性溃疡是休克、急性脑出血等临床急重症最常见的并发症，其发病机制并不十分明确。胃黏膜可形成散在性针尖状出血点。因此建立损伤应激模型对于研究急性脑出血、休克等临床急重症致消化道出血的形成机制及治疗措施有积极意义。实验中一般采用大鼠作为模型动物。

2. 化学因素致胃溃疡模型

（1）*常用药物致胃溃疡模型*：此类模型常包括阿司匹林模型、吲哚美辛模型和组胺性胃溃疡动物模型等。药物造模的溃疡发生率高且机制明确。灌胃或注射的常用药物有水杨酸盐、吲哚美辛、组织胺、胃泌素、血清素、肾上腺类固醇、利血平、保泰松等。溃疡多发生在浅表，数量少、体积小，仅及黏膜上皮层，部分深达黏膜腺体，但不超过肌层。例如，吲哚美辛和阿司匹林灌胃主要通过抑制胃黏膜环氧化酶，使前列腺素合成减少，导致胃黏膜细胞屏障功能减弱，胃酸浓度增高，诱发溃疡。药物溃疡模型的溃疡症状与人类典型的胃溃疡病变差距较大，仅适用于抗溃疡病药物的探索研究和胃溃疡病因学的研究。

（2）*乙醇致胃溃疡模型*：无水乙醇的腐蚀性强，直接破坏胃黏膜屏障，增强细胞膜的通透性，引起胃黏膜明显损伤。溃疡分布在腺胃部，表面覆盖凝血，呈条索状。该模型的溃疡外形、组织学特点、愈合和复发过程与人胃黏膜损伤类似。制作简单方便，易重复，但有一定的动物死亡率。常用实验动物为大鼠。

（3）*乙酸浸渍性慢性胃溃疡模型*：建模动物禁食不禁水 24 小时，麻醉后在无菌条件下打开腹腔，暴露胃部，用乙酸浸蚀引发溃疡。可采用胃黏膜注射法和胃浆膜浸蚀法。该模型是一种经典慢性胃溃疡模型，与人类的慢性胃溃疡发生机制及病理组织学形态相似，应用于筛选治疗慢性胃溃疡药物及观察药物治疗效果。溃疡程度与乙酸的浓度有关，溃疡呈圆形或椭圆形，中心凹陷，四周微微隆起，密布毛细血管；已愈合的溃疡周围稍有隆起，表面红润，可见放射状细纹。模型重复性好，方法可靠；但该方法要求在麻醉后手术操作，易发生感染，且建模时间较长，不利于大样本实验。常用实验动物为家兔和大鼠。

3. 幽门螺杆菌感染胃损伤模型　Hp 感染是消化性溃疡的主要致病因素。Hp 分泌的一些毒素及潜在的毒性酶对胃黏膜有直接或间接的损伤作用。Hp 能诱发黏膜侵入、嗜中性粒细胞的激活等一些胃黏膜炎症反应引起的胃损伤。该类模型众多：①HP-无菌小猪模型。②HP-小鼠模型。③蒙古鼠模型。④雪貂模型。⑤HP-屏障饲养小猪模型。⑥HP 隐匿感染恒河猴模型。

第二节　治疗炎症性肠病药

一、炎症性肠病的病理生理和发病机制

炎症性肠病（inflammatory bowel disease，IBD）是一种病因未明的慢性非特异性肠道炎症疾病，被认为是由遗传易感宿主对异常环境因素的不适当炎症反应引起的。IBD 传统上被分为溃疡性结肠炎（ulcerative colitis，UC）和克罗恩病（Crohn's disease，CD）两类。

UC 是以大肠（直肠和结肠）黏膜与黏膜下层慢性炎症为主的疾病。该疾病主要累及结肠黏膜层，通常起源于直肠，并向上蔓延，呈连续性分布。典型的 UC 病理表现为多形核中性粒细胞聚集引起的隐窝脓肿、上皮坏死、水肿、出血及周围组织慢性炎症细胞浸润。炎症限于黏膜层，表现为红斑、颗粒不平、脆性增加、伴或不伴溃疡形成。病程呈慢性进行性发展。CD 是一种慢性透壁性、不规则肉芽肿性炎性疾病，从口腔至肛门，可累及全消化道，最常见的部位是末端回肠和结肠。肠道病变呈节段性，其间存在正常黏膜。CD 主要表现为 3 种类型：炎症型、狭窄型

和瘘管型。疾病早期常表现为炎症性疾病。随着结肠持续炎症瘢痕增生，回肠肠腔狭窄，进而表现为狭窄或低位狭窄型。CD 的病程进展变化较多，数年的反复发作之后可能完全缓解。

两种疾病均属免疫性炎症疾病，病因和发病机制尚未完全明确。但随着分子生物学、分子遗传学和现代免疫学的迅速发展，认为 IBD 与遗传因素、环境因素（如吸烟、饮食）、免疫调节异常、宿主与肠道微生物相互作用有关。家族史是 IBD 最重要的危险因素。IBD 的发病具有家族聚集倾向，且与易感基因有关，携带易感基因的患者发病率更高。IBD 不仅是多基因病，也是遗传异质性疾病(不同的人致病相关基因不同)，具有遗传易感性的患者在一定的环境因素作用下发病，遗传因素在 CD 中比在 UC 中更加显著，多基因产物对发病的危险性也有一定影响。多个环境因素可影响 IBD 患病风险和自然病程。现已证实一些环境因素与 IBD 相关，其中吸烟是 IBD 发病的一个重要环境因素。但吸烟对 UC 和 CD 的作用不同，吸烟是 UC 发病的保护因素，是 CD 发病的危险因素，具体机制不详。肠道天然免疫系统由肠黏膜屏障、免疫应答细胞、补体系统、细胞因子及趋化因子组成，其功能失调被认为是 IBD 发病机制的中心环节。肠黏膜屏障的破坏，天然免疫系统应答细胞的损伤或过度激活，模式识别受体、细胞因子和炎性介质的表达异常，均可激活获得性免疫系统，使免疫失衡，同时伴正常黏膜功能的下调，从而导致炎症级联的放大和局部炎症介质对组织的损伤，诱发免疫反应的病理改变，导致肠道黏膜发生持续炎症、屏障功能损伤，出现过度炎症，从而发生 IBD。肠道微生态的主要功能是发挥保护作用、加强屏障功能、促进黏膜免疫系统发育及促进代谢等。宿主对肠道微生物群的免疫应答及对 IBD 发展的易感性受到黏膜免疫应答、微生物识别和防御机制基因的影响。微生物在 IBD 的发病过程中起着核心作用，正常肠道共生菌群及其产物可能是 IBD 的自身抗原。当肠道发生感染时，一些条件致病菌损害肠黏膜屏障，使肠腔内细菌及产物作为抗原移位至肠黏膜固有层，从而激活肠黏膜免疫系统，使其对肠腔内抗原失去耐受而失衡，从而诱发 IBD。目前普遍认为 IBD 的症状主要是由黏膜免疫系统异常和遗传与环境因素相互作用引起的疾病。正常情况下，黏膜免疫系统与肠腔抗原及黏膜细菌不断接触，维持肠道免疫的可控状态。IBD 发病中，遗传易感性导致肠道免疫反应失调，从而诱发自身免疫的级联反应。肠道促炎症细胞因子诱发白细胞及其他因子“攻击”肠道黏膜，导致黏膜水肿、溃疡及组织破坏。正常的免疫调节机制不能阻止炎症反应，疾病进一步进展的原因可能是调节或抑制细胞缺乏或 T 细胞数量增加，或两者同时存在。

二、临床常用的治疗炎症性肠病药

（一）氨基水杨酸类

氨基水杨酸类药物的有效成分是 5-氨基水杨酸（5-aminosalicylic acid，5-ASA），是有效治疗 IBD 的一线药物，原型药物是柳氮磺胺吡啶。本品是磺胺类抗生素-磺胺吡啶（sulphapyridine，SP）与 5-氨基水杨酸的复合物。SP 作为惰性载体与 5-ASA 结合后可避免其在上消化道即被吸收，到达下消化道后在细菌的偶氮还原酶作用下裂解偶氮键，释放出 5-ASA 作用于结肠。磺胺吡啶全身吸收后引起不良反应，并无任何治疗作用。5-ASA 治疗 UC 的机制可能来自以下三个方面：①5-ASA 可通过抑制肿瘤坏死因子-α（TNF-α）与其受体结合，从而切断白细胞介素-1、TNF-α及其下游的信号通路。②5-ASA 还可激活结肠上皮中的过氧化物酶体增殖物激活受体（PPAR），并通过花生四烯酸途径抑制前列腺素 E2 的产生。③5-ASA 可清除自由基。目前氨基水杨酸类药物包括柳氮磺吡啶、巴柳氮、奥沙拉秦、美沙拉秦等。

柳氮磺吡啶

【药理作用】柳氮磺吡啶（sulfasalazine，salicylazosulfapyridine，SASP）在肠道内先被肠道细菌分解为5-ASA和磺胺吡啶。5-ASA在结肠内与肠上皮接触而发挥抗炎和免疫抑制作用，其机制可能与抑制肠黏膜局部炎症反应、全身抗炎反应、清除活性氧自由基有关。

【体内过程】SASP口服后小部分在胃肠道吸收，通过胆汁进入肠道后形成肝肠循环，大部分未被吸收的SASP在回肠末端和结肠被肠道细菌分解为5-ASA和磺胺吡啶，未被吸收部分经肠道排出。5-ASA几乎不被吸收，在肠道局部发挥治疗作用，而磺胺吡啶却大部分被吸收入血，SASP的主要不良反应是由磺胺吡啶引起的。

【临床应用现状与展望】SASP作为治疗轻度至中度溃疡性结肠炎的主药沿用至今，也是维持缓解最有效的药物，在重度溃疡性结肠炎中亦作为辅助治疗。SASP片剂除口服外，将药片研磨后加入生理盐水及激素等对左半结肠病变的患者进行灌肠治疗可收到较好疗效。SASP栓剂也是有效剂型，药物可深抵直肠乙状结肠区域发挥作用。SASP应与食物同服，以减轻胃肠道反应。SASP禁用于磺胺及水杨酸过敏者，应慎用于血小板和粒细胞减少、肝功能不全者。

【不良反应及药物相互作用】

（1）不良反应及处理：较多，主要有剂量相关不良反应和特异性变态反应两类。一类是剂量相关性的，由磺胺吡啶在血液中过度积聚所致，有恶心、呕吐、食欲减退、头痛、脱发、叶酸吸收不良等，多发生在口服剂量每日超过4g时，当剂量减少到每日2～3g时可改善；另一类为特异性变态反应，与剂量无关，主要有皮疹、溶血性贫血、支气管痉挛、粒细胞缺乏、肝炎、纤维性肺泡炎、肺嗜酸性粒细胞增多症等，需要定期复查血常规和肝功能，一旦出现异常，须改用其他药物。

（2）药物相互作用：本品与尿碱化药合用可增强磺胺吡啶在尿液中的溶解度，使其排泄增多，不良反应减少；与抗凝血药、苯妥英钠、口服降血糖药、巴比妥类、甲氨蝶呤等合用，可取代这些药物的蛋白结合部位，使其作用延长，毒性增加，需注意调整剂量；与洋地黄类或叶酸合用使其吸收减少，血药浓度降低，须随时观察洋地黄类的作用与疗效；与丙磺舒合用，会降低肾小管磺胺排泌量，致血中的磺胺浓度上升，作用延长，容易中毒。

（二）糖皮质激素

糖皮质激素可抑制磷脂酶A，减少白细胞介素-1（IL-1）、白三烯（LT）及血小板活化因子（PAF）等介质生成，从多个步骤减轻炎症性肠病的炎症反应，同时缓解毒性症状，近期疗效较好。在中度至重度溃疡性结肠炎、急性重度暴发性结肠炎和中度至重度克罗恩病患者中，全身作用的糖皮质激素是一种有效的诱导缓解治疗。糖皮质激素治疗的初始有效率达到近90%。但长期应用易产生副作用，且不能防止复发，故症状好转后，即应逐渐减量直至停药。

糖皮质激素可分为局部作用型（布地奈德）和全身作用型（泼尼松、泼尼松龙等）。当前临床上使用的糖皮质激素有布地奈德、泼尼松、甲泼尼松、氢化可的松和地塞米松等。

（三）免疫调节剂

免疫调节剂或免疫抑制剂通过调节系统免疫应答而产生作用。常用的免疫调节剂包括巯基嘌呤类药物［硫唑嘌呤（azathioprine，AZA）和6-巯基嘌呤（6-mercaptopurine，6-MP）］、其他抗代谢类药物［甲氨蝶呤（methotrexate，MTX）］及钙调磷酸酶抑制剂［环孢素（cyclosporin）、他克莫司（tacrolimus）］。用于顽固性、水杨酸制剂和糖皮质激素无效者的治疗。AZA转化为6-MP，后者被硫嘌呤甲基转移酶（thiopurine methyltransferase，TPMT）代谢为巯嘌呤苷酸，其活性成分抑制嘌呤核苷酸合成和细胞增殖，还能通过抑制自然杀伤细胞活性和细胞毒性 T 细胞功能而调节免疫反应。甲氨蝶呤是一种抗代谢药，通过竞争性抑制二氢叶酸还原酶、干扰嘌呤产生和 DNA 合成而发挥作用。环孢素、他克莫司都通过结合和抑制钙调神经磷酸酶发挥作用，而钙调神经磷酸酶是一种激活 T 细胞所必需的酶。两者都有较高可能出现毒副反应，因此需要密切监测血药浓度。

（四）生物制剂

生物制剂可与特定靶点结合，通过阻断下游炎症反应及淋巴细胞迁移等途径改善 IBD 患者肠黏膜损伤，从而有效控制临床症状和病程进展。最先引入 IBD 治疗的生物制剂是抗 TNF-α药物。英夫利昔单抗、阿达木单抗已被批准用于 UC 和 CD 的治疗，赛妥珠单抗仅被批准用于 CD，而戈利木单抗仅用于治疗 UC。

（五）抗生素

感染因素被认为可参与 IBD 发病，因此抗生素可能在 IBD 治疗中有作用。但是多数研究显示使用抗生素患者并不能获益，仅发现环丙沙星或甲硝唑对瘘管有效。一些新的抗生素如利福昔明（利福霉素钠的半合成衍生物），最大的特点是口服不易被吸收，在肠道内的浓度极高，目前其作为一种相对较新的炎症性肠病治疗药物被广泛研究。利福昔明可改善 CD 患者的临床症状，并有可能用于 CD 的诱导和维持缓解。

三、治疗炎症性肠病药物的研究进展与研究模型

（一）治疗炎症性肠病药物的研究进展

氨基水杨酸是第一种被证明对 UC 有效的药物。1940 年，娜娜·斯瓦茨医生与生物化学家合作研制出了由磺胺吡啶（sulphapyridine，SP）和 5-ASA 组成的重氮化合物——柳氮磺吡啶（sulfasalazine，SASP）。SASP 对 UC 及活动性 CD 的治疗作用在多项研究中得到证实。5-ASA 为活性成分，SP 作为惰性载体确保 5-ASA 在结肠内被释放。SP 全身吸收后可引起不良反应，为减少全身吸收、提高药物释放效果，现已开发不含 SP 的 5-ASA 药物。主要可分为两类制剂：第一类是偶氮化合物（如巴柳氮、奥沙拉秦）、第二类是利用包衣使药物根据时间推移或 pH 变化而定点释放 5-ASA（如美沙拉秦）以提高药物的治疗效果、减少不良反应。目前研究的各种氨水杨酸制剂的主要目的均是减少 5-氨基水杨酸在胃及近端小肠的吸收，使更多药物能到达结肠部位，从而发挥更有效的治疗作用。

1954 年 Truelove S 发表的观察性研究发现糖皮质激素对 UC 患者的症状有积极的改善。Truelove 和 Witts 于 1955 发表了一项具有里程碑意义的临床试验，确立了糖皮质激素在 UC 治疗中的地位。绝大多数糖皮质激素类药物不良反应的发生及严重程度取决于给药剂量、给药方式和持续时间，因此糖皮质激素类药物虽能缓解临床 IBD 患者的症状，但却不能长期使用。布地奈德作为第二代糖皮质激素，为 IBD 的治疗提供了新的选择。布地奈德的副作用更少，可能是与其首过代谢率高和系统生物利用较低有关。激素抵抗是激素治疗中需要关注的问题，但激素抵抗的发生机制尚未完全阐明。目前研究员致力于为现有药物开发新的输送方式，从而减少不良反应和激

素抵抗的发生，如利用红细胞或纳米粒子作为药物载体，或开发选择 GR 激动剂及开发糖皮质激素靶向蛋白等。

免疫抑制剂是引入 IBD 治疗的第三类药物，1951 年 6-MP 首先被合成，应用于急性淋巴细胞白血病的治疗。1962 年有报道称 6-MP 对 UC 患者有效。AZA 和 6-MP 常用于治疗激素依赖性 IBD 或维持 IBD 缓解。AZA 转化为 6-MP，后者被 TPMT 代谢为巯嘌呤苷酸，其活性成分抑制嘌呤核苷酸合成和细胞增殖，还能通过抑制自然杀伤细胞活性和细胞毒性 T 细胞功能而调节免疫反应。6-MP 和 AZA 起效时间长，因此常被用于皮质类固醇诱导缓解后的维持治疗。1987 年柯普朗医生报告了 1 例小剂量 MTX（每次 2.5mg，每周 3 次）治疗 UC 合并硬化性胆管炎的成功经验。MTX 起效时间和治疗效果与 6-MP 或 AZA 相当。1990 年，Lichtiger 及同事发现环孢素可用于激素治疗无效的重度活动性 UC 患者，进一步小样本随机对照研究表明环孢素（cyclosporine，CSA）治疗可有效改善重度 UC 患者病情。CAS 可选择性抑制 T 细胞介导的免疫反应，被用于治疗严重的急性 UC。由于该药物的严重不良反应，CSA 仅被用于激素治疗无效的重度 UC。目前已有证据发现英夫利昔单抗和硫嘌呤类药物联合治疗在诱导和维持 IBD 缓解方面比单药治疗更有效，而其他生物制剂和免疫抑制剂联合应用还需更多依据支持。

最先引入 IBD 治疗的生物制剂是抗 TNF-α药物。1993 年，研究人员报道了第一例英夫利昔单抗治疗 CD 的成功经验。IFX 在 2005 年首次获批 UC 适应证，为传统药物治疗无效、不能耐受或激素依赖的患者带来新的希望。随后，阿达木单抗（adalimumab，ADA）、赛妥珠单抗（certolizumab pegol）和戈利木单抗（golimumab）也陆续被批准用于 IBD 治疗。在中国，英夫利昔单抗是首个被批准用于 IBD 治疗的生物制剂，ADA 也于 2020 年获准用于 CD 的治疗，但尚未批准 UC 适应证。2013 年以来，一些英夫利昔单抗和 ADA 的生物仿制药相继问世并应用于临床。因经静脉或皮下注射的给药方式在影响患者依从性的同时，也增加感染、过敏等风险，故肠道选择性的口服抗 TNF-α药物已经成为研发新方向，目前有 AVX-470、V565 等口服抗 TNF-α药物进入临床研究阶段，抗 TNF-α纳米颗粒也正在开发中。整合素相关抑制剂是第二类获批用于 IBD 治疗的生物制剂。那他珠单抗（natalizumab）最先获批用于 CD 治疗，目前仅在美国获准用于中重度 CD 的治疗。2014 年和 2020 年维得利珠单抗（vedolizumab，VDZ）静脉剂型分别在美国和我国获批中重度 IBD 适应证。VDZ 的皮下剂型已完成Ⅲ期临床研究，用于中重度 UC 患者的皮下制剂可能会很快上市。其他的整合素相关抑制剂如 etrolizumab、abrilumab 和 ontamalimab，以及 AJM300、PN-943 等口服制剂的开发也正在进行中。乌司奴单抗（ustekinumab，UST）是靶向 p40 的 IL-12/IL-23 抑制剂，UST 已于 2020 年在我国获批用于 CD 的治疗，但目前尚无 UC 适应证。其他靶向 p19 亚基的 IL-23 抑制剂如 risankizumab、brazikumab、guselkumab 和 mirikizumab 均已进入临床试验阶段，并取得了令人振奋的结果。2018 年，非选择性 JAK 通路抑制剂托法替布（tofacitinib）在美国和欧盟获批中重度 UC 适应证。托法替布是首个引入 IBD 治疗的小分子药物，但尚未在国内获批 UC 适应证。选择性 JAK 通路抑制剂（如 filgotinib、upadacitinib 等）及肠道选择性 JAK 通路抑制剂（如 OST-122 等）的开发也正在进行。第二个小分子药物是选择性 S1P1 和 S1P5 受体调节剂 ozanimod，美国（FDA）于 2021 年 5 月批准 ozanimod 用于中重度活动期 UC 的治疗，其在 CD 患者中的研究也已进入Ⅲ期临床试验阶段，而在国内尚未被批准用于 IBD 治疗。靶向 S1P 受体的其他药物如 etrasimod、amiselimod 也正在开发中。

（二）治疗炎症性肠病药物的研究模型

1957 年 Kirsner 首次引入了实验性结肠炎模型，成功在兔子身上诱导出结肠炎症。1993 年，基于对免疫学和遗传学的理解，人们已经可以建立慢性炎症模型。在众多的研究动物中，小鼠因其体积小、饲养便捷、更类似于人 IBD 的组织病理等优点成为最主要的动物研究模型。用于研究 IBD 的动物模型包括化学诱导型、基因工程型、免疫诱导模型等。化学诱导法是大多数研究试验的首选。通过药物对动物肠道产生一定的化学刺激或直接损伤，模拟肠道局部的炎症反应损伤，是目前最常用的造模方法。

1. 化学诱导型模型 化学药物诱导的动物模型经过较长时间的发展，造模方法已经相对成熟，具有方法简单、操作简便、重复性强和价格低廉的特点，成为目前最经典且最为常用的 IBD 动物模型。最常用于诱导动物 UC 的化学药物包括葡聚糖硫酸钠（dextran sodium sulfate，DSS）、2,4,6-三硝基苯磺酸（2,4,6-trinitro-benzenesulfonicacid，TNBS）、噁唑酮（oxazolone，OXA）和乙酸。由于自身的化学特性，不同药物对于动物 UC 的诱导机制、病理改变、恢复情况不尽相同。DSS 诱导的动物模型具有造模方法简单的特点，只需予以动物自由饮用一定浓度的 DSS 溶液便可成功诱发动物结肠炎性反应，且研究者可根据实验需求选择合适的药物浓度及给药时间。TNBS 与 OXA 均为半抗原药物，需要与一定浓度的乙醇溶液混合，再灌肠给药。但 TNBS 诱导的动物免疫反应以 Th1/Th17 反应为主，被认为更接近于克罗恩病，因此 TNBS 诱导的动物模型能否代表 UC 发病机制仍存在争议。OXA 可诱发动物 Th2 细胞介导的免疫反应，与人类 UC 发病机制更加接近。但 OXA 造模时出现的动物高死亡率及病变明显的自限性导致其并未被广泛使用。乙酸诱导操作简单、成本低廉，但其诱发的结肠炎反应和单纯性结肠急性炎性反应更相似。

2. 基因工程类模型 随着基因工程技术的深入研究和持续发展，基因敲除或转基因诱导已成为一类重要的动物模型建立方法。1993 年，三种敲除（KO）小鼠 IL-2、IL-10 或 T 细胞受体α链（TCRα）缺陷被报道为第一类自发结肠炎小鼠模型。相关模型是以被证实与疾病发病密切相关的蛋白、因子或相关通路介质为靶点，对实验动物目标基因进行敲除，从而诱导动物自发出现结肠炎性反应。目前基因工程类模型包括 IL-17 转基因模型、STAT3 基因敲除模型、IL-10 基因敲除模型、A20 基因敲除模型、IL-2 敲除模型、CYP4A14 敲除模型等。基因模型虽然能够准确定位作用靶点，但同时基因工程技术具有明显的局限性，基因敲除诱导的动物模型无法对疾病完整发病机制进行模拟，操作方法复杂且实验费用高昂。

（周 伟）

第十二章　作用于内分泌系统的药物

第一节　治疗甲状腺疾病的药物

一、甲状腺疾病的病理生理和发病机制

（一）甲状腺功能亢进的病理生理和发病机制

甲状腺激素包含甲状腺素（四碘甲状腺原氨酸，T_4）和三碘甲状腺原氨酸（T_3）。甲状腺功能减退需补充一定的甲状腺激素。甲状腺激素的合成、贮存、分泌与调节的过程主要包括碘摄取、碘活化和酪氨酸碘化，以及在过氧化酶的作用下，一碘酪氨酸（MIT）、二碘酪氨酸（DIT）偶联生成 T_3、T_4 进入血液。垂体分泌的促甲状腺激素（TSH）主要起促进甲状腺激素合成与分泌的作用，其受下丘脑分泌的促甲状腺素释放激素（TRH）的调节（图 12-1）。

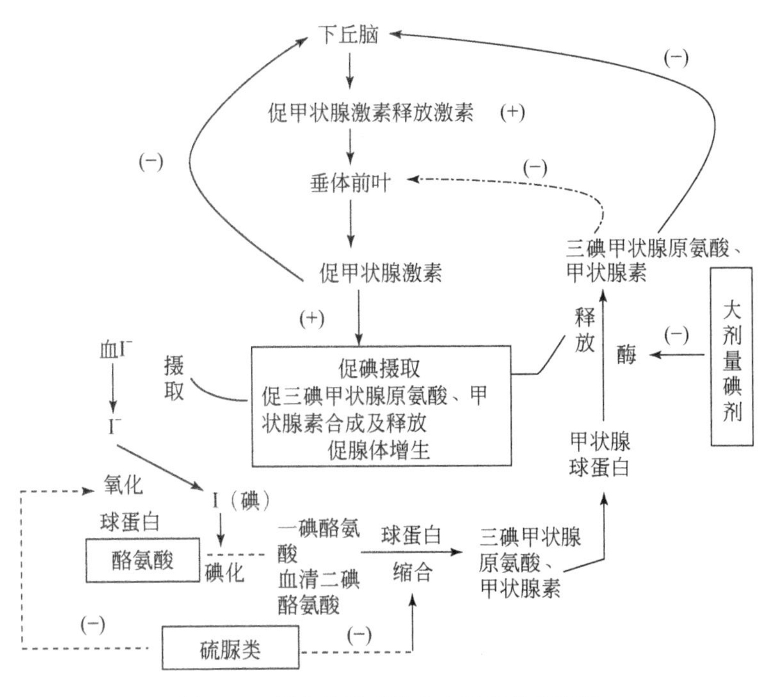

图 12-1　甲状腺激素的多水平调节示意图

甲状腺功能亢进症（简称甲亢）是一种由甲状腺过量合成和分泌甲状腺激素，或因甲状腺外部原因导致血液中甲状腺激素浓度升高，从而引发全身高代谢症状的疾病。常见症状包括食欲旺

盛、逐渐消瘦、口苦、多汗、心慌、心悸、视物模糊、脾气暴躁、眼球突出和甲状腺肿大等。其中 80%～85%的甲亢病例由格雷夫斯病（Graves disease）导致。这是一种特定的器官自身免疫性疾病，多发生于 30～60 岁的女性，老年和儿童患者的表现往往不典型。

甲状腺功能亢进的发病机制如下。

1. 促甲状腺激素受体抗体 促甲状腺激素受体（thyrotropin receptor，TSHR）是 G 蛋白偶联受体家族中的一员，位于甲状腺滤泡膜表面。在格雷夫斯病的患者体内有多种抗体，其中促甲状腺激素受体抗体（thyrotropin receptor antibody，TRAb）会与 TSHR 细胞外结构域相结合，模拟促甲状腺激素的作用，使 TSHR 活化，合成与释放甲状腺素，引起甲状腺肿大、高甲状腺素血症等。

2. 免疫调控异常 机体免疫功能正常时，T 抑制细胞（Ts，主要是 $CD8^+$细胞）和 T 辅助细胞（Th，主要是 $CD4^+$细胞）在体内的数量和功能是持续保持动态平衡的。但在格雷夫斯病的患者体内，Ts 细胞数量会明显减少且存在功能低下的情况，而 Th 细胞的数量和功能就相对高涨，从而辅助 B 淋巴细胞大量产生 TRAb，活化 TSHR 导致甲状腺素合成和释放过多，引发相应病症。

（二）甲状腺功能减退的病理生理和发病机制

甲状腺功能减退症（简称甲减）是一种因甲状腺激素生成、分泌或生物效应不足而引发的临床病症，表现为代谢及多个系统功能下降。它可以发生在各个年龄段，根据发病年龄，它可以分为三种类型：胎儿或新生儿期发病的称为呆小病（也称克汀病），儿童期发病的称为幼年型甲减，而成年期发病的则是成年型甲减。根据病变部位，甲减可以分为原发性甲减（即甲状腺疾病）、继发性甲减（由垂体或下丘脑疾病引发）及周围性甲减（由甲状腺受体或其他疾病引起）。

甲状腺功能减退的发病机制如下。

1. 原发性甲减 也被称为甲状腺性甲减，是最常见的类型。自身免疫性甲状腺损害是成人甲减最主要的病因。此外，甲状腺癌、结核、摄入过量碘、淀粉样变等疾病也常导致甲状腺功能减退。

2. 继发性甲减 垂体前叶的广泛性破坏会导致垂体激素分泌不足，多见于垂体肿瘤、手术、放疗、产后大出血导致的坏死等情况，部分下丘脑的疾病及基因突变也会影响促甲状腺激素分泌减少而诱发甲减。

3. 甲状腺激素抵抗综合征 也称周围性甲减，常见于甲状腺受体基因突变，或其他原因导致的受体减少或缺陷，临床表现差别较大。

二、甲状腺激素和抗甲状腺药

（一）甲状腺激素

左甲状腺素

【药理作用】左甲状腺素是一种由甲状腺分泌的激素，在外周器官中被转化为三碘甲状腺原氨酸（T_3），然后通过与 T_3 受体结合发挥其特定作用。

【体内过程】口服给药，大部分均在小肠的上端被吸收，达峰时间为 5～6 个小时，与特定的转运蛋白有较高的结合率，平均半衰期为 7 天。

【临床应用现状与展望】左甲状腺素是目前治疗甲减的首选药物，主要应用于治疗缓解甲状腺功能减退引发的一系列临床症状，包括黏液性水肿昏迷的抢救，也可用于减小自身免疫性甲状腺炎患者的甲状腺肿体积。

【不良反应及药物相互作用】

（1）不良反应：主要为甲亢的症状，包括心绞痛、心律失常、头痛、肌肉无力和痉挛、呕吐、震颤、失眠、多汗等。

（2）药物相互作用：应避免与环丙沙星联用，如确需使用，应间隔6小时以上；请勿与含铝药物同服，会降低本药作用；与抗凝药如香豆素衍生物合用时可能引起出血；本药可能会引起降血糖药物效果下降；质子泵抑制剂、肝药酶诱导剂、避孕药、奥利司他等多种药物可能会影响本药浓度。

（二）抗甲状腺药

甲巯咪唑

【药理作用】甲巯咪唑为咪唑类抗甲状腺药，通过抑制甲状腺内过氧化物酶，阻止吸聚到甲状腺内碘化物的氧化及酪氨酸的偶联，从而阻碍甲状腺素（T_4）和T_3的合成。

【体内过程】口服给药，吸收部位主要在胃肠道，分布于全身，集中于甲状腺，在血液中不和蛋白质结合，半衰期约为3小时，大部分经尿排泄，易通过胎盘并能经乳汁分泌。

【临床应用现状与展望】甲巯咪唑可以抑制T_3向T_4的转变，是重症甲亢或甲状腺危象时的治疗首选，适用于治疗各种类型的甲状腺功能亢进症，本药还有轻微抑制甲状腺刺激性免疫球蛋白的作用，因此也有可能用于自身免疫性甲状腺疾病的辅助治疗。

【不良反应及药物相互作用】

（1）不良反应：包括过敏反应（皮疹等）、胃肠道反应、肝功能异常等，严重不良反应为粒细胞缺乏症，因此用药期间应定期检查血常规。

（2）药物相互作用：与抗凝药合用时，会增强抗凝作用；高碘食物或药物的摄入会使甲亢症状加重，应在服用本品前避免服用碘剂；缺碘时甲状腺对甲巯咪唑的反应增强，碘过量则降低该反应，应注意甲巯咪唑剂量的调整。

丙硫氧嘧啶

【药理作用】丙硫氧嘧啶为抗甲状腺药物，抑制甲状腺内过氧化物酶，从而阻止甲状腺内酪氨酸碘及碘化酪氨酸的缩合，抑制甲状腺的激素合成。同时，在外周组织中抑制T_4变为T_3，使血清中活性较强的T_3含量较快降低。

【体内过程】口服给药，由胃肠道迅速吸收，经代谢后广泛分布于全身，但浓集于甲状腺，与血液中的蛋白质结合，在血中半衰期甚短（1～2小时），但生物作用时间较长。丙硫氧嘧啶由尿排泄，能透过胎盘，并经乳汁分泌。

【临床应用现状与展望】丙硫氧嘧啶应用于治疗各种类型的甲状腺功能亢进症，尤其是在甲状腺危象的治疗中具有重要作用。此外，还用于手术前准备和放射性碘治疗的准备。

【不良反应及药物相互作用】

（1）不良反应：有皮肤过敏反应、胃肠道不适、头痛、发热、中性粒细胞增多症等。此外，长期使用丙硫氧嘧啶还可引起严重肝脏损害，如急性肝衰竭甚至死亡。

（2）药物相互作用：丙硫氧嘧啶应避免与磺胺类、对氨基水杨酸、保泰松、巴比妥类、磺酰脲类等药物合用；与洋地黄糖苷合用时，血清中洋地黄水平可能会增加；与茶碱合用时，茶碱清除率可能会降低；与抗凝药如华法林合用时，可增强抗凝作用。

碘 化 钾

【药理作用】当防治地方性（单纯性）甲状腺肿时，使用小剂量碘制剂来提供碘原料，以合成甲状腺素，纠正原来垂体促甲状腺素分泌过多的情况，使肿大的甲状腺缩小。大剂量碘剂作为抗甲状腺药暂时控制甲状腺功能亢进症。

【体内过程】口服给药，由胃肠黏膜吸收入血，在血中以无机碘离子形式存在。摄入的碘一半分布于甲状腺，一半分布于体内，主要随尿排泄。

【临床应用现状与展望】碘化钾作为一种补碘药，临床上主要用于地方性甲状腺肿的预防与治疗、甲亢患者的手术前准备、配合服用硫脲类药物治疗甲状腺危象。

【不良反应及药物相互作用】

（1）不良反应：有过敏反应（如荨麻疹等）；长期服用会出现口腔和咽喉部烧灼感、胃部不适、剧烈头痛等碘中毒症状；还可能会出现高钾血症。

（2）药物相互作用：与抗甲状腺药物、锂盐合用，可能致甲状腺功能低下和甲状腺肿大，应避免合用；与血管紧张素转换酶抑制剂合用或与保钾利尿剂合用时，易致高钾血症，应监测血钾的情况；与 ^{131}I 合用时，将减少甲状腺组织对 ^{131}I 的摄取。

^{131}I

【药理作用】^{131}I 是放射性碘，可被甲状腺摄取，并产生β射线（占 99%），在组织内的射程仅约 2 m，因此其辐射作用只限于甲状腺内，破坏甲状腺实质，起到类似手术切除部分甲状腺的作用。^{131}I 还产生γ射线（占 1%），在体外测得，可用于甲状腺摄碘功能的测定。

【体内过程】口服给药，药物迅速吸收，并在甲状腺内浓聚，储存在滤泡中，其半衰期为 8 天。放射性碘具有破坏胎儿甲状腺的功能，并可通过乳汁排泄。

【临床应用现状与展望】^{131}I 可以使腺泡上皮破坏、萎缩、减少分泌，适用于不宜手术或手术后复发及硫脲类无效或过敏的甲亢患者。小量 ^{131}I 可用于检查甲状腺功能。

【不良反应及药物相互作用】

（1）不良反应：^{131}I 发生的不良反应是容易使甲状腺功能低下，因此给药时要掌握剂量，观察有无不良反应的发生。

（2）药物相互作用：与碘化钾合用时，将减少甲状腺组织对 ^{131}I 的摄取。

普 萘 洛 尔

【药理作用】普萘洛尔为非选择性竞争抑制肾上腺素的β受体阻滞剂，通过阻断β受体，抑制儿茶酚胺升高，改善甲亢所致的心率加快，降低心肌耗氧量。此外，还能抑制外周组织 T_4 转化为 T_3，阻断甲状腺激素对心肌的直接作用。

【体内过程】口服，胃肠道吸收，服药后 1～1.5 小时达到血药浓度峰值，主要由肝脏代谢，与血浆蛋白高度结合，半衰期为 2～3 小时，经肾脏排泄。

【临床应用现状与展望】临床上主要用于治疗不宜用抗甲状腺药、不宜手术及放射性碘治疗的甲亢患者，用于控制甲状腺功能亢进症的心率加快及治疗甲状腺危象。

【不良反应及药物相互作用】

（1）不良反应：主要为中枢神经系统，包括眩晕、神志模糊（多见于老年人）、精神抑郁、反应迟钝等；过敏反应与粒细胞缺乏症比较少见。

（2）药物相互作用：与抗高血压药如利血平合用时，会出现直立性低血压、心动过缓等现象；

与洋地黄、肾上腺素等合用时，会出现房室传导阻滞、心率减慢；勿与氢氧化铝凝胶、酒精合用；与氯丙嗪合用，会增加两者的血药浓度；与甲状腺素合用会降低 T_3 的浓度；与降血糖药合用时，会影响血糖水平。

三、治疗甲状腺疾病药的研究进展与研究模型

甲亢的治疗目的在于控制甲亢症状，使血清中甲状腺激素水平降到正常，促进免疫监护的正常化。以抗甲状腺药物为主，如甲巯咪唑、丙硫氧嘧啶等，β受体阻滞剂辅助对症治疗，起到迅速控制症状的作用。对于部分药物控制不佳或存在禁忌的患者，也可考虑 ^{131}I 治疗或手术治疗。

甲减的治疗目前主要以补充外源性甲状腺素为主，可起到控制症状的作用。

（一）治疗甲状腺疾病药的研究进展

1. 微量元素硒治疗格雷夫斯病 在医学界，硒元素被视为一种重要的微量元素，在格雷夫斯病治疗中可能具有一定的效果。早在 1967 年已有研究发现人体除肝、肾以外，甲状腺中的硒元素比其他器官更高。

硒是谷胱甘肽过氧化物酶的主要组成成分，硒元素的缺乏会造成该酶合成障碍，进而引发过氧化物清除减少，甲状腺过氧化物酶的活性会随之升高，从而导致甲状腺肿大等各种甲状腺疾病。因此，适量补充硒元素有助于降低甲状腺肿发病率，这一点已被多项研究证明。未来，缺碘性甲状腺肿患者及自身免疫性甲状腺疾病患者可能可以通过硒制剂来进行辅助性治疗，缩小甲状腺体积，降低并发症的发生风险。

2. 糖皮质激素治疗格雷夫斯病 糖皮质激素作为一种抗炎药物，在治疗格雷夫斯眼病或甲状腺相关眼病中发挥着重要作用。其主要作用机制包括：①糖皮质激素能够抑制免疫细胞的活性，减少成纤维细胞抗原生成，从而减轻局部炎症反应；②可降低细胞因子活性，抑制糖胺聚糖的释放，从而减轻球后眼外肌的水肿；③通过降低促甲状腺激素抗体的浓度，抑制甲状腺激素的生成；同时通过降低促甲状腺刺激性免疫球蛋白水平，减轻对甲状腺的攻击，缓解甲状腺功能亢进的症状。

（二）治疗甲状腺疾病药的研究模型

目前甲状腺治疗药物的研究模型有较多种类，除了直接切除甲状腺形成的甲减模型，以及皮下注射甲状腺素形成的甲亢模型外，其他还有通过化学诱导、免疫技术、转基因等手段获得的模型。

1. 甲状腺功能亢进动物模型 这是一种基于 Cre-loxP 系统的新型小鼠模型，Cre-loxP 系统是一种重组酶系统，能在 DNA 特定位点上执行命令，是一种基因编辑工具。该模型能够产生人促甲状腺激素受体 A 亚基（hTSHR A），模拟人类自身免疫性甲状腺疾病，通过在 hTSHR A 亚基盒插入小鼠基因组的 Rosa26 位点，肌内注射转录反式激活因子-Cre 重组酶，创建模型，实现 hTSHR A 的条件表达。该模型下的小鼠都表现出高水平的促甲状腺激素受体抗体，超过 80%的小鼠出现了总甲状腺素水平升高伴有甲状腺肿且眼球后组织体增加的甲亢症状，可用于甲亢相关疾病的研究。

2. 甲状腺功能减退动物模型 丙硫氧嘧啶作为一种抗甲状腺药物，其化学成分稳定且半衰期长，被广泛地应用于甲减模型的建立。一般选用 WKY 大鼠作为建模的对象，在饮用水中加入丙硫氧嘧啶 3 周，诱导甲状腺功能减退。该模型下的大鼠表现为甲状腺素和三碘甲状腺原氨酸水平降低，促甲状腺激素水平升高，是较为经典的甲减模型。此外，还可以进行腹腔注射或灌胃等方法进行建模。

第二节 治疗糖尿病的药物

一、糖尿病的病理生理和发病机制

糖尿病（diabetes mellitus）是一种由遗传和环境因素共同作用导致的糖代谢紊乱的综合临床症状，是一种常见的代谢性疾病，其主要特征是高血糖。糖尿病的病理生理及发病机制与多种因素有关，如胰岛素分泌不足、胰高血糖素活性升高等。WHO 建议将糖尿病分为四种类型：①1型糖尿病（T1DM）是依赖胰岛素的糖尿病，通常由糖尿病患者自身免疫系统紊乱导致胰岛素分泌减少，在糖尿病患者中占比为 10%；②2 型糖尿病（T2DM），过去常称为非胰岛素依赖性糖尿病，约占患者总数的 90%；③妊娠糖尿病，主要指妊娠前糖代谢正常，只在妊娠期才出现的糖尿病；④其他类型的糖尿病，如胰岛素内胰岛β细胞功能缺陷、胰岛素作用缺陷、胰腺外分泌疾病、药物或化学制剂应用、内分泌疾病、感染和免疫介导的罕见类型糖尿病。

糖尿病的病理变化主要包括高血糖、血管和神经的损伤，长期高血糖会引起多种器官和组织的损伤，如会引发视网膜病变、心血管疾病、神经病变、肾病等一系列并发症。

（一）1 型糖尿病的发病机制

1. 胰岛素分泌不足 1 型糖尿病是由胰岛素分泌不足导致的。胰岛素是由胰岛β细胞分泌的，它在维持血糖稳定和调节能量代谢中起着关键作用。

2. 遗传因素在 1 型糖尿病发病中的作用 目前已发现许多与 1 型糖尿病相关的基因，如 *TCF7*（转录因子 7）、*PTPN22*（1 号染色体的基因）等。这些基因突变可能导致胰岛素分泌减少、胰岛β细胞破坏加速等，进而引发 1 型糖尿病。

3. 环境因素对 1 型糖尿病发病的影响 环境因素包括病毒感染、免疫接种、生活方式等。病毒感染如柯萨奇病毒、腮腺炎病毒等，已被证实与 1 型糖尿病的发病密切相关。免疫接种如麻疹、腮腺炎疫苗等，虽然能预防相应疾病，但也在一定程度上增加了 1 型糖尿病的风险。此外，生活方式的改变，如饮食结构、运动量减少等，也可能导致其发病率的增加。

4. 免疫系统紊乱与 1 型糖尿病的关系 1 型糖尿病是一种自身免疫性疾病，1 型糖尿病患者体内存在针对胰岛素和胰岛β细胞的自身抗体，如谷氨酸脱羧酶抗体（GADA）、胰岛细胞抗体（ICA）等。这些抗体可直接或间接导致胰岛β细胞损伤、胰岛素分泌减少，进而引发糖尿病。细胞因子、免疫细胞等免疫成分也参与调控 1 型糖尿病的发病过程。

5. 胰岛β细胞破坏机制的研究 胰岛β细胞破坏是 1 型糖尿病发病的核心环节，包括自身抗体介导的胰岛β细胞损伤、细胞因子介导的胰岛β细胞凋亡、氧化应激、炎症反应等。这些机制相互关联，共同导致胰岛β细胞数量减少、胰岛素分泌不足，从而引发糖尿病。

（二）2 型糖尿病的发病机制

1. 胰岛素抵抗 是 2 型糖尿病的核心发病机制之一。胰岛素抵抗导致胰岛素在促进葡萄糖摄取和利用方面的效果减弱，进而引发高血糖。胰岛素抵抗可能与多种因素有关，如脂肪细胞分泌的炎性细胞因子、肌肉细胞中胰岛素信号通路的损害等。

2. 胰岛β细胞功能缺陷 胰岛β细胞负责分泌胰岛素，调节血糖水平。随着年龄的增长和生活方式的改变，胰岛β细胞功能逐渐减退，胰岛素分泌不足，导致血糖升高。

3. 肥胖因素 肥胖会导致胰岛素抵抗和慢性低炎症反应，进而诱发2型糖尿病。此外，肥胖相关的代谢紊乱，如脂肪肝、高脂血症等，也可能加重其病情。

4. 遗传因素 可能导致个体胰岛素抵抗和胰岛β细胞功能缺陷的易感性增加。

5. 环境因素 不良的生活习惯，如饮食不均衡、缺乏运动、心理压力等，可能导致胰岛素抵抗和肥胖，增加2型糖尿病的风险。

（三）典型代表药磺酰脲类药物降血糖作用机制

磺酰脲类药物与胰岛素β细胞膜上的磺酰脲受体结合后，可阻滞与受体相偶联的ATP敏感钾通道而阻滞 K^+外流，引起细胞膜去极化，进而导致 Ca^{2+}通道的开放和 Ca^{2+}的内流，细胞内 Ca^{2+}浓度升高，激活了胰岛素胞吐作用，触发胰岛素的释放。胰岛素促进细胞上的葡萄糖转运蛋白GLUT2的活性，增加细胞对葡萄糖的吸收与利用，从而降低血糖水平（图12-2）。

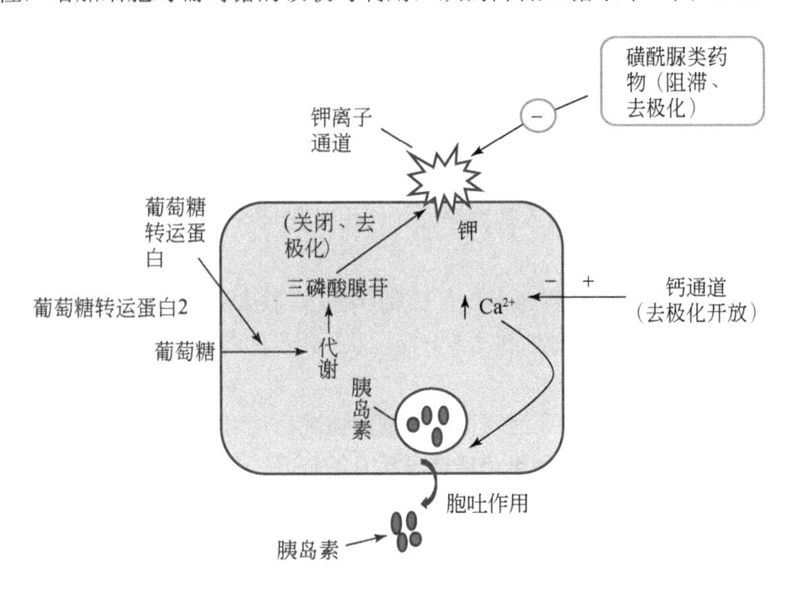

图12-2　磺酰脲类药物降血糖作用机制图

二、注射及口服降血糖药

（一）胰岛素

1. 速效胰岛素类似物

门冬胰岛素

【药理作用】门冬胰岛素为速效胰岛素类似物，其降血糖作用是通过胰岛素分子与肌肉和脂肪细胞上的胰岛素受体结合后，促进细胞对葡萄糖的吸收利用，同时抑制肝脏葡萄糖的输出。

【体内过程】皮下注射给药，吸收速度快，在1型糖尿病患者体内，约40分钟达到峰值；在2型糖尿病患者中，吸收速度较慢，最高血药浓度较低，达峰时间较晚为60分钟；半衰期为8～9小时。

【临床应用现状与展望】门冬胰岛素属于速效胰岛素类似物，是临床上治疗糖尿病的主要药物，广泛用于治疗1型糖尿病、妊娠糖尿病或是口服药物血糖控制不佳的2型糖尿病患者。

【不良反应及药物相互作用】

（1）不良反应：低血糖症，长期使用可能会导致食欲提升、体重增加或出现胰岛素抵抗情况。还会出现注射部位发生水肿，数天后会自行消退，长期在同一部位注射易导致脂肪增生，应注意轮换部位注射。

（2）药物相互作用：口服降血糖药、奥曲肽、单胺氧化酶抑制剂、非选择性β受体阻滞剂、血管紧张素转换酶抑制剂、水杨酸盐、乙醇、合成代谢类固醇和硫胺类制剂等药物会减少胰岛素需要量；口服避孕药、噻嗪类利尿剂、糖皮质激素、甲状腺激素、交感神经兴奋剂和达那唑等药物可能会增加胰岛素需要量，合用时需注意监测血糖。β受体阻滞剂可能会掩盖低血糖症状；酒精可以加剧和延长胰岛素导致的低血糖作用。

2. 中、长效胰岛素类似物

甘精胰岛素

【药理作用】甘精胰岛素是人胰岛素类似物，具有长效作用。主要作用为通过促进骨骼肌和脂肪等周围组织摄取葡萄糖、加速葡萄糖的无氧酵解和有氧化，促进肝糖原和肌糖原的合成和贮存，并能促进葡萄糖转变为脂肪，抑制糖原分解和糖异生，从而使血糖降低；此外，甘精胰岛素还能促进脂肪的合成，抑制脂肪的分解，促进蛋白质的合成，抑制蛋白质的分解。

【体内过程】皮下注射给药，吸收速度缓慢，作用时间长，可持续24小时；无峰值，可较好地模拟正常的胰岛素分泌。

【临床应用现状与展望】甘精胰岛素具有长效的特点，临床上常与口服药物联合降血糖，或与速效胰岛素配合使用，模拟患者生理性胰岛素分泌，从而用于胰岛功能下降患者的降糖治疗。

【不良反应及药物相互作用】

（1）不良反应：低血糖反应，应注意监测血糖的情况；注射部位会出现发红、瘙痒、肿胀等现象，数天后可恢复。此外，长期使用可能会导致食欲提升、体重增加或出现胰岛素抵抗情况。

（2）药物相互作用：血管紧张素转换酶抑制剂、水杨酸及磺胺类抗生素等会使得血糖降低；利尿剂、拟交感药、甲状腺素、避孕药等会减弱降血糖作用；与β受体阻滞剂、可乐定、锂盐或酒精合用应注意血糖监测。

（二）胰岛素促泌剂

格列齐特

【药理作用】格列齐特为第二代磺酰脲类口服降血糖药，直接作用于胰腺，通过刺激胰岛β细胞分泌胰岛素，也能提高周围组织对葡萄糖的代谢作用，从而降低血糖。

【体内过程】口服给药，胃肠道吸收，摄食并不影响其吸收的速度和程度，血浆蛋白结合率约为95%，主要在肝脏代谢，代谢产物由肾脏排泄。

【临床应用现状与展望】格列齐特主要用于治疗单用饮食控制效果不佳、运动治疗等不足以控制血糖水平的2型糖尿病，也适用于肥胖患者与伴有血管并发症的患者。

【不良反应及药物相互作用】

（1）不良反应：低血糖，也会出现胃肠道不适如腹痛、恶心、呕吐、消化不良、腹泻等现象，偶见血小板减少、粒性白细胞减少等现象。

（2）药物相互作用：与噻嗪类利尿药、肾上腺皮质激素和雌激素制剂合用可能减弱其降血糖作用；氯霉素、双香豆素、保泰松等能抑制本品的代谢而增强降血糖作用；与非甾体抗炎药、磺胺类抗菌药、香豆素类抗凝剂、单胺氧化酶抑制剂、β受体阻滞剂等药合用时，用量应减少，避免发生低血糖现象。

瑞格列奈

【药理作用】瑞格列奈的作用机制是通过与胰岛β细胞膜上的特异性受体结合，关闭细胞膜上的 ATP 依赖性钾通道，使胰岛β细胞去极化，导致其钙通道开放，钙的内流增加，从而促使胰岛素分泌。

【体内过程】口服给药，药物迅速通过胃肠道吸收进入血液循环，约 15 分钟产生疗效，1 小时内达到峰值浓度，血浆半衰期约为 1 小时，经肝脏细胞色素 P450 系统进行代谢。大部分的药物随胆汁进入消化道经粪便排出体外，只有极少经尿排泄。

【临床应用现状与展望】适用于治疗经饮食控制、减轻体重和运动锻炼都不能很好控制高血糖的 2 型糖尿病患者，因为该药物主要通过肝脏代谢，胆汁排泄，因此较适宜用于合并肾脏疾病或存在肾功能不全的糖尿病患者。

【不良反应及药物相互作用】

（1）不良反应：低血糖、外周水肿、头痛、腹泻、鼻炎等。

（2）药物相互作用：吉非贝齐会使瑞格列奈的降血糖作用增强，作用时间延长；利福平会降低瑞格列奈的药效；口服避孕药、噻嗪类药、皮质激素和拟交感神经药等会减弱瑞格列奈片的作用；β受体阻滞剂会掩盖低血糖症状，合用时应注意监测血糖。

（三）GLP-1 受体激动剂

利拉鲁肽

【药理作用】胰高血糖素样多肽-1（GLP-1）是一种内源性肠促胰岛素激素，其受体在胰岛β细胞中通过刺激性 G 蛋白，与腺苷酸环化酶偶联，进而释放胰岛素。当葡萄糖浓度升高时，利拉鲁肽可通过活化 GLP-1 受体，增加细胞内环磷腺苷，从而促进胰岛素的释放。利拉鲁肽还可以减少胰高血糖素分泌和延迟胃排空。

【体内过程】皮下注射给药，吸收缓慢，给药后 8～12 小时达到最大浓度，生物利用度约为 55%，与血浆蛋白高度结合，主要以与大分子蛋白类似的方式代谢。

【临床应用现状与展望】利拉鲁肽主要用于治疗 2 型糖尿病患者，适用于使用二甲双胍或磺酰脲类药物控制血糖效果不佳的患者；对于冠心病或肾功能不全的患者有靶器官保护作用，同时有体重减轻的作用，是糖尿病合并冠心病、肾功能不全或肥胖患者的推荐用药。利拉鲁肽和胰岛素联用可以减少胰岛素的使用总量，应推荐首次使用或已经使用胰岛素的患者，在没有禁忌的情况下联合使用利拉鲁肽。

【不良反应及药物相互作用】

（1）不良反应：胃肠道反应，包括恶心、腹泻、呕吐、便秘和消化不良，此外，还有头痛、鼻咽炎等副作用，极少数患者可能出现急性胰腺炎。

（2）药物相互作用：利拉鲁肽与细胞色素 P450 和血浆蛋白结合有关的药代动力学相互作用极少；对胃排空有轻度延迟，所以可能会影响同时口服的其他药物的吸收。

司美格鲁肽

【药理作用】司美格鲁肽属于GLP-1类似物之一，可选择性地结合并激活GLP-1受体。GLP-1是一种通过GLP-1受体介导而对葡萄糖代谢产生多种作用的生理激素。司美格鲁肽通过刺激胰岛素分泌和降低胰高血糖素分泌的机制来降低血糖，其降血糖的机制还包括轻度延迟餐后早期胃排空。

【体内过程】目前国内有皮下注射制剂和口服制剂。皮下注射制剂血浆半衰期约为1周，与血浆白蛋白高度结合，分布较广，主要经尿液和粪便排泄。口服制剂是目前该类型药物的唯一口服剂型，口服生物利用度较低，消除半衰期约为1周。

【临床应用现状与展望】临床上主要用于2型糖尿病的治疗，类似于利拉鲁肽，可用于糖尿病合并冠心病、肾功能不全或肥胖的患者，美国FDA还批准本品用于单纯肥胖症的治疗。因可以减少胰岛素用量，推荐使用胰岛素的患者在没有禁忌的情况下联合使用司美格鲁肽。

【不良反应及药物相互作用】

（1）不良反应：主要为胃肠道反应，包括恶心、腹泻、呕吐等，低血糖、糖尿病视网膜病变等，可能会出现甲状腺C细胞肿瘤的风险，极少数患者可能出现急性胰腺炎。

（2）药物相互作用：与左甲状腺素联用时，应监测甲状腺功能；与华法林或其他香豆素衍生物联用时，应不断监测凝血酶原时间；司美格鲁肽能延缓胃排空，可能影响同时使用的口服药的吸收速率。

（四）双胍类

二甲双胍

【药理作用】二甲双胍为双胍类口服降血糖药，可减少肝糖生成，抑制葡萄糖的肠道吸收，并增加外周组织对葡萄糖的摄取和利用，可通过增加外周糖的摄取和利用来提高胰岛素的敏感性。

【体内过程】口服给药，半衰期约1.5小时，在体内不与血浆蛋白结合，主要以原型从尿液排出，终末血浆清除半衰期为6.5小时。

【临床应用现状与展望】二甲双胍是目前2型糖尿病治疗的首选药物，对于糖尿病患者有减轻体重的作用，尤其适用于肥胖型的2型糖尿病患者。

【不良反应及药物相互作用】

（1）不良反应：主要为胃肠道反应，包括恶心、呕吐、腹泻、腹痛和食欲缺乏等，此外还会出现乳酸酸中毒、酮血症等严重不良反应。

（2）药物相互作用：与噻嗪类药物或其他的利尿药、糖皮质激素、甲状腺制剂等合用时，会出现血糖升高的现象，应密切监测低血糖情况；与抗凝药华法林合用时，会增加其抗凝血倾向；与琼脂类合用会减少本品的吸收，应避免使用。

（五）胰岛素增敏剂

吡格列酮

【药理作用】吡格列酮为噻唑烷二酮类，属于胰岛素增敏剂，可减少外周组织和肝脏的胰岛素抵抗，增加依赖胰岛素的葡萄糖的处理，并减少肝糖原的分解；其是过氧化物酶体增殖物激活受体γ（PPARγ）有效的高选择性的激动剂，激活此受体可调节部分与血糖和脂肪代谢有关的胰岛素应答基因的转录。

【体内过程】口服给药，空腹服用时，2 小时达到峰值，大部分以原型或代谢产物形式排泄入胆汁，并从粪便清除。

【临床应用现状与展望】吡格列酮主要用于治疗 2 型糖尿病，因其具有胰岛素增敏的作用，主要使用于存在胰岛素抵抗的患者，也可与胰岛素联用，增加敏感性，减少胰岛素使用的总量。

【不良反应及药物相互作用】

（1）不良反应：有头痛、背痛、上呼吸道感染等，可能会影响水钠代谢，从而导致体重增加、水肿、肝脏损伤等，进而导致充血性心力衰竭的风险。

（2）药物相互作用：应避免与避孕药同时使用，否则会降低两者的血浆浓度，可能会使避孕作用消失。

西格列他钠

【药理作用】过氧化物酶体增殖物激活受体（PPAR）是体内调节糖脂能量代谢的核受体家族，包括γ、α、δ三个亚型。西格列他钠是一种 PPAR 全激动剂，能够同时激活 PPARα、γ和δ受体，并诱导下游与胰岛素敏感性、脂肪酸氧化、能量转化和脂质转运等功能相关的靶基因表达，还抑制与胰岛素抵抗相关的 PPARγ受体磷酸化。

【体内过程】口服，高脂食物对西格列他钠的吸收速度和程度没有明显影响。西格列他钠与血浆蛋白结合率高达 99.5%，血浆半衰期约为 10 小时，大部分以原型的方式经粪便排出体外，少量经肾脏由尿液排出。

【临床应用现状与展望】西格列他钠主要用于 2 型糖尿病的血糖控制，因其具有胰岛素增敏的作用，主要使用于存在胰岛素抵抗的患者，也可与胰岛素联用，增加敏感性，减少胰岛素使用的总量。

【不良反应及药物相互作用】

（1）不良反应：西格列他钠的常见不良反应有水肿、体重增加、低血糖、贫血等，都表现轻微。

（2）药物相互作用：西格列他钠对细胞色素 P450 酶无明显的诱导作用，与二甲双胍联用会降低前者的平均血药浓度；与利福平合用时，西格列他钠的药代动力学会受到影响，应避免合用。

（六）二肽基肽酶 4（DPP-4）抑制剂

西格列汀

【药理作用】西格列汀作为一种 DPP-4 抑制剂。肠促胰岛素包括 GLP-1 和葡萄糖依赖性促胰岛素分泌多肽（GIP）。当血糖浓度正常或升高时，GLP-1 和 GIP 可通过涉及环磷腺苷的细胞内信号途径增加胰岛β细胞合成并释放胰岛素。此外，GLP-1 还可以抑制胰腺α细胞分泌胰高血糖素。GLP-1 和 GIP 的活性受到 DPP-4 酶的限制，后者可以快速水解肠促胰岛素。西格列汀能够防止 DPP-4 水解肠促胰岛素，从而增加 GLP-1 和 GIP 的血浆浓度。通过增加活性肠促胰岛素水平，西格列汀能够以葡萄糖依赖的方式增加胰岛素释放并降低胰高血糖素水平。

【体内过程】口服给药，吸收迅速，可与食物同服，不影响吸收，生物利用度约为 87%，服用 1～4 小时后血浆药物浓度达到峰值。西格列汀在体内分布广泛，与血浆蛋白的结合率较低，主要通过肾脏清除和肾小管的主动分泌排泄，以原型从尿中排泄，终末半衰期约为 12.4 小时。

【临床应用现状与展望】西格列汀作为 DPP-4 抑制剂，主要治疗 2 型糖尿病。可以与二甲双胍合用，同时配合饮食控制和运动，有效地降低血糖。

【不良反应及药物相互作用】

（1）不良反应：西格列汀的常见不良反应包括低血糖、头痛、鼻咽炎、恶心、腹泻、过敏反应（荨麻疹等），极少数患者可能会发生急性胰腺炎、急性肾衰竭、血管性水肿等严重不良反应。

（2）药物相互作用：西格列汀的相互作用较少，与地高辛合用可轻微增加地高辛的血浆峰浓度，应适当进行监测。

（七）α-糖苷酶抑制剂

阿卡波糖

【药理作用】阿卡波糖对小肠壁细胞刷状缘的α-糖苷酶的活性具有抑制作用，从而延缓了肠道内多糖、寡糖或双糖的降解，使来自碳水化合物的葡萄糖的降解和吸收入血速度变缓，降低了餐后血糖的升高，使平均血糖值下降。

【体内过程】口服给药，1%～2%的活性抑制剂经肠道吸收，其降解产物在小肠下端被吸收，总吸收量约占总服药剂量的35%。阿卡波糖的降血糖作用持续约4小时，主要以原型经尿和粪便排出体外。

【临床应用现状与展望】临床上阿卡波糖主要用于治疗 2 型糖尿病及糖耐量减低者的餐后血糖控制，长期服用可降低空腹血糖和糖化血红蛋白的浓度。

【不良反应及药物相互作用】

（1）不良反应：主要是胃肠胀气、腹泻、腹痛等，极少数患者会出现肝酶升高的现象。

（2）药物相互作用：与考来烯胺、肠道吸附剂（如木炭）、消化酶制剂合用可影响阿卡波糖的疗效，应避免合用；与利尿药、糖皮质激素、吩噻嗪类药、甲状腺制剂、雌激素、口服避孕药等合用会引起血糖的升高，应密切监测血糖；服用蔗糖或含有蔗糖的食物会引起腹部不适或腹泻，应注意饮食。

（八）SGLT2 抑制剂

卡格列净

【药理作用】卡格列净是一种钠-葡萄糖协同转运蛋白（SGLT2）抑制剂。肾小管管腔滤过的葡萄糖主要经表达于近端肾小管的 SGLT2 进行重吸收，卡格列净通过抑制 SGLT2 减少肾脏对滤过葡萄糖的重吸收，降低肾糖阈，增加尿糖排泄，从而降低血糖。

【体内过程】口服给药，1～2 小时到达血药峰浓度，表观终末半衰期为 10.6～13 小时。每天一次给药 4～5 天后达到稳态。多次给药后在血浆蓄积达到 36%。

【临床应用现状与展望】当单独使用二甲双胍血糖控制不佳时，可与二甲双胍联合使用，配合饮食和运动改善成人 2 型糖尿病患者的血糖控制。不建议用于 1 型糖尿病患者或糖尿病酮症酸中毒（患者）的治疗。

【不良反应及药物相互作用】

（1）不良反应：主要是各种类型的泌尿道感染、生殖道真菌感染、排尿增加、口渴、便秘、恶心等，极少数患者会出现下肢截肢、酮症酸中毒、急性肾损伤、骨折等严重不良反应。

（2）药物相互作用：与 UGT 诱导剂（如利福平）联用可能降低疗效；与地高辛联用，地高辛 AUC 和平均峰浓度（C_{max}）升高，应进行适当的监测。

三、治疗糖尿病药物的研究进展与研究模型

（一）治疗糖尿病药物的研究进展

糖尿病的治疗策略是综合性的，包含血糖、血压、血脂、体重等多个维度的控制，还包括抗血小板治疗和改善生活方式等措施。1 型糖尿病的治疗目前仍以胰岛素为主，而对于大多数非妊娠成年 2 型糖尿病患者，糖化血红蛋白控制目标为小于 7%，但也应考虑个体化原则。

2 型糖尿病患者的一线治疗依然为生活方式干预和使用二甲双胍，生活方式干预是治疗基础，应贯穿于治疗的始终；而二甲双胍则应在没有禁忌证的情况下一直保留在糖尿病的药物治疗方案中。对于单药治疗效果不理想的患者，可考虑针对患者并发症情况，采用 2 种甚至 3 种不同作用机制的药物联合治疗，也可加用胰岛素治疗。

随着对糖尿病发病机制的深入研究，新型药物靶点不断被发现，新型糖尿病治疗药物的研究取得了显著进展。非奈利酮是一种非甾体类、选择性盐皮质激素受体拮抗剂（MRA）。作为全球首个获批用于治疗 2 型糖尿病的 MRA 类创新药物，非奈利酮主要适用于成人 2 型糖尿病者并伴有慢性肾脏病（肾小球滤过率在 25～75ml/min 且伴白蛋白尿）的患者，可以有效降低肾小球滤过率持续下降及终末期肾病的风险。此外，非奈利酮可阻断盐皮质激素受体介导的钠重吸收和盐皮质激素过度激活，有助于改善靶器官的损伤，且总体安全性良好。该药物主要被批准用于与 2 型糖尿病相关的慢性肾脏病成人患者（伴白蛋白尿）。

替尔泊肽是一种全新的 GLP-1 和 GIP 双受体激动剂。该药物的作用机制：利用 GLP-1 和 GIP 这两种肠促胰岛素在人体胃肠道黏膜的分泌，前者通过与胰岛细胞受体结合影响胰岛素分泌，因此具有降血糖作用，同时能够延迟胃排空和控制食欲，帮助维持体重。后者则有抑制胃酸、胃蛋白酶分泌、影响胰岛素释放、控制肠胃蠕动和排空等作用，可与 GLP-1 受体激动剂互相补充。本药主要用于治疗成人 2 型糖尿病，对肥胖型糖尿病患者具有减重的效果，还利于改善血脂、血压，具有良好的安全性和耐受性。

（二）治疗糖尿病药物的研究模型

常见的糖尿病药物研究模型大多通过物理、化学或生物干预措施破坏动物的胰腺，从而诱导成糖尿病状态，如胰腺切除、注射胰岛素抗体等，也可通过改造基因形成自发性糖尿病模型。

1. db/db 小鼠（C57BLKS/J）模型 是一种自发突变的纯合型瘦素受体基因缺陷 2 型糖尿病模型。该模型具有肥胖、高血糖和高脂血症等特点，与 2 型糖尿病人群的常见合并症相仿。使用 db/db 小鼠通常可建立 2 型糖尿病分子机制研究模型。

2. 链脲佐菌素糖尿病模型 链脲佐菌素作为一种无色链霉菌属的发酵产物，具有选择性地损害胰岛β细胞的特点，从而引发链脲佐菌素糖尿病。目前，链脲佐菌素已成为实验研究中最常用的诱导剂之一，既能单独诱导 1 型糖尿病模型，又可与特定饮食联合诱导稳定的 2 型糖尿病模型。在 C57BL/6 雌性小鼠中，用两次链脲佐菌素注射（50mg/kg 体重）加高脂饮食可建立 2 型糖尿病小鼠模型。实验动物常用大鼠、小鼠、家兔和犬。

第三节　治疗骨质疏松症的药物

一、骨质疏松的病理生理和发病机制

骨质疏松症（OP）是一种累及全身的疾病，其主要表现为骨密度减少、骨微结构破坏和骨脆性增加，从而增加了患者骨折的风险。该疾病主要分为原发性和继发性两种类型。原发性骨质疏松症包括停经后骨质疏松症（Ⅰ型）、老年性骨质疏松症（Ⅱ型）和特发性骨质疏松症（青少年型）等；继发性骨质疏松症由影响骨代谢的疾病、药物或其他明确病因引起，如糖皮质激素性骨质疏松症。

维持骨骼的完整性与强壮依赖于骨重建，骨重建由骨骼基本多细胞单位（包括成骨细胞、破骨细胞和骨细胞等）组成。骨代谢是一个动态调节平衡的过程，成骨细胞在巨噬细胞集落刺激因子（MCSF）的作用下成熟，分泌类骨质，最终形成钙化骨，而前破骨细胞则在核因子κB受体活化因子的配体（RANKL）的刺激下形成破骨细胞，促进骨吸收（图 12-3）。成骨细胞负责骨的形成，破骨细胞负责骨吸收，两种细胞主要分布于骨小梁、骨皮质及骨膜处并参与骨的更新，当骨吸收与骨形成达到不平衡状态时，骨吸收大于骨形成，就会导致骨量丢失，引发骨质疏松症的发生。在人体中，破骨细胞占骨骼细胞总数的 1%～2%并由单核巨噬细胞前体细胞分化而成，其增殖和分化也依赖于由成骨细胞产生的巨噬细胞集落刺激因子（M-CSF）与破骨细胞膜上的相应受体进行结合。同时，当成骨细胞受到刺激时会释放 RANKL 与前破骨细胞细胞膜上的核因子κB 受体活化因子（RANK）结合，在相关因子的调节下，最终会诱导成熟的破骨细胞形成。而成骨细胞分泌的护骨素（OPG）能够抑制 RANKL 与 RANK 的结合，从而抑制破骨细胞的形成，使破骨细胞凋亡。

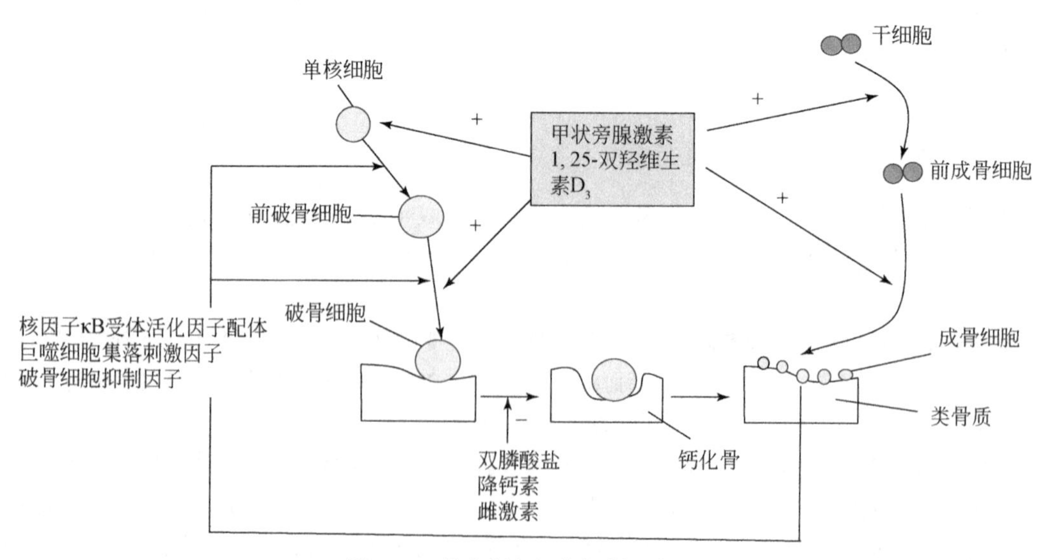

图 12-3　骨代谢与调控机制示意图

雌激素不足也是原发性骨质疏松症的一个重要发病机制。当雌激素水平下降时，破骨细胞的抑制作用也随之减弱，导致破骨细胞数量增加、凋亡减少、寿命延长，从而加强了骨吸收的功能。虽然成骨细胞介导的骨形成也会相应增加，但其增幅不足以抵消过度骨吸收的影响，因此骨重建会处于活跃和失衡状态，从而导致小梁骨变细或断裂，皮质骨孔隙度增加，进而导致骨强度下降。

近年来，国内外对于原发性骨质疏松症的发病机制研究取得了许多新进展。细胞衰老已被确定为独立于雌激素不足而导致骨质疏松症的重要机制。此外，肠道菌群和骨骼免疫微环境也参与了骨质疏松症的发病机制。

二、骨吸收抑制剂和骨形成促进剂

（一）骨吸收抑制剂

1. 雌激素及雌激素受体调节药

雷洛昔芬

【药理作用】雷洛昔芬是一种选择性雌激素受体调节剂，对雌激素作用的组织有选择性的激动或拮抗活性，在骨骼中可能起到雌激素激动剂的作用，可以减少骨吸收和骨转换，增加骨密度，从而降低骨折发生率。但对下丘脑、子宫和乳腺组织无此激动作用，相反，雷洛昔芬在乳腺和子宫发挥拮抗雌激素的作用，因而不刺激乳腺和子宫。

【体内过程】口服给药，绝对生物利用度为2%。雷洛昔芬与血浆蛋白紧密结合（98%～99%），通过肠肝循环维持雷洛昔芬的水平，血浆半衰期为27.7小时，排泄主要通过粪便途径排泄，极少通过尿液排泄。

【临床应用现状与展望】雷洛昔芬主要用于预防和治疗绝经后妇女的骨质疏松症，该药物在骨骼与雌激素受体结合，发挥类雌激素的作用，抑制骨吸收，增加骨密度，降低椎体和非椎体骨折的发生率。因其乳腺和子宫能发挥拮抗雌激素的作用，有研究表明该类药物能够降低雌激素受体阳性浸润性乳腺癌的发生风险。

【不良反应及药物相互作用】

（1）不良反应：雷洛昔芬总体安全性良好。国外报告该药可轻度增加静脉栓塞的危险性，包括深静脉血栓形成、肺栓塞和视网膜静脉血栓的形成和卒中等，国内尚未见类似报道。常见的不良反应为血管扩张（潮热）的发生、小腿痛性痉挛等。

（2）药物相互作用：应避免与阴离子交换树脂如考来烯胺联合应用；与华法林或其他香豆素类衍生物合用时，应密切地监测凝血酶原时间；慎与蛋白结合率较高的药物如地西泮、利多卡因等合用。

2. 降钙素

鲑鱼降钙素

【药理作用】降钙素可直接抑制破骨细胞对骨的吸收，使骨骼释放钙减少，同时促进骨骼吸收血浆中的钙，使血钙降低。鲑鱼降钙素通过特异性受体抑制破骨细胞活性，降低骨转换至正常水平。它还可以直接作用于中枢神经系统，起到镇痛的作用。

【体内过程】主要以肌内注射、皮下注射或鼻喷给药。肌内注射和皮下注射后1小时可达血药浓度峰值，肌内注射半衰期约1小时，皮下注射为1～1.5小时，绝大部分药物及代谢物经肾脏排泄。鼻喷剂通过鼻黏膜吸收约给药1小时内可达血浆峰浓度，鼻喷剂的血浆清除半衰期约为20分钟。

【临床应用现状与展望】适用于其他药物治疗无效的早期及晚期绝经后骨质疏松症，以及老年性骨质疏松症的治疗，与钙及维生素D联用。此外，还可用于治疗因乳腺癌、肺癌、肾癌等引起的高钙血症和高钙血症危象。降钙素抑制胃和胰腺的分泌。由于这些特性，本品对急性胰腺炎的治疗有益。

【不良反应及药物相互作用】

（1）不良反应：有头痛、头晕、味觉障碍、面部潮红伴发热感、恶心、腹泻、腹痛、关节痛、乏力等。非肠道用药可出现与剂量有关的恶心、呕吐、面部潮红和头晕等症状。长期使用（6个月或更长时间）鲑降钙素口服或鼻喷剂型与恶性肿瘤风险轻微增加相关，因此鲑降钙素连续使用时间一般不超过3个月。

（2）药物相互作用：与锂合用会导致血浆中锂浓度下降，应调整锂的剂量；抗酸药和导泻剂因常含钙或其他金属离子如镁、铁而影响本药吸收，应避免联用；与氨基糖苷类药物合用会诱发低钙血症，应避免合用。

3. 双膦酸盐

阿仑膦酸钠

【药理作用】阿仑膦酸钠作为一种氨基双膦酸盐，能够融入骨基质中的羟基磷灰石晶体。在细胞水平上，阿仑膦酸钠有亲和力地作用于骨吸收区域，特别是破骨细胞的作用部位。通常情况下，破骨细胞会附着在骨表面，但并不产生粗糙的边缘，这是骨吸收活跃的标志。阿仑膦酸钠不会影响破骨细胞的聚集或附着，但可以抑制破骨细胞的活动。

【体内过程】口服或注射给药，饮食可能会影响其生物利用度，应空腹服药。本药分布于软组织与骨组织，主要以原型经尿排泄。

【临床应用现状与展望】双膦酸盐是目前临床上应用最为广泛的抗骨质疏松症药物，临床主要用于治疗绝经后妇女的骨质疏松症，以预防髋部和脊柱骨折，也适用于治疗男性骨质疏松症以增加骨量。FDA 还批准其用于治疗糖皮质激素诱发的骨质疏松症（glucocorticoid induced osteoporosis，GIOP）。

【不良反应及药物相互作用】

（1）不良反应：为胃肠道反应，包括腹痛、恶心、消化不良、腹泻等，也会出现肌肉或关节疼痛等症状。部分患者首次口服或静脉滴注双膦酸盐后可能出现一过性发热、骨痛、肌痛等一过性“类流感样”症状，多在用药3天内自行缓解， 症状明显者可予非甾体解热镇痛药对症治疗。

（2）药物相互作用：与抗酸药和钙剂同时服用时会影响其吸收，应半小时之后再服用；慎与非甾体抗炎药如阿司匹林药物等合用，会刺激胃肠道，引起不适。

唑来膦酸

【药理作用】唑来膦酸是一种特异性地作用于骨的双膦酸化合物，它能抑制因破骨活性增加而导致的骨吸收。双膦酸化合物对骨组织的选择性作用依赖于其对矿化骨的高亲和性，唑来膦酸静脉注射后可以迅速分布于骨骼当中，并像其他双膦酸化合物一样，优先聚集于高骨转化部位。唑来膦酸可抑制骨吸收，其主要分子靶点是破骨细胞中的法尼基焦磷酸合成酶，但并不排除还存在其他作用机制。本药对骨的形成、骨的矿化及力学特性没有不良影响。

【体内过程】口服或注射给药。口服给药在小肠进行吸收，生物利用度较高。唑来膦酸血清半衰期较长，不被代谢并且以原型经肾脏排泄。在最初24小时内，给药剂量的39%±16%以原型形式出现在尿中，而剩余药物主要与骨组织结合。活性成分被非常缓慢地从骨骼组织释放入体循环中，并经肾脏消除。

【临床应用现状与展望】唑来膦酸广泛应用于治疗绝经后妇女和男性骨质疏松症、预防髋部脆性骨折后再发骨折，也用于治疗变形性骨炎。FDA 还批准其用于治疗 GIOP。

【不良反应及药物相互作用】

（1）不良反应：流感样症状、发热、肌痛、关节痛、头痛、恶心、呕吐、疲劳、无力等。低钙血症者慎用，首次输注可能出现一过性流感样症状，输注时间过短可能会出现肾脏功能损坏、急性肾衰竭等严重不良反应，应注意监测肾脏功能。

（2）药物相互作用：唑来膦酸经肾脏排泄，当本品与显著影响肾功能的药物合用时应谨慎。

4. RANKL 单克隆抗体制剂

地舒单抗

【药理作用】地舒单抗可与 RANKL 结合。RANKL 是一种对破骨细胞的形成、功能和存活发挥关键作用的跨膜或可溶性蛋白。破骨细胞在体内负责骨吸收。地舒单抗能够阻断 RANKL 激活破骨细胞及其前体表面的受体 RANK，阻断 RANKL 相互作用可抑制破骨细胞形成、功能和存活，从而减少骨吸收，增加骨皮质和骨小梁的骨量和强度。

【体内过程】主要以皮下注射给药，吸收速度快，生物利用度较高（约 62%），不经肾脏代谢和排泄。地舒单抗的代谢和清除预计与免疫球蛋白的清除途径相同，半衰期为 26 天。

【临床应用现状与展望】地舒单抗主要用于治疗高骨折风险的绝经后骨质疏松症，FDA 还批准其用于治疗 GIOP。此外，还有研究将本品用于实体肿瘤骨转移患者或多发性骨髓患者的治疗，以及手术不可切除的骨巨细胞瘤的治疗。

【不良反应及药物相互作用】

（1）不良反应：为腹泻、背痛、贫血、乏力、恶心、低钙血症等，地舒单抗总体安全性良好，长期应用略增加颌骨坏死或非典型性股骨骨折的发生风险。

（2）药物相互作用：地舒单抗不会影响经 CYP3A4 代谢的药物的药代动力学，对咪达唑仑的药代动力学无影响；从阿仑膦酸钠治疗转换为地舒单抗治疗，不会影响地舒单抗的药效；与其他药物的相互作用尚不明确。

（二）骨形成促进剂

1. 甲状旁腺激素及相关肽类似物

特立帕肽

【药理作用】内源性甲状旁腺激素（PTH）由 84 个氨基酸组成，是骨骼和肾脏中钙和磷酸盐代谢的主要调节因子，特立帕肽是一种 PTH 衍生物，通过增加成骨细胞活性及数量促进新骨形成，提高骨强度。间断使用小剂量 PTH 能刺激成骨细胞活性，促进骨形成、增加骨密度、改善骨质量、降低椎体和非椎体骨折风险。

【体内过程】皮下注射给药，吸收速度快，达峰时间为 30 分钟，半衰期约为 1 小时，经肝脏消除并且可在肝外清除。尚未进行本品代谢和排泄的研究，但甲状旁腺激素的外周代谢主要是在肝脏和肾脏中进行。

【临床应用现状与展望】用于有骨折高发风险的绝经后妇女骨质疏松症的治疗，也可用于降低绝经后妇女椎骨和非椎骨骨折风险。国外还批准用于治疗骨折高风险的男性骨质疏松症及 GIOP。

【不良反应及药物相互作用】

（1）不良反应：有恶心、肢体疼痛、头痛、头晕、呼吸困难等，少数患者注射特立帕肽后血钙水平一过性轻度升高，多在16～24小时内回到基线水平。关于骨肉瘤（一种恶性骨肿瘤）的潜在风险，美国FDA已于2020年11月取消了该药物导致骨肉瘤的黑框警示及24个月的疗程限制。我国目前特立帕肽的治疗疗程仍限制在24个月，因此不建议应用于基线骨肉瘤风险增加的患者。

（2）药物相互作用：联合应用雷洛昔芬或者激素替代治疗并不改变该药对血钙和尿钙的影响及临床不良反应；单剂量并不改变地高辛对心脏的作用，但零星案例报道表明高血钙可使患者洋地黄中毒。

2. 锶盐

雷奈酸锶

【药理作用】雷奈酸锶可增加骨组织培养中的骨形成，以及骨细胞培养中的成骨细胞前体复制和胶原蛋白合成，可通过降低破骨细胞分化和再吸收活性来减少骨重吸收。

【体内过程】口服给药，锶的绝对生物利用度大约是25%。在单一剂量口服后3～5小时达到最大血浆浓度。在服用锶之前和之后应当避免食物和钙。其有效半衰期大约是60小时，通过肾脏和胃肠道清除。

【临床应用现状与展望】雷奈酸锶用于治疗成年女性患者绝经后骨质疏松症、成年男性患者严重骨质疏松症，或是用于由于禁忌或不耐受等原因无法试验其他已批准用于治疗骨质疏松症药物的成年患者。

【不良反应及药物相互作用】

（1）不良反应：有过敏反应（皮疹、瘙痒、荨麻疹等）、高脂血症、静脉血栓栓塞、肌酸激酶活性短暂升高、头痛、恶心、腹泻等，会出现中毒性表皮坏死、松解症等严重不良反应。

（2）药物相互作用：含钙的食品、牛奶及其衍生物和药品可能会使雷奈酸锶的生物利用度降低60%～70%，应至少间隔2小时再使用；由于二价阳离子可与口服四环素和喹诺酮类抗生素在胃肠道形成络合物，从而降低其吸收，应避免联用；使用雷奈酸锶至少2小时后再使用抗酸剂。

三、治疗骨质疏松症药物的研究进展与研究模型

（一）治疗骨质疏松症药物的研究进展

近年来，骨质疏松症已成为全球关注的健康问题，其防治措施主要包括调整生活方式（加强营养、均衡饮食、充足日照、规律运动等）、使用骨健康基本补充剂（钙剂、维生素D）、服用抗骨质疏松药物、中医中药治疗等。

骨质疏松症治疗药物的选择已逐步转为依据骨折风险分层的治疗策略，主要包括骨折高风险和极高骨折风险者。符合骨质疏松症诊断的患者均属于骨折高风险者，初始药物可选择双膦酸盐制剂（如阿仑膦酸钠、利塞膦酸钠等），若口服药物不耐受，可选择唑来膦酸或RANKL单克隆抗体，对于极高骨折风险者（如有近期骨折或正在使用可导致骨骼损坏的药物如高剂量糖皮质激素的患者），还可选择甲状旁腺激素类似物或罗莫佐单抗，而对于髋部骨折极高风险者，建议优先选择唑来膦酸或地舒单抗。

罗莫佐单抗是治疗骨质疏松症的新药，其具有较高的安全性。这是一种针对硬骨抑素的单克隆抗体，它能够通过抑制硬骨抑素的活性来中和其对骨代谢的不良调节效果，进而在促进骨形成

的过程中同时抑制骨的吸收。美国 FDA 批准罗莫佐单抗应用于高骨折风险或者既往抗骨质疏松症药物无效或者不能耐受的绝经后骨质疏松症患者。欧洲药品管理局（EMA）批准罗莫佐单抗用于抗骨质疏松症药物无效或不能耐受的绝经高骨折风险患者，但是要保证患者没有心肌梗死和卒中病史。罗莫佐单抗还未正式批准在中国内地上市，处于Ⅲ期临床试验阶段。

（二）治疗骨质疏松症药物的研究模型

骨质疏松症动物模型有较多种类，但都各有优缺点，主要分为绝经后模型、失用性模型、糖皮质激素诱导模型和基因修饰模型等。

1. 卵巢切除术造模　双侧卵巢切除法是研究绝经后骨质疏松症最常用的造模方式，在这个模型中，实验动物的雌激素水平显著降低，导致骨代谢失衡，表现为骨丢失和骨强度下降。目前，最常用的动物种类包括小鼠、大鼠、兔和猪等。这些动物具有生理学和遗传学上的相似性，且实验操作相对简便，便于进行大规模的实验研究。但该模型也存在缺点，如手术创伤对指标的影响、雌激素水平的快速下降与实际临床情况不相符等。

2. 基因修饰骨质疏松症动物模型　基因修饰也是目前常见的骨质疏松症造模方法，主要包括转基因造模法和基因突变造模法。转基因造模法主要利用 CRISPR/Cas9 系统基因敲除技术，敲除破骨细胞中关键的因子如 RANKL 和 OPG 等，模拟骨质疏松症的发生，该模型具有稳定的特点。基因突变造模法则是通过对特定基因进行点突变的一种方法。有研究称，克隆性造血（CHIP）与骨质疏松症的诊断率增加和骨矿物质密度降低有关。该研究以具有 *Dnmt3a*（CHIP 中最常见的突变基因）的造血特异性失活的小鼠模型评估了突变血细胞对骨形态的影响，发现 *Dnmt3a* 中的造血特异性突变增加了破骨细胞的生成，造成骨量的流失，从而易致骨质疏松症的发生。

（黄　萍　胡　颖）

第十三章　抗炎免疫药物

第一节　概　　述

抗炎免疫药理学（anti-inflammatory and immunopharmacology）是药理学的重要分支学科之一；是研究抗炎免疫药物（具有抗炎和影响免疫功能的药物）的药理作用、作用机制、不良反应和临床应用的一门学科；也是在指导临床合理用药及寻找新型抗炎免疫药物等方面发挥重要作用的一门新兴学科。

抗炎免疫药理学概念最早由徐叔云教授于20世纪80年代初提出，根据大量基础和临床研究的结果，徐叔云教授提出了“炎症和免疫是一个问题中的两个侧面，两者相互重叠但是不可分割”的学术观点。随后，在徐叔云和周金黄教授等的倡导下，于1982年在黄山正式召开了第一届抗炎免疫药理学术会议，并成立了中国药理学会抗炎免疫药理学专业委员会，开启了我国抗炎免疫药理学研究的新篇章。

抗炎免疫药物是一类通过调节免疫系统和抑制炎症反应来发挥治疗作用的药物。它们的作用机制多样，包括抑制炎症介质的释放、调节免疫细胞的活性及调节免疫反应强度等。在临床治疗中，抗炎免疫药物扮演着至关重要的角色，能够有效地控制和治疗各种炎症性疾病，如风湿性关节炎、炎症性肠病、自身免疫性疾病等。因具有调节免疫系统的功能，抗炎免疫药物不仅可以减轻患者的症状，还能够改善生活质量、延缓疾病的进展，并且在某些情况下能够预防并发症的发生。此外，抗炎免疫药物还常用于器官移植术后的免疫抑制治疗，以减少排斥反应。总的来说，抗炎免疫药物在临床治疗中的作用是多方面的，能够有效地控制炎症和免疫反应，为患者提供更好的治疗效果和生活质量。因此，了解并正确使用抗炎免疫药物对于临床医学和患者的治疗具有重要的意义。

第二节　临床常用的药物治疗

一、甾体抗炎免疫药

甾体抗炎药物主要指肾上腺皮质激素类药物（adrenocortical hormone），故又可称为甾体激素类药物。肾上腺皮质以胆固醇为原料，在6种细胞色素P450酶和两种羟类固醇脱氢酶参与下，按细胞功能特异性经不同途径合成多种此类激素。

常见的甾体抗炎药物包括①糖皮质激素：如泼尼松、地塞米松、氢化可的松等。它们具有广泛的抗炎作用，可通过抑制炎症介质的释放和免疫细胞的活化来减轻炎症反应。②雌激素和孕激素：也具有一定的抗炎作用，常用于治疗某些免疫介导的疾病，如自身免疫性疾病。

甾体抗炎药物是一类具有抗炎、免疫抑制和抗过敏作用的药物，通常用于治疗各种炎症性疾病，如风湿性关节炎、炎症性肠病、皮肤炎症等。这些药物作用于细胞核内的受体，影响基因转录，从而调节炎症反应和免疫系统功能。然而，长期和大剂量使用甾体抗炎药物可能会导致一系列副作用，如骨质疏松、消化性溃疡、免疫抑制等，因此在使用这些药物时需要权衡获益和风险，并在医生的监督下使用。

糖皮质激素

糖皮质激素（glucocorticoid，GC）是一类具有广泛生理作用及药理作用的甾体激素，其作用机制主要是通过与细胞核内的受体结合形成复合物，从而影响基因的转录和翻译。除了调节蛋白质、脂肪和碳水化合物三大营养物质的代谢外，GC 还参与机体的应激和防御反应，因此在临床应用上具有很重要的地位。

【药理作用】糖皮质激素与细胞内的糖皮质激素受体（GCR）结合后，形成复合物进入细胞核，影响转录因子的结合，从而调节基因的转录活性。这导致一系列基因的表达发生变化，包括抗炎蛋白、免疫抑制因子和代谢相关基因等。

糖皮质激素是脂溶性类固醇激素，能够通过细胞膜扩散进入靶细胞的胞质中，与糖皮质激素受体（GR）结合。GR 包括两种形式：GRα和 GRβ。GRα位于胞质中，其活性依赖于配体的存在；而 GRβ位于细胞核中，不与配体结合。GR 的一级结构如下：N 端是可变的转录活化区，中间是保守的 DNA 结合区，C 端是保守的配体结合区。胞质中的 GRα在未接触糖皮质激素时与一系列蛋白质（主要是热激蛋白 90 等）结合，处于非活性状态。当糖皮质激素进入细胞与 GRα结合后，GRα的构象发生变化，与热激蛋白解离并转位进入细胞核，以同源二聚体的形式与特异性的 DNA 序列糖皮质激素反应元件（glucocorticoid response element，GRE）结合。糖皮质激素可诱导抗炎基因的表达，包括 annexin-1、vasocortin、IL-10 和 IL-1 受体拮抗剂等。这些基因产物有助于抑制炎症反应的发生和进展。其中，annexin-1 能抑制 cPLA2 表达，从而抑制 NK 细胞和细胞毒性 T 细胞的溶细胞作用等。另外，糖皮质激素能够抑制许多炎症基因的表达，如细胞因子、黏附分子、酶和受体等。因为大部分基因的启动子区域并没有 GRE 结合位点，所以这一作用并不全是活化的 GR 与 GRE 之间相互作用的结果，而更可能是活化的 GR 作用于活化的转录因子如核因子κB（NF-κB）和 AP-1 的结果，后者能调节许多炎症基因的表达。糖皮质激素能够与 NF-κB 相互作用，互为转录拮抗剂。NF-κB 是一个重要的炎症调节因子，在炎症反应中发挥关键作用。糖皮质激素可通过调节 NF-κB 的活性，参与调控炎症反应的程度。

【体内过程】糖皮质激素药物可以通过口服、注射、吸入、贴皮等途径给药。口服给药后，药物通过消化道吸收，主要在小肠吸收，其中大部分是在回肠。吸入给药主要用于局部治疗呼吸系统疾病，药物可直接吸收到肺部组织。大部分糖皮质激素药物在肝脏经过代谢作用，被细胞内的酶系统代谢为更容易排泄的代谢产物。其中，部分药物可能被代谢成活性代谢产物，如口服泼尼松龙可能转化为活性的泼尼松。糖皮质激素药物及其代谢产物通过肾脏和肠道排泄。

可的松或氢化可的松口服后 1～2 小时血药浓度达峰值。氢化可的松进入血液后，90%以上与血浆蛋白呈可逆性结合，其中约 80%与皮质类固醇结合蛋白（corticosteroid-binding globulin，CBG）结合，10%与白蛋白结合，结合后不易进入细胞，因此无生物活性；具有活性的游离型约占 10%。CBG 在肝中合成，激素对其合成具有促进作用。妊娠过程或使用雌激素治疗的患者雌激素水平增加，血中 CBG 浓度增高，游离型氢化可的松减少，可反馈性地引起 ACTH 释放增加，可使游离型激素达到正常水平。肝、肾病患者CBG水平降低，游离型激素水平升高。

糖皮质激素在肝脏中代谢转化，首先是第4位碳原子（C4）与第5位碳原子（C5）的双键被加氢还原；随之第3位碳原子（C3）上的酮基由羟基取代，进而羟基与葡萄糖醛酸或硫酸结合由尿中排出。因此，肝、肾功能不全时，糖皮质激素药物的代谢时间延长。可的松与泼尼松等第11位碳原子（C11）上的氧在肝中转化为羟基，生成氢化可的松和泼尼松龙，才有活性，因此严重肝功能不全患者只宜用氢化可的松或泼尼松龙。苯巴比妥、苯妥英钠和利福平等肝药酶诱导剂与糖皮质激素药物合用时，可加快其分解，故须增加后者的用量。

氢化可的松的血浆半衰期为80～144分钟，但在28小时后仍具有生物活性，一次给药作用持续8～12小时。其生物学半衰期比血浆半衰期长，大剂量或肝、肾功能不全者血药浓度延长。甲状腺功能亢进时，肝加速灭活糖皮质激素，血药浓度缩短。泼尼松龙因不易被灭活，其血药浓度半衰期可达200分钟。常用糖皮质激素类药物的比较见表13-1。

表13-1 常用糖皮质激素类药物的比较

分类	药物	等效剂量（mg）	血浆半衰期（min）	作用持续时间（h）	HPA轴抑制时间（h）
短效	氢化可的松	20	90	8～12	1.25～1.50
	可的松	25	30	8～12	1.25～1.50
中效	泼尼松	5	60	12～36	1.25～1.50
	泼尼松龙	5	200	12～36	1.25～1.50
	甲泼尼龙	4	180	12～36	1.25～1.50
	曲安西龙	4	＞200	12～36	1.25～1.50
长效	地塞米松	0.75	100～300	36～54	2.75
	倍他米松	0.60	100～300	36～54	3.25

注：①可的松、泼尼松须在肝内转化为氢化可的松和泼尼松龙才有生物活性，故严重肝功能不全者宜用氢化可的松或泼尼松龙。②HPA轴：下丘脑-垂体-肾上腺轴。

【临床应用现状与展望】糖皮质激素常用于治疗感染、各种过敏性疾病（过敏性鼻炎、过敏性皮炎、哮喘）、自身免疫性疾病［类风湿关节炎（RA）、系统性红斑狼疮（SLE）］、器官移植术后的免疫抑制等。对于糖皮质激素的应用，临床医学正在寻求更精准、更个体化的治疗策略，以最大限度地发挥其治疗效果并减少副作用。此外，人们也在探索新型的糖皮质激素类似物或相关药物，以期在保留疗效的同时减少副作用，改善患者的治疗体验和长期预后。

1. 严重感染或炎症

（1）*严重急性感染*：主要应用于中毒性感染或伴有休克的患者，如中毒性菌痢、中毒性肺炎、流行性脑膜炎暴发及败血症等。在使用有效抗菌药物治疗感染的同时，可辅助应用糖皮质激素。因为糖皮质激素能够增加机体对有害刺激的耐受性，减轻中毒反应，有助于争取时间进行抢救。对于无特效治疗药物的毒性感染，原则上不使用这类药物。但在一些重症感染，如严重急性呼吸综合征（SARS）、新型冠状病毒感染（COVID-19）等情况下，糖皮质激素的适当应用可以减轻肺组织的渗出和损伤，减轻后期肺纤维化的程度。此外，对于多种结核病的急性期，特别是以渗出为主的结核病，如结核性脑膜炎、胸膜炎、心包炎、腹膜炎等，在早期应用抗结核药物的同时辅以短程糖皮质激素，可迅速退热，减轻炎症渗出，促使积液消退，减少愈合过程中的纤维增生及粘连。

（2）感染性中毒性休克：应在使用足量有效的抗菌药物治疗的同时，考虑短期内使用大剂量糖皮质激素。一旦微循环改善，脱离休克状态，即可停用糖皮质激素。为了尽可能减少可能的影响，糖皮质激素的使用最好延迟到抗菌药物治疗之后，停药应在停用抗菌药物之前进行。对于过敏性休克，可与首选药物肾上腺素合用。对于病情较重或发展较快的患者，可考虑同时静脉滴注200～400mg 氢化可的松，随后根据病情调整用量，一旦病情好转，可逐渐减少用量。对于低血容量性休克，如果补液、补充电解质或输血后效果不佳，可考虑使用超大剂量的皮质激素。对于心源性休克，则需要结合病因治疗。

（3）抗炎治疗及预防某些炎症的后遗症：人体重要器官的炎症，如结核性脑膜炎、脑炎、心包炎等，或由于炎症损害或恢复时产生的粘连和瘢痕，可能导致严重的功能障碍，如风湿性心瓣膜炎、损伤性关节炎、睾丸炎及烧伤后瘢痕挛缩等。早期应用糖皮质激素可减少炎性渗出，减轻愈合过程中的纤维组织增生及粘连，预防后遗症的发生。对于眼科疾病，如虹膜炎、角膜炎、视网膜炎和视神经炎等非特异性眼炎，应用糖皮质激素可迅速消炎镇痛，防止角膜混浊和瘢痕粘连的发生。

2. 免疫相关疾病

（1）自身免疫性疾病：对于多发性皮肌炎等自身免疫性疾病，糖皮质激素通常是首选药物。对于严重风湿热、风湿性心肌炎、风湿性及类风湿关节炎、系统性红斑狼疮、自身免疫性贫血和肾病综合征等疾病，应用糖皮质激素后可以缓解症状。一般采用综合疗法，不宜单独使用糖皮质激素，以免引起不良反应。

（2）过敏性疾病：如荨麻疹、血管神经性水肿、支气管哮喘和过敏性休克等。这些疾病通常发作快，但也迅速消退，治疗主要采用肾上腺素受体激动药和抗组胺药物。对于严重病例或其他药物无效时，可考虑使用糖皮质激素作为辅助治疗，目的是抑制抗原-抗体反应引起的组织损伤和炎症过程。吸入型糖皮质激素在哮喘的预防治疗中效果良好且安全可靠，副作用极少。

（3）器官移植排斥反应：对于异体器官移植手术后可能出现的免疫性排斥反应，可使用糖皮质激素进行预防。通常在器官移植术前 1～2 天开始口服泼尼松。如果已经发生排斥反应，治疗时可考虑静脉滴注大剂量氢化可的松，直至排斥反应得到控制后逐步减少剂量至最小维持量，并改为口服。与环孢素等免疫抑制剂合用可以提高疗效，并可能减少两药的剂量。

3. 血液病 糖皮质激素在血液病的治疗中扮演着重要的角色，特别是在一些免疫相关性血液病的管理中。

（1）自身免疫性血小板减少性紫癜（AITP）：糖皮质激素通常是治疗 AITP 的一线药物。它们通过抑制免疫系统的活动，减少对血小板的破坏。典型的治疗方案包括口服泼尼松或甲泼尼龙。

（2）自身免疫性溶血性贫血（AIHA）：糖皮质激素可以减轻溶血性贫血的症状，通过抑制免疫系统攻击自身红细胞。治疗方案可能包括口服泼尼松或甲泼尼龙。

（3）自身免疫性血小板减少症（ITP）或自身免疫性溶血性贫血（AIHA）等继发性疾病：在一些血液病的治疗中，如恶性淋巴瘤或慢性淋巴细胞白血病等，可能因为疾病自身或治疗导致免疫系统异常活跃，进而导致 ITP 或 AIHA。在这种情况下，糖皮质激素也可能被用于治疗。

（4）淋巴瘤和白血病的治疗：在一些淋巴瘤和白血病的治疗中，糖皮质激素通常为化疗方案的一部分。它们可以减轻疾病引起的炎症和肿瘤负担，同时也可以增加其他治疗方法的效果。

（5）移植物抗宿主病（GVHD）：对于接受异体造血干细胞移植后出现的 GVHD，糖皮质激素是常见的治疗选择之一。它们通过抑制免疫系统的活动来减轻移植物对宿主的攻击。

【不良反应及药物相互作用】

（1）不良反应：虽然糖皮质激素在临床治疗中具有显著的疗效，但长期使用可能会导致一系列副作用，如免疫抑制、骨质疏松、水肿、高血压等，因此在使用时需要严格掌握适应证和剂量，并根据患者的具体情况进行监测和调整。长期大剂量使用会抑制免疫系统的功能，增加感染的风险，包括细菌、病毒和真菌感染。甾体抗炎免疫药会抑制骨骼的新陈代谢，导致骨质疏松和骨折的风险增加。

（2）药物相互作用：美沙酮、氟康唑、丙戊酸、苯妥英等可增高齐多夫定的血药浓度；氟胞嘧啶、更昔洛韦、氨苯砜、抗癌药物可增强齐多夫定对骨髓的抑制，故应尽量避免与有骨髓抑制作用的药物合用。

二、非甾体抗炎免疫药

非甾体抗炎药（nonsteroidal anti-inflammatory drug，NSAID），传统上又称解热镇痛抗炎药（antipyretic-analgesic and anti-inflammatory drug），是一类具有解热、镇痛，且大多数还有抗炎、抗风湿作用的药物。鉴于其结构与糖皮质激素等不同，其不含甾体结构，故可称为非甾体抗炎药。

根据化学结构的不同，NSAID 通常可分为水杨酸类、苯胺类、吲哚类、芳基乙类、芳基丙酸类、烯醇酸类、吡唑酮类、烷酮类、异丁芬酸类等。尽管这些药物结构各异，但均具有相似的药理作用、作用机制和不良反应。根据其对环氧化酶（COX）作用的选择性，NSAID 可被分为非选择性 COX 抑制药如阿司匹林（aspirin）、布洛芬（ibuprofen）、吲哚美辛（indomethacin）等和选择性的 COX-2 抑制药如塞来昔布（celecoxib）、罗非昔布（rofecoxib）等。与传统非甾体抗炎药物相比，选择性 COX-2 抑制剂更具选择性，胃肠道副作用更小。

阿 司 匹 林

【药理作用】阿司匹林作用于 COX-1 和 COX-2，抑制其产生的前列腺素，从而减轻炎症和疼痛。阿司匹林还能不可逆地抑制血小板中的血栓素 A2（TXA2）的产生，减少血栓的形成和动脉血栓性事件的发生。

【体内过程】本药口服后迅速被胃肠道黏膜吸收，小部分在胃、大部分在小肠中吸收，1～2 小时达到血药浓度峰值。在吸收过程中与吸收后，迅速被胃黏膜、血浆、红细胞及肝中的酯酶水解为水杨酸。因此阿司匹林血药浓度低，血浆 $t_{1/2}$ 约为 15 分钟。水解后以水杨酸盐的形式可分布到全身组织，包括关节腔、脑脊液和胎盘。水杨酸盐与血浆蛋白结合率高达 80%～90%，白蛋白与阿司匹林的结合点基本处于饱和状态，增加剂量易迅速增加游离药物浓度，并与其他药物竞争蛋白结合位点，发生药物相互作用。大部分水杨酸在肝内氧化代谢，其代谢产物与甘氨酸或葡萄糖醛酸结合后经尿排出。

【临床应用现状与展望】阿司匹林有较强的解热、镇痛作用，用于头痛、牙痛、肌痛、痛经及感冒发热等，能减轻炎症引起的红、肿、热、痛等症状，迅速缓解风湿性关节炎的症状，大剂量阿司匹林能使风湿热症状在用药后 24～48 小时明显好转。阿司匹林具有抑制血小板聚集的作用，可以有效预防血栓性事件，降低有冠心病家族史、糖尿病、血脂异常、高血压、肥胖、抽烟史、年龄大于 50 岁等心血管危险因素患者的心肌梗死发作风险，可广泛应用于心脑血管疾病。

【不良反应及药物相互作用】

（1）不良反应：阿司匹林口服可直接刺激胃黏膜，引起上腹不适、恶心、呕吐，较大剂量口服（用于抗风湿治疗）可引起胃溃疡及无痛性胃出血，使原有溃疡病者症状加重。血药浓度高则刺激延髓催吐化学感应区，可致恶心及呕吐。大剂量阿司匹林可以抑制凝血酶原的形成，引起凝血障碍，加重出血倾向。严重肝病、有出血倾向的疾病如血友病患者、产妇和孕妇禁用。阿司匹林剂量过大（5g/d）时，可出现头痛、眩晕、恶心、呕吐、耳鸣和视力、听力减退，总称为水杨酸反应。某些哮喘患者服用阿司匹林或其他解热镇痛药后可诱发哮喘，称为“阿司匹林哮喘”。

（2）*药物相互作用*：阿司匹林可通过竞争性地与白蛋白结合提高游离血药浓度，从而引起药物相互作用。当阿司匹林与口服抗凝血药双香豆素合用时，易引起出血；与肾上腺皮质激素合用时，不但能竞争性地与白蛋白结合，还有药效学协同作用，更易诱发溃疡及出血；与磺酰脲类口服降血糖药合用可引起低血糖反应；与丙戊酸、呋塞米、青霉素、甲氨蝶呤等弱碱性药物合用时，由于竞争肾小管主动分泌的载体而增加各自的游离血药浓度。

对乙酰氨基酚

【药理作用】对乙酰氨基酚通过抑制中枢神经系统（大脑和脊髓）中的环氧化酶，减少前列腺素的合成，从而产生镇痛效果。对乙酰氨基酚可通过影响体温调节中枢降低体温，被广泛用于治疗发热，尤其是感冒或流感等病毒性感染引起的发热。解热镇痛作用与阿司匹林相当，但其抗炎作用相对较弱，因此主要用于治疗轻至中度疼痛和退热，如头痛、牙痛、关节痛，以及感冒或流感等病毒性感染引起的发热。

【体内过程】口服易吸收，0.5～1 小时达到最大血药浓度。在常用临床剂量下，绝大部分药物在肝脏与葡萄糖醛酸或硫酸结合为无活性代谢物，从尿中排出，血浆 $t_{1/2}$ 为 2～4 小时。较高剂量时，上述催化结合反应的代谢酶饱和后，药物经肝微粒体混合功能氧化酶代谢为 *N*-乙酰基-对-苯醌亚胺（NAPQI）。NAPQI 是一个有毒的代谢中间体，可与谷胱甘肽结合而解毒。长期用药或过量中毒，体内谷胱甘肽被耗竭时，此毒性中间体以共价键形式与肝、肾中重要的酶和蛋白分子不可逆结合，引起肝细胞、肾小管细胞坏死。

【临床应用现状与展望】由于对乙酰氨基酚无明显胃肠刺激作用，故不宜使用阿司匹林的头痛发热患者适用本药。

【不良反应及药物相互作用】

（1）*不良反应*：短期使用不良反应轻，常见恶心和呕吐，偶见皮疹、粒细胞缺乏症、贫血、药物热和黏膜损害等过敏反应。过量中毒可引起肝损害。长期大量用药，尤其是肾功能低下者，可出现肾绞痛、急性肾衰竭或慢性肾衰竭（镇痛药性肾病）。

（2）*药物相互作用*：与氯霉素合用，可延长后者的半衰期，增强其毒性；与抗凝血药合用，可增强抗凝血作用，故要调整抗凝血药的用量；与抗病毒药齐多夫定合用时，可增加其毒性，应避免同时服用。

双 氯 芬 酸

【药理作用】本品为强效抗炎镇痛药，解热、镇痛、抗炎效应强于吲哚美辛、萘普生等。此外，可以通过改变脂肪酸的释放或摄取，降低白细胞间游离花生四烯酸的浓度，进而减轻炎症反应。

【体内过程】口服吸收迅速，有首过消除，其口服生物利用度约 50%，血浆蛋白结合率 99%，口服 1～2 小时血药浓度达峰值。可在关节滑液中积聚，经肝广泛代谢后与葡萄糖醛酸或硫酸结合迅速排出体外，$t_{1/2}$ 为 1.1～1.8 小时，长期应用无蓄积作用。

【临床应用现状与展望】临床适用于各种中等程度疼痛、类风湿关节炎、粘连性脊椎炎、非炎性关节痛、椎关节炎等引起的疼痛，各种神经痛、手术及创伤后疼痛，以及各种疼痛所致发热等。

【不良反应及药物相互作用】

（1）不良反应：不良反应轻，除与阿司匹林相同的不良反应外，偶见肝功能异常、白细胞减少。

（2）药物相互作用：与利尿剂（如呋塞米）和抗高血压药物（如硝苯地平）联合使用时，抗高血压效果可能会降低，因此联合使用时，应当谨慎给药，并定期检查血压，尤其是老年患者。本药可能会影响部分降血糖药作用，因此联合降血糖药（口服降血糖药、胰岛素）使用时，需要监测血糖水平。

布洛芬

【药理作用】本类药物为非选择性 COX 抑制剂，有明显的抗炎、解热、镇痛作用。各药除效价存在差别外，其他药理学性质非常相似。布洛芬通过抑制环氧化酶（COX）的活性，阻断花生四烯酸向前列腺素的代谢途径，从而减少前列腺素的合成，可减轻疼痛和发热，并具有一定的抗炎作用。布洛芬也可以抑制血小板的聚集和凝集，从而减少血栓的形成，这使其在预防心血管疾病方面具有一定作用。

【体内过程】本类药物口服吸收迅速而完全，吸收量较少受食物和药物影响。1～2 小时达峰值，血浆蛋白结合率高，主要经肝脏代谢，肾脏排泄。布洛芬与酮洛芬的血浆 $t_{1/2}$ 均为 2 小时，非诺洛芬与氟比洛芬 $t_{1/2}$ 为 3～6 小时，萘普生 $t_{1/2}$ 为 13 小时，而奥沙普秦的 $t_{1/2}$ 最长，达 40～60 小时。

【临床应用现状与展望】临床主要用于风湿性关节炎、骨关节炎、强直性关节炎、急性肌腱炎、滑液囊炎等，也可用于痛经的治疗。

【不良反应及药物相互作用】

（1）不良反应：胃肠道反应是最常见的不良反应，主要有恶心、上腹部不适等症状，且长期使用还可引起胃出血、头痛、耳鸣、眩晕等中枢神经系统症状。少数患者有皮肤黏膜过敏、血小板减少、头痛、头晕及视力障碍等不良反应。

（2）药物相互作用：阿司匹林与布洛芬合用，可增加胃肠毒性（如溃疡、出血），并可干扰低剂量阿司匹林对血小板的不可逆抑制作用，从而影响阿司匹林预防心血管事件的效应，还可显著降低布洛芬血清水平。

塞来昔布

【药理作用】塞来昔布是选择性的 COX-2 抑制药，其抑制 COX-2 的作用较抑制 COX-1 的作用高 375 倍，在治疗剂量时对人体内 COX-1 无明显影响且不影响 TXA2，具有抗炎、镇痛和解热作用。

【体内过程】口服易吸收，血浆蛋白结合率高，3 小时达峰浓度，血浆 $t_{1/2}$ 为 11 小时，主要在肝脏通过 CYP2C9 代谢，经尿和粪便排泄。

【临床应用现状与展望】用于风湿性关节炎、类风湿关节炎和骨关节炎的治疗，也可用于手术后镇痛、牙痛、痛经，同时还可以用来治疗家族性腺瘤性息肉。

【不良反应及药物相互作用】胃肠道不良反应、出血和溃疡发生率均较其他非选择性非甾体抗炎药低；心血管系统不良反应较为严重，长期使用塞来昔布可能增加严重心血管血栓性不良事件、心肌梗死和卒中的风险，有血栓形成倾向的患者需慎用。禁用于已知对阿司匹林或其他非甾体抗炎药过敏的患者，也不推荐用于对磺胺类过敏的患者。塞来昔布还可抑制 CYP2D6 的活性，因而可使通过此酶代谢的β受体阻滞剂、抗抑郁药及抗精神药的血药浓度升高。因此，塞来昔布与上述药物合用时应注意抗抑郁药及抗精神药的血药浓度升高。

三、免疫功能调节药

免疫功能调节药是一类调节免疫系统功能的药物，包括免疫抑制剂和免疫增强剂两种类型。它们的作用机制不同，用于治疗各种免疫性疾病或调节免疫反应。以下是免疫功能调节药的主要种类和作用机制。

（一）免疫抑制剂

细胞毒性免疫抑制剂（cytotoxic immunosuppressant）：这类药物通过抑制免疫系统中的活性细胞，如 T 细胞和 B 细胞，来减少免疫反应的强度。常用的细胞毒性免疫抑制剂包括环磷酰胺（cyclophosphamide）、甲氨蝶呤（methotrexate）等。

针对免疫细胞信号通路的药物：这类药物通过干扰免疫细胞的信号转导通路，如 T 细胞激活的信号通路，来抑制免疫反应。常用的针对信号通路的药物包括环孢素（cyclosporine）、他克莫司（tacrolimus）等。

环磷酰胺

【药理作用】环磷酰胺在体外无活性，于体内经肝细胞色素 P450 氧化、裂环生成中间产物醛磷酰胺（aldophosphamide），该中间产物在肿瘤细胞内分解出有强效的磷酰胺氮芥（phosphamide mustard），磷酸胺氮芥与 DNA 发生烷化，导致 DNA 断裂并形成交叉联结，从而抑制肿瘤细胞的生长繁殖。

【体内过程】口服吸收良好，1 小时后血中药物达峰浓度，17%～31%的药物以原型经粪便排出。30%以活性型经尿排出，对肾和膀胱有刺激性。静脉注射 6～8 mg/kg 后，血浆 $t_{1/2}$ 约为 6.5 小时。在肝及肝癌组织中分布较多。

【临床应用现状与展望】作为免疫抑制剂，用于各种自身免疫性疾病，如严重类风湿关节炎（RA）、系统性红斑狼疮（SLE）、儿童肾病综合征、多发性肉芽肿、天疱疮及溃疡性结肠炎、特发性血小板减少性紫癜等。也用于器官移植时的抗排斥反应，通常与泼尼松、抗淋巴细胞球蛋白合用。

【不良反应及药物相互作用】

（1）不良反应：环磷酰胺可口服或注射；呕吐、恶心反应较轻，静脉注射大剂量时仍多见，脱发发生率较其他烷化剂高 30%～60%，多发生于服药 3～4 周后；抑制骨髓，对粒细胞的影响更明显；对膀胱黏膜刺激可致血尿、蛋白尿；偶可影响肝功能，导致黄疸；还可致凝血酶原减少；久用可致闭经或精子减少。

（2）药物相互作用：环磷酰胺可增加血清尿酸水平，与抗痛风药如别嘌醇等同用时，应调整抗痛风药的剂量。

甲氨蝶呤

【药理作用】甲氨蝶呤（methotrexate，MTX）为二氢叶酸还原酶拮抗剂，能与叶酸竞争二氢叶酸还原酶的结合位点，抑制二氢叶酸转化为四氢叶酸，影响核酸的合成，进而抑制 DNA、RNA 及蛋白质的合成，抑制细胞的分裂。MTX 为细胞周期特异性药物，主要作用于 DNA 合成期（S 期）。近年研究还发现 MTX 具有免疫抑制活性，可抑制免疫活性细胞 DNA 的合成；还可抑制 IL-2

的合成及中性粒细胞的趋化性，发挥抗炎和抑制免疫反应的作用。

【体内过程】甲氨蝶呤主要在肝脏和肾脏中代谢，其中肝脏是主要的代谢器官。在代谢过程中，甲氨蝶呤经过一系列的化学反应，转化为活性代谢产物。甲氨蝶呤的排泄主要通过尿液进行。脱氢甲氨蝶呤在体内经过进一步代谢，生成一系列的代谢产物，最终由肾脏排泄。甲氨蝶呤的排泄速度较快，半衰期为 3～4 小时。

【临床应用现状与展望】甲氨蝶呤是 RA 的一线治疗药物之一。它可通过抑制炎症介质的产生和免疫反应来减轻关节炎症状、改善关节功能并延缓关节破坏进展。在银屑病治疗中，尤其是重症患者，甲氨蝶呤也被广泛应用，因其能抑制皮肤细胞过度增生，减轻皮肤病变，改善患者生活质量。甲氨蝶呤还用于治疗 SLE、结节性多动脉炎等。其他自身免疫性疾病，以及白血病、淋巴瘤、骨肉瘤等某些恶性肿瘤。

【不良反应及药物相互作用】甲氨蝶呤抑制骨髓粒细胞系统，严重时可致全血细胞减少；诱发胃肠道反应，表现为口腔黏膜糜烂和溃疡、呕吐、腹泻、便血等；大剂量或长期用药可引起肝脏损害，导致肝硬化和纤维化。应避免与细胞毒性药物、水杨酸盐、磺胺类药物同时使用，以免增加肝脏毒性。

环　孢　素

【药理作用】环孢素（cyclosporine，Cs）通过与亲环蛋白（cyclophilin）结合形成复合物，这个复合物与细胞色素 c 结合，从而抑制了钙调磷酸酶的活性。这一过程阻止了 T 淋巴细胞内信号转导途径的启动，特别是抑制了 NF-AT 转录因子转位到细胞核，从而阻止了 T 细胞的激活和增殖。这种作用机制使得环孢素成为一种有效的免疫抑制剂，用于预防和治疗器官移植排斥反应，以及一些自身免疫性疾病。

【体内过程】口服环孢素可被吸收，但不完全，其生物利用度仅 20%～50%。口服后 2～4 小时血浆浓度达峰值。有 40%的药物存在于血浆，50%在红细胞，10%在白细胞。在血浆中其与蛋白的结合率为 95%。其在体内几乎全部被代谢，从尿中排出的原型物不足服用量的 0.1%，其 $t_{1/2}$ 约 16 小时。

【临床应用现状与展望】环孢素是器官移植术后常用的免疫抑制药物之一，用于预防移植器官的排斥反应。环孢素也被用于治疗一些自身免疫性疾病，如 RA 和银屑病等。

【不良反应】环孢素的主要不良反应之一是肾脏毒性，包括肾功能损伤和肾小管损伤。长期使用或高剂量使用环孢素可能导致肾功能受损，表现为肌酐和尿素氮升高，甚至发展为慢性肾病。环孢素也可导致高血压，可能与肾脏毒性相关。患者在使用环孢素期间应定期监测血压，并采取措施控制高血压。长期使用环孢素也可能导致神经系统毒性，表现为头痛、震颤、感觉异常等症状，必要时应予以监测血药浓度。

他　克　莫　司

【药理作用】他克莫司（tacrolimus）通过与 FKBP（FK506 结合蛋白）形成复合物，抑制了钙调神经酶的活性，从而阻断了 T 细胞的活化和增殖，起到了免疫抑制的作用。这一机制使得他克莫司成为器官移植术后免疫抑制治疗的重要药物之一。

【体内过程】进入血液后主要与红细胞结合（85%～95%），血浆中约 99%结合于血浆蛋白（主要是人血白蛋白和α1-酸性糖蛋白），稳态全血分布容积 47.7L。主要由肝脏代谢，在肠道和肾脏也有代谢，其主要代谢酶为 CYP3A4。血浆清除率 0.6～5.4L/(kg · h)，平均消除半衰期约 12 小时（肝移植）、15.6 小时（肾移植）。

【临床应用现状与展望】本品为肝脏及肾脏移植患者的首选免疫抑制药物，肝脏及肾脏移植后排斥反应对传统免疫抑制方案耐药者也可选用该药物。

【不良反应及药物相互作用】他克莫司的主要不良反应之一是肾毒性。长期使用他克莫司可能导致肾功能损害，包括急性肾损伤、慢性肾病和肾功能不全，因此，患者在使用他克莫司期间需要定期监测肾功能，并根据需要调整剂量。他克莫司在使用较高剂量或长期使用时也可导致高血压，因此患者在使用他克莫司期间需要定期监测血压，并采取措施控制高血压，如限制钠盐摄入、适当运动等。还有神经系统毒性：长期使用他克莫司还可能导致神经系统毒性，表现为头痛、震颤、感觉异常等症状，必要时应予以监测血药浓度。

（二）免疫增强剂

白细胞介素（interleukin）：是一类重要的细胞因子，能够调节免疫细胞的活性。免疫增强剂通过增强白细胞介素的活性或补充白细胞介素来增强免疫反应。常用的白细胞介素包括白细胞介素-2（interleukin-2，IL-2）和白细胞介素-12（interleukin-12，IL-12）等。

IL-2

【药理作用】IL-2 能显著地增强 T 细胞、巨噬细胞、NK 细胞的免疫功能，还能诱导杀伤细胞、LAK 细胞和激活肿瘤浸润淋巴细胞（TIL）。此外，IL-2 与其他多种细胞因子之间有协同增强免疫功能的作用，可促进肿瘤或感染病灶的局限化。

【体内过程】肿瘤患者恒速静脉滴注重组人白细胞介素-2（40 万 IU/m^2），其血药浓度变化的曲线属二室模型，$t_{1/2\alpha}$为 6.20 分钟，$t_{1/2\beta}$为 98.38 分钟。皮下注射该品 120 万 IU，其血药浓度变化的曲线属二室模型，$t_{1/2\alpha}$为 2.5 小时，$t_{1/2\beta}$为 18 小时。本品皮下注射的消除速度明显低于静脉注射。重组人白细胞介素-2 在体内主要分布在肾脏、肝脏、脾脏和肺脏。肾脏是主要的代谢器官，肾组织细胞的组织蛋白酶 D 可分解本品。

【临床应用现状与展望】IL-2 在恶性肿瘤治疗中被广泛应用，特别是在黑色素瘤和肾细胞癌等肿瘤治疗中。IL-2 能够增强机体的免疫反应，激活自然杀伤细胞和淋巴细胞，从而抑制肿瘤生长和扩散。IL-2 联合免疫疗法已经成为一种重要的治疗手段，提高了部分肿瘤患者的治疗效果和生存率。IL-2 也被用于治疗某些自身免疫性疾病，如 RA、SLE 等。通过增强免疫系统的功能，IL-2 可以抑制炎症反应，改善疾病症状。

【不良反应】IL-2 可引起发热、呕吐等一般症状，还可导致水盐代谢紊乱和肾、肝、心、肺等功能异常，最常见、最严重的是毛细血管渗漏综合征，使患者不得不终止治疗。

干　扰　素

【药理作用】干扰素（IFN）是一类糖蛋白，分为 IFN-α、IFN-β和 IFN-γ 三大类型。干扰素有多种作用机制：能够激活宿主细胞内的抗病毒防御机制，抑制病毒复制和传播；能够调节免疫系统的功能，包括增强天然免疫反应和改善获得性免疫反应；能够抑制癌细胞和病毒感染细胞的增殖和生长；能够刺激宿主细胞产生其他免疫调节因子，如 IL-2、TNF 等，进一步增强免疫反应的效果。

【体内过程】IFN 的生物半衰期与给药途径有关。健康人肌内注射 3×10^6IU 的 IFN-α-2a 后，4～93 小时血药浓度达到峰值，峰浓度为 55.57IU/ml，吸收半衰期为 1～82 小时，消除半衰期为 5.39 小时，曲线下面积为 785.14（IU・h）/ml。皮下注射后，达峰时间为 7.3 小时；肌内注射后，吸收超过 80%。IFN-γ 静脉滴注时半衰期为 1.5～2.0 小时，肌内注射时半衰期要长得多，为 6.0～8.0

小时。IFN 分子与细胞膜上的 IFN 受体黏合后，很快进入细胞内与溶酶体酶结合，其受体分离并被降解成无活性片段释放出细胞外。

【临床应用现状与展望】IFNα和 IFNβ主要用于治疗病毒感染性疾病和恶性肿瘤，如乙型病毒性肝炎、丙型病毒性肝炎、带状疱疹、尖锐湿疣、慢性粒细胞白血病、多发性骨髓瘤、非霍奇金恶性淋巴瘤等。IFNγ 主要作为免疫调节药物，治疗类风湿关节炎及肝纤维化、肝硬化等。

【不良反应】干扰素是常用的治疗药物，可能伴随多种不良反应，包括流感样综合征、骨髓抑制、神经精神症状、皮肤反应等。

（三）单克隆抗体

TNF-α单抗

【药理作用】TNF-α抑制剂靶向并中和分泌型 TNF（sTNF）和跨膜型 INF（tmTNF），阻止其与 TNF 受体的结合，从而抑制 TNF 的生物活性。除此之外，TNF-α抑制剂与 tmTNF 结合后将引起反信号效应，直接靶向杀伤大量分泌 TNF-α的细胞，从源头上阻断因 TNF-α过量引起的自身免疫攻击。

【体内过程】一般来说，单克隆抗体都有其特别的药动学性质，如大多半衰期较长，可减少给药频次；由于为大分子，其不易从血液循环中进入外周组织；其典型的代谢和消除方式包括蛋白水解、靶介导消除及非特异性胞吞，其抗体的形成会加速其清除，从而影响疗效。IgG 型抗体是新型单克隆抗体开发中常见的一类，其半衰期长达 21 天。

【临床应用现状与展望】TNF-α单抗主要用于 RA、强直性脊柱炎、银屑病和克罗恩病，全球上市大分子药物包括英夫利昔单抗（infliximab）、阿达木单抗（adalimumab）、依那西普（etanercept）和戈利木单抗（golimumab），国内上市的药物主要是融合蛋白依那西普的类似药，如益赛普、安佰诺、强克等。

【不良反应】主要的不良反应包括感染、抗体形成、输液反应、神经系统症状及肿瘤等。其中，临床比较关注的是肿瘤风险和输液反应。

IL-17 单抗

【药理作用】IL-17A 是人体正常炎症和免疫应答中的天然细胞因子。赛妥珠单抗是一种（全人源化 IgG1 单克隆抗体）和依奇珠单抗（人源化 IgG4 单克隆抗体）均能与 IL-17A 特异性结合，抑制其与 IL-17 受体的相互作用。

【体内过程】一般来说，单克隆抗体都有其特别的药动学性质，如大多半衰期较长，可减少给药频次；赛妥珠单抗治疗银屑病的推荐剂量为每次 300mg，分别在第 0、1、2、3、4 周进行皮下注射初始给药，随后维持该剂量每 4 周给药 1 次，300mg 分 2 次进行皮下注射，每次 150mg。

【临床应用现状与展望】IL-17 单克隆抗体已被尝试用于银屑病、强直性脊柱炎等自身免疫性疾病的治疗，并显示出较好的效果。

【不良反应】与 IL-17 单抗使用相关的其他不良事件包括中性粒细胞减少症、恶性或性质不明的肿瘤、炎症性肠病和主要不良心血管事件。

IL-12/23 单抗

【药理作用】IL-12 和 IL-23 被认为在免疫介导的炎症性疾病中发挥了关键作用，包括斑块性银屑病、银屑病关节炎、溃疡性结肠炎、克罗恩病等。IL-12 和 IL-23 是异源二聚体细胞因子，拥有共同的 p40 亚基。乌司奴单抗（ustekinumab）通过与 IL-12 和 IL-23 共有的 p40 亚基结合，阻断它们与细胞表面 IL-12Rβ1 受体结合，抑制 Th1 和 Th17 信号通路。

【体内过程】在银屑病治疗研究中，乌司奴单抗在单剂量皮下注射给药后缓慢吸收进入系统循环，达峰时间中值为给药后 7～14 日，剂量范围为 24～240mg。乌司奴单抗的半衰期中值约为 21 天，与给药途径和单次或多次给药无关。

【临床应用现状与展望】乌司奴单抗已经被证实在银屑病的治疗中具有显著的疗效，也被用于治疗中度至重度克罗恩病。此外，其还被用于治疗一些其他自身免疫性疾病，如银屑病性关节炎等。

【不良反应】最常见为上呼吸道感染、鼻咽炎、鼻窦炎，偶见超敏反应（包括皮疹、荨麻疹）。常见疲乏、注射部位红斑、注射部位疼痛。

维得利珠单抗

【药理作用】维得利珠单抗（vedolizumab）是一种人源化的单克隆抗体（IgG1κ亚类），作用于肠道黏膜的α4β7 整合素，从而阻止其与肠道黏膜表面的黏附分子 MAdCAM-1 结合，减少免疫细胞（如 T 细胞）的黏附和迁移，进而抑制炎症反应。

【体内过程】维得利珠单抗的建议剂量为 300mg，静脉滴注给药，在第 0、2 和 6 周，以及随后每 8 周给药一次。如果第 14 周仍未观察到治疗获益，则应停止治疗。

【临床应用现状与展望】维得利珠单抗已被证实治疗溃疡性结肠炎和克罗恩病等炎症性肠病有效，适用于治疗对传统治疗或 TNF-α抑制剂应答不充分、失应答或不耐受的中度至重度活动性溃疡性结肠炎的成年患者。

【不良反应】最常见不良反应：恶心、头痛、瘙痒、头晕、疲劳、输液相关反应、发热、荨麻疹和呕吐。

（四）激酶抑制剂

JAK 抑制剂

【药理作用】Janus 激酶（JAK）是一类重要的信号转导分子，在免疫细胞的活化和炎症反应中发挥着关键作用。因此，JAK 抑制剂被广泛用于治疗免疫相关性疾病。例如，托法替尼（tofacitinib）和巴瑞替尼（baricitinib）等是常用的 JAK 抑制剂，已被批准用于 RA、银屑病关节炎等疾病的治疗。

【体内过程】托法替布主要用法为口服，用药前须经医生评估并遵医嘱。对于无特殊情况的成年人，推荐剂量为 5mg，每天 2 次，饭前饭后均可服药。中性粒细胞绝对计数（ANC）介于 500～1000/mm^3 的患者，应遵医嘱中断给药，待 ANC 恢复至 1000/mm^3 以上时再以 5mg，每天 2 次的剂量重新给药。

【临床应用现状与展望】托法替尼已被批准用于治疗 RA、银屑病关节炎和系统性红斑狼疮关节炎等自身免疫性关节炎疾病。适用于甲氨蝶呤疗效不足或对其无法耐受的中度至重度活动性 RA 成年患者，可与甲氨蝶呤或其他非生物改善病情抗风湿药（DMARD）联合使用。

【不良反应及药物相互作用】托法替布可能会增加感染的风险，同时还可能导致血压升高、血脂异常等不良反应。托法替布与强效 CYP3A4 诱导剂（如利福平）合并用药可能导致临床缓解作用丧失或下降。不建议强效 CYP3A4 诱导剂与托法替布合并用药，不建议重度肝功能损伤患者使用托法替布。

第三节 抗炎免疫药物的研究进展与研究模型

一、抗炎免疫药物的研究进展

抗炎免疫药物的研究一直是医药领域的热点之一，特别是在治疗自身免疫性疾病、炎症性疾病和免疫相关性肿瘤方面。近年来，抗炎免疫药物的研究进展涉及多个方面，包括新药物的发现与开发、药物作用机制的深入理解及临床应用的拓展。以下是一些抗炎免疫药物研究的主要进展。

（一）生物制剂的开发

生物制剂是一类利用生物技术生产的药物，其在治疗免疫相关性疾病方面发挥着重要作用。这些疾病包括 RA、克罗恩病、银屑病等，它们都与免疫系统的异常活动有关。生物制剂通常是单克隆抗体或其他蛋白质药物，它们作用于特定的免疫调节分子或细胞表面受体，以抑制炎症和免疫反应。

在 RA 等疾病的治疗中，生物制剂的使用已经成为标准治疗方法之一。例如，抗肿瘤坏死因子（TNF）单克隆抗体英夫利昔单抗（infliximab）、阿达木单抗（adalimumab）等，以及其他生物制剂如利妥昔单抗（rituximab）、伊奈利珠单抗（inebilizumab）等，已被广泛用于 RA 的治疗。这些药物通过阻断炎症信号通路或调节免疫细胞的功能，减轻炎症症状，改善患者的生活质量。

对于克罗恩病和溃疡性结肠炎等炎症性肠病，生物制剂也发挥着重要作用。一些抗 TNF 药物如英夫利昔单抗和阿达木单抗，以及其他生物制剂如维得利珠单抗（vedolizumab）和乌司奴单抗（ustekinumab）等，已经被证明对这些疾病具有一定的疗效。它们通过抑制炎症介质的释放或调节免疫细胞的活性，减少肠道炎症反应，达到控制病情的目的。

在银屑病等皮肤疾病的治疗中，生物制剂也被广泛使用。例如，赛妥珠单抗和依奇珠单抗（ixekizumab）等 IL-17 抑制剂，以及乌司奴单抗等 IL-12/IL-23 抑制剂，已经被批准用于银屑病的治疗。这些药物通过调节免疫细胞产生的炎症介质，减少皮肤炎症和异常增生，改善患者的症状和生活质量。

总的来说，生物制剂在治疗免疫相关性疾病中发挥着重要作用，为患者提供了新的治疗选择。随着对免疫系统和炎症机制的深入理解，相信会有更多的新靶点及相应的生物制剂被开发出来，为患者带来更好的临床效果和生活质量。

（二）激酶抑制剂的药物开发

随着 JAK（一种非受体酪氨酸激酶）抑制剂托法替布（tofacitinib）等的成功，激酶抑制剂的药物开发吸引了越来越多的关注。托法替布作为首个获得美国 FDA 批准的口服 JAK 抑制剂，广泛应用于治疗 RA 等自身免疫性疾病，取得了显著的临床效果，为相关药物研发开辟了新的方向。

随着对免疫和炎症反应的深入研究，越来越多的激酶被认识到在炎症性疾病的发生和发展中发挥着重要作用，因此，针对这些激酶的抑制剂也成为药物研发的热点之一。JAK 家族有多个亚型，包括 JAK1、JAK2、JAK3 和 TYK2（或称为 JAK4），针对不同 JAK 亚型的选择性抑制的开发也正在进行，如巴瑞替尼、乌帕替尼、芦可替尼等。除了 JAK 激酶外，其他潜在的激酶靶点包括 p38 MAPK、Syk 等。

总的来说，抗炎免疫药物研究正朝着更加精准、有效和安全的方向不断发展，抗炎免疫药物的研究进展为多种疾病的治疗提供了新的希望。未来，随着科学技术的不断进步和研究的深入，相信会有更多更有效的抗炎免疫药物问世，为患者带来更好的治疗效果和生活质量。

二、抗炎免疫药物的研究模型

抗炎免疫药物的研究模型包括多种动物模型和体外试验系统，以评估药物对免疫系统和炎症过程的影响。以下是一些常用的研究模型。

（一）化学试剂诱导的疾病模型

化学试剂诱导的疾病模型是通过给动物注射特定的化学试剂或者将其添加到饮食中，来诱导特定疾病模型的实验方法。这些模型通常用于模拟人类疾病的特定方面，如炎症、肿瘤、自身免疫性疾病等。以下是一些常见的化学试剂诱导的疾病模型：硫酸葡聚糖（DSS）诱导的溃疡性结肠炎（UC）模型；三硝基苯磺酸（TNBS）诱导的克罗恩病（CD）模型；弗氏佐剂和胶原诱导的RA模型；脂多糖（LPS）、卵白蛋白（OVA）、尘螨（HDM）诱导的哮喘模型；四氯化碳（CCl_4）或刀豆蛋白 A（ConA）诱导的肝损伤模型；咪喹莫特（imiquimod）诱导的银屑病模型；博来霉素（bleomycin）诱导的肺纤维化模型；链脲佐菌素（STZ）诱导的 1 型糖尿病模型；降植烷（pristane）诱导的 SLE 模型等。

（二）基因敲除与转基因动物模型

基因敲除与转基因小鼠因其经济、容易饲养，以及遗传背景与人类接近而成为最常用的实验动物。这些模型可以用于研究免疫炎症的发病机制、免疫调节和免疫治疗的方法等。以下是一些常见的与免疫炎症相关的转基因动物疾病模型：IL-10 敲除诱导的肠炎模型；B 细胞激活因子（B-cell activating factor of the tumour-necrosis-factor family，BAFF）转基因诱导的 SLE 模型；低密度脂蛋白受体（LDLR）敲除诱导的动脉粥样硬化模型等。

（三）人源化动物模型

人源化小鼠模型是一种实验动物模型，旨在将人类基因或细胞植入小鼠中，以模拟人类疾病或研究人类生理过程。这些模型可以通过使小鼠具有人类特定的生理特征或疾病表型，来更好地理解人类疾病的发病机制、疾病进展和潜在的治疗方法。

以免疫系统人源小鼠模型为例，其建立通常需要以下步骤。

（1）选择免疫缺陷小鼠：选择免疫缺陷小鼠作为宿主，如裸鼠（nude mice）或严重联合免疫缺陷小鼠（severe combined immunodeficiency mice，SCID mice）。这些小鼠由于免疫系统缺陷，能够更容易地接受人类免疫系统移植而不产生排斥反应。

（2）采集人类免疫细胞：从人类外周血、骨髓、脾脏等免疫器官中采集免疫细胞，如淋巴细胞、单核细胞、树突状细胞等。这些免疫细胞可以通过分离、富集和培养等方法进行获取和处理。

（3）移植免疫细胞：将采集到的人类免疫细胞移植到免疫缺陷小鼠的体内，通常通过静脉注射、皮下注射或脾脏移植等方式进行。移植后，免疫细胞可以在小鼠体内定植和增殖，重建人类免疫系统。

（4）观察模型表现：观察人源小鼠模型的免疫反应和疾病表现，如细胞免疫反应、抗体产生、细胞因子释放等。通过模拟人类免疫系统的功能，可以研究各种疾病的发病机制和药物疗效。

免疫系统人源小鼠模型在免疫学和药物研发领域具有重要意义，为研究人类免疫系统功能、疾病发病机制和药物治疗提供了有力的工具和平台。

（四）类器官研究模型

类器官（organoid）是一种体外培养的三维组织结构，其细胞类型和功能类似于真实器官。尽管类器官并不是真正意义上的人体器官，但能在结构和功能上模拟真实器官，能够最大程度地模拟体内组织结构和功能，并能够长期稳定传代培养（因此也被称为“微型器官”）。自2009年小肠类器官首次建立至今，类器官研究已经延伸到多个组织系统，并成为当下生命科学领域最热门的技术之一。在炎症免疫研究中，类器官的应用正在迅速发展，并且展现出了许多潜在的优势和应用。

（1）*疾病建模*：研究人员可以使用类器官模拟各种疾病的发生和发展过程，如炎症性肠病、肝炎等。这为疾病的研究提供了一个更为逼真和可控的模型。

（2）*药物筛选*：类器官可以用于评估药物对于炎症免疫反应的影响。通过将药物添加到类器官培养基中，研究人员可以观察其对组织炎症水平、免疫细胞活性等方面的影响，从而筛选出潜在的治疗药物。

（3）*个性化医学*：将患者的细胞用于培养类器官，可以为个性化医学研究提供平台。这有助于评估特定患者对药物的反应，以及制订更为个性化的治疗方案。

（4）*疾病机制研究*：类器官能够模拟真实组织中的免疫反应，包括炎症过程中各种免疫细胞的活性、细胞因子释放等。这有助于深入理解炎症的发生机制及免疫细胞在其中的作用。通过研究类器官中炎症反应的发生机制，可以深入了解各种炎症性疾病的发生过程，从而为新的治疗方法的开发提供理论基础。

总的来说，类器官为炎症免疫研究提供了一个更为逼真和可控的体外模型，有助于深入理解炎症性疾病的发生机制、药物治疗的效果及个体差异。

（郭文洁）

第十四章　抗感染药物（细菌感染和结核病）

第一节　抗菌药物概述

细菌是引起轻度和重度传染病的常见原因。细胞壁是细菌细胞的主要结构，其特征组分是肽聚糖。肽聚糖是原核生物独有的组分（支原体除外），不存在于真核生物中。质膜是细胞壁包裹的膜结构，由磷脂双分子层和蛋白质组成，具有选择性透过功能和转运特定营养物的功能。细菌的质膜不含任何固醇分子（如胆固醇），因此不同的药物对细菌具有不同的渗透性。

细胞质膜和细胞壁共同构成细菌的外层结构。细胞壁通过包裹细胞质膜，为其提供一定的渗透压。在革兰氏阴性菌中，细胞内部的渗透压约为 5 个大气压，而在革兰氏阳性菌中则约为 20 个大气压。细菌细胞没有细胞核或线粒体，遗传物质一般以一条染色体的形式存在于细胞质中。不同于真核生物，细菌通过质膜上的酶系统进行能量代谢。

抗菌药物潜在靶点，按照参与细菌生化反应的过程，可以分为三类。第一类：分解葡萄糖或其他碳源，从而直接产生能量或者产生下游物质的前体的反应。第二类：利用能量或者第一类反应产生的前体物质合成细菌生长所需物质的代谢途径，包括所有的氨基酸、核苷酸、磷脂、氨基糖、碳水化合物等。第三类：将这些小分子组装成大分子的合成反应，这些大分子包括蛋白质、RNA、DNA、多糖和肽聚糖。靶向第一类靶点的药物一般也会对人类细胞的葡萄糖代谢产生影响，此外细菌也能利用氨基酸和乳酸等其他化合物作为替代能源，因此该策略作为抗菌药物靶点并不有效。抗菌药物一般靶向的是第二类或第三类靶点。例如，抑制第二类代谢反应的药物有抑制叶酸合成的磺胺类药物。抑制第三类代谢反应的药物有抑制细胞壁肽聚糖合成的青霉素类药物、抑制蛋白合成的四环素类药物、氨基糖苷类药物、氯霉素等。

第二节　抑制细菌细胞壁合成的药物

一、β-内酰胺化合物

β-内酰胺（β-lactam）化合物包括青霉素类药物（penicillins）、头孢菌素（cephalosporins）、单环β-内酰胺类（monobactams）、碳青霉烯类（carbapenems）和β-内酰胺酶抑制剂（β-lactamase inhibitor），它们均含有四元内酰胺环，都通过干扰细菌细胞壁肽聚糖的合成发挥作用。它们在化学特性、作用机制、药理学和免疫学特性上有共同之处。

青霉素类药物

所有青霉素类药物都具有基本的双环母核，其中噻唑烷环（图 14-1 中的 A 环）附着在带有氨基（RNH—）的β-内酰胺环（图 14-1 中的 B 环）上。取代基（R）连接在氨基基团上。6-氨基青霉烷酸（6-aminopenicillanic acid）母核结构的完整性对青霉素类的生物活性至关重要。细菌β-内酰胺酶（β-lactamase）可以水解β-内酰胺环并使其失活。

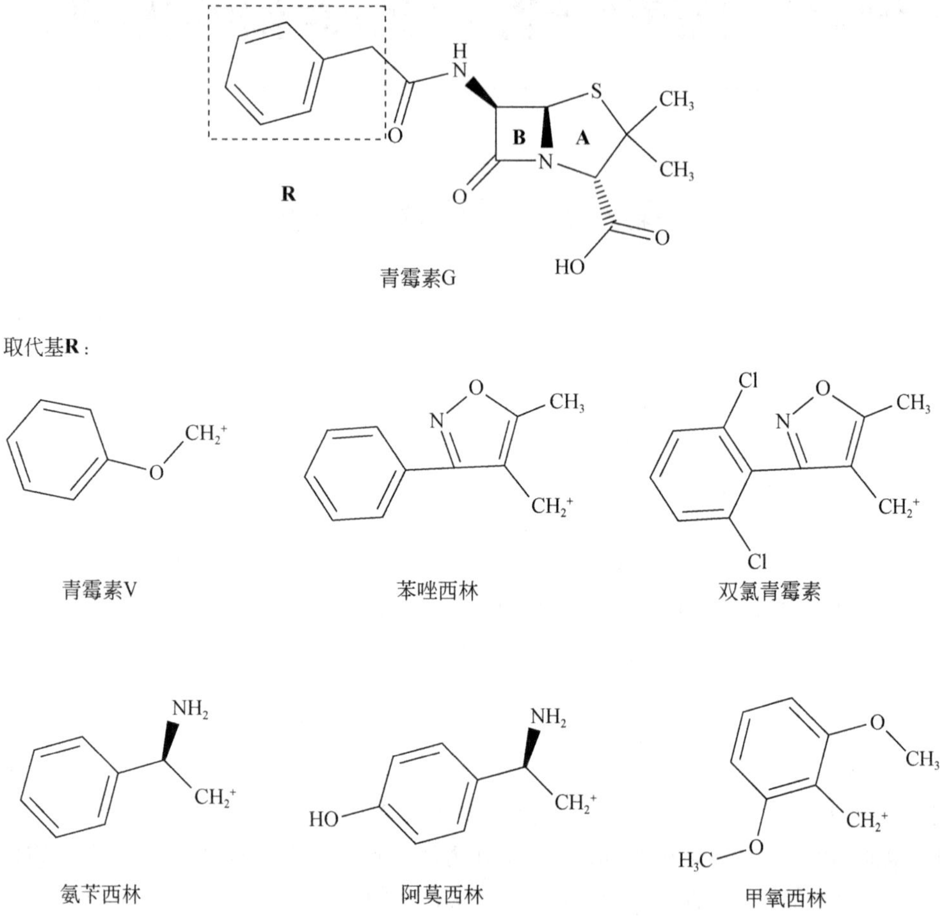

青霉素G

取代基**R**：

青霉素V　　苯唑西林　　双氯青霉素

氨苄西林　　阿莫西林　　甲氧西林

图 14-1　代表性青霉素类药物结构图

6-氨基青霉烷酸母核上的取代基决定了青霉素类药物的药理性质和抗菌性质。青霉素类药物按照合成方式、抗菌谱等性质可分为三类：A.天然青霉素（如青霉素 G），主要对革兰氏阳性菌、革兰氏阴性球菌和非产β-内酰胺酶的厌氧菌有效，对革兰氏阴性杆菌的活性较弱。对β-内酰胺酶水解敏感。B.抗葡萄球菌的青霉素类药物，如萘夫西林（nafcillin），该类药物耐受葡萄球菌的β-内酰胺酶的降解，对葡萄球菌和链球菌有效，但对肠球菌、厌氧菌、革兰氏阴性球菌和杆菌无效。C.广谱青霉素类药物，如氨基青霉素和抗假单胞菌青霉素，该类药物保留了青霉素的抗菌谱，并且对革兰氏阴性杆菌的活性有所提高，但也对β-内酰胺酶敏感。

【药理作用】青霉素类药物附着在细菌的青霉素结合蛋白（penicillin-binding protein，PBP）上，从而抑制转肽酶（transpeptidase）催化的肽聚糖肽侧链之间的交联反应，导致肽聚糖合成受损。最终触发细胞壁中自溶酶的激活，导致细菌的裂解。青霉素和其他β-内酰胺类药物的耐药性一般由以下机制导致：β-内酰胺酶的水解、靶标 PBP 的修饰、革兰氏阴性菌外层膜导致药物渗透降低、抗生素外排。

【体内过程】口服给药的青霉素类药物受其耐酸性和蛋白结合能力影响，吸收效果相差较大。萘夫西林的胃肠吸收不稳定，不适合口服。双氯西林（dicloxacillin）、氨苄西林（ampicillin）和阿莫西林（amoxicillin）耐酸性环境，吸收良好，500mg剂量口服后血药浓度为4～8μg/ml。大部分口服青霉素（阿莫西林除外）的吸收会受食物影响，应在餐前1～2小时或餐后给药。

静脉滴注青霉素（penicillin）可以避免肌内注射的刺激和疼痛，比肌内给药更常用。160万U的青霉素静脉滴注30分钟后，血药浓度为20～50μg/ml。蛋白结合度较高的青霉素类（如萘夫西林）在血清中的浓度通常低于蛋白结合度较低的青霉素（如青霉素或氨苄西林）。青霉素在体内广泛分布，但作为极性分子，其细胞外液浓度远高于细胞内浓度。

苄星青霉素和普鲁卡因青霉素具有延迟药物吸收的设计，从而增加了血液和组织中的药物半衰期。单次肌内注射120万U的苄星青霉素可以维持血药浓度水平在0.02μg/ml以上长达10天，注射3周后血药浓度仍超过0.003μg/ml，该浓度足以预防大多数β溶血性链球菌感染。60万U的普鲁卡因青霉素可以在单次肌内注射后产生1～2μg/ml的峰值浓度，并在12～24小时内保持临床有效浓度。

青霉素类药物主要通过肾脏迅速排泄，少量通过其他途径排泄。青霉素G的正常半衰期约为30分钟，但在肾衰竭时，可能长达10小时。氨苄西林和其他广谱青霉素药物的排泄速度比青霉素慢，半衰期为1小时。对于通过肾脏清除的青霉素，必须根据肾功能调整剂量，如果肌酐清除率低于10ml/min，应给予正常剂量的1/4～1/3。

【临床应用现状与展望】

（1）*第一组，天然青霉素药物*：青霉素是治疗由链球菌、脑膜炎球菌、某些肠球菌、对青霉素敏感的肺炎球菌、不产生β-内酰胺酶的葡萄球菌、梅毒螺旋体及某些其他螺旋体、部分梭状芽孢杆菌、放线菌及某些其他革兰氏阳性杆菌、非β-内酰胺酶产生的革兰氏阴性厌氧菌等引起的感染的首选药物。苄星青霉素可用于治疗和预防β溶血性链球菌所致的咽炎。普鲁卡因青霉素曾是治疗肺炎链球菌导致的肺部感染和淋病的常用药物，但因为耐药性的出现，现在已很少使用。

（2）*第二组，抗葡萄球菌的青霉素类药物*：这些半合成的青霉素类药物可以用于治疗产生了β-内酰胺酶的葡萄球菌引起的感染，对青霉素敏感的链球菌和肺炎球菌也对这些药物敏感。由于环境中的葡萄球菌对甲氧西林抗性的增加，这类药物的使用已大幅减少，但它们对甲氧西林敏感且青霉素耐药的葡萄球菌引起的感染仍然有效。双氯西林适用于治疗轻度至中度的局部葡萄球菌感染。甲氧西林（methicillin）是第一个抗葡萄球菌的青霉素类药物，由于不良反应频发已不再于临床使用。苯唑西林（oxacillin）和萘夫西林是心内膜炎（endocarditis）等严重葡萄球菌感染的首选药物。

（3）*第三组，广谱青霉素类药物*：这类半合成青霉素类药物对革兰氏阴性细菌的抗菌活性超过青霉素，它们能更好地穿透革兰氏阴性菌外层膜。氨苄西林（ampicillin）和阿莫西林都是氨基青霉素，具有非常相似的抗菌谱。阿莫西林通过口服用于治疗中耳炎和下呼吸道感染。这两种药物是对抗具有青霉素耐药的肺炎球菌最有效的口服β-内酰胺类抗生素。氨苄西林也对敏感的志贺菌株有效，但阿莫西林效果较差。氨苄西林可用于治疗由敏感菌株引起的严重感染，包括厌氧菌（anaerobes）、肠球菌（enterococcus）、李斯特菌和β-内酰胺酶阴性的革兰氏阴性球菌或杆菌。氨苄西林和阿莫西林通常可以治疗不产β-内酰胺酶的流感嗜血杆菌（*Haemophilus influenzae*）的感染。羧基类青霉素（carboxypenicillins），包括羧苄西林（carbenicillin）和替卡西林（ticarcillin），可用于治疗革兰氏阴性细菌的感染。脲基青霉素（ureidopenicillins），如哌拉西林（piperacillin），能有效杀灭如肺炎克雷伯菌（*Klebsiella pneumoniae*）和铜绿假单胞菌等革兰氏阴性细菌。哌拉西林与β-内酰胺酶抑制剂他唑巴坦（tazobactam）联用有较好的稳定性，对临床常见产酶菌显示出了较强的抗菌活性。

【不良反应及药物相互作用】青霉素类药物一般很少引起不良反应，但其滥用也较为常见，促进了耐药性的产生。青霉素类药物的严重不良反应大多与过敏有关。通过皮肤测试可用于评估Ⅰ型超敏反应。过敏反应包括极罕见的过敏性休克、血清病性反应（很少见，如荨麻疹、发热、关节肿胀、血管性水肿、瘙痒和在接触后7～12天发生的呼吸困难），以及各种皮疹。也可能出现口腔损害、发热、间质性肾炎（对青霉素-蛋白复合物的自身免疫反应）、嗜酸细胞增多、溶血性贫血和其他血液学异常，以及血管炎。在肾衰竭的患者中，高剂量的青霉素可能会引起癫痫。口服大剂量青霉素类药物可能导致胃肠不适。

头孢菌素类和头霉素类药物

【药理作用】头孢菌素类药物的结构与青霉素类药物类似，但对许多细菌产生的β-内酰胺酶更稳定，因此具有更广泛的抗菌谱。表达能水解大多数头孢菌素类药物的广谱β-内酰胺酶的大肠杆菌和克雷伯菌属的菌株日益成为临床关注的焦点。头孢菌素对李斯特菌无效。在所有可用的头孢菌素中，只有头孢洛林（ceftaroline）在作为单一药物时对肠球菌有一定的活性。

头孢菌素的核心结构是7-氨基头孢烷酸（7-aminocephalosporanic acid），如图14-2中的A环和B环所示，与6-氨基青霉烷酸的双环母核非常相似。天然头孢菌素的抗菌活性较低，但通过添加各种R_1和R_2基团（图14-2），已开发出数百种有效化合物，许多具有低毒性。头孢菌素类药物根据其抗菌谱系、抗菌活性、对β-内酰胺酶的稳定性及肾毒性的不同，目前被分为五代。

（1）第一代头孢菌素药物：包括头孢氨苄（cephalexin）、头孢唑林（cefazolin）、头孢羟氨苄（cefadroxil）、头孢噻吩（cephalothin）、头孢匹林（cephapirin）和头孢拉定（cephradine）。第一代头孢菌素类药物对革兰氏阳性球菌如链球菌、葡萄球菌等致病菌所引起的上呼吸道感染及社区获得性肺炎等有较好的治疗效果，但对甲氧西林耐药的葡萄球菌无效。该类药物通常也可有效治疗大肠杆菌、肺炎克雷伯菌和奇异变形杆菌（*Proteus mirabilis*）引起的感染，但对铜绿假单胞菌、产吲哚的变形杆菌、肠杆菌属、黏质沙雷菌、柠檬酸杆菌属和不动杆菌属（*Acinetobacter sp.*）的抗菌活性较差。对革兰氏阳性厌氧球菌有抗菌活性，包括消化球菌（peptococcus）和消化链球菌（peptostreptococcus），但是对脆弱拟杆菌（*Bacteroides fragilis*）不敏感。

口服药物可用于治疗尿路感染及葡萄球菌或链球菌引起的感染，包括蜂窝组织炎或软组织脓肿。对于严重的全身感染，不应依赖口服头孢菌素。头孢唑林能很好地渗透到大多数组织中，是外科预防和许多需要静脉治疗的链球菌和葡萄球菌感染的首选药物。对于已证实敏感的大肠杆菌或肺炎克雷伯菌感染，可使用头孢唑林。头孢唑林不能进入中枢神经系统，因此不能用于治疗脑膜炎。头孢唑林的耐受性优于抗葡萄球菌青霉素类药物，对菌血症等严重的葡萄球菌感染有效，也可用于非速发型的青霉素轻度过敏的患者。

（2）第二代头孢菌素药物：包括头孢克洛（cefaclor）、头孢呋辛（cefuroxime）、头孢西丁（cefoxitin）、头孢替坦（cefotetan）、头孢孟多（cefamandole）、头孢尼西（cefonicid）、头孢丙烯（cefprozil）、氯碳头孢（loracarbef）和头孢雷特（ceforanide）等。第二代头孢霉素药物的活性、药代动力学和毒性各不相同。总体而言，第二代头孢菌素对于对第一代药物敏感的菌株活性相对较好，且增加了对革兰氏阴性菌的抗菌谱。头孢呋辛和头孢克洛对流感嗜血杆菌有效，但对沙雷氏菌或脆弱拟杆菌无效。相比之下，头孢西丁和头孢替坦对脆弱拟杆菌和某些沙雷菌菌株有效，但对流感嗜血杆菌的抗菌活性较低。与第一代头孢菌素一样，第二代头孢菌素对肠球菌或铜绿假单胞菌无效，也不应用于肠杆菌属细菌感染的治疗。

口服的第二代头孢菌素药物对产生β-内酰胺酶的流感嗜血杆菌或卡他莫拉菌（*Moraxella catarrhalis*）有效，主要用于治疗鼻窦炎、中耳炎和下呼吸道感染。由于对厌氧菌有抗菌活性，头孢西丁和头孢替坦可用于治疗混合厌氧菌感染，如腹膜炎、憩室炎和盆腔炎症性疾病。头孢呋辛有时用于治疗社区获得性肺炎，因为它可对产生β-内酰胺酶的流感嗜血杆菌和许多肺炎球菌发挥作用。尽管头孢呋辛能穿透血脑屏障，但在治疗脑膜炎方面不如第三代头孢药物，因此不推荐使用。

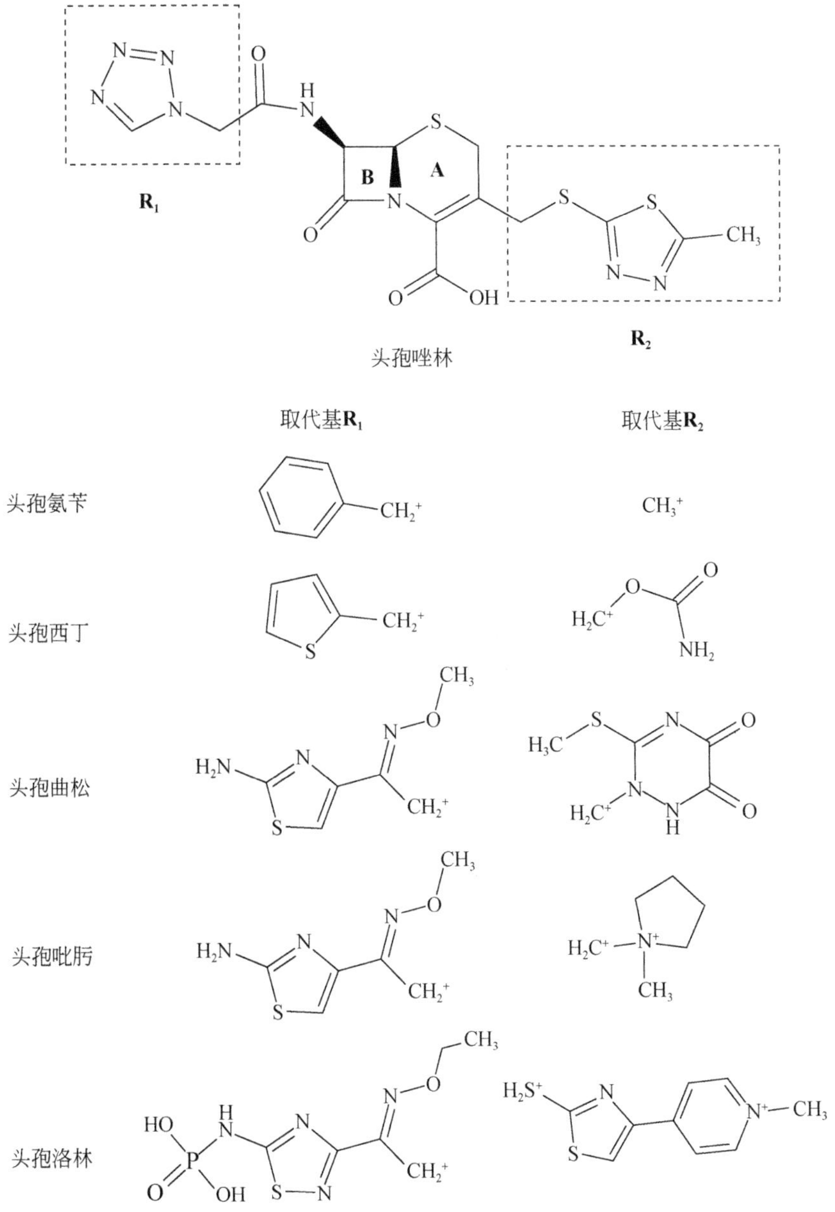

R_1　　R_2

头孢唑林

	取代基R_1	取代基R_2
头孢氨苄		
头孢西丁		
头孢曲松		
头孢吡肟		
头孢洛林		

图 14-2　代表性头孢菌素类药物结构图

（3）第三代头孢菌素药物：包括头孢哌酮（cefoperazone）、头孢噻肟（cefotaxime）、头孢他啶（ceftazidime）、头孢唑肟（ceftizoxime）、头孢曲松（ceftriaxone）、头孢克肟（cefixime）、头孢

泊肟酯（cefpodoxime proxetil）、头孢地尼（cefdinir）、头孢妥仑匹酯（cefditoren pivoxil）、头孢布烯（ceftibuten）和拉氧头孢（moxalactam）等。与第二代药物相比，第三代头孢菌素对革兰氏阴性细菌的覆盖更广，部分第三代头孢菌素能穿越血脑屏障。它们对某些细菌如柠檬酸杆菌和黏质沙雷菌有效，也能有效抑制产β-内酰胺酶的嗜血杆菌（*Haemophilus*）和奈瑟菌（*Neisseria*）。头孢他啶是唯一对铜绿假单胞菌有活性的常用药物。第三代头孢菌素用于治疗对多种其他药物耐药的严重感染，但表达超广谱β-内酰胺酶（extended-spectrum β-lactamase，ESBL）的菌株对其不敏感。不建议使用第三代头孢菌素治疗肠杆菌属引起的感染。头孢曲松和头孢噻肟被批准用于治疗脑膜炎，包括由肺炎球菌、脑膜炎球菌、流感嗜血杆菌和药物敏感的肠革兰氏阴性杆菌引起的脑膜炎，但李斯特菌除外。头孢曲松和头孢噻肟是治疗对青霉素耐药的肺炎球菌最佳的头孢菌素类药物。当这些药物无法治疗青霉素耐药的肺炎球菌造成的脑膜炎时，推荐联用万古霉素。

（4）第四代头孢菌素药物：包括头孢吡肟（cefepime）、头孢匹罗（cefpirome）和头孢唑兰（cefozopran）等，它们对细菌染色体编码的β-内酰胺酶有更高的抵抗力，抗菌谱广。但像第三代药物一样，可被 ESBL 水解。头孢吡肟对大多数青霉素耐药的链球菌株具有良好的杀菌活性，可有效地用于治疗肠杆菌感染。头孢匹罗对铜绿假单胞菌的作用较强，对氨基糖苷类耐药的铜绿假单胞菌亦有效。对肠杆菌科各属细菌的作用与头孢噻肟相似或较之略强，对流感杆菌和淋球菌及其耐药者有较高敏感性。对多数革兰氏阳性菌如金黄色葡萄球菌等亦有效。但对脆弱杆菌类作用较弱。耐甲氧西林钠的金黄色葡萄球菌多数对其耐药。头孢唑兰对链球菌、肺炎球菌等有很强的活性，对于对一般头孢菌素不敏感的粪肠球菌（*Enterococcus faecalis*）、弗劳地枸橼酸杆菌（*Citrobacter freundii*）、阴沟肠杆菌（*Enterobacter cloacae*）、铜绿假单胞菌亦有较强作用。

头孢吡肟常经验性地与其他药物联用，用于治疗发热性中性粒细胞减少症（febrile neutropenia）的患者。头孢匹罗临床主要用于治疗严重的呼吸道、尿道感染，以及皮肤和软组织等感染。头孢唑兰临床用于治疗败血症、外伤创口感染，以及由铜绿假单胞菌等引起的各种感染，其对现有头孢菌素作用弱的粪肠球菌有良好的作用，故认为对复杂性尿路感染是更有用的药物。

（5）第五代头孢菌素药物：包括头孢洛林（ceftaroline）和其前药头孢洛林酯（ceftaroline fosamil），对甲氧西林耐药的金黄色葡萄球菌（MRSA）有效。头孢洛林通过增强与引发葡萄球菌甲氧西林耐药性的青霉素结合蛋白PBP2a的结合力产生杀菌活性。它对肠球菌有一定的体外活性，并具有类似于头孢曲松的广谱革兰氏阴性抗菌谱，但对产 AmpC 型或 ESBL 的细菌效果不佳。

其他β-内酰胺类

单环β-内酰胺类（monobactams）：代表药物有氨曲南（aztreonam）和卡芦莫南（carumonan），属于抗需氧革兰氏阴性杆菌窄谱抗生素，对革兰氏阴性杆菌产生的β-内酰胺酶具有稳定性，对包括铜绿假单胞菌在内的阴性杆菌的作用均与头孢拉定相似，对阳性菌和厌氧菌耐药。对青霉素过敏的患者通常能够耐受氨曲南，可用于治疗由敏感的革兰氏阴性菌引起的严重感染，如肺炎、脑膜炎和败血症。但氨曲南与头孢他啶的结构相似，因此有头孢他啶过敏史的患者应慎用。氨曲南偶尔导致皮疹和血清转氨酶升高，但重大毒性不常见。

碳青霉烯类（carbapenems）：代表药物有亚胺培南（imipenem）、美罗培南（meropenem）、帕尼培南（panipenem）、厄他培南（ertapenem）、比阿培南（biapenem）、多尼培南（doripenem），是抗菌谱最广、抗菌活性最强的非典型β-内酰胺抗生素。因其具有对β-内酰胺酶稳定及毒性低等特点，成为治疗严重细菌感染最主要的抗菌药物之一。该类化合物具有超广谱的、极强的抗菌活性及对β-内酰胺酶高度的稳定性。碳青霉烯类抗生素能够良好地渗透组织和体液，包括脑脊液（厄他培南除外）。药物通过肾脏清除，肾功能不全的患者需要减少剂量。

二、糖肽类抗生素

万古霉素

【药理作用】万古霉素（vancomycin）是从东方拟无枝酸菌（*Amycolatopsis orientalis*）中分离出的一种抗生素。由于较大的分子量和无法穿透革兰氏阴性细胞膜的特性，它主要用于对革兰氏阳性细菌的治疗。万古霉素通过结合到新合成的肽聚糖五肽的D-丙氨酰-D-丙氨酸末端，阻碍了转糖基酶的活性，防止了肽聚糖的进一步延长和交联，肽聚糖因此变得松散，导致细胞裂解。

【体内过程】万古霉素一般静脉滴注给药，每克万古霉素在静脉滴注 1 小时后可产生 15～30μg/ml 的血药浓度，持续 1～2 小时。该药物在体内广泛分布，包括脂肪组织。如果有脑膜炎，脑脊液水平可达到同时期血药浓度的 7%～30%。该药物 90%通过肾小球滤过排泄。在肾功能不全的情况下，可能会发生明显积累。在肾无功能患者中，万古霉素的半衰期为 6～10 天。使用高通量透析膜的标准血液透析可以去除大部分万古霉素。

【临床应用现状与展望】静脉注射万古霉素适用于由耐甲氧西林葡萄球菌引起的血流感染和心内膜炎。然而，对于如心内膜炎等由甲氧西林敏感菌株引起的严重感染，万古霉素的效果不如抗葡萄球菌的青霉素。对于严重青霉素过敏的患者，万古霉素与庆大霉素（gentamicin）联用是治疗肠球菌心内膜炎的替代方案。万古霉素与其他抗生素联用方案还推荐用于治疗疑似或已知由青霉素耐药的肺炎球菌引起的脑膜炎。

【不良反应及药物相互作用】万古霉素常见的不良反应大多较轻微且可逆，包括注射区域的剧烈疼痛及发生血栓静脉炎。此外，较常见的不良反应还有红人综合征。万古霉素常见肾毒性，尤其是在高谷浓度下，且与其他耳毒性或肾毒性药物（如氨基糖苷类抗生素）合用会增加这些毒性的风险。

三、其他靶向细胞壁或细胞膜的药物

达托霉素

达托霉素（daptomycin）是链霉菌 *Streptomyces roseosporus* 发酵产生的新型环状脂肽。其活性谱与万古霉素相似，但对耐万古霉素的肠球菌和金黄色葡萄球菌株可能有效。其体外杀菌活性比万古霉素更快。达托霉素通过钙依赖性方式将其脂质尾部插入细胞膜而发挥作用，导致细胞膜去极化、钾离子流出和快速细胞死亡。达托霉素通过肾脏清除。在临床试验中，达托霉素的效果与万古霉素相当。它可能导致肌病，应每周监测肌酸激酶水平。肺表面活性物质会拮抗达托霉素，因此不应用于治疗肺炎。在接受长期治疗（>2 周）的患者中，达托霉素还可引起过敏性肺炎。达托霉素常是万古霉素的有效替代品，有时作为单药治疗，或与第二种抗菌药物（如β-内酰胺类）联用。

第三节　抑制蛋白合成的抗菌药物

一、四环素类

四环素类是具有共同基本母核（氢化骈四苯）的广谱抗生素。具有酸、碱两性特征，可溶于酸、碱，易结晶，此类药物一般制作成盐酸盐的形式。其分为天然品和半合成品两种。天然品有四环素（tetracycline）（图 14-3）、金霉素、土霉素和地美环素等，半合成品有美他环素、多西环素和米诺环素。

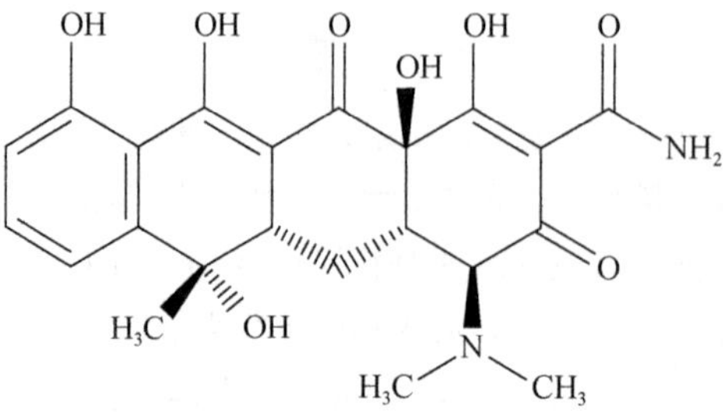

图 14-3 四环素结构图

【药理作用】四环素类通过抑制蛋白质合成发挥作用。四环素类通过被动扩散和能量依赖的主动运输进入微生物。敏感的微生物能在细胞内富集这种药物。一旦进入细胞，四环素类可逆性地结合到细菌核糖体的30S亚单元，阻止氨酰-tRNA绑定到mRNA-核糖体复合体的受体位点，从而阻止了氨基酸添加到生长中的多肽链上。四环素类对多种革兰氏阳性和革兰氏阴性细菌有效，包括一些厌氧菌、立克次体（rickettsia）、衣原体（chlamydia）和支原体（mycoplasma）。对于敏感的微生物，由于其吸收、分布和外排的特征不同，不同四环素类药物在临床效果上会有差异。

【体内过程】四环素类药物可以口服或静脉给药。口服给药的四环素类主要在小肠中吸收。因易螯合金属离子，应避免与乳制品或含金属阳离子的药物一起服用，避免影响吸收。四环素类药物的血浆蛋白结合率为 40%～80%，但奥马环素为 20%。该类药物能够分布到组织和体液中，但达不到脑脊液，也可跨胎盘分泌到母乳中。该类药物能够与钙形成螯合物，因此可结合到生长中的骨骼和牙齿上并造成损害。主要通过胆汁和尿液排泄，药物在胆汁中的浓度是血清的 10 倍，部分胆汁中的药物可被肠吸收形成肝肠循环。

【临床应用现状与展望】四环素类曾被用于治疗感染，包括细菌性肠炎和尿路感染。现在引起这些感染的许多细菌株已产生耐药性，并且四环素类较易引发特殊不良反应，该类药物已被其他药物取代了。

【不良反应及药物相互作用】四环素类可对胃肠道造成局部的直接刺激，导致恶心、呕吐和腹泻。药物也会改变正常的胃肠道菌群。四环素类容易与儿童新形成的骨骼或牙齿中的钙结合。在妊娠期间使用四环素，药物可能会沉积在胎儿的牙齿中，导致荧光、变色和牙釉质发育不良，还可能沉积在骨骼中，可能导致胎儿畸形或生长抑制。因此，一般应避免在妊娠期间使用四环素。四环素类可能会损害肝、肾功能，偶尔会产生皮肤变态反应、光敏性皮炎、过敏性休克、哮喘、紫癜等，长期使用会造成粒细胞减少和异常淋巴细胞。

二、大环内酯类

大环内酯类（macrolides）抗生素是一类结构类似，含一个 14、15 或 16 元大环内酯环（macrocyclic lactone ring）的药物。原型药物是红霉素。

红　霉　素

红霉素（erythromycin）由两个糖基团附着在一个 14 元内酯环上，于 1952 年从链霉菌 *Saccharopolyspora erythraea* 中获得，其结构如图 14-4 所示。红霉素水溶性较差，但易溶于有机溶剂中，通常以酯和盐的形式提供。在 4°C 时相对稳定，但在 20°C 及酸性 pH 下迅速失活。其半合成衍生物有克拉霉素和阿奇霉素。

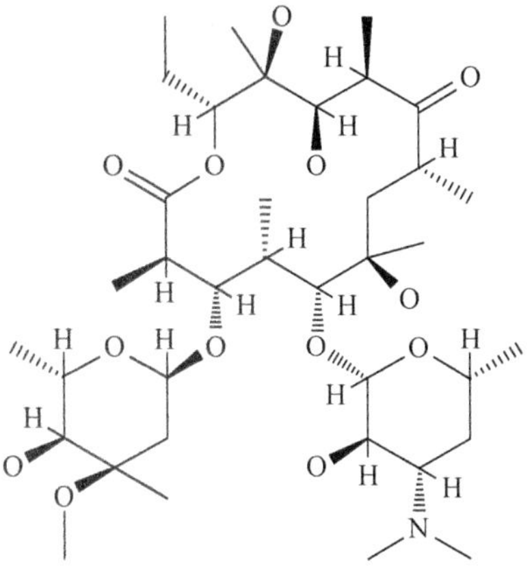

图 14-4　红霉素结构图

【药理作用】红霉素通过与细菌核糖体 50S 亚基结合，结合处位于肽基转移酶活性位点，通过阻塞多肽出口隧道阻止肽链延长，从而抑制蛋白质合成。红霉素对许多革兰氏阳性细菌，特别是肺炎球菌、链球菌、葡萄球菌和白喉杆菌等抗菌作用强。对部分革兰氏阴性细菌，如奈瑟菌属、百日咳杆菌、汉塞巴尔通体、五日热巴尔通体及一些立克次体、梅毒螺旋体、弯曲菌属也高度敏感。对肺炎支原体、军团杆菌、沙眼衣原体、鹦鹉热衣原体、肺炎衣原体、幽门螺杆菌、李斯特菌和某些分枝杆菌（堪萨斯分枝杆菌、瘰疬分枝杆菌）等也较敏感。

【体内过程】口服红霉素制剂在胃酸中会降解，因此临床一般以肠衣片或酯化物的形式口服给药。静脉注射 500mg 乳糖酸红霉素 1 小时后能产生 10μg/ml 的血药浓度，正常情况下血清半衰期约为 1.5 小时，在无尿症患者中为 5 小时且肾衰竭患者无须调整剂量。大量给药时通过胆汁排出，少量经尿液排出。除了大脑和脑脊液外，红霉素在全身分布广泛，孕妇服用可传递给胎儿。

【临床应用现状与展望】红霉素被用于由革兰氏染色阳性的棒状杆菌（corynebacteria）感染导致的白喉和红癣的治疗，也用于呼吸道感染、新生儿感染、眼部或生殖器衣原体感染。红霉素曾被用于治疗社区获得性肺炎、青霉素过敏个体的葡萄球菌和链球菌感染，但由于耐药性的增加，已逐渐被其他药物替代。

【不良反应及药物相互作用】胃肠道的不耐受是常见的不良反应。少数情况还会有肝损害，表现为胆汁淤积、转氨酶升高等。红霉素代谢物抑制细胞色素 P450，从而增加许多药物的血清浓度。

阿　奇　霉　素

阿奇霉素是一种含有 15 元环的大环内酯类化合物，通过在红霉素的内酯环中添加一个甲基化的氮原子衍生而来。阿奇霉素可以口服或静脉给药。阿奇霉素对鸟分枝杆菌复合群、刚地弓形虫、衣原体有效。与红霉素相比，阿奇霉素对金黄色葡萄球菌和链球菌的活性略低，但对流感嗜血杆菌的活性略高。

阿奇霉素与红霉素在药代动力学上有较大差别。阿奇菌素 500mg 剂量产生的血药浓度较低，为约 0.4μg/ml，但其能很好地渗透到大多数组织（除脑脊液）中，组织浓度比血药浓度高 10～100 倍，且在组织中可缓慢释放，半衰期约为 3 天。可以每天给药一次，并能缩短治疗时间。阿奇霉素常用于单独或与β-内酰胺类抗生素联合治疗社区获得性肺炎。

阿奇菌素具有 15 元环的大环内酯，不同于红霉素，因此不会抑制细胞色素 P450，不会影响其他药物的代谢。大环内酯类抗生素由于对钾离子通道的影响，会延长心电图的 QT 间期，导致尖端扭转型室性心动过速（TDP），从而增加心源性死亡的风险。

三、林可酰胺类

克 林 霉 素

林可霉素（lincomycin）是由林可链霉菌（*Streptomyces lincolnensis*）产生的林可酰胺类抗生素。其第 7 位的羟基替换为氯基团，成为半合成衍生物克林霉素（clindamycin）。克林霉素较林可霉素口服吸收和抗菌活性好，不良反应少，因此临床上常用。

【药理作用】林可酰胺类抗生素与红霉素一样，通过结合 50S 核糖体亚基来抑制蛋白质合成。克林霉素对链球菌、葡萄球菌和肺炎球菌有效，但无法有效杀灭肠球菌和革兰氏阴性需氧细菌。拟杆菌属和其他厌氧菌通常对克林霉素敏感，但厌氧菌中的抗性正在上升。细菌中耐药性产生的机制与红霉素类似。

【体内过程】口服给药和静脉滴注均能达到较好的血药水平，约 90%以血浆蛋白结合的状态存在。在组织中的分布广，在骨组织特别是骨髓中浓度高，但无法进入脑组织和脑脊液。该类药物主要在肝脏中代谢，活性药物和代谢产物通过胆汁和尿液排出。药物半衰期为 3 小时。肾衰竭的患者半衰期增至 6 小时，但无须调整用药剂量。

【临床应用现状与展望】克林霉素可用于拟杆菌属或其他厌氧菌引起的感染的治疗，如治疗腹部和肠道的穿透性伤口、女性生殖道起源的感染，以及肺和牙周脓肿。还可用于链球菌和葡萄球菌等革兰氏阳性菌引起的感染，对由甲氧西林耐药的金黄色葡萄球菌引发的社区获得性肺炎、骨髓炎有效。

【不良反应】常见的不良反应包括腹泻、恶心和皮疹，有时会出现转氨酶升高和中性粒细胞减少症。

四、氨基糖苷类

氨基糖苷类抗生素（aminoglycoside antibiotics）有两类。①天然产物类，如链霉素（streptomycin）、新霉素（neomycin）、卡那霉素（kanamycin）、妥布霉素（tobramycin）、庆大霉素、小诺米星、西索米星（sisomicin）等；②半合成类，如奈替米星（netilmicin）、普拉佐米星（plazomicin）等。它们是由氨基糖与氨基环醇通过糖苷键连接成糖苷而形成的。

【药理作用】氨基糖苷类抗生素作用机制相似，药物先经过革兰氏阴性菌外层膜的孔蛋白通道（porin channel）被动扩散，再通过一个氧依赖的过程，被主动输送穿过细胞膜进入细胞质。进入细胞后，氨基糖苷类抗生素与 30S 核糖体亚基的蛋白结合，干扰了 30S 翻译起始复合物的形成、导致 mRNA 上密码子的错误读取、阻碍 70S 核糖体的解离及肽链释放等。以上过程可以同时发生，因此能够产生不可逆的抑菌效果。

【体内过程】氨基糖苷类抗生素通过正常胃肠道吸收非常差，口服给药后几乎全部通过粪便排出。然而如果存在溃疡，则胃肠可能吸收这些药物。氨基糖苷类抗生素通常通过30～60分钟的静脉输液给药。肌内注射吸收也较佳，在30～90分钟可达峰值血清浓度，与静脉注射给药的浓度相同。在正常情况下，氨基糖苷类抗生素在血清中的半衰期为2～3小时，但在肾功能严重受损的患者中增加到24～48小时。氨基糖苷类抗生素是高极性化合物，不易进入细胞。但在有炎症发生的情况下可被吸收。静脉给药后，除肾皮质外，其他大部分组织的药物浓度均不高。在大部分的分泌物中药物浓度也较适中，如胆汁中可达血药浓度的30%，胸膜或滑膜液中可达血药浓度的50%～90%。

【临床应用现状与展望】氨基糖苷类主要用于治疗需氧革兰氏阴性细菌感染，如脑膜炎、呼吸道、尿道、皮肤与软组织、胃肠道感染等。对于可能由耐药菌引起的感染或危重患者的治疗，如败血症、脑膜炎、心内膜炎等，可与广谱青霉素、三代头孢菌素及喹诺酮类合用，具有协同增强的效果。氨基糖苷类口服给药可用于消化道感染和肠道术前准备。

【不良反应】所有氨基糖苷类抗生素都有耳毒性和肾毒性，特别是在较长时间或较高剂量用药、老年人群和肾功能不全的患者中。不宜与其他也有肾毒性的药物一起使用。新霉素、卡那霉素和阿米卡星最易导致听力损害。链霉素和庆大霉素最具前庭毒性；新霉素、妥布霉素和庆大霉素最具肾毒性。普拉佐米星是较新的氨基糖苷类抗生素，耳毒性和肾毒性等副作用低。高剂量的氨基糖苷类抗生素能导致箭毒样反应，导致神经肌肉阻滞和呼吸麻痹，可通过及时给予葡萄糖酸钙或新斯的明解救。

第四节 靶向DNA合成与复制的药物

一、抗叶酸药物

抗叶酸药物又称叶酸拮抗剂，是一类靶向叶酸（维生素B_9）代谢的制剂，可用于抗菌或肿瘤化疗。叶酸是细胞分裂过程中DNA和RNA合成、氨基酸代谢的关键酶的辅酶，抗叶酸药物能通过抑制叶酸合成干扰细胞分裂和蛋白合成。

磺 胺 类

磺胺类药物是世界上第一类人工合成的抗菌药物，第一种磺胺类药物百浪多息由德国病理学家格哈德·多马克于1932年报道，其可以治疗鼠、兔的链球菌、葡萄球菌感染。之后，又有多种磺胺类药物得到合成，截至1946年，共合成5500余种磺胺类药物，其中20余种投入临床使用。磺胺类药物亦是第一种对肺结核有疗效的药物。

【药理作用】磺胺类药物的基本化学结构为对氨基苯磺酰胺（磺胺）（sulfanilamide），与对氨基苯甲酸（*p*-aminobenzoic acid，PABA）结构相似，如图所示（图14-5）。PABA是磺胺类药物敏感的细菌合成叶酸的前体，由于相似的结构，磺胺类药物与PABA竞争二氢叶酸合成酶，抑制细菌叶酸的合成。

磺胺类药物能抑制包括金黄色葡萄球菌等革兰氏阳性细菌，以及大肠杆菌、克雷伯肺炎杆菌、沙门菌、志贺菌和肠杆菌等革兰氏阴性肠道细菌，还包括诺卡菌属（*Nocardia*）、沙眼衣原体和某些原生动物，但对厌氧菌的活性较差。立克次体不被磺胺类药物抑制，反而可能被刺激生长。其与二氢叶酸还原酶的抑制剂甲氧苄啶（trimethoprim）或乙胺嘧啶（pyrimethamine）联用，可使其抗菌作用增强、治疗范围扩大。

【体内过程】磺胺类药物可分为口服可吸收、口服不可吸收和外用三类。口服可吸收类磺胺药从胃和小肠吸收，广泛分布到组织和体液中（包括中枢神经系统和脑脊液），可进入胎盘和胎儿体内。血液水平通常在口服后2～6小时达到高峰。部分吸收的药物在肝脏中被乙酰化或葡萄糖醛酸化。磺胺类药物和非活性代谢物主要通过肾小球过滤在尿中排出。对于有严重肾衰竭的患者，必须减少磺胺药的剂量。

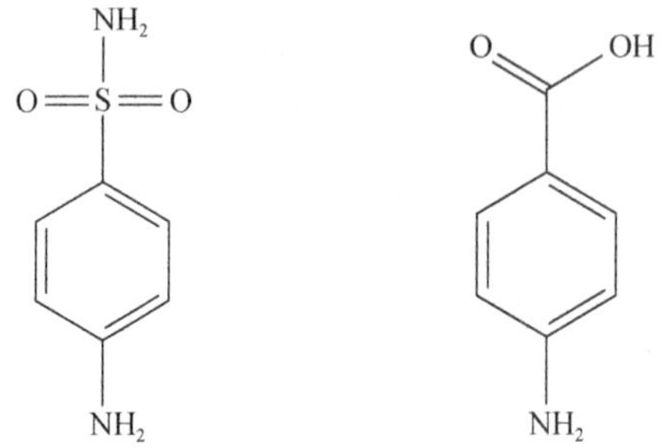

对氨基苯磺酰胺　　对氨基苯甲酸

图 14-5　对氨基苯磺酰胺与对氨基苯甲酸结构图

【临床应用现状与展望】口服可吸收的磺胺类药物可用于治疗全身感染，如磺胺甲噁唑（sulfamethoxazole），通常和二氢叶酸还原酶抑制剂甲氧苄啶合用，用于治疗复杂性泌尿道感染、呼吸道感染、肠道感染和伤寒。磺嘧啶（sulfadiazine）和二氢叶酸还原酶抑制剂乙胺嘧啶合用是治疗急性弓形体病的一线方案。口服不可吸收的磺胺类，如柳氮磺吡啶（sulfasalazine），可以治疗溃疡性结肠炎、节段性回肠炎等炎症性肠病。外用类磺胺药物，如磺胺醋酰钠（sodium sulfacetamide）眼药水或药膏，可以治疗细菌性结膜炎和沙眼。磺胺嘧啶硫酸银乳膏是一种毒性较低的局部磺胺药，可用于预防烧伤伤口的继发感染，减轻烧伤脓毒症，但可能会造成伤口愈合减缓。

【不良反应】磺胺类药物引发不良反应的概率较高。主要不良反应有发热、口炎、结膜炎、关节炎、肾功能受损、泌尿道功能受损、造血功能障碍、卟啉症，以及包括荨麻疹、皮疹等在内的过敏反应等。在大剂量使用时会造成严重的不良反应，包括史-约综合征。

二、DNA 促旋酶抑制剂

DNA 促旋酶（DNA gyrase），简称促旋酶，是一种II型拓扑异构酶（type II topoisomerase），以共价闭合环状 DNA（covalently closed circular DNA）为底物，使其加入负超螺旋或松弛正超螺旋。细菌染色体或质粒在复制时会产生正超螺旋，积累的张力会阻碍 DNA 双螺旋的解旋和 DNA 的转录或复制，而 DNA 促旋酶可以保证其转录和复制的正常。DNA 促旋酶只存在于细菌中，真核细胞并无这种酶，因此可以作为抗菌药物靶点。

氟喹诺酮类

第一个化学合成的喹诺酮类药物是萘啶酸（nalidixic acid），目前临床上使用的喹诺酮类药物是其氟化的合成衍生物，统称为氟喹诺酮类药物（fluoroquinolones）。此类药物与萘啶酸相比，增加了脂溶性，提高了对组织细胞的穿透力，吸收好，组织浓度高，半衰期长，有更广的抗菌谱和杀菌效果。临床常见的有诺氟沙星（norfloxacin/氟哌酸）、培氟沙星（pefloxacin/甲氟哌酸）、依诺沙星（enoxacin/氟啶酸）、氧氟沙星（ofloxacin/氟嗪酸）、环丙沙星（ciprofloxacin/环丙氟哌酸）、洛美沙星（lomefloxacin/罗氟哌酸）、氟罗沙星（fleroxacin/多氟哌酸）和二氟沙星（difloxacin/双氟哌酸）等。

【药理作用】该类药物通过抑制细菌Ⅱ型拓扑异构酶（DNA 促旋酶）和Ⅳ型拓扑异构酶来阻断细菌 DNA 的合成。Ⅳ型拓扑异构酶的抑制干扰了细胞分裂过程中复制的染色体 DNA 分配到各自的子细胞过程。DNA 促旋酶是革兰氏阴性菌的主要靶点，而Ⅳ型拓扑异构酶是革兰氏阳性菌的主要靶点，大多数氟喹诺酮类药物对二者都有抑制活性，但存在对革兰氏阳性或革兰氏阴性抑菌活性上的偏好。

环丙沙星、依诺沙星、洛美沙星、左氧氟沙星（levofloxacin）、氧氟沙星和培氟沙星等类似药物具有出色的革兰氏阴性抗菌活性和适中到良好的革兰氏阳性抗菌活性，可用于治疗包括肠杆菌属、铜绿假单胞菌、脑膜炎奈瑟菌、流感嗜血杆菌和空肠弯曲杆菌在内的革兰氏阴性球菌和杆菌的感染，对甲氧西林敏感的金黄色葡萄球菌有效，但对甲氧西林耐药的葡萄球菌无效。为预防耐药性，在治疗葡萄球菌感染时，常与另一种抗生素合用。对肠球菌的抗菌效果不如葡萄球菌。环丙沙星是该组药物中对革兰氏阴性细菌活性最高的，而左氧氟沙星对革兰氏阳性细菌更有效。

加替沙星（gatifloxacin）、吉米沙星（gemifloxacin）、莫西沙星（moxifloxacin）和德拉沙星（delafloxacin）对革兰氏阳性菌活性更强。德拉沙星是一种 2017 年在美国上市的新药，与其他氟喹诺酮类药物相比，对大多数革兰氏阳性菌，包括肺炎链球菌、β-溶血性链球菌和甲氧西林敏感及耐药的金黄色葡萄球菌，具有 3～5 倍的体外抗菌活性。德拉沙星对革兰氏阴性菌也有与环丙沙星相似的活性，是一种对革兰氏阳性菌、革兰氏阴性菌都有较好抑菌作用的氟喹诺酮类抗生素，有可能作为严重感染治疗的药物。

【体内过程】口服氟喹诺酮类药物后，吸收良好，大多数该类药物生物利用度在 80%～95%。在体液和组织中分布广泛。血清半衰期为 3～10 小时。静脉注射给药的血清浓度与口服给药相似。大多数氟喹诺酮类药物经肾小管分泌或肾小球滤过排出，对于肾功能损伤的患者，需要调整剂量。莫西沙星是一个例外，主要在肝脏中代谢，与葡萄糖醛酸和硫酸盐共价结合，再经粪便与尿液排出，因此无须对肾衰竭调整剂量，但需关注罕见的肝毒性和皮肤不良反应。

【临床应用现状与展望】氟喹诺酮类对多种引起尿路感染的细菌都有效，如铜绿假单胞菌。也能治疗由志贺菌、沙门菌、致病型大肠杆菌和弯曲杆菌引起的细菌性腹泻。氟喹诺酮类还用于治疗软组织、骨骼、关节，以及腹部和呼吸道感染，包括由多药耐药细菌如铜绿假单胞菌和肠杆菌引起的感染、炭疽杆菌的感染等。莫西沙星由于代谢方式的不同，在尿液中浓度较低，不用于尿路感染。诺氟沙星的最低抑菌浓度较高，在组织中药物浓度达不到抑菌效果，是对革兰氏阴性菌和革兰氏阳性菌抗菌效果最弱的氟喹诺酮类药物，已逐渐被同类其他药物取代。

【不良反应】常见的不良反应包括恶心、呕吐和腹泻，偶尔可能会出现头痛、眩晕、失眠、皮疹或肝功能检测异常。洛美沙星和培氟沙星有光敏反应。加替沙星、左氧氟沙星、吉米沙星和莫西沙星可能导致 QT 间期延长，应避免或谨慎用于有心律失常、低血钾的患者。

氟喹诺酮类药物会引起软骨生长异常，应尽量避免在 18 岁以下患者或孕妇中使用。此外还能引发肌腱炎、泌尿系统损伤和神经毒性。神经毒性可能是不可逆的，包括焦虑、记忆和注意力降低，以及更为严重的癫痫或精神分裂样反应等。此类药物的使用需非常谨慎。

第五节 临床常用抗结核病药物

结核病（tuberculosis，TB）是由结核分枝杆菌（*Mycobacterium tuberculosis*）引起的一种传染性疾病。它经呼吸道传播，主要影响肺部，但也可以影响身体的其他部位，包括淋巴结、脑、肾脏和骨骼。分枝杆菌对大多数抗生素具有抗药性。它们的生长速度比其他细菌慢，适用于快速生长的细菌的抗生素对于分枝杆菌相对无效。分枝杆菌是细胞内病原体，主要感染巨噬细胞，对无法穿透巨噬细胞的药物具有抗药性。因此需要两种或更多药物的组合来克服这些障碍，并在治疗过程中防止抗药性的出现。分枝杆菌对药物治疗响应缓慢，根据使用药物的不同，治疗必须持续数月至数年。

抗结核病治疗的目的是彻底消灭体内的结核分枝杆菌，避免疾病的传播，并治愈患者。通常需要使用多种药物联合治疗，以防止耐药菌株的产生。标准的抗结核药物治疗方案包括一线药物的初始治疗阶段，使用的药物有异烟肼、利福平及其类似物、吡嗪酰胺、乙胺丁醇和链霉素。如果发现耐药性，需要使用二线药物。二线药物通常用于治疗多药耐药（multidrug resistance，MDR）和广泛耐药（extensive drug-resistance，XDR）结核病，包括但不限于氟喹诺酮类（如莫西沙星和左氧氟沙星）、注射用药物（如阿米卡星和卷曲霉素）、利奈唑胺、贝达喹啉、普托马尼等。为了确保治疗效果并降低耐药性发展的风险，患者必须严格按照医生的指示服用所有药物，并完成整个疗程。此外，定期的医疗跟踪和监测对于评估治疗效果和及时调整治疗方案至关重要。

一、一线抗结核病药物

异 烟 肼

异烟肼（isoniazid）是治疗由敏感菌株引起的结核病最常用的药物。它分子量较小（分子量137），可在水中自由溶解。在体外，异烟肼对大多数结核分枝杆菌的抑制浓度为0.2μg/ml或更低，并且对于活跃生长的结核分枝杆菌具有杀菌作用。它对非结核分枝杆菌的效果较差。异烟肼可以渗透到巨噬细胞中，对细胞内外的细菌均有效。

【药理作用】异烟肼通过抑制结核分枝杆菌细胞壁的一种重要成分——分枝菌酸的合成来发挥作用。异烟肼是一种前药，由结核分枝杆菌的过氧化物/过氧化氢酶KatG激活。异烟肼的激活形式与酰基载体蛋白ACPM和β-酮酰基载体蛋白合成酶KasA形成共价复合物，从而阻断了分枝菌酸的合成。单独给予异烟肼很容易积累耐药突变株，临床上一般使用两种或更多针对不同靶点的药物。

【体内过程】异烟肼可以从胃肠道迅速吸收，最佳吸收条件为空腹。与脂肪餐共同服用时，峰浓度可能降低多达50%。300mg的口服剂量（儿童为5mg/kg）可在1～2小时内达到3～5μg/ml的血浆峰值浓度。异烟肼容易扩散到所有体液和组织中，中枢神经系统和脑脊液中的浓度能达到同时期血药浓度的20%～100%。异烟肼的代谢，特别是肝脏*N*-乙酰转移酶的乙酰化作用，是基因决定的。乙酰化反应快速的患者的异烟肼平均血浆浓度为反应慢的患者的1/3～1/2，$t_{1/2}$为小于1小时和约3小时。当适当剂量每日给药时，快速乙酰化者异烟肼的更快清除通常对治疗无影响，但如果药物作为每周一次剂量给药或存在吸收不良情况时，可能出现亚治疗浓度。异烟肼的代谢产物和少量未改变的药物通过尿液排泄。

【临床应用现状与展望】有效率 75%，易产生耐药性，可与第二种抗结核药物如利福平结合使用。异烟肼作为单药也用于潜伏性结核病的治疗。

【不良反应及药物相互作用】

（1）不良反应：偶尔会见到发热和皮疹，甚至系统性红斑狼疮。异烟肼引起的肝炎是最常见的主要毒性效应，导致转氨酶比正常值高 3～4 倍。慢性乙酰化者和有诸如营养不良、酒精使用障碍、糖尿病、艾滋病和终末期肾病等易感条件的患者更容易发生周围神经病变。中枢神经系统毒性较少见，包括记忆丧失、精神病、共济失调和癫痫。这些效应也可能对吡哆醇有反应。

（2）药物相互作用：异烟肼抑制了几种细胞色素 P450 酶，导致苯妥英、卡马西平和苯二氮䓬类等药物浓度的增加。然而，与利福平（一种 CYP 酶诱导剂）联用时，这些药物的浓度通常会减少。

利　福　平

利福平（rifampin）是由 *Amycolatopsis rifamycinica* 产生的抗生素利福霉素（rifamycin）的半合成衍生物，它对许多革兰氏阳性菌、某些革兰氏阴性菌（如奈瑟菌和嗜血杆菌）、分枝杆菌和衣原体都有活性。敏感的微生物通常被＜1μg/ml 的浓度所抑制。所有的微生物群体中都存在耐药突变体，大约每 10^6 个细菌就有一个，如果单独使用利福平，尤其是在有活动感染的患者中，耐药突变体会迅速被筛选出来。对其他类别的抗微生物药物没有交叉耐药性，但对其他利福平衍生物（如利福布汀和利福喷丁）有交叉耐药性。

【药理作用】利福平通过结合到细菌 DNA 依赖的 RNA 聚合酶的β亚基，抑制 RNA 合成。利福平对分枝杆菌具有杀菌作用。它很容易穿透大多数组织，并能渗透到吞噬细胞中。它能杀死许多其他药物难以触及的微生物，如细胞内的微生物，以及那些隐藏在脓肿和肺泡中的微生物。

【体内过程】利福平口服后吸收良好，主要通过肝脏进入胆汁排泄，然后经历肠肝循环，大部分以脱酰基代谢物的形式在粪便中排泄，少量在尿中排泄。对于肾脏或肝脏功能不全者，不需要剂量调整。常规剂量可产生 5～7μg/ml 的血清水平。利福平在体液和组织中分布广泛。

【临床应用现状与展望】利福平必须与异烟肼或其他抗结核药物一起给予活动性结核病患者，以预防耐药性分枝杆菌的出现。利福平 600 mg，每天作为单一药物给药并持续 4 个月，是潜伏性结核病的有效和首选治疗方法。利福平在细菌感染中还有其他用途，如可以清除脑膜炎球菌携带，用作接触甲型流感嗜血杆菌病儿童的预防措施。利福平联合疗法也用于治疗严重的葡萄球菌感染，如骨髓炎、假体关节感染和假体心脏瓣膜内膜炎。

【不良反应及药物相互作用】

（1）不良反应：利福平会使尿液、汗液和眼泪呈现无害的橙色（软性隐形眼镜可能会被永久性染色）。不良反应包括皮疹、血小板减少和肾炎。利福平可能引起胆汁淤积性黄疸，偶尔导致肝炎，并且常见的副作用是轻链蛋白尿症。如果给药次数少于每周 2 次，利福平可能引起类似流感的综合征，特点是发热、寒战、肌痛、贫血和血小板减少。其使用与急性肾小管坏死有关。

（2）药物相互作用：利福平强烈诱导大多数细胞色素 P450 同工酶（CYP1A2、CYP2C9、CYP2C19、CYP2D6 和 CYP3A4），这增加了许多其他药物的清除，包括美沙酮、抗凝药、环孢素、某些抗癫痫药、蛋白酶抑制剂、某些非核苷类逆转录酶抑制剂、整合酶链转移酶抑制剂、避孕药等。利福平的合用会显著降低这些药物的血药浓度。

吡嗪酰胺

吡嗪酰胺（PZA）是烟酸胺的衍生物。在中性 pH 下无活性，但在 pH 5.5 时，可在约 20μg/ml 的浓度下抑制结核杆菌。该药物被巨噬细胞吸收，并在溶酶体酸性环境中对内生分枝杆菌发挥活性。

【药理作用】吡嗪酰胺被分枝杆菌的吡嗪酰胺酶（由 *pncA* 基因编码）转化为其活性形式——吡嗪酸。吡嗪酸破坏了分枝杆菌的细胞膜代谢和转运功能。

【体内过程】以 25mg/（kg·d）的剂量口服给药 1～2 小时后，血药浓度可达到 30～50μg/ml。吡嗪酰胺从胃肠道吸收良好，广泛分布于体内组织，包括炎症的脑膜。半衰期为 8～11 小时。原药物在肝脏代谢，但代谢物通过肾脏清除；因此，在进行血液透析的患者及肌酐清除率＜30ml/min 的患者中，吡嗪酰胺应以 25～35mg/kg，每周 3 次给药。在正常肾功能的患者中，使用 30～50mg/kg 的剂量，作为每周 3 次或每周 2 次的治疗方案。

【临床应用现状与展望】吡嗪酰胺是联合异烟肼和利福平在短程（6 个月或更短）方案中的重要前线药物。结核杆菌较易产生对吡嗪酰胺的耐药性，但与异烟肼或其他抗分枝杆菌药物没有交叉耐药性。

【不良反应】吡嗪酰胺的主要不良反应包括肝毒性（在 1%～5%的患者中出现）、恶心、呕吐、药物热、光敏性和高尿酸血症。

乙 胺 丁 醇

乙胺丁醇（ethambutol）是一种合成的、水溶性的、热稳定的化合物，一般以盐酸盐的形式提供。

【药理作用】乙胺丁醇抑制由 embCAB 操纵子编码的分枝杆菌阿拉伯糖转移酶。阿拉伯糖转移酶参与脂多糖的聚合反应，这是分枝杆菌细胞壁的必要组成部分。对乙胺丁醇的耐药性是由 *emb* 基因产品过表达或 *embB* 结构基因内突变所致。在体外，对乙胺丁醇敏感的结核分枝杆菌和其他分枝杆菌被 1～5μg/ml 的乙胺丁醇抑制。

【体内过程】乙胺丁醇从肠道吸收良好。摄入 25mg/kg 剂量后，2～4 小时内血药浓度达到 2～5μg/ml 的峰值。大约 20%的药物以未变化形式通过粪便排出，50%通过尿液排出。在肾衰竭情况下，乙胺丁醇会累积，并且如果肌酐清除率小于 30ml/min，剂量应从每天 1 次减少到每周 3 次。乙胺丁醇仅在脑膜发炎时才能通过血脑屏障。脑脊液中的浓度在脑膜炎环境中高度可变，从血清水平的 4%到 64%。

【临床应用现状与展望】和所有抗结核药物一样，单独使用乙胺丁醇时很快就会产生耐药性。因此，乙胺丁醇总是与其他抗结核药物联用。乙胺丁醇盐酸盐 15～25mg/kg 通常作为与异烟肼、利福平和吡嗪酰胺联合使用的每日单剂给药，在积极的结核病治疗的初始强化阶段使用。更高的剂量可用于治疗结核性脑膜炎。较高剂量也已用于直接观察疗法的间歇性给药方案，如每周 3 次 25～30mg/kg，或每周 2 次 50mg/kg。乙胺丁醇也与其他药物联合用于治疗非结核分枝杆菌感染，如鸟分枝杆菌复合群（MAC）或堪萨斯分枝杆菌（*Mycobacterium kansasii*）。

【不良反应】对乙胺丁醇过敏是罕见的。最严重的不良反应是视神经炎，导致视力减退和红绿色盲。这种剂量相关的不良反应更可能发生在连续使用数月的 25mg(kg·d)剂量。在 15mg/(kg·d) 或更低剂量下，视觉干扰通常在至少 1 个月的治疗后发生，约 2%的患者会出现此症状。专家推荐在治疗开始前和随后每月进行视力和颜色辨别测试，特别是对于那些使用较高剂量或有肾功能受损的患者。由于儿童无法进行视力和红绿色辨别评估，相对禁止使用乙胺丁醇。

贝 达 喹 啉

【药理作用】贝达喹啉（bedaquiline）于 2012 年在美国获批上市，于 2016 年在中国获批上市。贝达喹啉是一种二芳基喹啉化合物，是 1971 年以来首个获批的具有新作用机制的抗结核分枝杆菌药物，通过抑制分枝杆菌的 ATP 合成酶起杀菌作用。

【体内过程】贝达喹啉可与蛋白高度结合，主要通过细胞色素 P450 系统代谢并通过粪便排泄。当与高脂食物一起服用时，贝达喹啉的血浆浓度和血浆暴露量可以增加 1 倍。贝达喹啉及其主要代谢物 M2 的平均终末半衰期大约为 5.5 个月，M2 的抗分枝杆菌活性约为贝达喹啉的 1/6～1/4。CYP3A4 是参与贝达喹啉代谢的主要同工酶。

【临床应用现状与展望】贝达喹啉用于肺部多药耐药的结核病患者能提高治疗成功率并降低死亡风险。贝达喹啉通常使用疗程为 6 个月，口服给药。推荐剂量为前 2 周每日 1 次每次 400 mg，随后的 22 周改为每周 3 次每次 200 mg，与食物一起服用以最大限度地提高吸收。

【不良反应及药物相互作用】常见的不良反应有恶心、关节痛、头痛和肝毒性，可导致 QT 间期延长并造成死亡，建议在没有更好治疗选择的患者中使用，有心脏问题的患者慎用。贝达喹啉与麻风病治疗药物氯法齐明（clofazimine）之间存在交叉耐药性，可能是多底物外排泵 MmpL5 被上调表达所导致。

普托马尼

普托马尼（pretomanid）是一种硝基咪唑并噁嗪类药物，2019 年在美国获批用于结核病的治疗。它与另一种抗结核病新药德拉马尼(delamanid)的作用机制相似。

【药理作用】普托马尼在有氧或无氧条件下均可被结核分枝杆菌的脱氮黄素依赖性硝基还原酶激活。在有氧条件下，当细菌处于增殖状态时，普托马尼通过抑制分枝菌酸合成来阻止细胞壁的形成。在无氧条件下，普托马尼激活后释放的一氧化氮对静止期非复制菌群产生呼吸毒性作用，从而起到杀菌作用。普托马尼对宿主细胞的毒性相对较低。

【体内过程】普托马尼的推荐剂量为每日 200mg，半衰期约为 16 小时。它通过多种途径代谢，约 20%由 CYP3A4 催化代谢，需避免与强 CYP3A4 诱导剂共用。普托马尼通过尿液和粪便排泄。

【临床应用现状与展望】普托马尼联合利奈唑胺和贝达喹啉被推荐用于治疗广泛耐药、早期广泛耐药或多药耐药型结核病患者，疗程为 6 个月。

【不良反应及药物相互作用】普托马尼单药给予时能被较好耐受，常见头痛和胃肠道副作用。当普托马尼与贝达喹啉、利奈唑胺联用时，不良反应有神经病变、头痛、痤疮、贫血、胃肠症状、肝酶升高、皮疹和巨淀粉酶血症，利奈唑胺是导致这些不良反应的主要因素，普托马尼与肝酶升高也有关。

二、二线抗结核病药物

利福喷丁

利福喷丁是利福平的类似物，药效较利福平久。

【药理作用】利福喷丁对结核分枝杆菌（*Mycobaterium tuberculosis*）和鸟分枝杆菌复合群（MAC）有效。与所有利福霉素一样，它是细菌 DNA 依赖的 RNA 聚合酶抑制剂，与利福平具有交叉抗性。像利福平一样，利福喷丁是细胞色素 P450 酶的诱导剂，可以降低其他经肝脏代谢的药物的血药浓度，但作用与利福平相比较弱。

【体内过程】与利福平相比，利福喷丁引起的其他药物代谢诱导作用较少，并且与利福平相比，其肝毒性较小。利福喷丁的微生物活性代谢物 25-脱乙酰利福喷丁的毒性比利福平小。

【临床应用现状与展望】利福喷丁现在可以作为药物敏感型结核病治疗方案的一部分，与异烟肼、吡嗪酰胺和莫西沙星一起使用，用来代替利福平。

【不良反应及药物相互作用】利福喷丁与其他利福霉素有交叉过敏性，对利福霉素过敏的患者禁用。

利奈唑胺

利奈唑胺（linezolid）是一种噻唑烷酮类抗生素，它是首个获批上市用于临床治疗的氧代唑烷酮类抗生素。

【药理作用】利奈唑胺可结合细菌核糖体的 50S 亚单位并阻止形成功能性的 70S 复合体，从而抑制了细菌 mRNA 的翻译过程。这种独特的作用机制使得利奈唑胺能有效对抗多种耐药细菌。

【体内过程】利奈唑胺于体外可以在 4～8μg/ml 的浓度下抑制结核分枝杆菌。它可以达到良好的细胞内浓度，并且在小鼠结核病模型中具有活性。

【临床应用现状与展望】利奈唑胺已与其他二线和三线药物联合使用，治疗由多重耐药菌株引起的结核病患者。此外，利奈唑胺可能由于在特定患者中副作用小而被选作替代一线药物。它被推荐与贝达喹啉和普托马尼联用。

【不良反应及药物相互作用】长期用药会产生包括骨髓抑制及不可逆的周围神经和视神经病变在内的重大不良反应。在患者治疗时间＞2 周后，约 3%的患者可能发生可逆的骨髓抑制，包括血小板减少、粒细胞减少和贫血。因此，每周需监测全血细胞计数，尤其是治疗期＞2 周的患者。专家推荐为接受利奈唑胺治疗的患者补充吡哆醇。通常避免在同时使用含血清素药物的患者中使用利奈唑胺，以防止血清素综合征的发生。

对氨基水杨酸

【药理作用】对氨基水杨酸（para-aminosalicylic acid，PAS）是一种叶酸合成拮抗剂，几乎专门针对结核分枝杆菌的活性。它在结构上类似于对氨基苯甲酸（PABA），被认为具有类似于磺胺药的作用机制。结核杆菌通常对 1～5μg/ml 浓度的对氨基水杨酸敏感。

【体内过程】该药物在除脑脊液外的组织和体液中广泛分布。对氨基水杨酸通过尿液迅速排泄，部分以活性 PAS 形式排泄，部分以乙酰化化合物和其他代谢产物形式排泄。为了避免在肾功能受损时积累，当肌酐清除率小于 30ml/min 时，最大剂量为每日两次，每次 4g。

【不良反应】对氨基水杨酸会导致患者服药不耐受的问题。胃肠症状常见，但使用缓释颗粒时出现的频率较低，通过在餐饮时给药并配合抗酸剂，可以减轻这些症状。可能发生消化性溃疡和出血。过敏反应表现为发热、关节痛、皮疹、肝脾大、肝炎、淋巴结肿大和粒细胞减少，通常在对氨基水杨酸治疗 3～8 周后发生，需要暂时或永久停止给药。

第六节　新型抗菌药物研发进展与研究模型

全球抗生素的使用、滥用及抗生素选择性不足加速了耐药微生物株的出现，这些耐药株削弱了现有抗菌药物的有效性，构成了全球公共健康不可避免的威胁。例如，2019 年 WHO 的报告揭示，抗结核药物的抗药性每年造成约 160 万人死亡。

近年来，虽然抗生素耐药性问题不断加剧，但新型抗生素的研发并没有与之匹配的增长。抗生素研发目前受到经济模式限制、研发方法的瓶颈、政策和监管环境等因素的影响，其创新正在减少。目前制药行业对新型抗生素研发的投资不足，部分原因在于抗生素研发的高风险、高成本，以及相对低回报的经济模型。同时研发方法尚存局限性，虽然科学家们一直在寻找新的抗生素靶点和化合物，但自然界中可以开发为新药的资源越来越有限，而对于那些已知的靶点，发现全新机制的化合物变得越来越困难。此外，缺乏足够的经济激励措施，如市场保护延长或税收优惠，也使得制药公司转向了更有经济回报的研究领域。

一、新型抗菌药物的研发进展

1. 挖掘生物多样性、寻找新的生物活性分子 早期的抗生素往往都是从土壤或其他环境微生物中发现的，但是一般环境中的产抗生素的微生物资源已经几乎枯竭。而从极端环境中以前被忽视的细菌门类中可以发现抗菌的新型生物活性分子。

环肽类是一种潜在的抗菌药物，具有较好的稳定性、较高的目标选择性、细胞渗透性等。我国科学家在我国南海收集的海泥中分离出来一种新的海洋放线菌 *Marinactinospora thermotolerans* SCSIO 00652，并从中分离得到一种多噻唑环肽 marthiapeptide A，其对微球菌、金黄色葡萄球菌、枯草杆菌和苏云金杆菌表现出强抗菌活性，最低抑菌浓度分别为 2μg/ml、8μg/ml、4μg/ml 和 2μg/ml。

在分离自大西洋深海沉积物中的链霉菌 *Streptomyces sp.* NTK 937 中发现了一种天然苯并噁唑抗生素 caboxamycin。其对革兰氏阳性枯草芽孢杆菌、缓慢葡萄球菌（*Staphylococcus lentus*）、表皮葡萄球菌（*Staphylococcus epidermidis*）显示出抑菌活性。其靶点磷酸二酯酶是环核苷酸信号通路的关键因子，具有多种生理功能。

甘蔗的细菌病原白条黄单胞菌（*Xanthomonas albilineans*）产生的一种强效 DNA 促旋酶抑制剂——白条素（albicidin），其抑制效果显著优于大多数 DNA 促旋酶抑制剂。最近对它的结构解析揭示其肽链可以将一端结合在 DNA 促旋酶二聚体的形成界面，另一端则插入到切割后的 DNA 底物片段之间，从而有效地锁住 DNA 促旋酶并阻止其发挥功能。白条素对许多革兰氏阳性菌和革兰氏阴性菌具有迅速的杀菌作用，在 8μg/ml 浓度下对哺乳动物细胞没有细胞毒性，可作为潜在的临床抗菌药物。

2. 寻找新作用靶点用于药物筛选 一些研究对新的抗菌药物靶点进行了探索，以对抗日益增长的抗药性问题。这些靶点有 *N*-乙酰氨基葡萄糖苷酶 NagZ、通透酶 AmpG 和多聚磷酸激酶（PPK）等。针对这些新型靶点建立药物体外筛选模型，可以筛选到新型苗头化合物。

二、抗菌药物研究模型

1. 产抗生素的环境微生物体外筛选平台 该类平台用于在体外大量筛选产抗菌物质的环境微生物。例如，美国微生物学家 Selman Waksman 在 20 世纪 40 年代创建了基于微生物体外平板培养后产生抑菌圈的筛选平台。利用此平台，Waksman 观察到大量土壤中的放线菌都可以抑制其他微生物的生长，并从放线菌中成功找到了对革兰氏阳性菌、革兰氏阴性菌均具有抑菌活性的链霉素。

2. 化合物的体外抑菌系统 该系统通过观察化合物在体外对微生物生长的影响，测定 MIC_{50} 或 MIC_{90} 等指标，判断化合物的抑菌活性。可以测试一个化合物对多种菌株的抗性水平及其抗菌谱，也可对一个耐药菌株筛选大量的抑菌化合物。具体实施中，病原培养条件、菌株的遗传背景可以有所变化。

一些系统为了提高体外系统的成功率，模拟了体内的感染环境，又称组织模拟模型（tissue-mimetic model），包含从简单地模拟体液环境到采用复杂的类器官培养。当用于药物高通量筛选时，组织模拟模型可以设置得相对简单，一般是在培养基中添加模拟真实生理环境的无机分子或者有机代谢产物，如使用合成尿液或痰液来筛选治疗尿路感染和上呼吸道感染的化合物。对于高通量筛选出的候选化合物，则利用更为复杂的微生物培养条件，如在微组织和类器官上培养病原微生物、加入巨噬细胞或中性粒细胞等免疫细胞、模拟体液流动等。

为了筛选靶向新型药物靶点的化合物，一些研发工作通过遗传改造降低目标靶点基因的表达量或减弱其蛋白活性，使得对该靶点微弱的干扰也可以产生抑菌效果，或者也通过改造菌种提高细胞膜通透性或降低药物外排泵的活性，从而提高对筛选的化合物的敏感性。该策略通过找到具有一定抑菌活性的苗头化合物，之后采用结构优化的方式提高抑菌活性和降低毒性，获得可以临床使用的药物。

3. 抗生素研究的动物模型 相较于体外系统，动物模型提供了一种测试抗生素体内功效的手段，其是衔接体外试验和临床试验的关键环节。成功的动物模型结果是一个药物进入临床试验的关键证据。例如，小鼠和大鼠是常用的肺炎动物模型，通过在鼻腔或者气管内接种肺炎克雷伯菌、铜绿假单胞菌或肺炎链球菌，可以导致小鼠的肺部炎症。这种模型可以用来测试新型药物的治疗效果，也可以用于研究宿主免疫反应、研究病原菌的抗药性等。此外，大蜡螟（*Galleria mellonella*）因其先天免疫系统与脊椎动物高度相似，也作为一种替代的动物模型，用于研究革兰氏阳性菌和革兰氏阴性菌的致病力及评价抑菌药物的功效。

三、噬菌体疗法

噬菌体是一类可以感染细菌、古细菌、真菌、藻类或螺旋体等微生物的病毒的总称，通过感染宿主细胞导致其裂解。噬菌体在环境中普遍存在。英国细菌学家 Frederick Twort 和法国巴斯德所的微生物学家 Felix d' Hérelle 分别于 1915 年和 1917 年报道发现了噬菌体，之后欧洲的一些研究机构就开展了噬菌体疗法的相关研究，包括俄国、格鲁吉亚、波兰。第二次世界大战中，苏联军队曾使用噬菌体制剂来治疗前线士兵的撕裂伤、坏疽和肠道感染。1978 年以前，法国准许噬菌体制剂用于临床治疗各类细菌感染。苏联建立在格鲁吉亚的乔治 •埃利亚瓦研究所（George Eliava Institute）至今仍在进行噬菌体疗法的研究和临床治疗，每年都有数百名有慢性感染和抗生素无法治疗的患者前去就诊。近十年，美国加州大学圣地亚哥分校附属桑顿医院、耶鲁大学、梅奥诊所等机构也完成了一系列噬菌体治疗抗生素耐药菌导致的严重感染的案例。

噬菌体疗法在我国的开发和使用始于 20 世纪 50 年代，大连生物制品研究所生产了痢疾噬菌体药品，用于预防和治疗 4 种志贺杆菌引发的痢疾，武汉生物制品研究所也进行了噬菌体产品的试生产。2017 年，上海市公共卫生临床中心成立了噬菌体与耐药研究所，这是国内唯一具有噬菌体临床治疗资质的机构，其开展了一些噬菌体疗法的临床应用，如在 2018 年治愈了自 20 世纪 50 年代之后第 2 例多重耐药的肺炎克雷伯菌感染。

噬菌体相较于抗生素，具有更好的细菌细胞穿透性。噬菌体是专性寄生微生物，对人体和其他有益菌无害，也可减少机会性感染。如果使用得当，理论上应有更好的治疗效果。但其缺点也很明显，由于具有宿主专一性，对不同的病菌需要寻找不同的噬菌体。对于一个具体的细菌感染，需要对其定制可使用的噬菌体，因此无法用于大量的人群。目前抗生素的耐药性日益严重，噬菌体疗法又再次被关注。与 100 年前不同，分子生物学、组学技术日新月异的发展，有望帮助克服现有的瓶颈，推动相关技术应用于更广泛人群的因抗生素耐药菌导致的感染的治疗。

（许　凯）

第十五章　抗感染药物（真菌和寄生虫感染）

第一节　抗真菌药物概述

在众多形态各异的微生物之中，有一类真核生物涵盖了从单细胞的酵母到多细胞的霉菌和蘑菇，构建了一个独特的生物王国——真菌界（Fungi）。真菌作为一种异养生物，可以通过周围环境分泌消化酶来分解有机物质，并吸收分解后的小分子营养。这些生物在生态系统中扮演着关键角色，它们既可以作为分解者参与有机物的循环，又可以形成与植物的共生关系。大多数真菌对人类是无害的，但某些真菌在特定条件下可以引起感染。真菌感染可根据感染的部位和深度分为浅部真菌感染和深部真菌感染两大类。浅部真菌感染比较常见，主要出现在皮肤、指甲和头皮等部位。这些感染通常不会威胁到生命，但可能导致感染者出现皮肤瘢痕、发痒、脱皮、发红及指甲变形等症状。深部真菌感染，也称为侵袭性真菌感染，一般发生在身体内部，如肺部、血液、脑部和其他组织中。这类感染通常发生在免疫系统受损的人群中，如艾滋病患者、癌症患者、器官移植患者和长期使用免疫抑制剂的个体。深部真菌感染通常由念珠菌（*Candida spp.*）、隐球菌（*Cryptococcus spp.*）、曲霉菌（*Aspergillus spp.*）和荚膜组织胞浆菌（*Histoplasma capsulatum*）等真菌引起。近年来，随着免疫抑制剂、糖皮质激素、广谱抗生素在临床上的广泛使用，全球免疫抑制病群体数量增多，致使侵袭性真菌感染的发病率呈逐年上升的趋势，每年造成约 160 万人死亡，对全球公共卫生健康和社会经济发展造成严重威胁。

抗真菌药物通过干扰真菌的正常生命过程而起到抑制真菌生长繁殖或杀死真菌细胞的作用。根据作用机制和化学结构的不同，抗真菌药物主要分为多烯类、唑类、棘白菌素类和丙烯胺类。临床上抗真菌药物的选择依赖于多种因素，包括感染的类型、病原真菌的种类、药物的毒性和副作用，以及患者的健康状况等。随着耐药性真菌株的出现和新型真菌病原体的发现，开发新的抗真菌药物和治疗策略成为迫切的需求。这促使科学家继续探索更有效、更安全的治疗方法，以应对不断变化的真菌感染挑战。

第二节　临床常用的抗真菌药

一、唑类

唑类（azoles）药物根据其环中的氮原子数量分为咪唑类（imidazole）和三唑类（triazole）两种。咪唑类药物包括克霉唑（clotrimazole）、咪康唑（miconazole）、酮康唑（ketoconazole）。三唑类药物包括氟康唑（fluconazole）、伊曲康唑（itraconazole）、伏立康唑（voriconazole）、泊沙康唑

（posaconazole）。唑类药物是临床上应用最广的一类抗真菌药，咪唑类在应用时表现出较大的毒性，而新一代的三唑类药物在安全性上有显著的改善。

氟 康 唑

【药理作用】氟康唑通过抑制真菌羊毛甾醇14-α-去甲基化酶（CYP51酶）破坏麦角固醇的合成。麦角甾醇是真菌细胞膜的特有且重要的组成部分，干扰其合成将导致细胞膜完整性遭到破坏，从而抑制真菌生长。

【体内过程】氟康唑有良好的水溶性，易于渗透到脑脊液中。氟康唑通过口服就可以达到很高的生物利用度，且吸收不受进食影响。口服后0.5～1.5小时血浆浓度达峰值，在血浆中的消除半衰期约为30小时。氟康唑可以有效分布于各种体液中，主要通过肾脏排泄出体外，但良好的水溶性也使得接近80%剂量的药物在尿中以原型排出。

【临床应用现状与展望】氟康唑适用于成人和儿童多种真菌感染的治疗与预防。适应证包括成人的隐球菌性脑膜炎、球孢子菌病、侵袭性念珠菌病、黏膜念珠菌病等，也可用于特定疾病的预防，如可以降低HIV感染患者的念珠菌病复发率等。对于0～17岁的儿童和青少年，氟康唑可用于治疗黏膜念珠菌病、侵袭性念珠菌病和隐球菌性脑膜炎，以及预防免疫功能受损患者的念珠菌感染。此药物也用于维持治疗，预防高风险的儿童隐球菌性脑膜炎的复发。

【不良反应及药物相互作用】氟康唑的常见不良反应包括头痛、腹痛、腹泻、恶心、呕吐和丙氨酸氨基转移酶升高，罕见不良反应有贫血、粒细胞缺乏、白细胞减少和血小板减少。由于氟康唑能抑制细胞色素P450酶系，包括CYP2C9、CYP2C19和CYP3A4，它与多种药物存在相互作用。特别地，氟康唑不能与特非那定、西沙比利等药物联用，以避免QT间期延长和尖端扭转型室性心动过速。与胺碘酮、环磷酰胺等药物合用时可能需要调整剂量，以减少不良反应和增强治疗效果。

伊 曲 康 唑

【药理作用】同氟康唑。

【体内过程】口服后2～5小时可达血药浓度峰值，药代动力学呈非线性特征，多次给药可导致药物蓄积。单次给药后的终末半衰期为16～28小时。伊曲康唑的吸收迅速，绝对口服生物利用度约为55%，餐后立即服用可最大化吸收。伊曲康唑与蛋白结合率极高（99.8%），在组织中广泛分布，特别是在肺、肾、肝等器官中的药物浓度较血浆高，而在脑中的浓度较低。主要经肝脏代谢，通过尿和粪便以无活性代谢产物形式排出，原型药物和活性代谢产物的肾脏排泄量少于1%。

【临床应用现状与展望】伊曲康唑适用于治疗由敏感菌属引起的涉及皮肤、毛发、指甲和黏膜的真菌感染，包括皮肤真菌病（如体股癣、手足癣、花斑糠疹、马拉色菌毛囊炎）、甲真菌病、外阴阴道念珠菌病和真菌性角膜炎。此外，伊曲康唑还适用于治疗敏感菌属引起的侵及皮肤及皮下组织的真菌感染，包括孢子丝菌病、着色芽生菌病和曲霉菌病，也用于治疗系统性真菌病，如系统性曲霉菌病、念珠菌病、双相型真菌病（如芽生菌病、组织胞浆菌病、副球孢子菌病）和其他各种少见的系统性真菌病。

【不良反应及药物相互作用】伊曲康唑的常见不良反应包括头痛、恶心和腹痛等神经系统和胃肠系统问题，罕见不良反应可能影响多个系统，如感染、血液、免疫和皮肤等。伊曲康唑涉及广泛的药物相互作用，主要通过CYP3A4代谢，并能影响其活性。与之合用的α受体阻滞剂、抗心律失常药等可能需要调整剂量。特别地，与CYP3A4酶诱导剂合用可显著降低伊曲康唑的生物利用度，降低疗效。此外，降低胃酸度的药物会减少伊曲康唑胶囊的吸收。

伏立康唑

【药理作用】同氟康唑。

【体内过程】伏立康唑口服吸收快且彻底，1～2 小时内达到峰值血药浓度，生物利用度约 96%。高脂餐可减少其血药峰浓度和药时曲线下面积。该药在体内广泛分布，血浆蛋白结合率约 58%，可在脑脊液中被检测到。它主要通过肝脏代谢，只有小于 2%的药物以原型通过尿排出。其终末半衰期约为 6 小时，但由于其非线性药代动力学特征，半衰期不适用于其药物蓄积或清除的预测。

【临床应用现状与展望】伏立康唑用于治疗成人和 2 岁及以上儿童的多种严重真菌感染。其适应证包括侵袭性曲霉病、非中性粒细胞减少患者的念珠菌血症、对氟康唑耐药的严重侵袭性念珠菌感染（包括克柔念珠菌），以及由足放线病菌属和镰刀菌属引起的严重感染。伏立康唑主要用于治疗进展性、可能威胁生命的真菌感染患者，并用于预防接受异基因造血干细胞移植（HSCT）的高危患者的侵袭性真菌感染。

【不良反应及药物相互作用】伏立康唑的不良反应广泛但大多为轻至中度，包括视觉损害、皮疹、恶心、呕吐、腹泻、头痛和肝功能异常等。由于伏立康唑是强效的 CYP3A4 抑制剂且通过 CYP2C19、CYP2C9 和 CYP3A4 代谢，它可与多种药物产生相互作用，尤其禁忌与西罗莫司和依维莫司等免疫抑制剂合用。也不可与卡马西平等 CYP450 强效诱导剂合用，因其可显著降低伏立康唑血药浓度。同时，需谨慎与能延长 QTc 间期的药物及与其他通过 CYP3A4 代谢的药物合用，需调整剂量并密切监测。

二、多烯类

多烯类（polyenes）抗真菌药物是一类从土壤链霉菌的次级代谢产物中分离的抗真菌化合物，包括两性霉素 B（amphotericin B）和制霉菌素（nystatin）。其中，两性霉素 B 因其广泛的抗真菌谱和强大的抗真菌活性，已成为治疗严重系统性真菌感染的主要药物。

两性霉素 B

【药理作用】过去认为两性霉素 B 通过结合真菌细胞膜上的麦角甾醇形成孔洞，导致细胞膜的完整性被破坏，进而造成细胞内外离子平衡失调而杀死真菌。最近的研究表明，两性霉素 B 的主要抗真菌作用机制实际上是通过形成外膜的海绵状聚集体来提取细胞膜中的麦角固醇，并非直接形成离子通道。这种提取作用导致了细胞膜的破坏和真菌细胞的死亡。两性霉素 B 还可以通过引起细胞内氧化损伤发挥其抗真菌作用。

【体内过程】两性霉素 B 主要通过静脉给药。由于其较大的分子量和亲脂性，其在体内的分布广泛，但穿透中枢神经系统的能力较差。药物主要通过肾脏排泄，因此在有肾功能障碍的患者中使用时需要特别注意调整剂量。

【临床应用现状与展望】两性霉素 B 被用于治疗多种侵袭性真菌感染，如念珠菌病、曲霉病、隐球菌病、球孢子菌病、组织胞浆菌病、毛霉病和孢子丝菌病。两性霉素 B 脱氧胆酸盐制剂因有肾毒性而不能大量使用，影响了其治疗效果。为了解决这一问题，现已经开发并陆续推出了三种脂质制剂的两性霉素 B：两性霉素 B 脂质复合物（amphotericin B lipid complex，ABLC）、两性霉素 B 胶状分散体（amphotericin B colloidal dispersion，ABCD）、两性霉素 B 脂质体（liposomal amphotericin B，LAmB）。基于脂质的两性霉素 B 制剂的毒性大大改善，通常作为许多适应证的一线治疗药物。例如，两性霉素 B 脂质体具有较强的中枢神经系统穿透能力，是治疗念珠菌性脑膜炎或眼内炎的首选制剂。

【不良反应及药物相互作用】常见不良反应包括肾毒性、输液反应、电解质异常和轻微的肝毒性。肾毒性主要由直接肾小管损伤和血管收缩引起，与药物总累积剂量成正比，约30%的患者会发生急性肾衰竭，相关死亡率超过50%。脱氧胆酸盐制剂和基于脂质的制剂显示出较低的肾毒性。输液反应可能为由Toll样受体激活引起的炎症反应，非甾体抗炎药、抗组胺药和皮质类固醇预处理可能有效。两性霉素B的肝毒性不常见，且通常较轻。由于不通过肝脏CYP450酶代谢，本品的药物相互作用很少，但与免疫抑制剂（如他克莫司或环孢素）联合使用时需注意肾损伤和电解质紊乱风险增加。

三、棘白菌素类

棘白菌素（echinocandins）是一类环状脂肽化合物，由构巢曲霉（*Aspergillus nidulans*）、棘孢曲霉（*Aspergillus aculeatus*）和*Glarea lozoyensis*等丝状真菌发酵天然产物经化学修饰获得。棘白菌素抑制β-(1,3)-葡聚糖的合成，这种多糖是真菌细胞壁的主要成分，但在哺乳动物细胞中并不存在，因此该类药物具有低毒性和高效性的特点。棘白菌素的代表性药物包括卡泊芬净（caspofungin）、米卡芬净（micafungin）和阿尼芬净（anidulafungin）。

卡泊芬净

【药理作用】通过非竞争性的方式与真菌细胞壁的β-(1,3)-葡聚糖合酶结合，阻断细胞壁葡聚糖的合成，导致真菌细胞壁受损，从而抑制真菌生长和繁殖，达到治疗效果。

【体内过程】卡泊芬净口服生物利用度低，临床上仅采用静脉注射形式给药。卡泊芬净的水溶性高且易与蛋白结合。其半衰期为9～11小时，代谢物通过肾脏和胃肠道排泄。只有在严重肝功能不全的情况下才需要调整剂量。

【临床应用现状与展望】卡泊芬净目前用于治疗播散性和黏膜皮肤念珠菌感染，也用于在发热性粒细胞减少期间的经验性抗真菌治疗。此外，对于两性霉素B治疗无反应的侵袭性曲霉菌感染，卡泊芬净也被推荐作为替代的挽救治疗方案，并用于治疗儿童（3个月至17岁）念珠菌感染。

【不良反应及药物相互作用】卡泊芬净不抑制细胞色素P450（CYP）系统。临床研究中，卡泊芬净不是P糖蛋白的底物，仅为细胞色素P450酶的弱底物。伊曲康唑、两性霉素B、麦考酚酯、奈非那韦或他克莫司不影响卡泊芬净的药代动力学，且卡泊芬净对这些药物活性代谢物的药代动力学无影响。环孢素增加了卡泊芬净的AUC（约35%），但不影响环孢素的血浆浓度。卡泊芬净与环孢素联用可能导致肝酶ALT和AST暂时性升高。他克莫司联合卡泊芬净使用时，卡泊芬净降低了他克莫司的血药浓度，建议对他克莫司的剂量进行调整，并进行血药浓度监测。利福平与卡泊芬净联用时，应将卡泊芬净的剂量调整为每日一次，70mg。

四、嘧啶类

嘧啶类药物主要通过抑制真菌DNA和蛋白质的合成来发挥抗真菌作用，代表药物有氟胞嘧啶（flucytosine）。

氟胞嘧啶

【药理作用】氟胞嘧啶是一种窄谱抗真菌药物，主要用于治疗由隐球菌和念珠菌引起的严重感染。其抗真菌作用机制主要通过抑制真菌细胞内的核苷酸合成来实现。氟胞嘧啶被真菌细胞通过细胞膜上的细胞色素渗透酶系统主动摄取进入细胞内后，经过一系列酶促反应转化为5-氟尿嘧啶（5-FU），后者进一步抑制了嘌呤和嘧啶的合成，从而阻碍DNA和RNA的合成，导致真菌细胞的生长受阻和死亡。

【体内过程】口服给药后，氟胞嘧啶能够被快速且几乎完全地吸收，生物利用度高。口服后1～2小时血药浓度达到峰值。本品在体内广泛分布，能够穿透血脑屏障进入脑脊液。氟胞嘧啶主要以原型通过肾脏排泄，因此，肾功能不全的患者在使用时需要特别注意剂量调整。

【临床应用现状与展望】氟胞嘧啶是治疗隐球菌脑膜炎的首选药物，常与两性霉素B联合使用。虽然氟胞嘧啶对多数念珠菌有效，但其单独使用易快速产生耐药性，限制了作为独立治疗选项的可能性。为避免耐药，可以在特定情况下与其他抗真菌药物（如两性霉素B）联合使用。由于高浓度的氟胞嘧啶可通过尿液排泄，氟胞嘧啶单药治疗可能适用于治疗念珠菌性膀胱炎且治疗过程相对较短。

【不良反应及药物相互作用】氟胞嘧啶的不良反应主要为骨髓抑制和肝毒性。剂量依赖性的血细胞减少（包括贫血、白细胞减少和血小板减少）较为常见。由于主要通过肾脏排出，肾功能不全的患者面临更高的毒性风险。氟胞嘧啶也可能导致胃肠不适和皮疹，存在致畸风险，故妊娠期避免使用。阿糖胞苷能通过竞争性抑制减弱氟胞嘧啶的抗真菌效果。与两性霉素B联用时，可以发挥协同作用，但也可能增加氟胞嘧啶的毒性。同时使用骨髓抑制类药物时，毒性反应，特别是对造血系统的不良影响，可能会增加。

五、丙烯胺类

丙烯胺类药物通过破坏细胞膜合成，达到杀灭或抑制真菌的目的。其代表药物包括特比萘芬（terbinafine）、布替萘芬（butenafine）和萘替芬（naftifine）。

特比萘芬

【药理作用】特比萘芬与细胞膜麦角固醇合成通路中的关键酶角鲨烯环氧化酶特异性结合并抑制其活性，干扰真菌细胞膜早期的生物合成，从而导致麦角甾醇的缺乏及细胞内角鲨烯的聚积，使真菌细胞死亡。

【体内过程】口服给药后，特比萘芬吸收良好，0.25 g剂量2小时内可达到血浆浓度峰值。吸收半衰期为0.8小时，分布半衰期为4.6小时。口服后药物迅速分布到真皮内，并在亲脂性的角质层内积聚。此外，该药物能够通过皮脂排出，因此在毛囊、毛发、皮肤及指甲中浓度较高。其代谢产物无生物活性，主要通过尿液排出。

【临床应用现状与展望】特比萘芬是当前临床治疗皮肤浅表真菌感染的主流药物，尤其是皮肤癣菌感染的一线治疗药物。特比萘芬是丙烯胺类药物中独有的兼具外用和口服两种临床给药途径的抗真菌药物。对于头癣、手足癣、体股癣、甲真菌病等浅部真菌病具有较好的疗效。

【不良反应及药物相互作用】特比萘芬通常耐受性好，不良反应多为轻度至中度且为暂时性。罕见情况下可能引起血液和淋巴系统疾病、免疫系统疾病，包括过敏反应。头痛较常见，味觉紊乱不常见但大多可恢复。极少数情况下可能因食欲减少导致体重下降。胃肠道症状如胃胀、食欲下降、消化不良、恶心和腹痛较常见。肝胆疾病和严重皮肤反应罕见。肌肉和结缔组织反应及全身疲劳也较为罕见。特比萘芬对细胞色素P450系统代谢的药物影响小，但能抑制CYP2D6介导的代谢，影响某些药物的清除率，如三环类抗抑郁药、β受体阻滞剂、选择性 5-羟色胺再摄取抑制剂及Ⅰc 类抗心律失常药。与利福平合用时可显著增加其血浆清除率，而西咪替丁可降低其清除率。

第三节 抗真菌药的研究进展

在过去几十年中，人们在侵袭性真菌感染的预防、诊断和管理方面取得了显著进展。然而，侵袭性真菌感染仍对免疫功能低下的人群构成严重威胁。因此，人们迫切需要开发具有高效杀真菌活性和低毒性的新型疗法，以增强宿主反应并减少免疫抑制。目前，系统性抗真菌药物的选择非常有限，仅包括多烯类、唑类和棘白菌素类药物，这限制了对包括侵袭性曲霉病在内的系统性真菌感染的治疗选择。

新型抗真菌药物的研发进展显示出独特的治疗潜力。例如，Rezafungin 是一种长效棘白菌素类药物，具有长半衰期和高稳定性，可通过每周一次静脉给药进行治疗，主要用于念珠菌血症和侵袭性念珠菌病。在临床研究中，Rezafungin 展现出了优异的抗真菌活性和良好的安全性，为治疗念珠菌相关感染提供了新的治疗选项。Ibrexafungerp 是一种三萜类化合物，作为一种新型 *β*-(1,3)-葡聚糖合成酶抑制剂，展现出对多种念珠菌和曲霉的抗菌活性。其通过口服给药，具有良好的生物利用度和组织渗透率，已被美国 FDA 批准用于成人和月经来潮后儿童的复发性外阴阴道念珠菌病（VVC）的治疗。Fosmanogepix 通过靶向真菌特异性酶 Gwt1，抑制 GPI 锚定蛋白的成熟和定位，对包括白念珠菌、新生隐球菌和曲霉等在内的多种真菌均显示出抗菌活性。该药物有口服和静脉注射两种给药方式，具有广泛的抗菌谱和良好的耐受性。Olorofim 作为一种二氢乳清酸脱氢酶（DHODH）抑制剂，通过抑制嘧啶合成影响真菌细胞壁合成，对于多种霉菌具有抗菌活性，尤其是对于耐药菌株。它提供了一种新的作用机制，为治疗侵袭性霉菌感染提供了新的希望。Opelconazole 的独特之处在于其吸入式给药方式，这一创新的给药途径使得药物能够直接作用于肺部，提高治疗效率，同时减少系统性不良反应的风险。这一特性使得 Opelconazole 成为有希望治疗侵袭性肺曲霉病等非播散性肺部真菌感染的药物。Oteseconazole 通过其四唑基团的创新结构，提高了对羊毛固醇 14-α-去甲基化酶的选择性抑制，从而具有更少的药物相互作用和更低的肝毒性风险。这使得 Oteseconazole 不仅适用于复发性 VVC 的治疗，还可能成为治疗其他真菌感染尤其是需要长期治疗的感染的有效药物。

与现有药物相比，这些新药具有独特的优势，如针对新的作用靶点、更好的选择性和改善的药动学及药效学特性。然而，使用时需要注意，广谱抗真菌药物可能改变正常菌群，导致二重感染或耐药菌株的出现。因此，在临床应用新型抗真菌药物时，应严格控制用药剂量和时间。新型抗真菌药物的研发和临床应用的进步为严重真菌感染的治疗提供了更多的选择和希望。这些研究进展不仅增强了我们对真菌感染治疗机制的理解，也为提高治疗效果、降低不良反应风险和应对药物耐药性挑战提供了新的策略。未来，通过跨学科合作和持续的科学研究，有望进一步优化抗真菌治疗方案，为患者带来更为有效和安全的治疗方法。

第四节 抗寄生虫药概述

寄生虫是一类生活在另一生物体内部或表面的生物，它们可以从宿主体内获取营养以维持生命活动。它们包括原虫、蠕虫（线虫、吸虫和绦虫）和外寄生虫等。寄生虫感染可以影响人类及动物的各个系统，包括消化系统、血液系统、肌肉和中枢神经系统等，引起一系列健康问题，从轻微不适到严重疾病甚至死亡。寄生虫病在全球范围内广泛分布，尤其在卫生条件较差的发展中国家中更为常见。寄生虫病对人类健康构成了重大威胁，影响了数十亿人的生活质量，造成严重的经济损失。

寄生虫病通常可以根据寄生虫的类型分为两大类：原虫病和蠕虫病。原虫病是由单细胞的原虫引起的疾病。这类疾病包括疟疾、阿米巴病、利什曼病和锥虫病等。原虫可以通过受污染的水和食物、昆虫叮咬或人际接触等各种途径传播。这些病原体通常影响特定的器官或系统，如肠道、血液或组织，导致各种症状。蠕虫病是由多细胞的寄生蠕虫如线虫、吸虫和绦虫引起的感染。蠕虫病可能导致营养不良、消化不良、腹痛、贫血和其他更严重的健康问题。治疗寄生虫病需要依据寄生虫的类型对症下药，如青蒿素类药物用于治疗疟疾，甲硝唑用于治疗阿米巴痢疾。然而，传统的治疗药物已经使得部分病原产生了一定的抗药性，这是人们治疗寄生虫病时面临的一个重要挑战。这要求人们不断地开发新的药物和治疗方案，以及采用联合治疗策略来提高疗效并减少抗药性的发展。此外，个体化治疗、精确诊断和疾病监测也对有效管理寄生虫病至关重要。全球化和气候变化对寄生虫病的传播和流行也产生了影响。气候变化可能扩大某些寄生虫的分布范围，使原本不受或较少受某些寄生虫病影响的地区变得“脆弱”。所以，人们需要通过使用综合治疗策略、加强公共卫生干预和国际合作应对诸多挑战，以控制和消除寄生虫病。未来，随着科技进步和全球卫生治理的加强，有望更有效地防治寄生虫病，改善全球健康状况。

第五节　临床常用的抗寄生虫药

一、抗疟疾药物

疟疾（malaria）是由疟原虫引起的一种传染性疾病，主要通过雌性按蚊的叮咬进行传播。全球范围内，疟疾对公共卫生构成了重大挑战，尤其是在亚洲、非洲和拉丁美洲的热带及亚热带地区。疟疾的传播与多种因素有关，包括气候条件、环境卫生、人群移动性和蚊虫密度等。疟疾每年导致约 50 万人死亡，数亿人患病。通常有 5 种疟原虫可引起人类疟疾：恶性疟原虫（*Plasmodium falciparum*）、间日疟原虫（*Plasmodium vivax*）、三日疟原虫（*Plasmodium malariae*）、卵形疟原虫（*Plasmodium ovale*）和诺氏疟原虫（*Plasmodium knowlesi*）。其中，恶性疟原虫是导致大多数严重并发症和死亡的主要原因；间日疟原虫在环境中的分布最广；间日疟原虫和卵形疟原虫均能形成休眠体，导致患者在治愈数月至数年后可能复发。疟原虫的生命周期主要分为在雌性按蚊体内（终宿主）的有性生殖阶段和在人类体内（中间宿主）的无性生殖阶段。疟原虫在人体内的发育分为两个主要时期：红细胞外期和红细胞内期。在红细胞外期，疟原虫的孢子通过蚊虫叮咬进入血液，并在 30 分钟内到达肝细胞，进行无性分裂生殖，产生裂殖体并释放裂殖子。在红细胞内期，裂殖子侵入红细胞，形成滋养体，以血红蛋白为食，随后发育为裂殖体并分裂成新的裂殖子。被感染的红细胞破裂，释放裂殖子继续侵染红细胞。部分裂殖子发育为雌雄配子体，随蚊虫叮咬进入蚊体，继续其生命周期。目前抗疟疾药物可分为喹啉类药物、乙胺嘧啶类药物、萘醌类药物、青蒿素类药物。

（一）喹啉类药物

喹啉类（quinoline）抗疟疾药物是治疗和预防疟疾的重要药物类别，主要通过干扰疟原虫的生命周期来发挥作用。这类药物包括几个不同的化合物，主要有氯喹（chloroquine）、伯氨喹（primaquine）和奎宁（quinine）等。

氯　喹

【药理作用】氯喹的主要作用机制是抑制疟原虫细胞内的血红素解毒过程。疟原虫消化宿主红细胞中的血红蛋白释放出血红素，氯喹能够抑制疟原虫对血红素的分解，导致毒性血红素积累，在疟原虫体内形成有毒的复合物，最终导致其死亡。

【体内过程】氯喹口服吸收良好，食物可增加其吸收。在体内，氯喹广泛分布于全身组织，尤其是肝脏、脾脏和肾脏中，也能穿透血脑屏障。氯喹在肝脏经过代谢，主要通过尿液排泄，消除半衰期相对较长，为 1～2 个月，这意味着在一次治疗周期后，氯喹可以在体内保持较长时间。

【临床应用现状与展望】主要用于治疗非复杂性的间日疟、三日疟，也用于预防疟疾。尽管在一些地区，对氯喹的耐药性已经导致其使用减少，但氯喹仍然是许多国家预防和治疗非复杂性疟疾的首选药物之一。针对耐药性问题，研究人员正在探索新的药物组合和治疗方案，以保持氯喹在抗疟治疗中的有效性。此外，氯喹也被研究作为包括某些自身免疫性疾病和病毒感染在内的其他疾病的潜在治疗药物。

【不良反应及药物相互作用】氯喹的常见不良反应包括恶心、呕吐、腹泻、头痛和视物模糊等。长期使用或大剂量使用可能导致更严重的副作用，如视网膜损伤和心脏疾病。也需要注意与其他药物的相互作用，尤其是可以改变心电图 QT 间期的药物，以避免不良反应。此外，氯喹可能与某些药物发生代谢相互作用，影响药物的清除率和血药浓度，如某些抗生素和抗癫痫药。

伯 氨 喹

【药理作用】伯氨喹是一种 8-氨基喹啉类的药物，其抗疟效果主要源自其在生物体内代谢产生的强氧化性衍生物，尤其是喹啉醌和苯醌类化合物。这些衍生物能够有效地干扰疟原虫在肝脏内的关键代谢过程，对于疟原虫的生命周期至关重要，因此能够产生杀灭或抑制的效果。伯氨喹对于肝脏阶段的疟原虫具有显著的治疗效果，包括那些可能导致疾病复发的休眠期子孢子体。除此之外，伯氨喹还具有将疟原虫红细胞内的还原型谷胱甘肽转化为氧化型的能力，这一转化过程对疟原虫的蛋白质代谢产生了重要影响，进一步限制了其生命活动的进行。

【体内过程】伯氨喹口服吸收良好，1～2 小时内达到血浆峰值。并且在肝脏经过代谢可以生成多个具有抗疟疾活性的代谢物。其代谢过程主要通过肝脏的细胞色素 P450 酶系统完成。伯氨喹及其代谢产物主要通过尿液排泄，消除半衰期为 5～7 小时。

【临床应用现状与展望】伯氨喹是根治疟疾（清除肝内疟原虫）的重要药物，尤其对于治疗间日疟和卵形疟具有不可替代的作用。伯氨喹还常作为预防间日疟和卵形疟复发的终末预防措施，也作为接触疫区后化学预防疟疾的一种方案。伯氨喹对病原体配子也有一定的杀灭作用，这有助于减少恶性疟疾的传播。

【不良反应及药物相互作用】伯氨喹的主要不良反应是引起溶血性贫血，特别是在缺乏葡萄糖-6-磷酸脱氢酶（glucose-6-phosphate dehydrogenase，G6PD）的个体中。所以建议在开始治疗前先检测病患的 G6PD 活性，以避免严重的溶血反应。其他不良反应包括但不限于恶心、呕吐、腹痛等胃肠道症状，以及头痛和乏力。更严重但罕见的不良反应包括白细胞减少症、粒细胞缺乏症、白细胞增多症和心律失常。与其他药物的相互作用主要涉及其代谢途径，因此，与通过相同细胞色素 P450 酶代谢的药物共用时，需要注意可能的药物相互作用。

奎　宁

【药理作用】奎宁的主要作用机制是通过干扰疟原虫的 DNA 复制和蛋白质合成，影响疟原虫的代谢过程。它可以抑制疟原虫血红素的聚合，导致毒性血红素在寄生虫体内积累，进而杀死疟原虫。奎宁对疟原虫的红细胞阶段最为有效。

【体内过程】奎宁口服吸收良好，1～3 小时内达到血浆峰值并且在体内广泛分布，尤其是在肝脏、脾脏和其他组织中。它能够穿过胎盘屏障，并且在乳汁中也可检测到。奎宁主要在肝脏通过 CYP450 酶系进行代谢，并通过尿液排泄。其消除半衰期约为 11 小时。

【临床应用现状与展望】奎宁曾经是治疗疟疾的首选药物并且历史悠久。然而，随着时间的推移，由于其潜在的副作用及疟原虫对其产生的耐药性问题，奎宁的地位逐渐被青蒿素类药物和其他新兴的抗疟疾药物所取代。尽管如此，在某些特定情况下，当其他治疗手段不可用或者不适用时，奎宁仍然是治疗复杂性或耐药性疟疾的首选。为了最大限度地发挥奎宁的治疗效果并减少其潜在的毒性，通常采取与第二种药物联合使用的策略。在这种联合疗法中，多西环素是常用的搭配药物，而在儿童治疗中，则倾向使用克林霉素。这种联合用药方案能够有效地缩短治疗周期，同时降低了单一用药可能带来的副作用风险。

【不良反应及药物相互作用】奎宁的不良反应包括视觉和听觉问题、头晕、恶心、呕吐、腹泻、心律失常和低血糖等。当血浆浓度超过 30～60μmol/L 时，可能出现以恶心、眩晕、耳鸣、头痛及视物模糊为特征的“金鸡纳症”。过高的血浆浓度还可能导致低血压、心律失常及严重的中枢神经系统（CNS）扰乱，如谵妄和昏迷。其他较少报告的不良反应包括骨髓抑制（主要是血小板减少症）和过敏反应。

（二）乙胺嘧啶类药物

乙胺嘧啶（pyrimethamine）是一种嘧啶类衍生物，对于疟疾的治疗和预防具有重要作用。它们能够减少疟原虫子孢子的增殖并抑制按蚊体内配子体的发育，有效降低疟原虫从按蚊传播到人类的概率。

乙胺嘧啶

【药理作用】乙胺嘧啶是一种有效的抗疟疾药物，其作用机制主要通过干扰疟原虫的叶酸合成途径来实现。在这个过程中，乙胺嘧啶特别针对叶酸生物合成途径中的关键酶二氢叶酸还原酶（dihydrofolate reductase，DHFR）进行抑制。叶酸作为一种重要的生物分子，对于疟原虫的生存和繁殖至关重要。它参与了疟原虫合成 DNA、RNA 和蛋白质的代谢过程，是细胞生长和分裂的必需物质。通过抑制 DHFR，乙胺嘧啶有效地阻断了疟原虫的叶酸合成，从而抑制了疟原虫的增殖和生长。

【体内过程】乙胺嘧啶是一种 2,4-二氨基嘧啶类化合物。口服后在肠道吸收较慢但吸收良好，在 2～6 小时内达到血浆峰值，血浆半衰期为 4 天，主要分布于肾、肺、肝、脾、红细胞、白细胞内，通过肾脏缓慢排出，也可由乳腺分泌排出，少量经肠排出。

【临床应用现状与展望】由于抗药性频发，在临床预防寄生虫感染时并不推荐单独使用乙胺嘧啶。比较常见的用法是将乙胺嘧啶与磺胺多辛（sulfadoxine，一种二氢叶酸合成酶抑制剂）联合使用，以预防疟疾或治疗弓形虫病。

【不良反应及药物相互作用】乙胺嘧啶在正常治疗剂量下很少产生不良反应，较为安全。但在大剂量或长时间应用时可能出现叶酸缺乏现象，造成造血功能受损，以及味觉改变或丧失、舌痛和舌头红肿等消化道症状。

（三）萘醌类药物

萘醌类（naphthoquinone）抗原虫药物是一类化学结构中包含萘醌结构的药物。这类药物的作用机制通常涉及干扰原虫的能量代谢过程，会导致原虫细胞死亡。萘醌类抗原虫药物的代表药物为阿托伐醌（atovaquone）。

阿托伐醌

【药理作用】阿托伐醌是一种羟基萘醌类药物，主要通过抑制疟原虫线粒体内的电子传递链中的细胞色素 bc1 复合体，阻断疟原虫的 ATP 生成，从而抑制其繁殖和生长。

【体内过程】阿托伐醌在口服给药后吸收较慢，且其生物利用度受食物影响较大，高脂饮食可显著增加其吸收。阿托伐醌在体内广泛分布，特别是在肺、肝和肾脏中的浓度较高，消除半衰期为 2～3 天。它主要以原型通过粪便排出。

【临床应用现状与展望】阿托伐醌在治疗某些寄生虫感染时，常与其他药物联合使用以提高疗效。特别是，阿托伐醌与阿奇霉素联合使用被认为是治疗巴贝斯虫感染最有效的药物组合。此外，阿托伐醌与氯胍的组合（商品名：马拉隆）主要用于治疗和预防疟疾。尽管单独使用阿托伐醌在初期就能有效控制疟原虫，但其复发率较高。

【不良反应及药物相互作用】阿托伐醌的不良反应相对较少，常见的包括恶心、呕吐、腹泻和皮疹。在一些个体中，可能会引起肝功能异常、贫血或白细胞减少。由于阿托伐醌主要通过胆汁排泄，与其他主要经肝脏代谢的药物共用时，需注意潜在的药物相互作用。

（四）青蒿素类药物

青蒿素（artemisinin）是一类倍半萜内酯过氧化物，它主要提取自我国传统药用植物黄花蒿。近些年随着青蒿素研究的进一步深化，研究者在维持其活性组分的同时，开发了多种衍生物，包括双氢青蒿素（dihydroartemisinin）、青蒿琥酯（artesunate）、蒿甲醚（artemether）和蒿乙醚（arteether）等。这些青蒿素及其相关化合物已被证实是目前最为有效的抗疟疾药物，能够对抗各种类型的疟疾，并显示出迅速、高效、低毒性等特点。

青蒿素及其类似物

【药理作用】青蒿素分子内部存在一个特殊的过氧化物桥，当与疟原虫内部的铁离子反应时，能够产生具有高反应性的自由基。这些自由基能够破坏寄生虫的膜脂和生长发育过程中的重要蛋白质，最终导致其死亡。目前，青蒿素类药物的作用机制尚无明确定论，目前主要有以下假说：碳自由基假说、血红素靶标假说、线粒体靶标假说和血红素激活的多靶标假说等。

【体内过程】青蒿素类药物通过静脉注射、肌内注射、口服和直肠给药四种方式给药。这类药物具有快速达到血药浓度峰值和快速消除的药代动力学特性，但口服生物利用度较低。口服或非肠道给药后，青蒿琥酯、蒿甲醚和蒿乙醚都会迅速转化为双氢青蒿素并通过葡萄糖醛酸化途径被消除，其消除半衰期约为 1 小时。双氢青蒿素是青蒿素类药物发挥疗效的关键成分。由于蒿甲醚和蒿乙醚亲水性差，肌内注射时生物利用度低，故采用油性溶剂缓慢释放吸收，在热带地区抗疟疾治疗中，常通过直肠给药。

【临床应用现状与展望】青蒿素类药物自问世以来，在临床上已经被证明是治疗疟疾极为有效的药物，特别是在对抗重症疟疾方面表现出色。在非洲和亚洲地区，使用青蒿素类药物使死亡率大幅度降低。这一显著的疗效尤其在儿童患者中得到了体现。青蒿琥酯为治疗重症疟疾的首选药物。此外，对于非洲恶性疟儿童，蒿甲醚的舌下含服治疗与奎宁的静脉注射相比，在降低寄生虫计数和缩短原虫转阴时间方面表现出更好的效果，同时具有良好的局部耐受性和临床疗效。在治疗策略上，联合使用两种青蒿素类药物可以显著提高治疗效果、缩短疟原虫的杀灭时间及症状缓解的时间。

【不良反应及药物相互作用】青蒿素及其衍生物在治疗疟疾时具有很高的安全性，通常不会引起严重的不良反应。常见的副作用包括头晕、头痛、发热、恶心、腹泻和呕吐等。复方双氢青蒿素片作为预防疟疾的化学药物，偶尔会引起头晕和恶心，但未见严重副作用。青蒿素基础的联合抗疟疗法对无并发症的恶性疟疾效果显著，但并发疾病可能增加患者对药物不良反应的敏感性。药物不良反应的风险与患者的年龄、体重和身高有关。尽管青蒿素类药物显示出胚胎致死和致畸的潜在作用，但这在人类中尚未得到证实，故妊娠前3个月不建议使用。目前的研究表明，这些药物不会严重影响肝肾功能或血生化指标，其毒性更多与长期浓度而非短期峰值相关。总的来说，青蒿素类药物虽安全但需注意潜在不良反应，尤其是在长期用药时，建议密切监控患者反应，以预防或减少副作用。

二、抗阿米巴药

阿米巴病（amebiasis）是由溶组织内阿米巴（*Entamoeba histolytica*）感染引起的。该原虫在人体肠道内以滋养体和包囊两种形态存在，可导致无症状肠道感染、轻度至中度结肠炎、严重肠道感染（痢疾）、阿米巴瘤、肝脓肿及其他肠外感染。抗阿米巴病药物根据作用范围分为肠道内、肠道外或两者皆有效的类型，多数药物针对滋养体具有杀灭效果，少数可杀灭包囊，一般包括甲硝唑（metronidazole）、替硝唑（tinidazole）、巴龙霉素（paromomycin）。

甲　硝　唑

【药理作用】甲硝唑是一种广谱抗原虫药物，其与阿米巴原虫细胞内的DNA直接作用，导致DNA链的断裂，阻断了核酸的合成，从而抑制阿米巴原虫细胞的复制和生长。甲硝唑能够有效杀死寄生在大肠黏膜和肠壁中的阿米巴大滋养体。此外，甲硝唑还能够消灭到达肝脏并形成肝脓肿的阿米巴原虫。

【体内过程】甲硝唑口服后吸收迅速且完全，单剂量500mg服用后，1小时的血浆药物浓度可达10μg/ml。消除半衰期为8～10小时。该药吸收后广泛分布于唾液、乳汁、精液和阴道分泌物中，且能通过血脑屏障。甲硝唑主要通过肝代谢，代谢产物及少量原型药物经肾排出。

【临床应用现状与展望】甲硝唑是治疗阿米巴病、滴虫病和贾第鞭毛虫病的首选药物。它对组织内阿米巴大滋养体有强大的杀灭效果，尤其在治疗急性阿米巴痢疾和肠外阿米巴病方面表现最佳，但需与针对肠道内阿米巴的药物交替使用，以提高疗效和降低复发率。甲硝唑还对男女性泌尿生殖系统的滴虫感染有良好疗效，不影响阴道正常菌群。

【不良反应及药物相互作用】甲硝唑的不良反应通常较轻微。常见的副作用包括头痛、恶心、食欲下降、腹泻、腹痛、皮疹和白细胞暂时性减少等。极少数情况下，患者可能会出现神经系统症状，如肢体麻木、感觉异常、共济失调和惊厥等。因为神经系统的不良反应可能不易消失，所以有器质性中枢神经系统疾病和血液病的患者、妊娠前3个月及哺乳期妇女禁用此药。甲硝唑会干扰乙醛的代谢，服药期间应避免饮酒以防急性乙醛中毒，可能引起腹痛、恶心、呕吐和头痛等症状。

巴龙霉素

【药理作用】巴龙霉素是一种氨基糖苷类抗生素，可抑制蛋白质合成，从而直接杀灭滋养体或抑制共生菌群而发挥抗阿米巴病作用。

【体内过程】由于巴龙霉素在胃肠道中的吸收非常有限，通常不通过口服给药。即便在高剂量口服或胃肠功能受损的情况下，血液中的巴龙霉素浓度也很低。服用10g后，血清中的最大浓度平均仅为3.6μg/ml，消除半衰期大约为2.6小时。巴龙霉素在体内不经代谢，主要通过胃肠道和肾脏以原型排出。

【临床应用现状与展望】由于巴龙霉素在胃肠道中几乎不被吸收，它主要在肠道腔内发挥作用，主要针对肠道内的阿米巴原虫，而对肠外组织中的阿米巴感染（如肝脓肿）的效果有限。因此，巴龙霉素主要用于治疗和清除肠道内的无症状阿米巴原虫携带者，以及作为复合治疗方案中的一部分，用于治疗肠道阿米巴病。

【不良反应及药物相互作用】不良反应主要集中在胃肠道反应上，但其从胃肠道吸收甚微，因此全身性不良反应和与其他药物的相互作用相对较少。常见的不良反应包括胃肠道不适（恶心、呕吐、腹泻、腹部疼痛）、肾毒性和听力损害。

三、抗锥虫病药

锥虫病（trypanosomiasis）是一种由锥虫通过采采蝇叮咬动物和人传播的寄生虫病，主要分为非洲锥虫病（African trypanosomiasis）和美洲锥虫病（American trypanosomiasis）两种类型。非洲锥虫病，也称为昏睡病（sleeping sickness），由布氏冈比亚锥虫（*Trypanosoma brucei Gembiense*）和布氏罗得西亚锥虫（*Trypanosoma brucei Rhodesiense*）引起，主要发生在非洲。美洲锥虫病，又称为恰加斯病（Chagas disease），由克氏锥虫（*Trypanosoma cruzi*）引起，多发于美洲，特别是拉丁美洲的偏远地区。临床上，恰加斯病可引起心脏、消化道及外周神经系统的改变，具有较高的病死率，成为拉丁美洲重大的公共卫生问题。目前常用的抗锥虫病药物包括喷他脒（pentamidine）、苏拉明（suramin）、美拉胂醇（melarsoprol）和依氟鸟氨酸（eflornithine）。

喷他脒

【药理作用】喷他脒是一种联脒类（diamidine）芳香烃药物，对锥虫和耶氏肺孢子菌（*Pneumocystis jirovecii*）具有活性，但其毒性相对较大。目前喷他脒的作用机制尚不明确，一般认为可能与干扰病原体DNA、RNA及蛋白质的合成有关。

【体内过程】喷他脒可以通过多种途径给药，包括静脉注射、肌内注射和吸入。其在体内的分布、代谢和排泄特性因给药途径不同而有所差异。喷他脒通常分布广泛，可渗透到多种组织中。初始半衰期约为6小时，终末消除半衰期约为12天。它在体内的代谢相对有限，主要以原型通过肾脏排泄。

【临床应用现状与展望】喷他脒可以用于治疗非洲锥虫病、利什曼病和巴贝虫病（babesiosis）等感染。它还被用于防治免疫缺陷患者的肺囊肿病。对于未波及中枢神经系统的非洲锥虫病早期治疗，喷他脒可作为苏拉明的次选药物。同时，喷他脒是治疗内脏利什曼病的葡萄糖酸锑钠（sodium stibogluconate）的替代药物。

【不良反应及药物相互作用】喷他脒是一种高毒性药物，约 50%的患者在接受每天 4 mg/kg 剂量后会出现不良反应。快速静脉注射可能导致严重的低血压、心动过速、头晕和呼吸困难，因此应缓慢给药，并且在治疗期间患者应该采取卧位，并进行密切监测。肌内注射时，注射部位疼痛较为常见，可能发展为无菌性脓肿。胰腺毒性也较为常见。治疗开始 5～7 天后常出现低血糖，可能持续数天至几周，并可能随后出现高血糖。可逆性肾功能不全也很常见。其他不良反应包括皮疹、口内金属味、发热、胃肠症状、肝功能异常、急性胰腺炎、低钙血症、血小板减少、幻觉和心律不齐。吸入式喷他脒通常耐受性良好，但可能引起咳嗽、呼吸困难和支气管痉挛。

四、抗蠕虫病药

蠕虫病是一类重要的寄生虫病，主要由吸虫、绦虫和线虫等寄生虫感染引起。主要类型包括血吸虫病、土源性线虫病、食源性吸虫病、丝虫病等。蠕虫病的感染会对人类和动物健康造成严重危害，同时限制畜牧业发展，导致严重的经济损失。目前可用的抗蠕虫治疗药物有阿苯达唑、甲苯达唑、吡喹酮和乙胺嗪等。

阿苯达唑

【药理作用】阿苯达唑是一种苯并咪唑类驱虫药，是首选的广谱口服抗蠕虫药，可以治疗囊虫病、钩虫病、蛔虫病和鞭虫病等。苯并咪唑通过干扰微管形成，阻止寄生虫的重要生理过程，导致虫体能量耗尽而死亡。

【体内过程】口服后阿苯达唑的吸收不规则，随饮食中脂肪含量增加而增加。在肝脏中迅速进行首次代谢，生成活性代谢物阿苯达唑亚砜。在口服 400mg 剂量后，约 3 小时达到不同的最大血浆浓度，其血浆半衰期为 8～12 小时。亚砜主要与蛋白结合，很好地分布到组织中，并进入胆汁、脑脊液。阿苯达唑代谢物通过尿液排泄。

【临床应用现状与展望】临床上阿苯达唑常用于治疗蛔虫病、鞭虫病，以及钩虫和蛔虫感染。对于成年人和 2 岁以上儿童的蛔虫病治疗是每次口服 400mg。钩虫感染和鞭虫病的治疗建议是口服阿苯达唑 400mg，每日一次，连续 3 天。对于鞭虫病，阿苯达唑与伊维菌素联合可明显改善治疗效果。同时，阿苯达唑还是治疗囊虫病的首选药物，且是手术切除或囊肿抽吸的辅助治疗方法。每日用药剂量为每次 400 mg，随餐服用，持续 1 个月或更长时间。每日治疗长达 6 个月的耐受性良好。

【不良反应及药物相互作用】在短期使用（1～3 天）的情况下，阿苯达唑几乎没有明显的不良反应。可能会出现轻度和短暂的上腹部不适、腹泻、头痛、恶心、头晕、倦怠和失眠。在长期治疗囊虫病时，阿苯达唑耐受性良好，但可能会引起腹部不适、头痛、发热、疲劳、脱发、肝酶增高和全血细胞减少。在长期治疗期间应监测血液计数和肝功能。已知对其他苯并咪唑类药物过敏的患者或肝硬化患者不应使用该药物。阿苯达唑在妊娠妇女和 2 岁以下儿童中的安全性尚未确定。地塞米松、吡喹酮和西咪替丁会增加对阿苯达唑的暴露，而苯妥英、苯巴比妥、卡马西平和利托那韦会减少对阿苯达唑的暴露。

第六节　抗寄生虫药的研究进展

寄生虫广泛分布于全球各种生态环境中，具有复杂的进化历史。尽管投入使用的抗寄生虫药种类很多，但现有药物的效果往往不佳或常伴有较高的毒性。更为严重的是，病原体对大多数药物已出现广泛的抗药性。开发新型抗原虫药物面临的首要挑战是寄生虫生命周期的复杂性。许多寄生虫在其生命周期中有多个阶段，并能在多种宿主中生存，这增加了寻找有效药物靶标的难度。以疟原虫为例，其生命周期至少包含六个不同阶段，且不同阶段的病原体存在于不同的器官和组织中，它们还具备逃避宿主免疫系统的能力。此外，对寄生虫病的认识不足也是阻碍新药研发的一个因素。过去，寄生虫病常被视为主要影响发展中国家的热带疾病，但实际上，这些疾病已经具有全球性的流行趋势。例如，疟疾每年导致的感染和死亡人数就非常惊人。气候变化更是使得原虫及其中间宿主能在欧洲、北美和澳大利亚等地区生存，增加了这些地区发生严重疫情的风险。截至 2023 年，全球临床使用的抗寄生虫药物仅有二十余种。除了青蒿素及其衍生物等少数新药外，大多数药物都是在 20 世纪 30～70 年代发现的，这些药物往往具有高毒性、低治疗指数和多种副作用等不足。因此，针对当前药物的局限性和寄生虫病的全球性挑战，开发新型、安全、有效的抗寄生虫药物变得尤为迫切。

目前，在抗疟疾领域的新型药物研发主要聚焦于研发小分子药物和青蒿素衍生物。例如，针对恶性疟原虫富含谷氨酸的蛋白（PfGARP）的抑制剂能够选择性地诱导感染红细胞的凋亡，而不影响健康细胞。同时，针对疟原虫表面阴离子通道（PSAC）的小分子抑制剂也展现出抗疟原虫的潜力。这类抑制剂通过阻断疟原虫在宿主红细胞表面形成的 PSAC，抑制疟原虫的生存和生长。PSAC 是疟原虫为了在宿主细胞中摄取氨基酸、碳水化合物、维生素和嘌呤等营养物质而形成的通道，对疟原虫的生存至关重要，而且在人类基因组中没有同源物，这使得它成为抗疟疾药物的理想靶标。近年来，科研人员通过改变青蒿素分子的特定部位，开发出新型青蒿素衍生物，旨在提升其抗疟疾活性和生物利用度，同时减少药物耐药性的发生。这些改进包括增加分子稳定性、提高靶向特异性和增强抗疟作用。例如，研究者试图引入新的官能团或改变其官能团的位置以提高青蒿素衍生物在体内的稳定性和持久性，以及针对疟原虫多个生命周期阶段的有效性。

针对布氏锥虫引起的锥体虫病，近年来的研究取得了显著的进展，涌现出了一系列创新化合物和治疗策略。这些新发现不仅为治疗锥体虫病提供了新的选择，也为未来的药物开发和治疗方案提供了新的思路。乙烯基砜类似肽（如化合物 K11777）和掩蔽乙醛作为半胱氨酸蛋白酶的不可逆抑制剂，显示出阻断布氏锥虫穿越血脑屏障的能力。大环内酯衍生物利用其独特的环状结构，对布氏锥虫的生长和繁殖展现出了良好的抑制效果。这类化合物的研究为开发新型抗锥虫药物提供了重要的化学基础。噁唑（oxazole）和噁二唑衍生物（oxadiazole derivatives）通过其独特的化学结构，在抗布氏锥虫活性方面取得了突破。这些化合物的研究为锥体虫病的治疗提供了新的化学类型和治疗机制。含氮杂环化合物，如 2-吡唑基嘧啶（2-pyrazole pyrimidine），通过靶向寄生虫的关键酶二氢叶酸还原酶（DHFR），为抗击锥体虫病开辟了新途径。这种针对性的治疗方法有望提高治疗效果并减少耐药性的发生。另外，从天然来源发现的化合物，如镰刀菌素 A，证实了从自然界中寻找新药物的巨大潜力。

虽然在抗原虫疾病的治疗研究方面取得了一些科学上的进展，但这些成果在从实验室到临床应用的转化过程中还存在不少挑战。目前，开发新型抗疟疾药物的过程尚未实现根本性的突破。未来的研究需要更深入地理解寄生虫的生命周期，特别是它们如何在宿主体内生存和繁殖，以及如何逃避宿主的免疫系统。这种深入的理解有助于识别新的药物治疗靶点，从而开发出更为有效的抗寄生虫药物。同时，新兴的药物设计策略，如基于计算机辅助的药物设计、高通量筛选技术和结构生物学等，为快速识别和优化潜在药物分子提供了新的可能性。结合这些先进的技术手段，科研人员可以更有效地筛选和改进候选药物，加速从实验室到临床的转化过程。

（张元炜）

第十六章　抗感染药物（病毒感染）

第一节　概　　述

病毒是专性细胞内寄生物，基因组仅有一种核酸（RNA 或 DNA），外面包裹蛋白外壳（capsid，衣壳）形成核衣壳，这为无包膜病毒，核衣壳外部还有包膜的病毒则为包膜病毒。病毒在地球上的分布非常广泛，可感染动物、植物和微生物（细菌、真菌等），在生物地球化学循环中发挥了重要作用，也有一些病毒的感染会导致宿主致病，我们在此关注和人类疾病密切相关的病毒。

为了便于研究，病毒学家将病毒在细胞内的复制过程人为分为如下几个阶段：即侵入（吸附、受体识别、进入）、脱壳、生物合成（病毒核酸转录与复制）、装配和释放。病毒复制周期中的所有阶段都需要借助宿主细胞来完成。理论上，病毒复制的各个阶段都有可能成为抗病毒药物的靶点。

抗病毒药物在病毒性疾病防控中一直发挥着重要作用。理论上所有的病毒成分都可能作为抗病毒药物的靶点，目前批准的抗病毒药物大多是靶向某种特定的病毒成分（主要是病毒酶或其他结构蛋白和非结构蛋白），即为直接抗病毒药物（direct antiviral agent，DAA），也有少数宿主靶向抗病毒药物（host-targeting agent，HTA）获批。目前已上市的抗病毒药物主要集中针对艾滋病、丙型肝炎、乙型肝炎、疱疹、流感、新型冠状病毒感染等由病毒感染引起的病毒性疾病。多种病毒性疾病没有特异性的抗病毒药物，或疗效不佳；加上突发的高致病性病毒性疾病不断出现（尤其是呼吸道病毒），凸显抗病毒新药研究的重要性，且任重道远。

第二节　临床常用的抗病毒药物

一、抗人类免疫缺陷病毒药

人类免疫缺陷病毒（human immunodeficiency virus，HIV）属于逆转录病毒科慢病毒属，HIV 基因组全长约 9.7kb，HIV 主要感染 $CD4^{+}$ T 淋巴细胞，可引起人类获得性免疫缺陷综合征，根据血清学反应及核酸序列，HIV 可分为 HIV-1 和 HIV-2 两种类型。抗 HIV 药物是抗病毒药物研究的典范，对于 HIV 生命周期中的几乎所有阶段，都有抗病毒药物研发成功，包括 HIV 进入抑制剂、逆转录酶抑制剂、HIV 整合酶抑制剂、HIV 蛋白酶抑制剂。

（一）逆转录酶抑制剂

HIV 逆转录酶为 *pol* 基因产物 p66 和 p51 组成的异二聚体，其中 p66 有催化活性。HIV 逆转录酶负责将病毒基因组的单链 RNA 转变为双链前（原）病毒 DNA，具有以下三种活性：RNA 依赖性聚合酶、DNA 依赖性聚合酶和 RNase H 活性。HIV 逆转录酶抑制剂包括核苷/核苷酸类逆转录酶（nucleoside/nucleotide reverse transcriptase inhibitor，NRTI）或非核苷类逆转录酶抑制剂（nonnucleoside reverse transcriptase inhibitor，NNRTI）。

1. 核苷/核苷酸类逆转录酶抑制剂（NRTI） 是天然脱氧核苷（酸）的类似物，自 1987 年第一个 NRTI 齐多夫定（zidovudine，ZDV）获批以来，目前已经有 8 种 NRTI 获批，见图 16-1。

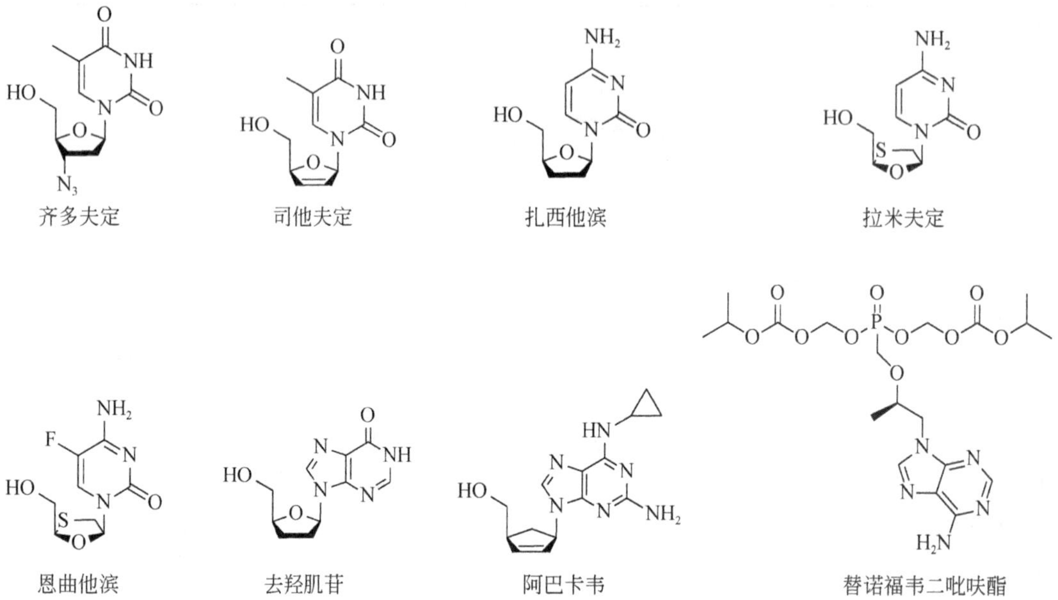

齐多夫定　司他夫定　扎西他滨　拉米夫定

恩曲他滨　去羟肌苷　阿巴卡韦　替诺福韦二吡呋酯

图 16-1 HIV 核苷/核苷酸类逆转录酶抑制剂的名称及结构式

NRTI 进入细胞后被细胞激酶磷酸化为相应的三磷酸类似物，在病毒合成 DNA 过程中，既可以作为底物竞争性抑制剂与天然核苷竞争性结合病毒逆转录酶，还可以因其核糖上缺乏 3′-羟基基团，链延伸过程中不能结合下一个 5′核苷三磷酸导致链终止。NRTI 主要通过肾排泄，没有出现太多的药物相互作用。交叉耐药性和拮抗作用发生在同一类类似物（胸苷、胞嘧啶、鸟苷和腺苷）之间，因此禁止同时使用同一类药物。

齐多夫定

【药理作用】齐多夫定是第一个获批的抗 HIV 药物，为胸苷类似物，具有广谱抗逆转录病毒作用，对 HIV-1、HIV-2 和 HTLV 均有抑制作用。

【体内过程】口服后可迅速吸收，达峰时间约为 1 小时，口服生物利用度 63%～65%，高脂膳食可降低 AUC（24%）。血浆蛋白结合率为 20%～38%，血浆中 $t_{1/2}$ 约为 1.0 小时，细胞中三磷酸活性形式 $t_{1/2}$ 为 3～4 小时。齐多夫定能通过血脑屏障和胎盘屏障，在母乳、精液和胎儿组织中也能检测到。大部分（60%～80%）齐多夫定通过肝脏进行葡萄糖醛酸化代谢，代谢产物和原型药（14%）经尿液排出。

【临床应用现状与展望】用于 HIV 感染的成年人和儿童，还用于预防母婴垂直传播和暴露后感染。目前不单独用药，须与其他抗 HIV 药物联合使用。

【不良反应及药物相互作用】不良反应主要是骨髓抑制。治疗初期常出现头痛、恶心、呕吐、肌痛、失眠等，继续用药可自行消退。应谨慎用于已有贫血或粒细胞减少症的患者及服用其他骨髓抑制药物的患者。

丙磺舒、氟康唑、阿托伐醌和丙戊酸等可增高齐多夫定的血药浓度。

2. 非核苷类逆转录酶抑制剂（NNRTI） 是 HIV-1 逆转录酶的高度选择性、非竞争性抑制剂。仅对 HIV-1 有效，对 HIV-2 无效。目前已有 5 种获批的 NNRTI，见图 16-2。NNRTI 通过与 HIV-1 逆转录酶 p66 亚基中远离活性位点的疏水口袋结合，导致酶的三维结构发生构象变化，从而大大降低其活性。与 NRTI 相比，NNRTI 不需要被细胞的激酶激活，也不影响宿主细胞 DNA 聚合酶，因此主要优点是对人造血系统没有影响，并且与 NRTI 无交叉耐药性。所有经批准的 NNRTI 均经肝脏代谢从体内清除，药物相互作用是一个重要考虑因素。这类药物抗病毒活性强，但易发生耐药突变，并且药物之间存在交叉耐药性，因此需与其他类抗 HIV 药物联合用药以避免耐药。皮疹等超敏反应是这类药物常见的不良反应。

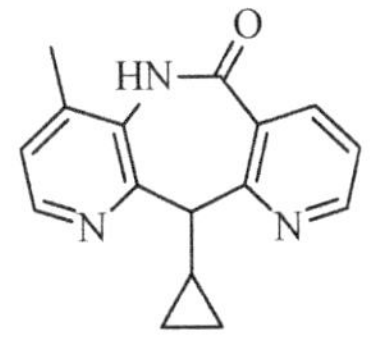

奈韦拉平 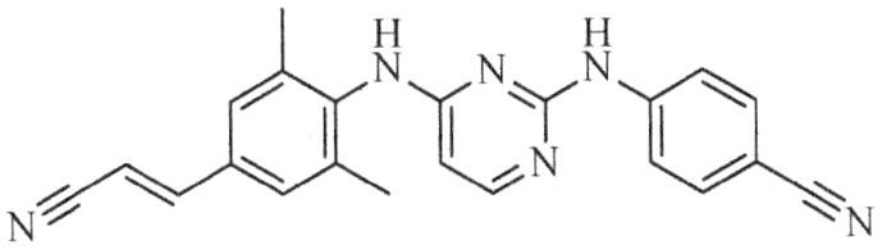　　利匹韦林 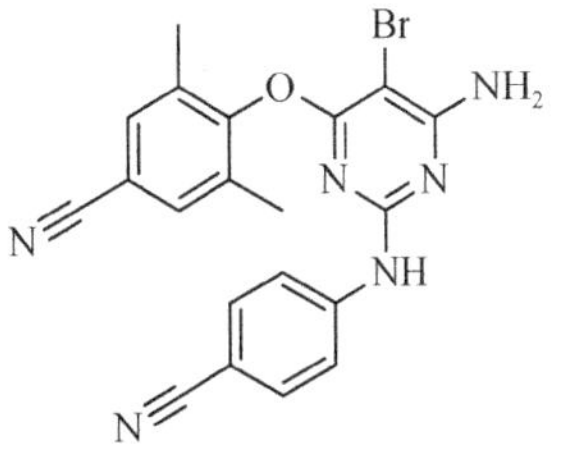　　依曲韦林

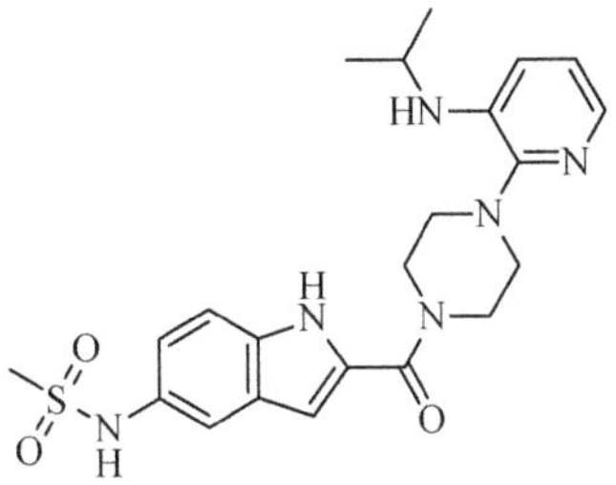

地拉韦啶 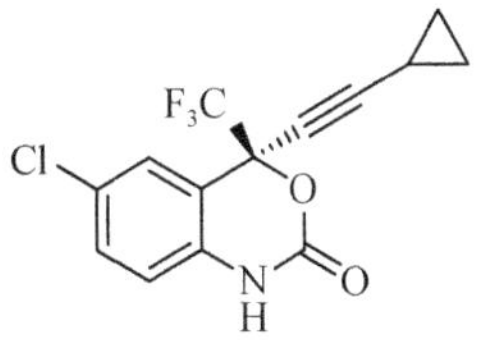　　依法韦仑

图 16-2　HIV 非核苷类逆转录酶抑制剂的名称及结构式

奈韦拉平

【药理作用】奈韦拉平为二吡啶并二氮杂䓬酮类化合物，是第一个获批的 NNRTI。

【体内过程】口服很容易被吸收，其口服生物利用度可高达 90%～93%，血浆蛋白结合率为 60%，可以穿过胎盘，并已在乳汁中发现。奈韦拉平是 CYP 的中度诱导剂（对 CYP3A4 的作用大于对 CYP2B6 的作用），可诱导自身和其他药物代谢。血浆中 $t_{1/2}$ 为 25～30 小时，主要通过肝脏细胞色素 P450 氧化与葡萄糖苷酸（醚）结合产生代谢产物由肾脏清除，仅有少量原型药物（＜3%）由肾脏排出。

【临床应用现状与展望】用于 HIV 感染的婴儿、儿童和成年人，单次给药预防母婴传播。需与其他类抗 HIV 药物联合用药。

【不良反应及药物相互作用】与奈韦拉平相关的最常见不良事件是皮疹和肝功能异常，以及恶心、疲劳、发热、头痛等。仅在用药益处大于用药可能造成的危害时，孕妇才考虑使用。

奈韦拉平可诱导 CYP3A4 和 CYP2B，可降低该酶底物药物的血浆浓度，如接受美沙酮、炔雌醇和去甲肾上腺素治疗的患者在使用奈韦拉平时需要调整药物剂量。

（二）HIV 蛋白酶抑制剂

HIV 蛋白酶负责将翻译出的病毒前体蛋白（Gag 和 Gag-Pol）裂解成几种结构蛋白和病毒复制的 3 种酶，形成具有感染性的成熟病毒颗粒。这种酶的优选酶切位点是脯氨酸残基的 N 端，特别是在苯丙氨酸和脯氨酸之间。HIV 蛋白酶抑制剂（HIV protease inhibitor，HIV PI）对 HIV-1 和 HIV-2 酶的亲和力比对类似的人蛋白酶（如肾素和组织蛋白酶 D/E）的亲和力高至少千倍，因此具有一定的选择性。

HIV 蛋白酶抑制剂主要是拟肽类化合物，可竞争性抑制病毒天冬氨酸蛋白酶的作用。目前获批的 HIV PI 有 10 种，见图 16-3。

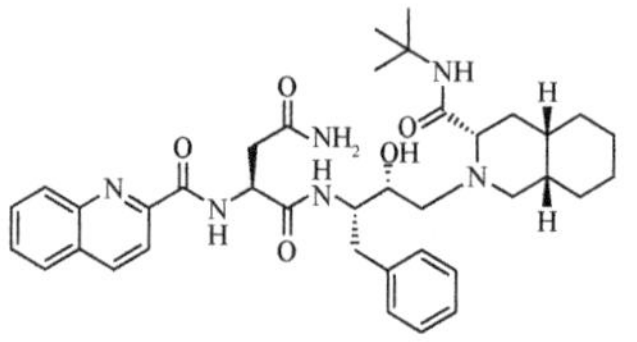

沙奎那韦 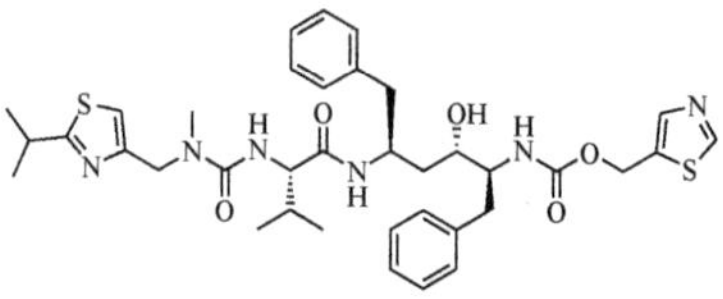　利托那韦 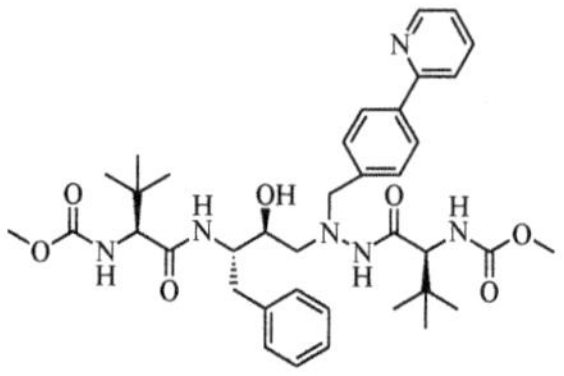　阿扎那韦

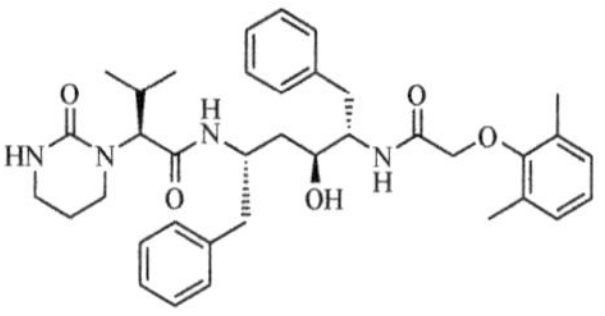

洛匹那韦 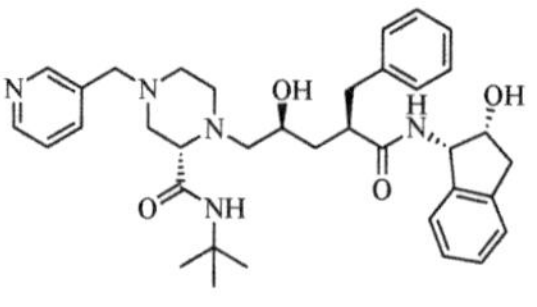　茚地那韦 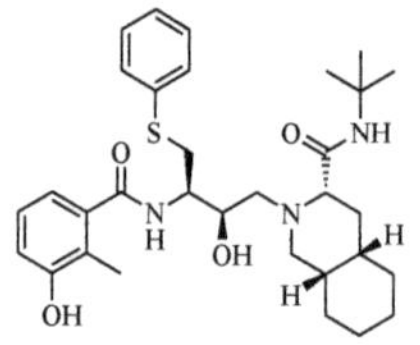　奈非那韦

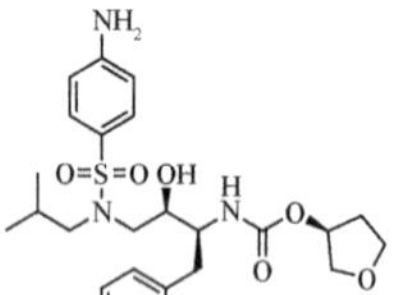

安普那韦 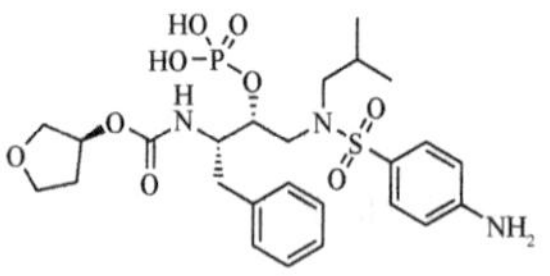　福沙那韦 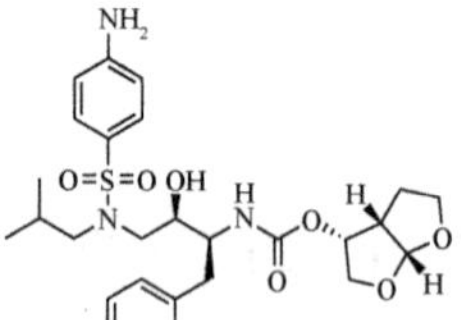　地瑞那韦 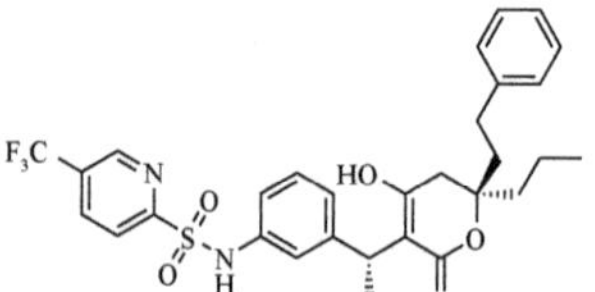　替拉那韦

图 16-3　HIV 蛋白酶抑制剂的名称及结构

大多数蛋白酶抑制剂口服生物利用度较差，高脂膳食显著提高了一些药物的生物利用度。HIV PI 的清除主要通过肝脏氧化代谢（奈非那韦除外），所有批准的 HIV PI 都具有代谢药物相互作用的潜力。很少有蛋白酶抑制剂原型经尿液排出，因此肾功能损害患者使用本品不需要调整剂量。蛋白酶抑制剂易出现耐药。

沙奎那韦

【药理作用】沙奎那韦是一种拟肽蛋白酶抑制剂，可抑制 HIV-1 和 HIV-2 的复制。

【体内过程】口服生物利用度较低，仅为 13%，高脂膳食可以增加 AUC（5.7 倍）。血浆蛋白结合率为 98%，血浆中 $t_{1/2}$ 为 1～2 小时，90%以上的沙奎那韦在肝脏由 CYP3A4 代谢，其代谢产物由肾脏清除，仅有少量原型药物（＜3%）由肾脏排出。沙奎那韦经过广泛的首过代谢，需与利托那韦联合使用。低剂量的利托那韦使沙奎那韦稳态 AUC 增加 20～30 倍。

【临床应用现状与展望】沙奎那韦现在是 HIV 感染儿童和成年人的二线用药，需与其他抗逆转录病毒药物联合使用。

【不良反应及药物相互作用】沙奎那韦最常见的不良反应是胃肠道反应，如恶心、呕吐、腹泻和腹部不适。沙奎那韦的大多数不良反应都是轻微的、短期的，但长期使用可导致脂肪营养不良。

（三）HIV 整合酶抑制剂

HIV 整合酶负责将通过逆转录生成的双链 vDNA 整合到宿主染色体中，染色体整合是逆转录病毒生命周期的一个决定性特征。这一整合过程包括两个步骤：3′-加工（3′-processing）和链转移（strand transfer，ST）。整合到染色体中的 vDNA 被称为前病毒（原病毒）。在人体细胞内没有 HIV 整合酶的功能类似物，因此该靶标具有很大的优势。

目前获批的 HIV 整合酶抑制剂（integrase inhibitor，INI）有 3 种，见图 16-4，均作用于 HIV 整合过程中的链转移阶段。HIV 整合酶以单一的活性部位与病毒和宿主两种不同构象的 DNA 底物作用，这种特征使得 HIV 整合酶抑制剂相对不易产生耐药。

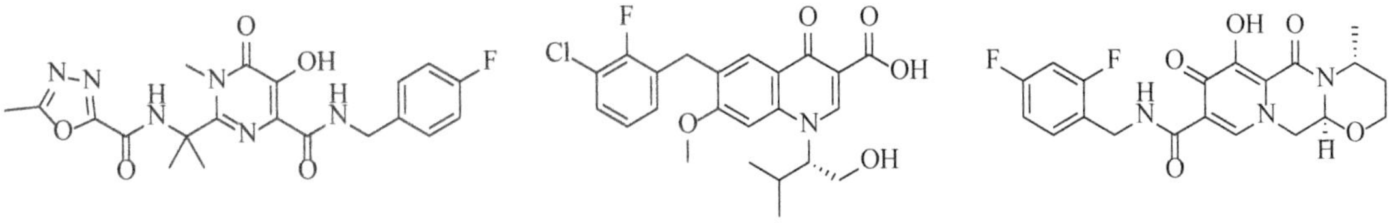

雷特格韦　　埃替拉韦　　多替拉韦

图 16-4　HIV 整合酶抑制剂的名称及结构式

雷特格韦

【药理作用】雷特格韦属于嘧啶酰胺类化合物，是第一个获批的整合酶抑制剂，对 HIV-1 和 HIV-2 都具有很强的活性。

【体内过程】口服可迅速吸收，0.5～1.3 小时就可达峰，受食物（高脂膳食可升高 AUC 200%，低脂膳食可降低 AUC 46%）摄入及影响胃 pH 的联合用药的影响。血浆蛋白结合率为 83%，主要通过 UGT1A1 的葡萄糖醛酸化代谢，血浆中 $t_{1/2}$ 为 7～12 小时，通过双相清除，其中α相占主导地位。

【临床应用现状与展望】用于感染 HIV 的成人和 4 周岁以上的儿童。需与其他抗逆转录病毒药物联合使用。

【不良反应及药物相互作用】雷特格韦一般耐受性良好，临床毒性小。与其他抗 HIV 药物合用时出现腹泻、头痛、恶心和疲劳，可能与联合用药的 NRTI 有关。偶有肌酸激酶升高型肌病、横纹肌溶解症及抑郁症恶化的报道，对这类患者慎用。

作为 UGT1A1 底物，雷特格韦易受涉及该酶抑制剂或诱导剂的药物相互作用的影响，使用前须确认。

（四）HIV 进入抑制剂

HIV 的入侵过程起始于外膜糖蛋白 gp120 与靶细胞表面的 CD4 受体的结合，gp120 的空间构象发生变化利于其与辅助受体（CCR5 或 CXCR4）相互作用诱导进一步的构象改变，暴露出位于

gp41 N 端的融合肽并插入靶细胞膜，随后 gp41 形成前发夹中间体，通过其 N 端和 C 端的重复序列反向平行结合，形成六螺旋束，将病毒膜与细胞膜不断拉近直至发生膜融合，最终核衣壳进入细胞质内。目前有两类 HIV 进入抑制剂，见图 16-5。

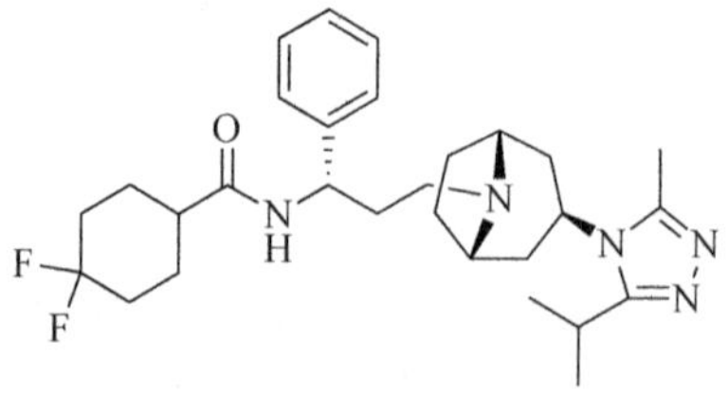

马拉韦罗

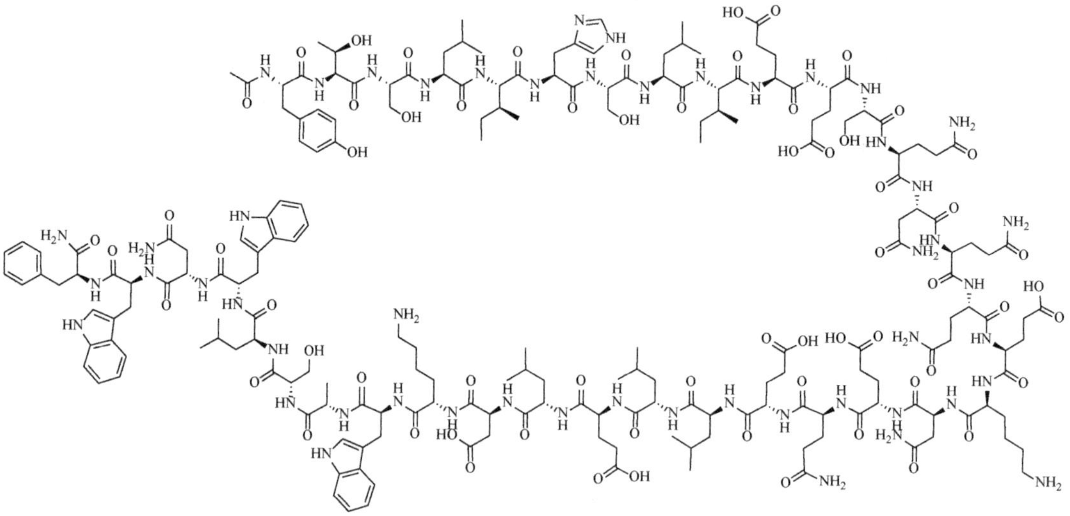

恩夫韦肽

图 16-5　HIV 进入抑制剂的名称及结构式

1. CCR5 受体拮抗剂　马拉韦罗（maraviroc）阻断 HIV 外膜蛋白 gp120 与 CCR5 趋化因子受体的结合。马拉韦罗被批准用于 HIV（嗜 CCR5）感染的成年人，该药物对 CXCR4 嗜性或双嗜性病毒没有活性。马拉韦罗的独特作用机制使其对其他种类的耐药病毒株依然具有抑制活性。

马拉韦罗通过 CYP450 肝酶代谢，当使用大多数蛋白酶抑制剂时，剂量必须减少，而在接受 NNRTI 依非韦伦和依曲韦林的患者中，剂量必须增加。马拉韦罗通常耐受性良好。

2. 融合抑制剂恩夫韦肽（enfuvirtide，T-20）　是由 36 个氨基酸缩合组成的多肽，衍生于 gp41 包膜外区 C 端的重复序列，可竞争性结合 gp41 N 端的重复序列（NHR），抑制病毒六螺旋束（6HB）的形成，进而抑制病毒的膜融合。美国 FDA 批准恩夫韦肽仅用于经治的成人和 6 岁以上的儿童，可以与其他抗逆转录病毒药物联合使用。作为多肽类药物，它必须通过皮下给药，大多数不良反应与注射有关。由于其容易被体内蛋白酶降解，临床剂量大，价格高昂，使用受限。

二、抗肝炎病毒药

乙型肝炎病毒（hepatitis B virus，HBV，乙肝病毒）和丙型肝炎病毒（hepatitis C virus，HCV，丙肝病毒）有可能会引起急性感染症状，但两者都可能发展为慢性感染，有发展为肝硬化、肝衰竭和肝细胞癌的风险。

（一）抗乙肝病毒药物

HBV 属于嗜肝病毒科，是基因组全长约为 3.2kb 的部分双链环状 DNA。目前有两类抗 HBV 药物用于临床，干扰素（IFN）和核苷/核苷酸类似物类药物（NUC，图 16-6）。核苷/核苷酸类似物类药物进入细胞后需要在宿主细胞磷酸激酶的作用下磷酸化，其活性形式三磷酸盐通过与 HBV 聚合酶/HBV 逆转录酶（HBV polymerase/HBV reverse transcriptase）的底物天然核苷竞争，抑制 HBV pgRNA 逆转录生成 HBV 的负链 DNA 及从负链 DNA 生成正链 DNA 的过程。

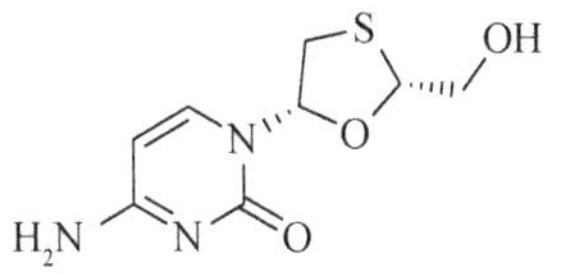

拉米夫定 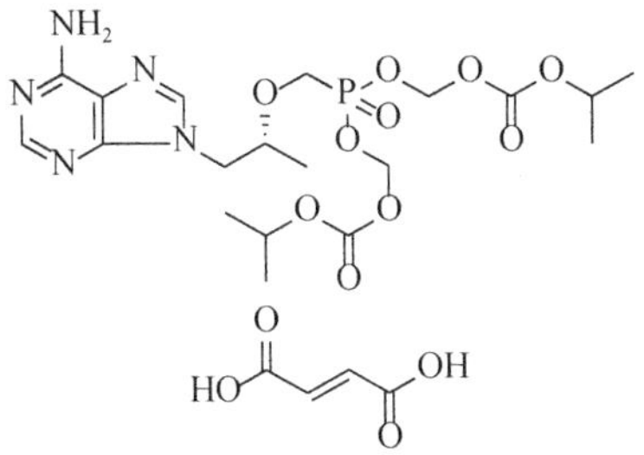　　替诺福韦二吡呋酯富马酸盐 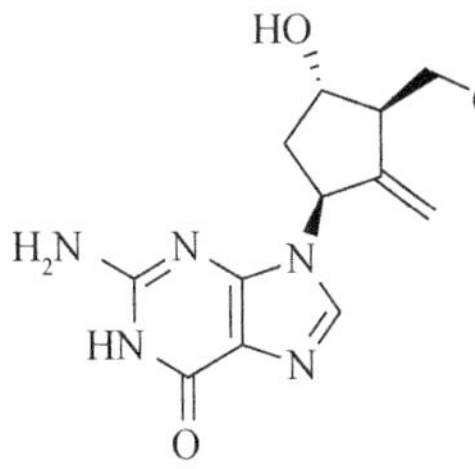　　恩替卡韦

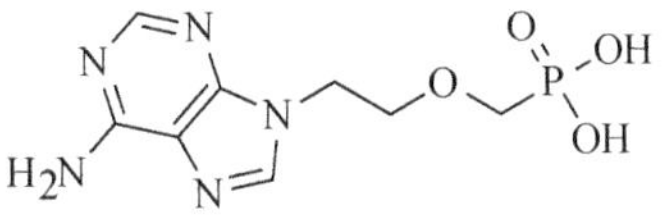

阿德福韦 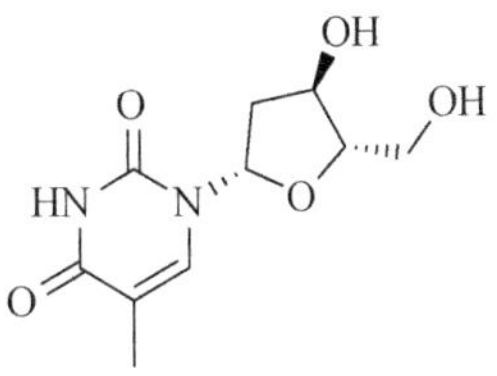　　替比夫定

图 16-6　抗 HBV 药物的名称及结构式

恩替卡韦

【药理作用】恩替卡韦为鸟嘌呤核苷类似物，HepG2.2.15 细胞中对 HBV DNA 的 EC_{50} 为 0.004μmol/L，对拉米夫定耐药株具有抑制作用，其耐药发生率较低。

【体内过程】口服可迅速吸收，0.5～1.5 小时就可达峰，口服生物利用度可达 100%。食物使恩替卡韦的吸收延迟 0.25～0.75 小时，AUC 降低 18%～20%，应在餐前或餐后 2 小时给药。活性三磷酸 $t_{1/2}$ 可达 15 小时，血浆蛋白结合率约为 13%。恩替卡韦（62%～73%原型药）主要通过肾脏清除，$t_{1/2}$ 为 128～149 小时。

【临床应用现状与展望】本品为慢性成人乙型肝炎和≥2 岁肝硬化患者长期治疗的首选药物。

【不良反应及药物相互作用】

（1）不良反应：头痛、疲劳、头晕、恶心等（≥3%）。对失代偿期肝硬化和拉米夫定或替比夫定耐药患者要使用更高剂量且空腹服用，失代偿期肝硬化进行乳酸酸中毒监测。

（2）药物相互作用：恩替卡韦不是 CYP450 的底物、抑制剂或诱导剂。未报道药物相互作用。

干扰素

【药理作用】干扰素是一个天然存在的、可诱导的糖蛋白，是具有免疫调节作用的细胞因子，具有抗病毒和抗细胞增殖的作用。干扰素通过增强免疫细胞功能和促进细胞因子的表达、诱导干扰素刺激基因的表达等机制作用于病毒复制的多个环节，对多种病毒的复制具有抑制作用。

【体内过程】肌内或皮下注射 IFN-α后吸收超过 80%。聚乙二醇干扰素（PegIFN）如 PegIFN-α-2a 单次注射 180μg，血清中的 IFN-α水平 4～8 小时可以达峰，18～36 小时可以回到基线水平，外周血单核细胞中的抗病毒蛋白 2′-5′寡聚腺苷酸合成酶在单次注射后的 6 小时开始增加，可以持续 4 天。因此可以每周一次皮下注射给药。PegIFN-α-2a 由肝和肾清除。

【临床应用现状与展望】临床上用于抗病毒治疗的干扰素大多为聚乙二醇化干扰素，包括 PegIFN-α-2a 和 PegIFN-α-2b。临床上作为抗 HBV 的一线药，干扰素也曾与利巴韦林合用作为抗 HCV 的治疗药物，目前已被可口服的抗 HCV DAA 药物取代。

干扰素用于 HBV 治疗，可以部分实现乙型肝炎 e 抗原（HBeAg，32%～36%）和乙型肝炎表面抗原（HBsAg）（4%～11%）转阴。

【不良反应及药物相互作用】

（1）*不良反应*：干扰素最常见的不良反应为流感样症状，包括发热、畏寒、头痛、肌痛、关节痛、疲劳、恶心和腹泻。随着疗程延长，大多数患者可逐渐耐受。长期使用还可能出现抑郁、甲状腺功能障碍、代谢紊乱等症状。

（2）*药物相互作用*：干扰素可能会增加影响造血系统、具有神经毒性或心脏毒性药物的毒副作用。

（二）抗丙肝病毒药物

HCV 是有包膜的单股正链 RNA 病毒，属于黄病毒科丙型肝炎病毒属，基因组 RNA 长约 9.6kb。丙肝早期采用干扰素联合利巴韦林进行治疗，随着直接靶向 HCV 病毒的直接抗病毒药物（DAA）问世，丙肝已经成为可以治愈的疾病。目前获批的抗 HCV DAA 药物靶向 NS5B、NS3/4A 和 NS5A 三个靶点，将在下文详述。

1. RdRp 抑制剂 HCV 的 NS5B 具有 RNA 依赖的 RNA 聚合酶（RNA dependent RNA polymerase，RdRp）活性，为 HCV 基因复制中的关键酶，以单链 RNA 为模板，在病毒复制复合体（NS3、NS4A、NS4B、NS5A 和 NS5B）催化下进行复制。RdRp 抑制剂有两类：核苷（酸）类和非核苷类，见图 16-7。

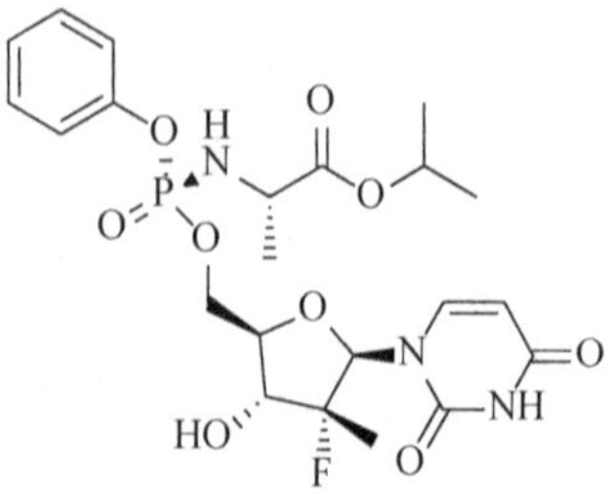

索非布韦 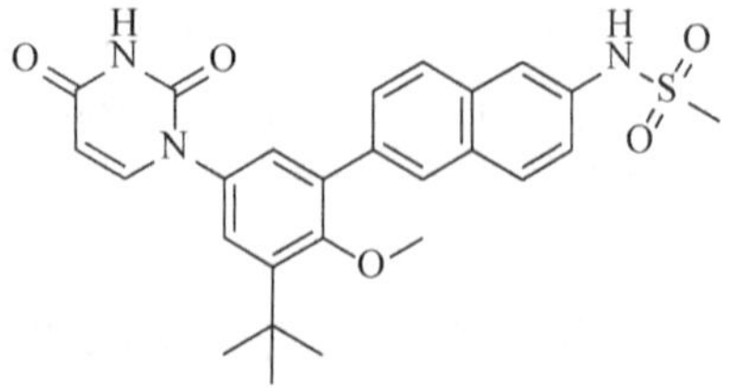　　达塞布韦 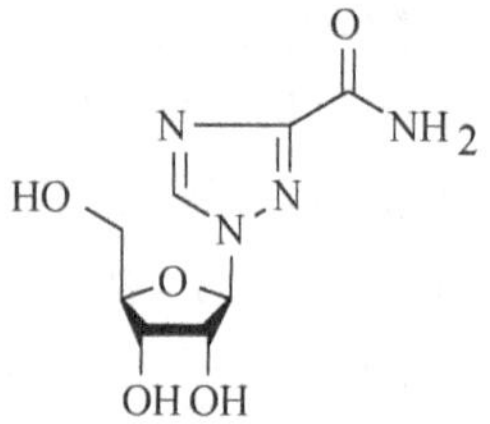　　利巴韦林

图 16-7 HCV RdRp 抑制剂的名称及结构式

（1）*核苷（酸）类 RdRp 抑制剂*：和抗其他病毒的核苷类药物一样，需要在细胞磷酸激酶作用下转变成三磷酸化的活性形式，作为 RdRp 的底物与胞内的天然核苷酸竞争，掺入新产生的核苷酸链中，使链的延伸提前终止。对所有基因型均具有抗病毒活性。

索非布韦

【药理作用】索非布韦为尿嘧啶核苷类似物的前药，是第一个靶向 HCV RdRp 用于 HCV 全口服治疗方案的药物，耐药屏障高，是一个重磅性的突破。

【体内过程】索非布韦经过细胞内活化形成 GS-461203（活性三磷酸，在血浆中未检测到），并最终形成无活性、经肾清除的代谢产物 GS-331007。索非布韦口服后达峰时间为 0.5～2 小时，GS-331007 达峰时间为 2～4 小时，高脂膳食可增加 AUC（67%～91%），其治疗指数高，不会造成毒性。血浆蛋白结合率为 63%，而去酯化的 GS-331007 蛋白结合率很低。大部分的索非布韦经水解酶裂解代谢形成 GS-331007 由肾脏排出。GS-331007 和索非布韦在多次给药后表现出线性药代动力学，积累很少。对于有任何程度肝损伤或轻度至中度肾损伤的 HCV 感染患者，可以在不改变剂量的情况下给予索非布韦。

【临床应用现状与展望】索非布韦对所有基因型均有效，可与其他抗 HCV 药物联用。

【不良反应及药物相互作用】

1）不良反应：索非布韦临床使用中没有发现显著毒性，与其他抗 HCV 药物合用时可能出现副作用。

2）药物相互作用：索非布韦不是 CYP 底物、抑制剂和诱导剂，药物相互作用较少。但其是外排转运蛋白 P-gp 和 BCRP 的底物，避免与这些转运蛋白的诱导剂联合使用（如西罗莫司、苯妥英钠和卡马西平等）。

利巴韦林

【药理作用】利巴韦林为鸟嘌呤核苷类似物，具有广谱抗病毒作用，对多种 RNA 和 DNA 病毒均有抑制作用。进入细胞后转化成利巴韦林三磷酸，可以阻止病毒 mRNA 加帽、抑制 RdRP 活性，还可以通过肌苷-5′-单磷酸脱氢酶耗竭 GTP 及诱导干扰素刺激基因等发挥抗病毒作用。

【体内过程】利巴韦林可以口服，也可以静脉注射，利巴韦林气雾剂用于呼吸道病毒感染。利巴韦林口服生物利用度约为 50%，食物可以增加其血药浓度。本品在红细胞中蓄积时间长，主要经肾脏清除，少量经粪便排出。肾功能不全者使用本品需减量。

【临床应用现状与展望】利巴韦林于 1986 年由 FDA 最初以气雾剂批准用于呼吸道合胞病毒感染的治疗，1998 年被批准与干扰素合用用于治疗丙型肝炎。目前我国批准了多种口服和注射剂型，用于呼吸道病毒感染和流行性出血热等其他病毒感染的治疗。

【不良反应及药物相互作用】

1）不良反应：气雾剂耐受比较好，全身用药可能造成疲劳、皮疹等不良反应，以及不可逆溶血性贫血等严重毒性反应，动物实验致畸，孕妇禁用。

2）药物相互作用：利巴韦林药物相互作用较少，但不能与抗 HIV 的去羟肌苷合用，因会增加其毒性。

（2）非核苷类 RdRp 抑制剂：与 RdRp 活性中心之外的位点结合，通过改变酶的空间构象而抑制 NS5B 聚合酶的活性。达沙布韦（dasabuvir）为非核苷类 RdRp 抑制剂，仅对基因型 1 有效，但需要与其他药物联合使用。

2. NS3/4A 蛋白酶抑制剂　HCV NS3 蛋白 N 端具有丝氨酸蛋白酶功能，NS4A 有辅助作用，二者形成 NS3/4A 丝氨酸蛋白酶复合物，负责翻译 HCV 产生的多蛋白 9 个切割位点中的 4 个(4/9)，NS3/4A 抑制剂通过与 NS3/4A 蛋白酶活性中心发生可逆共价或非共价结合，竞争性地抑制酶活性，图 16-8。

司美匹韦

【药理作用】司美匹韦是一种非共价结合拟肽，具有大环结构，是 NS3/4A 可逆的、竞争性抑制剂。

【体内过程】口服生物利用度为 62%，食物可以增加 AUC 约 65%，建议与食物同服。蛋白结合率为 99.9%，肝损伤患者可以增加 AUC 和 C_{max} 2～5 倍。司美匹韦经 CYP3A 代谢，非 HCV 感染者其清除 $t_{1/2}$ 为 10～13 小时，而 HCV 感染者消除 $t_{1/2}$ 则约为 41 小时。

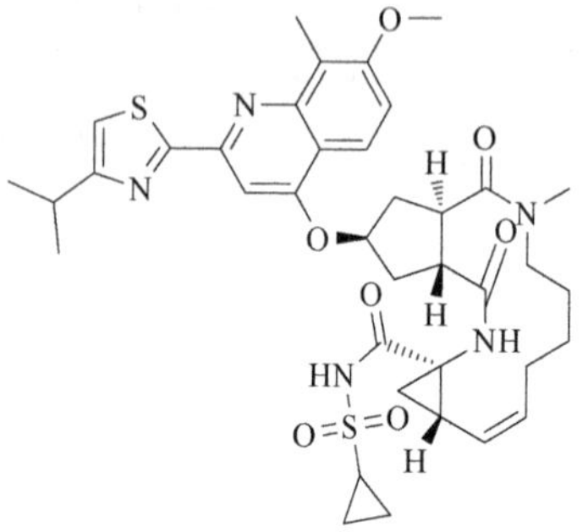

司美匹韦 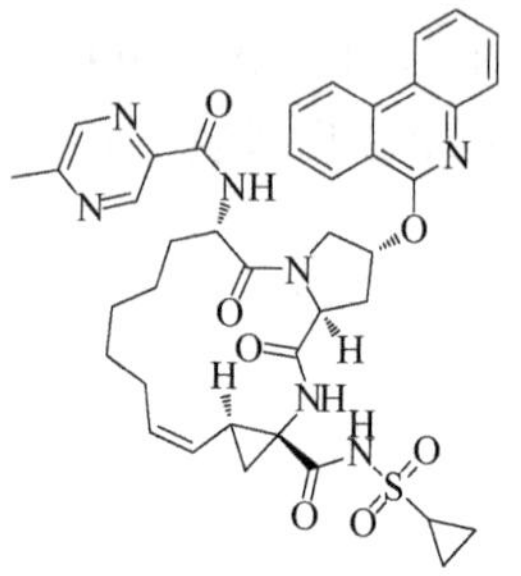　　帕利普韦 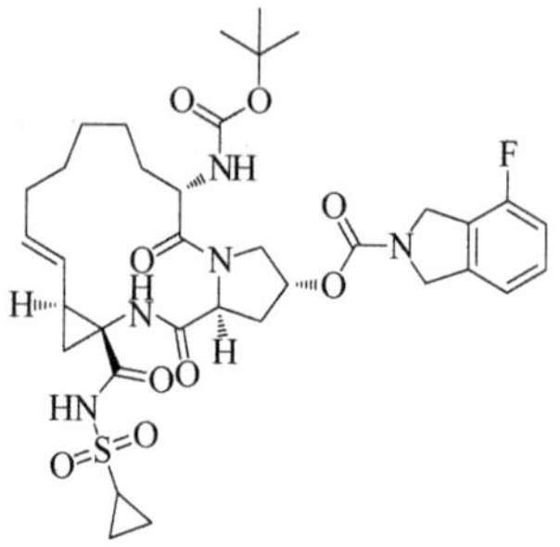　　达诺瑞韦

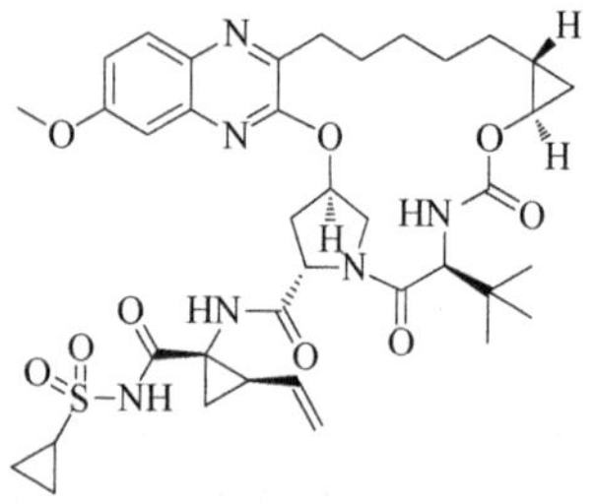

格拉瑞韦 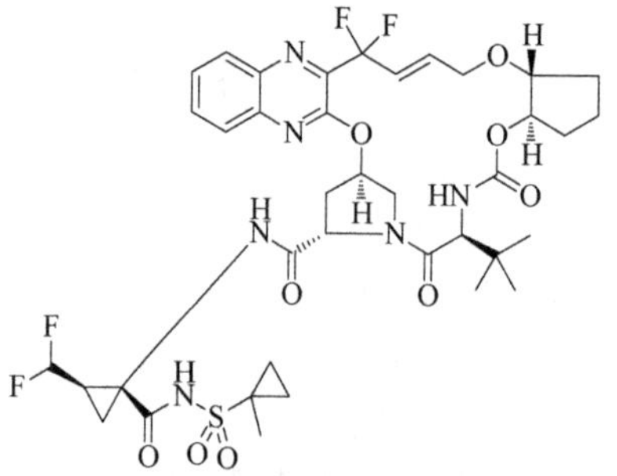　　格卡瑞韦 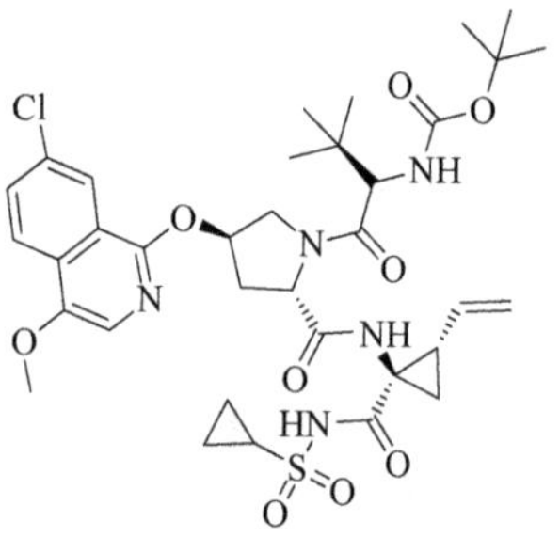　　阿舒瑞韦

图 16-8　HCV 蛋白酶抑制剂的名称及结构式

【临床应用现状与展望】用于对 HCV 基因型 1 和基因型 4 的治疗，需要与其他抗 HCV 药物联合使用。

【不良反应及药物相互作用】

（1）不良反应：有头痛、疲劳和恶心（11%～20%）。司美匹韦包含磺酰胺基团，肝硬化患者易出现光敏感、皮疹和瘙痒。还能增加胆红素水平。

（2）药物相互作用：司美匹韦经 CYP3A 代谢，因此不能与 CYP3A 的中等诱导剂、强诱导剂和抑制剂合用。司美匹韦还是 P-gp、MRP2、BCRP、OATP1B1/3 和 OATP2B1 的底物，不能与这类药物联用。

3. 非结构蛋白 NS5A 抑制剂　HCV 的 NS5A 是一种高度磷酸化的非结构蛋白，并不具有酶催化活性，可与多种细胞和病毒因子相互作用，是 HCV 基因组复制和病毒粒子组装所必需的，见图 16-9。

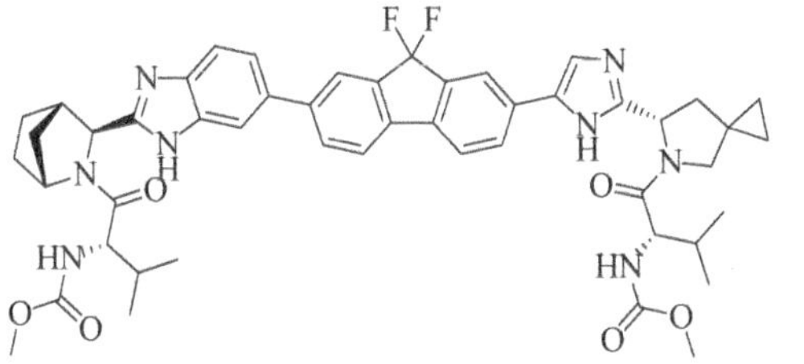

来迪派韦

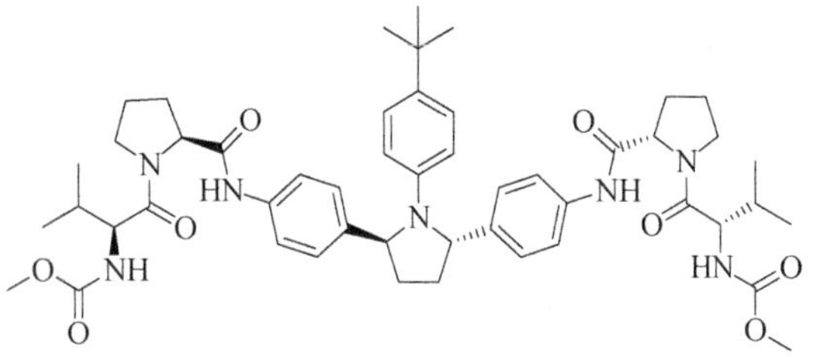

奥比他韦

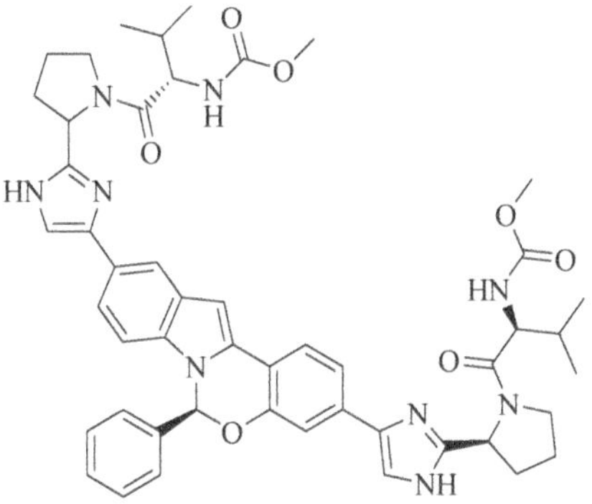

艾尔巴韦

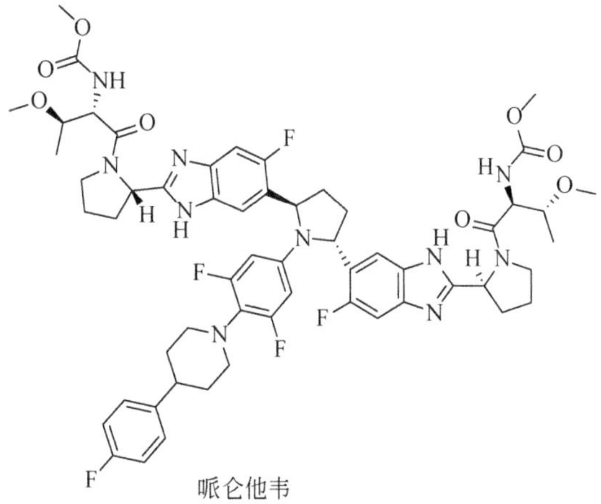

哌仑他韦

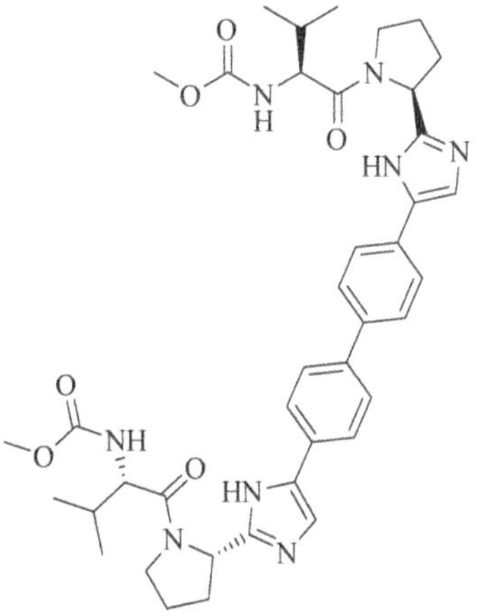

达卡他韦

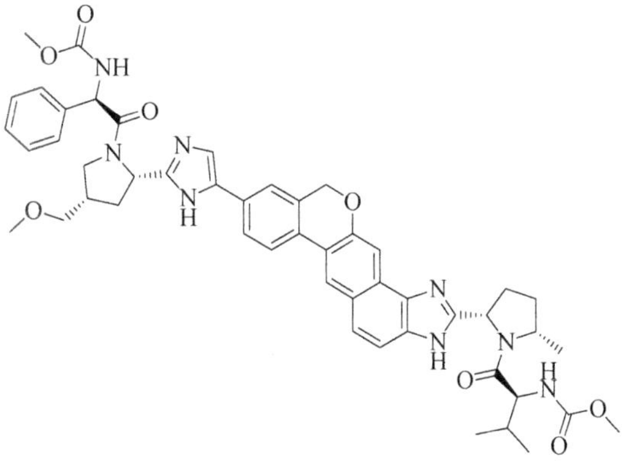

维帕他韦

图 16-9　非结构蛋白 NS5A 抑制剂的名称和结构式

达卡他韦

【药理作用】达卡他韦（daclatasvir）属于双咪唑联苯类化合物，通过阻断细胞内病毒 RNA 的产生和阻断病毒粒子的组装/分泌发挥抗病毒作用。

【体内过程】口服后快速吸收，达峰时间 1～2 小时。绝对生物利用度为 67%，高脂和高热量膳食可以降低 AUC 约 23%，低脂膳食无影响。蛋白结合率为 99%。口服后表现出低至中等的表观清除率，主要通过细胞色素 CYP3A4 介导的肝脏氧化代谢经由粪便排泄，清除 $t_{1/2}$ 为 12～15 小时。

【临床应用现状与展望】对 HCV 基因型 3 的治疗，美国批准本品与索非布韦联合使用，日本也批准本品与 NS3/4A 抑制剂阿那匹韦联合使用。

【不良反应及药物相互作用】

（1）不良反应：达卡他韦耐受较好，与索非布韦合用时不良反应主要是头痛和疲劳。当与利巴韦林联合用于肝硬化治疗时，不良反应主要是贫血、疲劳、恶心和头痛。

（2）药物相互作用：达卡他韦经 CYP3A 代谢，与 CYP3A 强诱导剂合用时需要增加剂量，与 CYP3A 抑制剂合用时需要减少剂量。达卡他韦可以抑制 P-gp、BCRP 和 OATP1B1/3，可能增加这类转运蛋白底物的暴露。

三、抗流感病毒药

流感病毒可造成季节性流感和周期性流感大暴发，流感病毒属于正黏病毒科，是分节段的单股负链 RNA 病毒，有包膜。根据病毒核蛋白和基质蛋白的特性，可以将流感病毒分为甲、乙、丙、丁四型。甲型和乙型流感病毒是引起人类季节性流感暴发的主要原因。

目前获批的抗流感病毒药物包括 M2 离子通道阻滞剂、神经氨酸酶（NA）抑制剂、RdRp 抑制剂（PB2 和 PA），见图 16-10 和图 16-11。

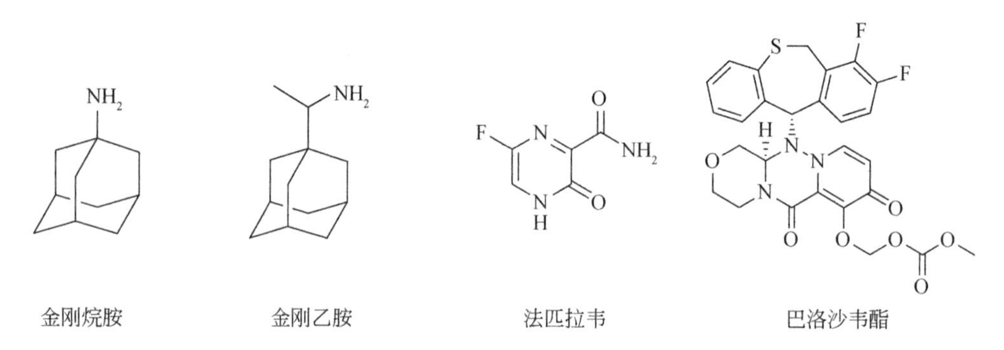

图 16-10　M2 离子通道阻滞剂和 RdRp 抑制剂的名称及结构式

扎那米韦　　奥司他韦　　拉尼米韦　　帕拉米韦

图 16-11　神经氨酸酶抑制剂的名称和结构式

（一）M2 离子通道阻滞剂

流感病毒表面糖蛋白 HA 与宿主细胞表面唾液酸受体结合后，通过内吞作用进入细胞。金刚烷胺和金刚乙胺作为 M2 离子通道阻滞剂，阻断流感病毒脱衣壳发挥抗病毒作用，仅对甲型流感病毒（IAV）有效，随着金刚烷胺和金刚乙胺的广泛耐药，特别是针对 H3N2 型流感病毒，目前 WHO 不建议使用这类药物。

（二）神经氨酸酶抑制剂

流感病毒包膜表面镶嵌两种重要的功能糖蛋白——血凝素和神经氨酸酶，流感病毒进入是由血凝素结合到宿主细胞的唾液酸受体上，进而启动内吞过程，在流感病毒释放过程中，成熟的流感病毒经出芽的方式释放到宿主细胞之外，但血凝素仍与唾液酸结合，需要由神经氨酸酶将唾液酸水解，从而释放出游离病毒，开始新一轮的感染。

奥司他韦

【药理作用】奥司他韦羧酸盐是唾液酸的过渡态类似物，是甲型和乙型流感病毒神经氨酸酶的有效选择性抑制剂。磷酸奥司他韦是一种缺乏抗病毒活性的乙酯前药。奥司他韦对金刚烷胺、金刚乙胺和扎那米韦耐药株也有抑制作用。

【体内过程】口服磷酸奥司他韦快速吸收，并被胃肠道和肝脏中的酯酶转化为活性羧酸盐。口服生物利用度为80%，食物不影响生物利用度，但会降低胃肠道不耐受的风险。蛋白结合率为3%（羧酸奥司他韦），95%的羧酸奥司他韦由肾脏排泄，清除 $t_{1/2}$ 为6～10小时。

【临床应用现状与展望】用于治疗成人、1岁及1岁以上儿童的甲型和乙型流感。还可用于成人和13岁及13岁以上青少年的甲型和乙型流感的预防。

【不良反应及药物相互作用】

（1）不良反应：包括恶心、腹部不适及呕吐等。持续给药，胃肠道症状通常在1～2天内解决，并且与食物一起服药可以预防。妊娠安全性尚不确定（妊娠安全性分类为C类）。

（2）药物相互作用：磷酸奥司他韦或其活性代谢产物羧酸盐都不是CYP的底物或抑制剂，不会与这类药物发生相互作用。

（三）RdRp抑制剂

流感病毒RdRp在流感病毒所有4种型（甲、乙、丙、丁）中高度保守，对于流感病毒复制至关重要，是重要的抗病毒靶点。流感病毒RdRp是异源三聚体，甲型和乙型流感病毒中的聚合酶由两个碱性亚基PB2、PB1和一个酸性亚基PA组成，而丙型流感病毒不含有酸性亚基（PA）而是含有聚合酶亚基3（P3），所有亚基相互作用，共同行使完整功能。流感病毒RdRp是一个多功能酶，不仅具有RNA聚合酶活性，还具有核酸酶活性。

巴洛沙韦酯

【药理作用】巴洛沙韦酯（baloxavir marboxil）为前药，在细胞内代谢转化为活性形式巴洛沙韦酸。巴洛沙韦通过抑制帽依赖性核酸内切酶的活性，抑制病毒mRNA转录过程中的“夺帽”，从而抑制流感病毒复制。巴洛沙韦对A型和B型流感均有抑制作用。

【体内过程】口服巴洛沙韦酯后几乎全部代谢为其活性形式（巴洛沙韦），单次口服20mg或40mg后，达峰时间4小时，其 $t_{1/2}$ 为79.1小时，蛋白结合率为93%～94%，巴洛沙韦主要经UGT1A3代谢（为葡萄糖醛酸结合物），再经CYP3A4代谢消除。尽管这增加了药物相互作用的可能性，但当巴洛西韦与强效CYP3A和UGT抑制剂如伊曲康唑和丙磺舒联用时未观察到明显的药物相互作用。巴洛沙韦主要通过粪便排泄，少量通过尿液排泄。

【临床应用现状与展望】巴洛沙韦酯适用于在症状出现不超过48小时的12周岁及以上单纯性甲型和乙型流感患者，包括既往健康的患者及存在流感并发症高风险的患者。

【不良反应及药物相互作用】

（1）不良反应：巴洛沙韦的常见不良反应包括腹泻、支气管炎、鼻咽炎、头痛和恶心。

（2）药物相互作用：含多价阳离子制剂可降低巴洛沙韦的血浆浓度。本品不应与含多价阳离子的泻药或抗酸药或含有铁、锌、硒、钙、镁的口服补充剂一起使用。

法 匹 拉 韦

【药理作用】法匹拉韦（favipiravir，T-705）为核苷类似物，于 2014 年首次在日本获批用于临床治疗新型和复发的流感病毒感染。作为前药，法匹拉韦在细胞内首先通过真核细胞次黄嘌呤鸟嘌呤磷酸核糖转移酶（HGPRT）转化为核糖-5′-单磷酸（RMP），进一步磷酸化为呋喃核糖基 5′-三磷酸代谢产物（法匹拉韦-RTP）。法匹拉韦-RTP 作为 RdRp 底物竞争性抑制剂抑制天然核苷的结合，法匹拉韦-RTP 掺入到生长中的病毒 RNA 链中，还可能通过引起致死性突变而阻止病毒 RNA 复制。法匹拉韦具有广谱抗 RNA 病毒活性，但其确切作用机制尚未完全阐明。

【体内过程】法匹拉韦亲水性好，口服后可迅速吸收，达峰时间为 1～2 小时，口服生物利用度约为 97.6%。人的血浆蛋白结合率为 54%，食物对其吸收没有显著影响。在肝脏中主要通过醛氧化酶（AO）代谢，部分通过黄嘌呤氧化酶（XO）代谢为羟基化形式，代谢产物由肾脏排出，清除 $t_{1/2}$ 为 2～5.5 小时。

【临床应用现状与展望】日本批准本品用于新发或再发流感病毒感染症（但仅限于其他抗流感病毒药物无效或效果不足者）。

法匹拉韦具有广谱抗 RNA 病毒活性，曾用于埃博拉病毒和新冠病毒的治疗。

【不良反应及药物相互作用】

（1）不良反应：包括轻度至中度腹泻、血尿酸和转氨酶无症状升高，以及中性粒细胞计数下降、恶心、呕吐、腹痛等。存在致畸性和胚胎毒性的高风险，本品在日本有条件地区上市销售，并有严格的监管，因此孕妇、哺乳期妇女禁用，可分泌至精液，停药后至少 1 周内应采取有效避孕措施。

（2）药物相互作用：法匹拉韦是其主要代谢酶醛氧化酶的强效抑制剂，对 CYP 没有诱导作用。不推荐与主要经由醛氧化酶代谢消除且安全范围窄的药物合用。

四、抗新型冠状病毒药物

始于 2019 年的新型冠状病毒（SARS-CoV-2）短时间内就造成了全世界的大规模暴发，随着相关疫苗和抗病毒药物的研发成功，新冠疫情得到了控制，但病毒并未消失，而是在不断变异，尽管新冠疫情不再是“全球卫生紧急事件”，但全球新冠疫情仍在流行。

冠状病毒是有包膜的单股正链 RNA 病毒，感染人类的冠状病毒目前有七种，分别是人冠状病毒 HCoV-229E、HCoV-OC43、HCoV-NL63 和 HCoV-HKU1，以及 SARS-CoV、MERS-CoV 和 SARS-CoV-2。

目前有靶向病毒 RNA 依赖的 RNA 聚合酶（RdRp）和主蛋白酶（$3CL^{pro}$）的药物获批。

（一）RdRp 抑制剂

冠状病毒 RdRp 由 nsp12 编码，参与病毒 RNA 的复制和转录，RdRp 本身具有活性，但是与 nsp7 和 nsp8 组合成复合体可大大增强其酶活性。目前已经上市的靶向 RdRp 抑制剂均为核苷类似物，见图 16-12，需要在细胞内转化为三磷酸的活性形式后作为 RdRp 酶底物竞争性抑制剂，或者转化为核酸链终止剂，或者诱导致死性突以变发挥抗新冠病毒作用。

瑞德西韦

【药理作用】瑞德西韦（remdesivir）是一种核苷酸类似物前药，进入细胞后转变为其活性形式三磷酸核苷，可以作为 RdRp 酶底物竞争性抑制剂掺入到基因组核酸链中，导致链终止。作为 RdRp 抑制剂，瑞德西韦除了具有抗新冠病毒活性外，还具有广谱抗 RNA 病毒活性。

【体内过程】瑞德西韦（非活性前药，GS-5734）静脉给药可以 100%吸收， GS-5734 进入细胞后还有 3 种代谢形式，首先在羧基酯酶作用下转变成 GS-704277（丙氨酸代谢物），然后在磷酰胺酶作用下转变为 GS-441524（核苷核心），GS-441524 经过系列磷酸化作用转变为其活性形式 GS-443902（核苷三磷酸）。

GS-5734 单次静脉给药后达峰的时间为 0.67～0.68 小时，GS-441524 为 1.51～2.0 小时，GS-704277 约为 0.75 小时，瑞德西韦的吸收也会受到转运蛋白的影响。瑞德西韦是 P 糖蛋白（P-gp）和有机阴离子转运多肽 1B1（OATP1B1）转运蛋白的底物。GS-5734 对人血浆蛋白具有相对较高的亲和力，结合率为 88.0%～93.6%，而 GS-441524 和 GS-704277 分别具有 2%和 1%的蛋白结合率。活性核苷三磷酸 GS-443902 的半衰期为 20～25 小时，74%的瑞德西韦及其活性代谢产物通过肾脏清除，18%通过粪便清除。严重肾功能不全患者不推荐使用瑞德西韦。

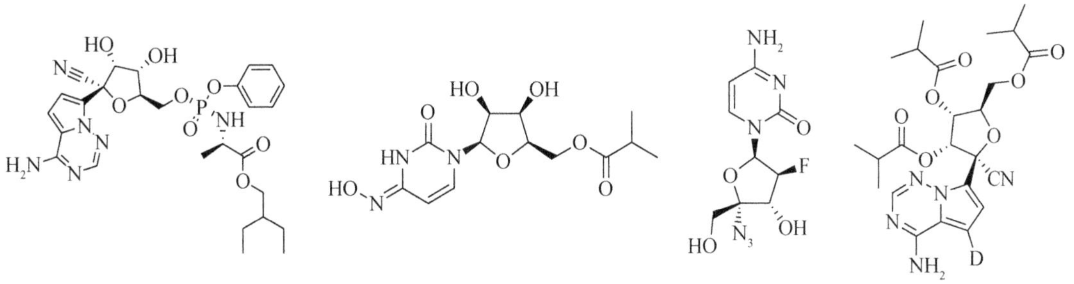

瑞德西韦　莫诺拉韦　阿兹夫定　VV116

图 16-12　冠状病毒 RdRp 抑制剂

【临床应用现状与展望】美国 FDA 批准瑞德西韦用于 12 岁及以上、体重至少 40kg 需要住院治疗的成人和儿童患者。

静脉注射给药可用于不利于吞咽的重症患者。

【不良反应及药物相互作用】

（1）*不良反应*：在接受瑞德西韦治疗的患者中，最常报告的不良反应包括肝功能改变、血清肌酐水平升高、淋巴细胞计数下降等。5%～35%接受瑞德西韦治疗的患者出现严重不良事件，其中最常见的是呼吸衰竭。

（2）*药物相互作用*：瑞德西韦是细胞色素 P450（CYP）2C8、CYP2D6、CYP3A4、OATP1B1 和 P-gp 的底物，也是 CYP3A4、OATP1Bl、OATP1B3、胆盐输出泵（BSEP）、多药耐药蛋白 4（MRP4）及钠牛磺胆酸共转运多肽（NTCP）的抑制剂。然而，基于瑞德西韦的快速分布、代谢和清除，临床上显著相互作用的可能性很低，但应密切关注。

（二）主蛋白酶抑制剂

作为单正链 RNA 病毒，新冠病毒基因组进入宿主细胞后，其基因组 RNA 就作为 mRNA 由宿主细胞的核糖体翻译出多蛋白 pp1a 和 pp1ab，多蛋白需经病毒蛋白酶切割加工形成病毒复制和转录复合物的单个非结构蛋白（nsp），由病毒的主蛋白酶和木瓜样蛋白酶共同完成，其中主蛋白酶负责 14 个切点中的 11 个。新冠病毒主蛋白酶（M^{pro}或 $3CL^{pro}$）由病毒的 nsp5 编码，是一种半胱氨酸蛋白酶。目前获批的主蛋白酶抑制剂见图 16-13。

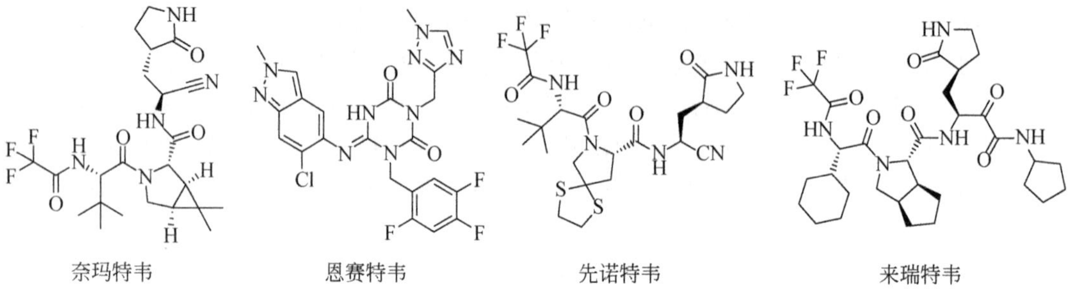

奈玛特韦　　恩赛特韦　　先诺特韦　　来瑞特韦

图 16-13　冠状病毒主蛋白酶抑制剂的名称及结构式

奈 玛 特 韦

【药理作用】奈玛特韦（nirmatrelvir）为口服小分子抗新冠病毒治疗药物，是新冠病毒主蛋白酶的拟肽类抑制剂。作为主蛋白酶天然底物的竞争性抑制剂，其可抑制新冠病毒的活性，阻止多蛋白的切割。奈玛特韦可以被 CYP3A 酶代谢，利托那韦是一种 CYP3A 抑制剂，其为药代动力学增强剂，当两种药物同时给药时，会增加奈玛特韦的全身暴露量并延长其半衰期。

【体内过程】在健康受试者中单剂量服用 300mg 奈玛特韦和 100mg 利托那韦后，奈玛特韦和利托那韦的达峰时间分别约为 3.0 小时和 3.98 小时。高脂膳食可适度增加奈玛特韦的暴露量，可与食物同服，也可不与食物同服。奈玛特韦的人血浆蛋白质结合率约为 69%，利托那韦的结合率为 98%～99%。奈玛特韦的代谢主要由 CYP3A4 进行，但这种代谢受到利托那韦联合给药的抑制。利托那韦主要由 CYP3A4 代谢，CYP2D6 对形成氧化代谢产物的贡献较小。奈玛特韦通过尿液（约 50%）和粪便（约 35%）排泄，大部分为原型药。利托那韦主要通过肝胆系统被清除，约 86%通过粪便排泄。奈玛特韦和利托那韦的平均半衰期均为 6.1 小时。

【临床应用现状与展望】用于治疗轻型和普通型且伴有进展为重症高风险因素的新冠病毒感染的成人，美国 FDA 还批准本品用于青少年（12 岁以上，体重＞40kg）。

【不良反应及药物相互作用】

（1）*不良反应*：包括味觉倒错、腹泻、消化不良、呕吐、头晕等。肝功能损伤或妊娠、哺乳患者慎用。

（2）*药物相互作用*：奈玛特韦经 CYP3A 代谢，利托那韦是 CYP3A 抑制剂，二者联用可以维持 奈玛特韦的血药浓度，奈玛特韦/利托那韦不得与高度依赖 CYP3A 进行清除且其血浆浓度升高会导致严重和（或）危及生命的不良反应的药物联用。本品不得与强效 CYP3A 诱导剂联用，否则会显著降低奈玛特韦/利托那韦血浆浓度，可能导致病毒学应答丧失和潜在耐药性。

五、抗疱疹病毒药物

疱疹病毒（herpes virus）为有包膜的双链 DNA 病毒，属于疱疹病毒科（Herpesviridae），已发现的能感染人的疱疹病毒有 8 种，人群中单纯疱疹病毒的感染非常普遍，初次感染大多无明显症状，之后多转为潜伏感染，受外界刺激后可引起复发。人群中人巨细胞病毒（HCMV）的感染很普遍，特别是先天感染和器官移植等免疫功能低下人群的感染易造成严重后果。

目前治疗疱疹病毒感染的主要药物都是 DNA 聚合酶的抑制剂，见图 16-14，大多数是核苷类似物，为天然存在的核苷或核苷酸的竞争性抑制剂，这些核苷或核苷酸被病毒 DNA 聚合酶用于转录病毒 DNA 链。每一种最终都被结合到生长中的病毒 DNA 链中，并导致链终止或显著减缓和抑制 DNA 聚合酶活性。因此，这些药物需要主动复制的病毒才能发挥作用，而对非复制的潜伏病毒没有作用。

阿昔洛韦和伐昔洛韦

【药理作用】阿昔洛韦是一种无环鸟嘌呤核苷类似物，伐昔洛韦是阿昔洛韦的缬氨酸酯前药。

【体内过程】阿昔洛韦的口服生物利用度为 10%～30%。其前药伐昔洛韦口服后迅速且几乎完全发生去酯化反应代谢为阿昔洛韦，其生物利用度为 55%～70%。与阿昔洛韦不同，伐昔洛韦是肠和肾肽转运蛋白的底物。阿昔洛韦血浆蛋白结合率低，易透过生物膜，广泛分布于体液中，包括膀胱液、房水、脑脊液、乳汁等。局部给药后阿昔洛韦的经皮吸附率较低。未代谢的阿昔洛韦主要通过肾脏排泄清除。在肾功能正常的成年人中，阿昔洛韦的消除 $t_{1/2}$ 为 1.5～6 小时。在新生儿中，阿昔洛韦的消除 $t_{1/2}$ 为 4～20 小时。

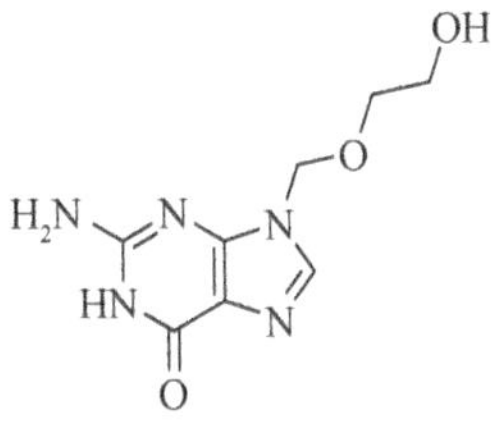

阿昔洛韦 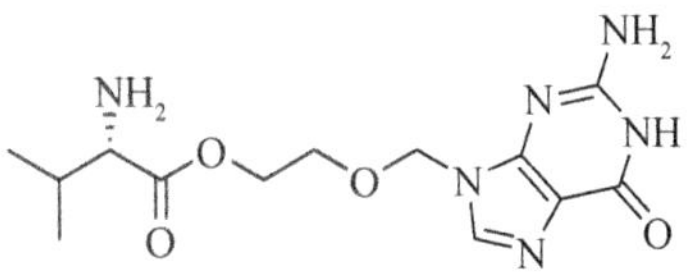　　伐昔洛韦 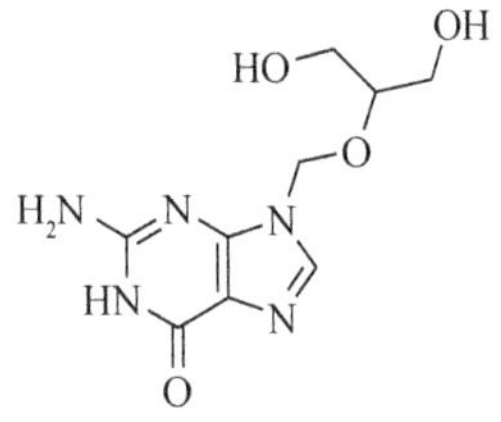　　更昔洛韦

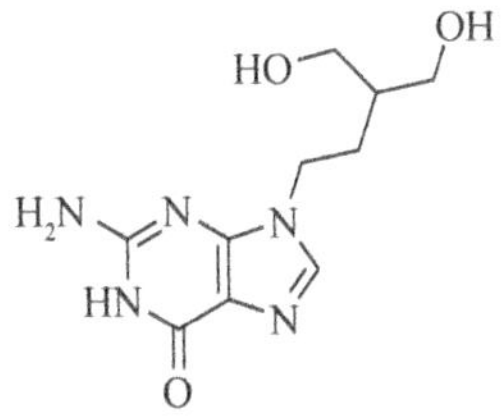

喷昔洛韦 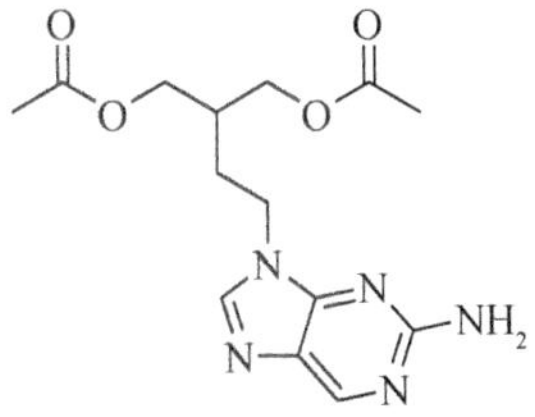　　泛昔洛韦 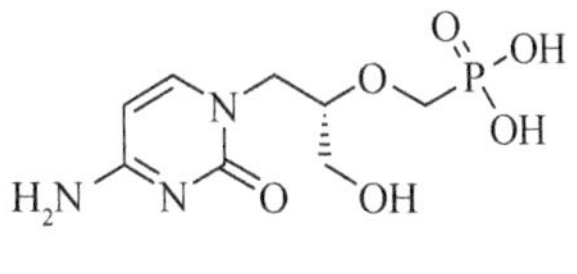　　西多福韦

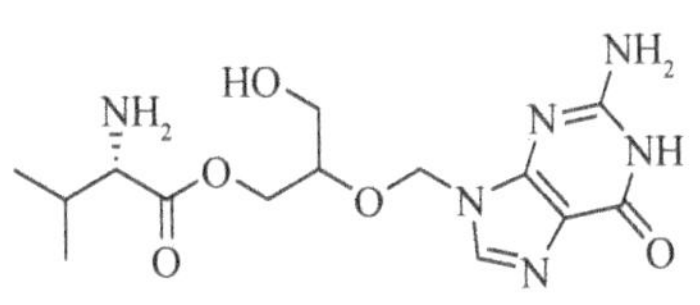

缬更昔洛韦 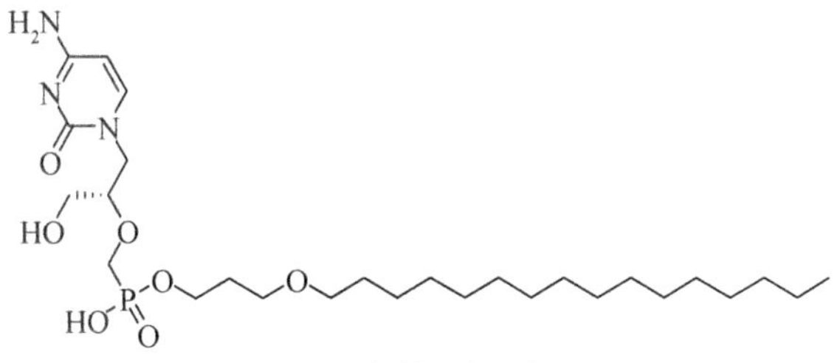　　十六烷丙氧基西多福韦

图 16-14　抗疱疹病毒药物的名称及结构式

【临床应用现状与展望】阿昔洛韦有多种剂型，包括静脉注射、口服、局部用药（乳膏、滴眼液），临床用于疱疹病毒治疗，其有效性 HSV-1（单纯疱疹病毒 1 型）>HSV-2（单纯疱疹病毒

2 型）＞VZV（水痘-带状疱疹病毒）＞EBV（EB 病毒）＞CMV（巨细胞病毒）=HHV-6（人类疱疹病毒 6 型）。

【不良反应】不良反应和给药途径有关，口服后可能有头痛、腹泻、恶心和呕吐等症状，高剂量或脱水患者在静脉给药时可能发生短暂的肾功能障碍。

第三节 抗病毒药物的研究进展与研究模型

一、抗病毒药物的研究进展

自 1963 年第一个局部用药抗病毒药物碘苷问世以来，目前已有 120 余种药物涵盖了多种病毒，特别是抗 HIV 药物研发取得了巨大成功，针对病毒复制周期的 4 个靶点共有 30 多种药物，而且联合用药的抗逆转录病毒治疗策略对于推动 HIV 感染迈入慢病管理发挥了重要作用，口服抗 HCV DAA 的上市使慢性 HCV 临床治疗可以达到治愈，大大增强了病毒性疾病治愈的信心。3 种或 2 种药物组合的固定剂量复方单片由于其便捷性、患者耐受性好、毒副作用少等优点，大大提升了患者依从性，目前已经批准了 13 种抗 HIV 的固定剂量复合制剂（表 16-1）和 6 种全口服的抗 HCV 的固定剂量复合制剂（表 16-2）。但现有的抗病毒药物和众多的病毒性疾病相比，依然不能满足需求，而且 HIV、HBV 及潜伏感染的疱疹病毒等还没能实现治愈，新发及再发病毒性传染病不断出现，抗病毒治疗依然任重道远。目前国际国内根据感染现状、病毒致病机制、抗病毒药物研发和药物可及性等最新研究进展制订诊疗指南并定期更新，指导临床实践。随着科学技术的不断发展，抗病毒药物研究也会不断进步。

表 16-1 获批的抗逆转录病毒药物的固定剂量药物组合

药物	组成	FDA 批准时间
替拉依	替诺福韦/恩曲他滨/依法韦仑	2006 年 7 月 12 日
康普莱	替诺福韦/恩曲他滨/利匹韦林	2011 年 8 月 10 日
Stribild	替诺福韦/恩曲他滨/埃替格韦（可比司他）	2012 年 8 月 27 日
绥美凯	阿巴卡韦/拉米夫定/多替拉韦	2014 年 8 月 22 日
捷扶康	富马酸替诺福韦艾拉酚胺/恩曲他滨/艾替拉韦（可比司他）	2015 年 11 月 5 日
Odefsey	富马酸替诺福韦艾拉酚胺/恩曲他滨/利匹韦林	2016 年 3 月 1 日
达可辉	恩曲他滨/富马酸替诺福韦艾拉酚胺	2016 年 4 月 4 日
Jukuca	多替拉韦/利匹韦林	2017 年 11 月 21 日
必妥维	富马酸替诺福韦艾拉酚胺/恩曲他滨/比克替拉韦	2018 年 2 月 7 日
Symfi Lo/ Symfi	替诺福韦/拉米夫定/依法韦仑	2018 年 2 月 5 日/ 2018 年 3 月 22 日
Symtuza	富马酸替诺福韦艾拉酚胺/恩曲他滨/达芦那韦（可比司他）	2018 年 6 月 17 日
德思卓	替诺福韦/拉米夫定/多拉韦林	2018 年 8 月 30 日
多伟托	多替拉韦/拉米夫定	2019 年 4 月 8 日

表 16-2　获批的全口服抗 HCV 病毒药物的固定剂量药物组合

药物	组成	FDA 批准时间	
哈瓦尼	索非布韦（NS5B）/雷迪帕韦（NS5A）	2014 年 10 月	基因型 1
Viekira Pak	奥毕他韦（NS5A）/帕利瑞韦（NS3/4A）/达萨布韦（NS5B）和利托那韦	2014 年 12 月	基因型 1
择必达	格拉瑞韦（NS3/4A）/ 艾尔巴韦（ NS5A）	2016 年 1 月	基因型 1 和基因型 4
艾诺全	格卡瑞韦（NS3/4A）和哌仑他韦（ NS5A）	2017 年 8 月	全部 6 种基因型（泛基因型）
丙通沙	维帕他韦（NS5A）/索非布韦（NS5B）	2016 年 6 月	全部 6 种基因型（泛基因型）
Vosevi	索非布韦（NS5B）/维帕他韦（NS5A）/伏西瑞韦（NS3/4A）	2017 年 7 月	全部 6 种基因型（泛基因型）

（一）已经获批的抗病毒药物（在第二节中未提及）

1. 抗体药物　因靶向性强、特异性好，抗体药物在恶性肿瘤、自身免疫性疾病等疾病治疗中发挥了重要的作用。血清抗体疗法用于治疗或预防传染病最早可追溯到一个多世纪以前，正式获得批准的（1998 年）用于病毒性疾病治疗的第一个抗体药物是帕利珠单抗，用于预防高危儿童感染呼吸道合胞病毒（RSV）。2018 年，FDA 批准的伊巴珠单抗是首个治疗 HIV 的单抗药物，也是首个 HIV 长效新药。2020 年，FDA 批准三联鸡尾酒抗体 Inmazeb 用于治疗埃博拉病毒引起的感染。2023 年 7 月，FDA 批准的尼塞韦单抗（nirsevimab）是一款长效抗 RSV 单克隆抗体，可以在 RSV 流行季节单次给药，用于预防 RSV 下呼吸道疾病。在新冠病毒暴发后，10 余种针对新冠病毒的抗体药物或鸡尾酒抗体获批，但由于新冠病毒的快速传播和免疫逃脱不断出现新的突变株，致使当前大多数中和抗体药物对新的突变株不敏感。和小分子抗病毒药物相比，抗体药物应对突发传染病疫情反应更迅速。

2. 抗疱疹病毒药物　靶向疱疹病毒 DNA 聚合酶的药物大都在 2000 年以前上市，器官移植的发展及 HIV 感染、恶性肿瘤等致使机体免疫功能低下，导致疱疹病毒的感染或复发，推动抗疱疹病毒新药的研发。2017 年，日本批准解旋酶-引发酶抑制剂阿莫奈韦（amenamevir）用于治疗带状疱疹和复发性单纯疱疹等疾病。2017 年，FDA 批准靶向病毒末端酶（terminase）复合物的莱特莫韦（letermovir）（图 16-15）用于治疗接受异基因造血干细胞移植后 CMV 血清呈阳性的成人。2023 年，FDA 批准莱特莫韦的新适应证。2021 年，FDA 批准 pUL97 蛋白激酶抑制剂马立巴韦（maribavir）（图 16-15）用于治疗移植后巨细胞病毒感染的成人和儿童。

3. 抗 HIV 药物　2022 年，美国 FDA 批准 HIV 衣壳蛋白（CA，p24）抑制剂来那卡帕韦（lenacapavir）（图 16-15）用于临床治疗中发生严重多重耐药 HIV-1 感染的经治患者。来那卡帕韦可以靶向 HIV 生命周期的多个步骤，通过减少 HIV-1 进入宿主细胞的运输，破坏衣壳的解组装和干扰衣壳核心的形成，并降低多蛋白的稳定性，导致病毒组装和释放减少。它是一款长效制剂，一年仅需打两针。

4. 抗天花病毒药物　2018 年 7 月，美国 FDA 批准靶向正痘病毒 VP37 包膜蛋白的特考韦瑞（tecovirimat）（图 16-15）用于治疗天花。2022 年，欧盟批准特考韦瑞上市，用于治疗天花、猴痘、牛痘。2021 年，美国 FDA 批准西多福韦的长脂肪侧链衍生物布林西多福韦（brincidofovir，CMX001）

用于治疗天花。布林西多福韦具有广谱抗病毒活性，除天花外，还对疱疹病毒、多瘤病毒、腺病毒和乳头瘤病毒均具有抑制活性。美国批准抗天花病毒药物作为国家战备储备药物，预防天花被用作生化武器。

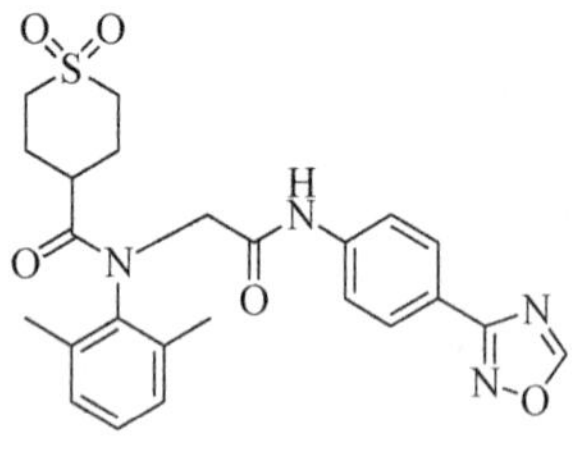

阿莫奈韦 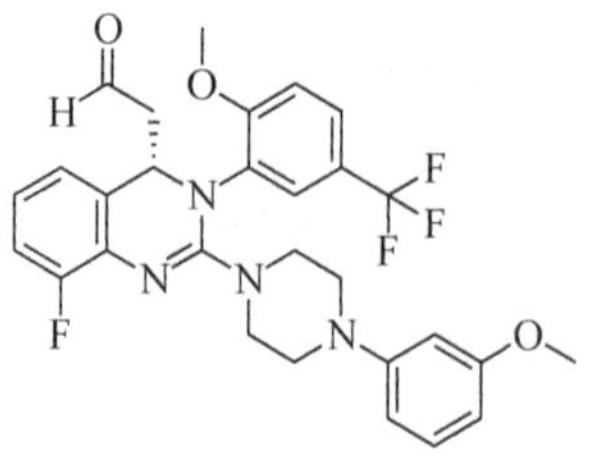　　莱特莫韦 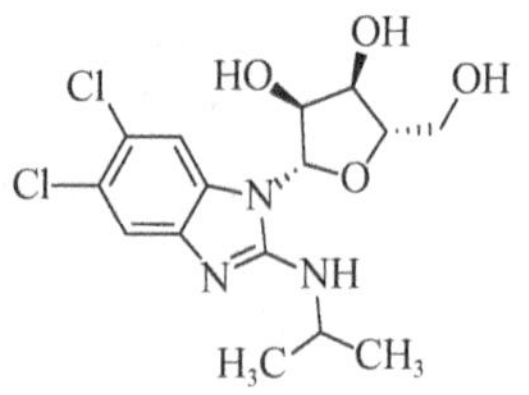　　马立巴韦

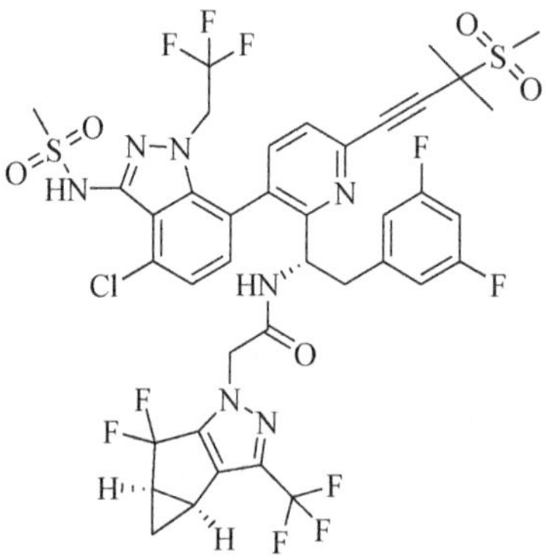

来那卡帕韦 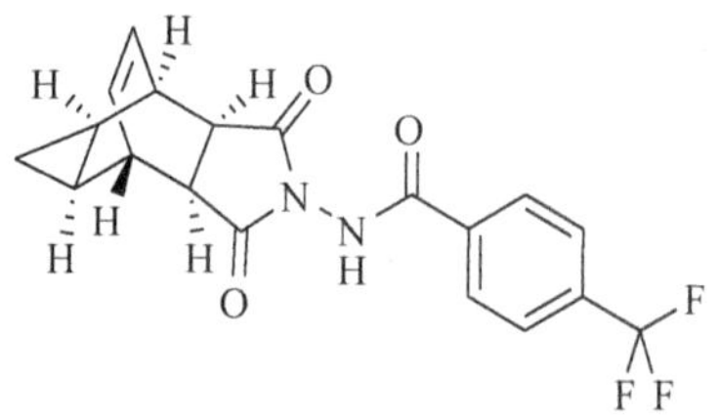　　特考韦瑞

图 16-15　抗疱疹病毒、抗 HIV、抗天花病毒药物

（二）处于临床阶段有潜力的小分子药物

1. HBV 衣壳蛋白装配调节剂（capsid assembly modulator，CpAM）　衣壳（capsid，Cp）是 HBV 的结构蛋白，包裹 HBV 基因组 DNA 或前基因组 RNA（pgRNA）形成核衣壳。Cp 通过脱衣壳及介导核衣壳的形成与病毒和细胞蛋白的相互作用，参与了病毒 DNA 复制和病毒颗粒的装配等多个环节。CpAM 大体可以分为两大类，一类主要是杂芳基二氢嘧啶（HAP）衍生物，以 Bay41-4109、GLS4 等为代表，可以抑制衣壳形成，另一类主要包括氨磺酰苯甲酰胺类化合物（SBA）及其衍生物，以 DVR23（AB-423）、ABI-H0731、JNJ-56136379 和 GLP-26 等为代表，抑制 pgRNA 和病毒 DNA 聚合酶包装到衣壳中（图 16-16）。CpAM 为新型抗 HBV 药物研究的热点，目前已有超过 10 种 CpAM 进入临床研究。

2. 抗呼吸道合胞病毒（RSV）药物　RSV 是婴幼儿下呼吸道感染的主要原因，也是免疫功能低下患者和老年人呼吸道感染的重要原因，除了两款抗体药物获批外，多款抗 RSV 药物处于临床研究阶段，RSV 糖蛋白之一融合蛋白（fusion protein，F）对病毒进入至关重要，靶向 F 蛋白的抑制剂干扰 RSV F 蛋白从融合前构象向融合后构象的转变，阻断融合活性结构的形成，阻止 RSV 进入细胞，发挥抗病毒活性。目前已有多款靶向 F 蛋白的小分子和抗体药物处于临床研究阶段。

（三）siRNA 药物和反义寡核苷酸药物

小干扰 RNA（small interfering RNA，siRNA）是一种长度在 21～25 个核苷酸的短双链 RNA

分子，通过 RNA 干扰的自然机制降解特异靶 mRNA，从而阻断蛋白质合成。目前获批的 siRNA 主要用于罕见病的治疗，近年来也成为抗病毒领域的热点，特别是多款抗 HBV 的 siRNA 进入临床研究，能够显著降低 HBV DNA 及 HBsAg 水平，无论单药还是与现有药物联合用药，都具有良好安全性与耐受性。

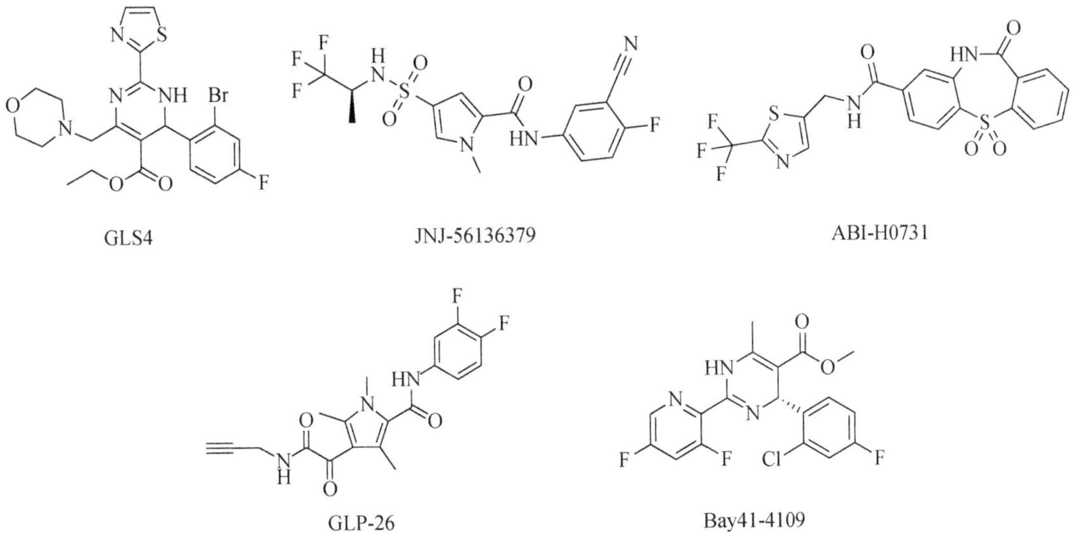

GLS4　　JNJ-56136379　　ABI-H0731

GLP-26　　Bay41-4109

图 16-16　HBV 衣壳蛋白装配调节剂

反义寡核苷酸（antisense oligonucleotide，ASO）是化学合成的单链核苷酸分子，长度多为 15～30 个核苷酸，以碱基互补配对原则将序列设计成与靶基因序列互补，具有高度的特异性作用，可以通过多种机制调节靶基因表达，从而达到基因靶向治疗的目的。1998 年，世界上第一款反义寡核苷酸药物福米韦生（fomivirsen）主要用于治疗艾滋病（AIDS）并发的 CMV 性视网膜炎，这是核酸药物领域的重要里程碑（随着 HIV HAART 疗法的成功，2003 年福米韦生因销售额过低退市），其后陆续批准了 8 款 ASO 用于罕见病治疗。目前有几款抗乙肝 ASO 进入临床，可以有效降低表面抗原，清除乙肝病毒。

（四）免疫调节药物

目前临床上的抗 HBV 主要为 NUC，可以显著降低 DNA 载量，但无法清除共价、闭合、环状 DNA（cccDNA），HBsAg 转阴率很低。要实现功能性治愈，需要多种药物联合用药。可能分三步走，首先用 NUC 降低 DNA，然后是降低 HBsAg，最后是增强免疫应答。现有临床在用的免疫调节剂为干扰素，接受干扰素治疗的患者有部分实现了抗原转阴，但干扰素的耐受不好，新的免疫调节剂包括 TLR7/8 和 STING 激动剂等，给治愈 HBV 带来了新的希望。

二、抗病毒药物的研究模型

病毒属于专性细胞内寄生，需要在活细胞或动物体内才能培养。20 世纪中叶，细胞培养技术的发展开启了抗病毒疫苗的黄金时代，也大大推动了抗病毒药物的发现。科学技术的不断进步也给抗病毒药物模型注入了新的力量。

（一）抗病毒药物体外筛选

抗病毒药物的筛选包括基于靶点的和基于表型的筛选，基于靶点的抗病毒药物筛选包括虚拟筛选体系、无细胞的生化筛选体系和基于细胞的筛选体系；基于表型的筛选是在细胞水平利用假病毒、复制子和真（活）病毒建立的筛选模型。靶向病毒的抗病毒药物研究常采用基于靶点的药物发现策略，靶向宿主的抗病毒药物研究也可以采用基于靶点的药物发现策略，这种定靶的药物发现易于实现高通量且靶标明确，作用机制研究相对容易，但筛选得到的先导化合物仍然会存在脱靶效应，此外基于无细胞的生化筛选体系获得的先导化合物可能是细胞毒性大或是不易穿膜的化合物。而表型筛选针对的是病毒复制周期中的一段或全程，得到的先导物可能靶向病毒也可能靶向宿主，有利于药物的发现，但对其作用机制的研究相对困难，使得先导化合物的优化受到制约，也会使药物的发现受到阻碍，因此，对于通过表型筛选得到的先导化合物，尽早确定其作用机制非常重要。

（二）抗病毒药物体内评价

有些病毒如流感病毒的天然宿主是水禽，但可以将人流感病毒在小鼠体内反复适应获得鼠肺适应株；而 HBV 具有严格的种属特异性，只能感染人类和非人灵长类动物，目前已经建立的鸭乙型肝炎病毒（DHBV）感染的北京鸭替代模型、HBV 的转基因小鼠模型、HBV 水动力注射小鼠模型、AAV/HBV 小鼠模型、人-小鼠嵌合肝小鼠模型、带有人肝脏和免疫系统的人源化小鼠模型在 HBV 致病机制和抗病毒药物研究中发挥了重要作用；2003 年于 SARS 期间构建的人源化 hACE2 小鼠感染模型被广泛应用于新冠病毒感染相关研究，其后也建立了金黄地鼠动物模型、恒河猴模型和食蟹猴模型，用于新冠疫苗和药物的研究。

（三）类器官在抗病毒药物研究中的应用

使用成体干细胞或多能干细胞，通过体外三维培养形成具有一定空间结构的组织类似物，并且能在体外扩增，保留了器官的关键特性。目前，肠道、肝脏、乳腺、胰腺、肺、胃、脑等器官的类器官已经成功培养，广泛应用于抗肿瘤药物肝脏毒性和代谢及多种病毒的研究中。2022 年 12 月，美国众议院批准 FDA 现代化法案，其目标是取消联邦对新药和仿制药进行动物实验的强制要求，旨在于未来几年内大幅减少动物实验。与动物模型相比，类器官是人源化的，能够更好地反映人体内的生理状态和病理变化，然而类器官无法完全模拟体内复杂环境。目前，类器官对于免疫相关疾病等难以完全替代体内试验。虽然类器官在病毒及抗病毒药物研究领域具有巨大的潜力，但目前其应用仍处于初级阶段。未来，随着技术的不断发展和完善，类器官在抗病毒药物研发中的应用将更加广泛和深入。

（李玉环）

第十七章　抗恶性肿瘤药

第一节　概　　述

肿瘤（tumor）是机体局部组织在致癌因素作用下异常增殖形成的新生物（neoplasm）。根据肿瘤存在方式分为实体瘤和非实体瘤（血液系统肿瘤）；根据生物学特性及危害性可分为良性肿瘤（benign tumor）和恶性肿瘤（malignant tumor），后者又称为癌（cancer），是目前严重危害人类健康的一类疾病。

一、肿瘤发病机制

肿瘤的发病机制未明，目前认为是一种基因病，但并非单一因素致病。概括地说，癌症是遗传内因和环境外因共同作用的结果，其发生发展是体细胞在致癌因素诱导下基因突变积累的渐进式多因子、多步骤的复杂演进过程。除年龄、遗传因素外，也与各种物理、化学和生物因子暴露相关。

肿瘤细胞癌变过程中会呈现一些典型特征。罗伯特·温伯格和道格拉斯·哈纳汗在*Cell*杂志分别于 2000 年、2011 年总结肿瘤标志性特征（hallmarks of cancer）：自给自足的生长信号（self-sufficiency in growth signals）、对抑生长信号不敏感（insensitivity to anti-growth signals）、逃避凋亡（evading apoptosis）、无限复制的潜力（limitless replicative potential）、持续的血管新生（sustained angiogenesis）、组织侵袭和转移（tissue invasion and metastasis），以及细胞能量代谢失调（deregulating cellular energetics）、免疫逃逸（avoiding immune destruction）、肿瘤促炎症作用（tumor-promoting inflammation）、基因组的不稳定性和突变（genome instability and mutation）。2022年，道格拉斯·哈纳汗再次综述“Hallmarks of Cancer: New Dimensions”，在十大标志的基础上增加了 2 个初现标志：解锁表型可塑性（unlocking phenotypic plasticity）、衰老细胞（senescent cell）；以及 2 个赋能特征：表观遗传重编程（non-mutational epigenetic reprogramming）、多态微生物组（polymorphic microbiomes）。

二、肿瘤细胞的耐药性及对策

传统肿瘤治疗手段有手术治疗、放疗和化疗药物治疗。肿瘤细胞的耐药性分为天然性耐药（natural resistance）和获得性耐药（acquired resistance）；根据耐药谱又可分为原发耐药（primary drug resistance，PDR）和多药耐药（multidrug resistance，MDR）。PDR 只对原药产生耐药，而不产生交叉耐药；MDR 是指由一种药物诱发后可对其他不同作用机制的药物产生交叉耐药。

（一）肿瘤细胞耐药机制

肿瘤细胞耐药的机制复杂，主要有①药物吸收减少；②细胞内药物泵出增多；③细胞解毒作用增强；④药物活性作用减弱；⑤抗肿瘤药物的代偿性通路建立；⑥细胞凋亡的抑制；⑦DNA 损伤修复能力增强；⑧药物靶点质和量的改变。以上因素可能相互影响，甚至互为因果。

（二）肿瘤细胞耐药对策

耐药性是抗肿瘤失败的主因之一，对策有①联合使用多种抗肿瘤药物以克服或延缓耐药；②使用肿瘤耐药逆转剂使抗癌药物保持在肿瘤细胞内不被排出；③重塑肿瘤微环境（tumor microenvironment），利用碱性药物、质子泵抑制剂（PPI）、碳酸酐酶抑制剂（CAI）改善肿瘤（缺氧、酸性）微环境，或尝试联合不同的免疫疗法改善免疫抑制性微环境；④消除可逆的表观遗传修饰，使用表观遗传抑制剂可逆转患者化疗的耐药性，提高化疗敏感性。

第二节　肿瘤化学治疗药

一、抗代谢药

肿瘤细胞较正常细胞在代谢量方面有一定不同，对一些抗代谢药物（antimetabolite）更为敏感。

（一）叶酸拮抗药

甲氨蝶呤

【药理作用】甲氨蝶呤（methotrexate，MTX）是一种叶酸类似物，可高亲和力结合于二氢叶酸还原酶（dihydrofolate reductase，DHFR）的酶促反应活性位点，干扰四氢叶酸（THF）的合成；后者作为关键的一碳单位参与多种酶促反应，包括胸苷酸、嘌呤核苷酸及丝氨酸、甲硫氨酸的合成。MTX 抑制上述代谢过程，从而干扰 DNA、RNA 和关键细胞蛋白合成。

【体内过程】MTX 通过静脉、鞘内或口服途径给药，但是口服生物利用度易饱和，且剂量大于 25 mg/m^2 时不稳定。主要经肾排泄，肾功能障碍患者使用时须调整剂量。

【临床应用现状与展望】具有广谱抗肿瘤活性，单用治疗乳腺癌、妊娠性绒毛膜癌、恶性葡萄胎或葡萄胎，或与其他化疗药物联用治疗急性淋巴细胞白血病（ALL）、伯基特（Burkitt）淋巴瘤、晚期淋巴肉瘤和晚期蕈样霉菌病。鞘内注射治疗脑膜转移癌。也用于银屑病化疗。

【不良反应及药物相互作用】

（1）不良反应：常见食欲减退，偶见假膜性或出血性肠炎等，肝功能损害；长期用药可引起咳嗽、气短、肺炎或肺纤维化，骨髓抑制；在白细胞低下时可并发感染；鞘内注射后可能出现视物模糊、眩晕、抽搐等。

（2）药物相互作用：阿司匹林、青霉素、头孢菌素及非甾体抗炎药可抑制 MTX 经肾排泄。MTX 可以降低茶碱的清除率。MTX 生物学效应可被亚叶酸（5-甲酰四氢叶酸）或左旋甲酰四氢叶酸（活性的对映异构体）逆转。甲酰四氢叶酸联合大剂量 MTX 治疗用于解救正常细胞，避免药物毒性损伤，也用于意外服用过量药物的病例。

培美曲塞

【药理作用】培美曲塞（pemetrexed）是含有吡咯嘧啶基团的抗叶酸制剂，作用于细胞周期的S期，靶点是二氢叶酸还原酶（DHFR）及与嘌呤重新合成有关的酶，机制是抑制胸苷酸合成酶（thymidylate synthase，TS）。和MTX一样，经叶酸载体（RFC）转移至细胞内，需要叶酰聚谷氨酸合酶（FPGS）活化成更高活性的多聚谷氨酸。

【体内过程】主要经尿液排出，肾功能障碍的患者须调整剂量。

【临床应用现状与展望】单药用于非小细胞肺癌（NSCLC）的二线治疗，亦可联合顺铂用于非小细胞肺癌的一线治疗及恶性胸膜间皮瘤的治疗。最近作为NSCLC的维持治疗，在经过4个周期以铂类为基础的一线化疗后，患者病情没有进展。

【不良反应】骨髓抑制、皮疹、黏膜炎、腹泻、疲劳和手足综合征。补充叶酸和维生素B_2可以减少培美曲塞有关毒性，而不影响疗效。手足综合征表现为手和脚疼痛、红斑、肿胀，而预服地塞米松可以有效地降低其发生率和严重程度。

普拉曲沙

【药理作用】普拉曲沙（pralatrexate）是10-炔丙基-10-去氮杂氨基蝶呤，和MTX一样通过减少叶酸载体RFC-1被转运到细胞中，并需要通过FPGS激活产生聚谷氨酸酯活性形式，抑制二氢叶酸还原酶（DHFR），抑制嘌呤核苷酸从头合成中所需要的酶，也抑制TS。

【体内过程】主要在尿液中排泄，肾功能障碍的患者使用需要调整剂量。

【临床应用现状与展望】最初是为治疗非小细胞肺癌开发的，现已批准用于治疗复发性或难治性的外周T细胞淋巴瘤。

【不良反应及药物相互作用】骨髓抑制、皮疹、黏膜炎、腹泻和疲劳。补充叶酸和维生素B_{12}可以减少与普拉曲沙有关的毒性，而不会影响临床疗效。

（二）氟尿嘧啶类

5-氟尿嘧啶

【药理作用】5-氟尿嘧啶（5-fluorouracil，5-FU）无活性，活化需要一系列酶促反应代谢转化为核糖基和脱氧核糖核苷酸。5-FU通过影响DNA和RNA合成产生细胞毒作用。其中，5-氟-2′-脱氧尿苷-5-单磷酸盐（5-fluoro-2′-deoxyuridine-5′-monophosphate，FdUMP）与胸苷酸合成酶（TS酶）形成共价结合的三元复合物和被还原的叶酸盐——5,10-亚甲基四氢叶酸盐（5,10-methylenetetrahydrofolate），这是从头合成胸苷酸盐（thymidylate）的关键反应。5-FU可转化为5-氟-2′-脱氧尿嘧啶-5′-三磷酸盐（FdUTP）而掺入DNA，干扰DNA合成和功能。5-FU亦转化为5-氟尿嘧啶-5′-三磷酸（FUTP）掺入RNA，干扰RNA合成和mRNA功能。

【体内过程】5-FU通常静脉给药，因为它半衰期极短（10～15分钟），临床作用具有高度的时间依赖性，因此有利于负荷量用药。高达80%～85%的5-FU被二氢嘧啶脱氢酶（dihydropyrimidine dehydrogenase，DPD）分解。

【临床应用现状与展望】5-FU在结直肠癌早期辅助治疗、晚期姑息治疗中的应用仍最为广泛。5-FU对多种其他实体瘤也有较好疗效，包括乳腺癌、胃癌、胰腺癌、食管癌、肝癌、头颈部癌及肛门癌。

【不良反应及药物相互作用】

（1）不良反应：主要毒性有骨髓抑制、神经毒性，胃肠道毒性表现为黏膜炎和腹泻，皮肤毒性表现为手足综合征。

（2）药物相互作用：与甲氨蝶呤合用，应先给予后者，4～6 小时后，再给予 5-FU，否则会减效。

卡培他滨

【药理作用】卡培他滨（capecitabine）是氟尿嘧啶的氨基甲酸酯类前体药物。

【体内过程】口服生物利用度为 70%～80%。在与 5-FU 联合用药时，卡培他滨的原药在肝脏中经羧酸酯酶裂解，生成 5′-脱氧-5-氟胞嘧啶核苷，后者在脱氨酶的作用下转化为 5′-脱氧-5-氟尿嘧啶核苷，最终被胸苷磷酸化酶水解为 5-FU。

【临床应用现状与展望】单药或联合其他抗肿瘤药物（多烯紫杉醇、拉帕替尼、伊沙匹隆及曲妥珠单抗）用于治疗转移性乳腺癌。也用于 M 期及高危Ⅱ期结肠癌的辅助化疗或作为单药用于转移性结直肠癌的治疗。卡培他滨/奥沙利铂已被批准为转移性结直肠癌的一线治疗方案，适用于不能手术的晚期或转移性胃癌的一线治疗。

【不良反应】卡培他滨的主要毒性包括腹泻及手足综合征。虽然在一些病例中也出现骨髓抑制、恶心、呕吐及黏膜炎，但它们的发生率远低于静脉应用 5-FU。

（三）脱氧胞苷类似物

阿糖胞苷

【药理作用】阿糖胞苷（cytarabine，Ara-C）是 S 期特异性抗代谢药，经脱氧胞苷激酶转化为 5′-单核苷酸(阿糖胞苷一磷酸盐，Ara-CMP)，Ara-CTP 进一步代谢为阿糖胞苷三磷酸盐(Ara-CTP)，后者是主要细胞毒性代谢产物，能竞争性抑制 DNA 聚合酶α及β，分别阻断 DNA 合成和修复。Ara-CMP 也掺入 RNA 和 DNA。Ara-CTP 滞留于细胞内的时间与杀伤作用有关。

【体内过程】静脉注射后被迅速清除，大部分经脱氨基转化为无活性形式。合成代谢酶脱氧胞苷激酶与使其失去活性的胞苷脱氧酶的比例决定 Ara-C 的细胞毒作用。

【临床应用现状与展望】临床活性具有高度时间依赖性，常持续静脉输注给药 5～7 天以上。对急性髓细胞性白血病、非霍奇金淋巴瘤等血液系统恶性肿瘤有效，一般而言，仅对少数实体肿瘤患者有效。

【不良反应】骨髓抑制、黏膜炎、恶心及呕吐，大剂量阿糖胞苷可引起神经毒性。

吉西他滨

【药理作用】吉西他滨（gemcitabine）主要杀伤 DNA 合成期（S 期）细胞，也可以阻断细胞由 G_1 期向 S 期进展。本品是氟被替代的脱氧胞苷的类似物，在脱氧胞苷酸激酶的作用下转化成单磷酸盐（dFdCMP），然后在其他核苷激酶的作用下转化为二磷酸盐、三磷酸盐（dFdCDP、dFdCTP）。dFdCMP 能抑制核苷酸还原酶，减少 DNA 合成所需脱氧核苷酸的量；dFdCTP 可抑制 DNA 聚合酶，阻断 DNA 合成和修复，也可掺入 DNA 链，于 DNA 合成终止前增加一个核苷酸，导致 DNA 链合成终止，抑制 DNA 的合成和功能。

【体内过程】输液后血浆峰浓度（输液结束后 5 分钟内得到）为 3.2～45.5mg/ml。半衰期为 42～94 分钟，全身清除率为 29.2～92.2L/(h • m^2)，与性别和年龄相关。在肝脏、肾脏、血液和其他组织中被胞苷脱氨酶快速代谢。在细胞内代谢产生 dFdCMP、dFdCDP 和 dFdCTP，在血浆或尿液中都未曾检出；主要代谢物 2′-脱氧-2′,2′-二氟尿苷（dFdU）没有活性，在血浆和尿中均可检出。

【临床应用现状与展望】对实体肿瘤和血液恶性肿瘤均有广谱活性。最初被批准用于治疗晚期胰腺癌，现已广泛应用于非小细胞肺癌、膀胱癌、卵巢癌、软组织肉瘤、非霍奇金淋巴瘤。

【不良反应及药物相互作用】

（1）不良反应：最重要的剂量限制性毒性是骨髓抑制，主要为中性粒细胞减少。约 70%的患者出现恶心、呕吐，有些患者会出现流感样综合征，极少数患者会出现肾脏微血管病变，包括溶血性尿毒综合征及血栓性血小板减少性紫癜。

（2）药物相互作用：吉西他滨与紫杉醇联合治疗不改变吉西他滨或紫杉醇的药代动力学特点。

（四）嘌呤拮抗药

6-巯嘌呤类

【药理作用】6-巯嘌呤（6-mercaptopurine，6-MP）是首个抑制嘌呤合成途径的细胞周期特异性药物；其结构类似物硫唑嘌呤（azathioprine），为免疫抑制药。与其他硫嘌呤一样，须经次黄嘌呤-鸟嘌呤磷酸核糖转移酶（HGPRT）代谢为核苷酸形式（6-巯基嘌呤核苷酸），才能抑制多种从头合成嘌呤核苷酸合成酶的活性，6-巯基嘌呤核苷酸的一磷酸形式转化成三磷酸形式并整合到 RNA 及 DNA 分子中。6-MP 也可形成大量硫鸟嘌呤核苷酸和 6-甲基巯基嘌呤核糖核苷酸(MMPR）发挥细胞毒性作用。硫鸟嘌呤（thioguanine，6-TG）还抑制嘌呤核苷酸代谢途径中的多种酶活性。

【体内过程】口服胃肠道吸收不完全，约 50%广泛分布于体液内，血浆蛋白结合率约为 20%。活化分解代谢主要在肝脏内进行，经黄嘌呤氧化酶、甲基化作用后分解为硫尿酸等而失去活性。静脉注射后的半衰期约为 90 分钟，约半量经代谢 24 小时后即迅速从肾脏排泄，其中 7%～39%以药物原型排出。

【临床应用现状与展望】适用于绒毛膜上皮癌、恶性葡萄胎、ALL 及急性非淋巴细胞白血病，慢性粒细胞白血病的急变期。6-MP 在治疗血液肿瘤时通常与化疗合用来预防肿瘤细胞坏死后出现的高尿酸血症。

【不良反应及药物相互作用】别嘌呤与 6-MP 同时服用会抑制巯嘌呤代谢，明显增加巯嘌呤的效能与毒性。与肝毒性药物同服有增加肝毒性的危险。与有骨髓抑制的药物或放射治疗合并应用时会增强巯嘌呤效应。6-TG 与阿糖胞苷合用治疗成人急性白血病有协同作用。

氟达拉滨

【药理作用】磷酸氟达拉滨在体内迅速去磷酸化代谢为 2-氟-阿拉伯糖苷呋喃糖腺苷酸，由脱氧胞苷激酶在细胞内磷酸化为一磷酸盐，最终转化成三磷酸盐。三磷酸氟达拉滨通过抑制 DNA 聚合酶α/β干扰 DNA 合成和修复，也可直接掺入 DNA 分子，抑制 DNA 合成和功能。二磷酸氟达拉滨可抑制核苷酸还原酶，进而抑制脱氧核糖核苷酸的合成。

【体内过程】主要通过非胃肠途径给药，25%～30%原药随尿液排出。

【临床应用现状与展望】主要用于低度恶性非霍奇金淋巴瘤及慢性淋巴细胞白血病（CLL）的治疗。

【不良反应及药物相互作用】

（1）不良反应：主要的剂量限制毒性是骨髓抑制。

（2）药物相互作用：不推荐合用喷司他丁（脱氧柯福霉素）。磷酸氟达拉滨的治疗效果会被双嘧达莫及其他腺苷吸收抑制剂所减弱。

克拉屈滨

【药理作用】克拉屈滨（2-氯脱氧腺苷，cladribine）是一种对淋巴样细胞有高度特异性的嘌呤核苷类似物。原型无活性，通过脱氧胞苷激酶转化为单磷酸盐形式，并最终代谢为三磷酸盐形式，后者可掺入到DNA分子中，并通过干扰DNA聚合酶α/β分别抑制DNA的合成和修复。

【体内过程】通常治疗方案为单药静脉滴注连续7天。

【临床应用现状与展望】克拉屈滨适合于治疗毛细胞白血病、其他低度淋巴样恶性肿瘤、慢性淋巴细胞白血病（CLL）及低度恶性非霍奇金淋巴瘤。

【不良反应】主要毒性为短暂的骨髓抑制。具有免疫抑制作用，在患者中观察发现克拉屈滨可导致CD4及CD8 T细胞减少，时间长达1年以上。

二、烷化剂

临床上应用的主要烷化剂（alkylating agent）含有一个双氯乙胺基［bis（chloroethyl）amine］、乙胺基（ethyleneimine）或亚硝基脲（nitrosourea）结构。双氯乙胺基药物中，环磷酰胺（cyclophosphamide）、氮芥、美法仑和苯丁酸氮芥应用最为广泛。塞替派和白消安主要适用于乳腺癌、卵巢癌和慢性髓性白血病。主要的亚硝基脲类药物有卡莫司汀（carmustine）和洛莫司汀（lomustine）。

【药理作用】烷化剂是一类通过将烷基转移到细胞内不同组分而发挥其细胞毒作用的药物，不属于细胞周期特异性药物，但G晚期和S期的细胞大多对烷化剂敏感。DNA的主要烷化位点为鸟嘌呤的N7（也有腺嘌呤的N1和N3，胞嘧啶的N3、鸟嘌呤的O6磷原子），导致其与胸腺嘧啶碱基错配，或删除鸟嘌呤残基引起脱嘌呤使DNA链断裂。烷化剂也能与巯基、氨基和磷酸基等其他细胞亲核物质发生化学反应，主要机制为分子内环化形成乙撑亚胺离子。此外，亚硝基脲类药物通过形成异氰酸盐使蛋白质赖氨酸残基氨甲酰化。

【体内过程】环磷酰胺是使用最广泛的烷化剂之一，毒性较其他氮芥类药物小，口服生物利用度较高，静脉注射具有同样疗效。环磷酰胺母体无活性，须经肝脏微粒体酶活化后才具有细胞毒作用。细胞色素P450将环磷酰胺转化为4-羟基环磷酰胺（4-hydroxycyclophosphamide），并与醛磷酰胺（aldophosphamide）相平衡。醛磷酰胺被非酶性裂解为细胞毒形式即磷酰胺氮芥（phosphoramide mustard）和丙烯醛（acrolein）。肝脏似乎因通过酶性形成非活性代谢产物4-酮基环磷酰胺（4-ketocyclophosphamide）和羧基磷酰胺（carboxyphos-phamide）而受到保护。

【临床应用现状与展望】环磷酰胺用于治疗霍奇金和非霍奇金淋巴瘤、伯基特淋巴瘤、慢性淋巴细胞白血病（CLL）、慢性粒细胞白血病（CML）、急性髓细胞性白血病（AML）、T细胞淋巴瘤（蕈样肉芽肿）、多发性骨髓瘤（MM）、神经母细胞瘤、视网膜母细胞瘤、横纹肌肉瘤、尤因肉瘤、乳腺癌、睾丸癌、子宫内膜腺癌、卵巢癌和肺癌，也可作为骨髓移植患者的调理疗法。

【不良反应及药物相互作用】

（1）不良反应：烷化剂的不良反应主要发生在迅速生长的组织，如骨髓、胃肠道和生殖系统，恶心、呕吐为主要不良反应。烷化剂都是强发疱剂，可引起注射部位组织损伤和全身毒性反应；是一类致癌物质，会增加继发肿瘤的风险，尤其是急性髓系白血病。

（2）药物相互作用：环磷酰胺可抑制胆碱酯酶活性，延长可卡因的作用并增加毒性。大剂量巴比妥类、皮质激素类药物可影响环磷酰胺的代谢，增加环磷酰胺的急性毒性。

三、铂类药物

目前有三种铂类（platinum analogs）药物普遍应用于临床实践中：顺铂（cisplatin）、卡铂（carboplatin）、奥沙利铂（oxaliplatin）。

【药理作用】确切作用机制不清，一般认为与烷化剂以相同的方式发挥细胞毒作用，抑制DNA生物合成与功能。亦可与细胞质或细胞核蛋白结合。

【体内过程】顺铂及其他铂类主要经肾脏清除，随尿液排出，肾功能不全患者须调整剂量。

【临床应用现状与展望】顺铂在多种实体瘤中（非小细胞肺癌与小细胞肺癌、胃食管癌、胆管癌、头颈部肿瘤、泌尿生殖系肿瘤，特别是睾丸癌、卵巢癌及膀胱癌）均有活性。在联合化疗方案中，以铂类为基础的化疗方案可治愈非精原细胞性睾丸癌。

卡铂是第二代铂类化合物，广泛用于难治性血液系统恶性肿瘤的移植治疗，对多种实体瘤具有活性且无须大剂量水化，已广泛取代了顺铂。奥沙利铂是第三代环己二胺铂类化合物，与顺铂、卡铂无交叉耐药性；奥沙利铂最初被批准用于转移性结直肠癌的二线治疗，与氟尿嘧啶类药物5-氟尿嘧啶、亚叶酸联用称为FOLFOX方案；各种复杂的FOLFOX方案已经成为临床广泛使用的治疗晚期结直肠癌的一线联合用药方案，以及Ⅰ期大肠癌和Ⅱ期高危大肠癌的辅助治疗，且对胰腺癌、胃食管癌及肝细胞肝癌等胃肠道肿瘤也有较好疗效。

【不良反应】相比顺铂，卡铂的肾毒性、胃肠道毒性均显著减轻，其主要剂量限制性毒性为骨髓抑制。奥沙利铂的主要副作用为神经毒性，表现为周围感觉神经病变（但倾向于可逆性）。

四、微管蛋白抑制剂

主要上市的微管蛋白抑制剂见表17-1。

表17-1 主要上市的微管蛋白抑制剂

类别	结合域	通用名	适应证	原研公司
聚合抑制剂	长春花域	长春碱（vinblastine）	霍奇金淋巴瘤、睾丸生殖细胞癌、乳腺癌、头颈癌等	礼来
	长春花域	长春碱（vincristine）	白血病、淋巴瘤等	礼来
	长春花域	长春地辛（vindesine）	儿童急性淋巴细胞白血病、黑色素瘤、乳腺瘤等	礼来
	长春花域	长春瑞滨（vinorelbine）	霍奇金淋巴瘤、肺癌、乳腺癌、头颈癌、卵巢癌等	Pierre Fabre
	长春花域	长春氟宁（vinflunine）	泌尿道上皮癌等	Pierre Fabre
	秋水仙碱域	秋水仙碱（colchicines）	非肿瘤性疾病、痛风等	默克
解聚抑制剂	紫杉烷域	紫杉醇（paclitaxel）	头颈癌、肺癌、乳腺癌、卵巢癌、卡波西肉瘤等	百时美施贵宝（BMS）
	紫杉烷域	多西紫杉醇（docetaxel）	头颈癌、肺癌、乳腺癌、卵巢癌、膀胱癌、胃癌等	赛诺菲
	紫杉烷域	白蛋白紫杉醇（nab-paclitaxel）	乳腺癌、肺癌、胰腺癌等	Abraxis/新基
	紫杉烷域	卡巴他赛（cabazitaxel）	前列腺癌	赛诺菲
	紫杉烷域	伊沙匹隆（ixabepilone）	乳腺癌	百时美施贵宝（BMS）
动力学抑制剂	微管正端	艾布林（eribulin）	乳腺癌、脂肪肉瘤	卫材

（一）长春生物碱类

长 春 碱

【药理作用】长春碱（vinblastine）是从夹竹桃科植物长春花中提取的一种生物碱，其作用机制为抑制微管聚合，导致细胞有丝分裂停止于中期并最终死亡。

【体内过程】长春碱及其他长春碱类通过细胞色素 P450 系统代谢，大部分代谢产物通过胆道系统经粪便排出，因此肝功能异常患者需调整剂量。

【临床应用现状与展望】主要用于霍奇金淋巴瘤、非霍奇金淋巴瘤、乳腺癌及生殖细胞肿瘤的治疗。

【不良反应】主要不良反应包括恶心、呕吐、骨髓抑制及脱发，该药也是一种强有力的发疱剂，使用时必须小心。

长 春 新 碱

【药理作用】长春新碱（vincristine）也是从长春花属提取出的生物碱，它与长春碱结构类似，作用机制、耐药机制及临床药理学也相同。尽管与长春碱有很多相似之处，但是临床抗瘤活性谱和安全性明显不同。

【体内过程】同“长春碱”。

【临床应用现状与展望】长春新碱与泼尼松联合化疗用于诱导儿童急性白血病缓解，对其他多种血液系统恶性肿瘤亦有效，如霍奇金淋巴瘤、非霍奇金淋巴瘤、多发性骨髓瘤及一些小儿肿瘤（横纹肌肉瘤、神经母细胞瘤、尤因肉瘤及肾母细胞瘤）。

【不良反应】神经毒性主要表现为外周感觉神经病变，也会引起自主神经功能紊乱。偶可引起骨髓抑制，但程度远轻于长春碱，也有可能引起抗利尿激素分泌失调综合征（SIADH）。

（二）紫杉烷类及其衍生物

紫 杉 醇

【药理作用】紫杉醇（paclitaxel）是从短叶红豆杉（*Taxus brevifolia*）和欧洲紫杉（*Taxus baccata*）中衍生的生物碱酯。在缺乏微管相关蛋白（microtubule-associated proteins）和 GTP 时，紫杉醇促进微管蛋白装配纺锤体对细胞分裂产生毒性作用。

【体内过程】该药通过肝脏细胞色素 P450 系统代谢，约 80%的紫杉醇以代谢产物形式通过胆道系统经粪便排出，因此肝功能异常患者使用时需调整剂量。

【临床应用现状与展望】紫杉醇对许多实体瘤有效，包括卵巢癌、晚期乳腺癌、非小细胞肺癌、小细胞肺癌、头颈部肿瘤、食管癌、前列腺癌、膀胱癌及艾滋病相关性卡波西肉瘤。一种白蛋白结合型紫杉醇纳米制剂（Abraxane）已被批准用于治疗转移性乳腺癌。

【不良反应】主要剂量限制性毒性：约 5%的患者会出现超敏反应，但通过化疗前使用地塞米松、苯海拉明及 H_2 受体拮抗剂可显著降低其发生率。

卡 巴 他 赛

【药理作用】卡巴他赛（cabazitaxel）是一种从紫杉树提取的前体产生半合成的紫杉醇类。它的作用机制、代谢机制和消除机制与紫杉醇相同。

【体内过程】与紫杉醇不同的是，卡巴他赛是多药耐药性 P 糖蛋白外流泵的一个很差的底物，因此可能对治疗多耐药性肿瘤有帮助。

【临床应用现状与展望】被批准与泼尼松联合用于难治性转移性前列腺癌的二线治疗，该疗法之前使用了含多西他赛的治疗。

【不良反应】髓细胞抑制、神经毒性和过敏反应。

伊沙匹隆

【药理作用】伊沙匹隆（ixabepilone）严格讲不属于紫杉醇类药物，是一种埃博霉素B（epothilone B）的半合成类似物，是微管抑制药，可直接结合至微管的β-微管蛋白亚单位，抑制正常的微管动力学，对细胞周期的M期有活性。

【体内过程】单剂量静脉滴注40mg/m^{2}后，C_{max}为252ng/ml，注射后3小时达血药峰值，蛋白结合率67%～77%，主要由肝脏CYP3A4代谢，有30种以上的代谢产物经尿和粪便排泄，不抑制CYP3A4、CYP1A2、CYP2A6、CYP2B6和CYP2D6等活性。终末$t_{1/2}$约为52小时，每3周给药1次，未发现蓄积。

【临床应用现状与展望】联合卡培他滨或单药治疗不耐受蒽环类和紫杉烷的转移性或局部晚期乳腺癌。该药对P糖蛋白过表达或微管变异的耐药性肿瘤也有效。

【不良反应及药物相互作用】

（1）不良反应：主要不良反应为骨髓抑制、超敏反应及以外周神经病变为主的神经毒性。

（2）药物相互作用：避免与CYP3A4抑制剂（酮康唑、琥乙红霉素、氟康唑及维拉帕米）或诱导剂（如地塞米松、苯妥英钠、苯巴比妥、利福平、利福喷丁等）联用。与卡培他滨合用，本品的C_{max}降低19%，卡培他滨的C_{max}降低27%。

（三）微观动力学抑制剂

艾布林

【药理作用】艾布林（eribulin）是一种合成的软海绵素B（halichondrin B）的类似物，抑制微管功能，导致细胞G_2-M期阻滞。

【体内过程】在给予^{14}C-eribulin至患者后，血浆中主要循环成分是未变化的eribulin；在粪和尿中，未变化的eribulin分别占剂量的约88%和91%。eribulin对流出转运蛋白P糖蛋白（P-gp）不敏感，并且对过表达P-gp的耐药肿瘤仍有活性。

【临床应用现状与展望】用于治疗既往已接受包括一种蒽环类和一种紫杉烷类的转移性乳腺癌患者。

【不良反应及药物相互作用】

（1）不良反应：最常见的不良反应（发生率≥25%）是中性粒细胞减少、贫血、虚弱/疲劳、脱发、周围神经病变、恶心和便秘。

（2）药物相互作用：不要与其他药物混合或用含葡萄糖的溶液给药。

五、拓扑异构酶抑制剂

（一）抑制拓扑异构酶Ⅰ

喜树碱（camptothecin）是最初从中国喜树（*Camptotheca acuminata*）中分离出来的一种天然化合物，能抑制拓扑异构酶Ⅰ（topoisomerase Ⅰ）的活性，该酶负责剪切和重新连接单链DNA，受抑可导致 DNA 损伤。这类药物中，拓扑替康（topotecan）和伊立替康（irinotecan）抑制相同靶点，但临床活性大相径庭。

拓 扑 替 康

【药理作用】抑制拓扑异构酶Ⅰ。

【体内过程】排泄的主要途径是肾脏，肾损害患者使用须调整剂量。

【临床应用现状与展望】拓扑替康多与铂类联合应用，目前已作为晚期卵巢癌及小细胞肺癌的二线用药方案。

【不良反应】急性毒性：恶心、呕吐；迟发性毒性：骨髓抑制。

伊 立 替 康

【药理作用】伊立替康是一种前体药物，在肝脏中经羧酸酯酶转化为 7-乙基-10-羟基喜树碱（SN-38）发挥作用，SN-38 是拓扑异构酶Ⅰ的强抑制药。

【体内过程】伊立替康及 SN-38 主要经肝清除，肝功能异常患者使用须调整剂量。

【临床应用现状与展望】最初伊立替康单独用于经氟尿嘧啶化疗失败的转移性结直肠癌的二线治疗，目前伊立替康联合 5-FU 及亚叶酸已被批准为转移性结直肠癌的一线治疗方案。

【不良反应】骨髓抑制及腹泻。

（二）抑制拓扑异构酶Ⅱ

依 托 泊 苷

【药理作用】依托泊苷（etoposide）是鬼臼毒素的半合成衍生物，鬼臼毒素是从鬼臼（*Podophyllum peltatum*）根中提取的抗肿瘤活性物质。作用于 DNA 拓扑异构酶Ⅱ，形成药物-酶-DNA 可逆性复合物，阻碍 DNA 修复，对 S 期晚期和 G_2 期细胞活性最强。

【体内过程】口服吸收后 0.5～4 小时达到血药浓度峰值，生物利用度约为 50%，主要分布于胆汁、胸腔积液、尿液和肺组织中；30%～50%经尿液排出。口服剂量为静脉用药的 2 倍，注射后人体血药半衰期（$t_{1/2}$）为 3～12 小时。采用静脉滴注，而不可静脉注射。

【临床应用现状与展望】主要用于生殖细胞肿瘤、小细胞肺癌及非小细胞肺癌、霍奇金淋巴瘤及非霍奇金淋巴瘤和胃癌的治疗。

【不良反应】急性毒性：恶心、呕吐、低血压；迟发性毒性：脱发、骨髓抑制。

六、激素拮抗剂

（一）糖皮质激素类

糖皮质激素

【药理作用】糖皮质激素（glucocorticoid）通过激动细胞内糖皮质激素受体，诱导淋巴细胞裂解，降低白血病患者淋巴细胞数量。没有直接杀灭细胞的毒性作用，但可增加其他化疗药物的作用。

【体内过程】糖皮质激素经口服、注射和局部给药等均可吸收。抗肿瘤治疗时，泼尼松（prednisone，P）主要通过口服给药，而地塞米松（dexamethasone）可以口服或静脉滴注。中枢神经系统白血病患者多采用鞘内注射给药。

【临床应用现状与展望】主要用于 ALL 及淋巴瘤的治疗。通常采用糖皮质激素与抗代谢药物联用，如泼尼松和长春新碱（vincristine）联用的 VP 方案，可在此基础上加柔红霉素、甲氨蝶呤等以提高缓解率。糖皮质激素与其他抗肿瘤药物合用，可治疗霍奇金淋巴瘤、非霍奇金淋巴瘤、CLL 及 MM。地塞米松亦可以用于治疗 ALL、CLL、MM，放疗联用地塞米松可缓解颅脑、脊髓、上纵隔等部位肿瘤伴发的水肿。

【不良反应】糖皮质激素具有较高的不良反应风险。在抗肿瘤的治疗中，与泼尼松比较，地塞米松的肌痛、骨折、骨坏死的发生率略高。对于接受放疗或化疗的脑转移瘤患者，服用地塞米松期间不能突然停药。

（二）作用于雌激素受体（ER）的药物

他莫昔芬

【药理作用】他莫昔芬（tamoxifen）为非固醇类抗雌激素药物，其结构与雌激素相似，存在 Z 型（弱雌激素活性）和 E 型（抗雌激素作用）两个异构体。他莫昔芬对乳腺 ER 具有拮抗作用，拮抗雌激素依赖性乳腺癌细胞增殖；而在骨、脑、肝脏等组织则具有 ER 激动作用，可增加骨密度、降低血胆固醇含量、诱导血栓形成等。

【体内过程】口服易吸收，3～7 小时血药浓度达峰值，4～6 周连续用药达到稳态血药浓度。主要在肝脏通过 CYP3A4/5、CYP2D6 代谢，生成 *N*-去甲他莫昔芬、4-羟他莫昔芬，两种中间代谢产物可进一步生成 4-羟-*N*-去甲他莫昔芬（活性代谢产物）。最终主要与葡萄糖醛酸结合从肠道排泄。排泄过程存在肝肠循环，半衰期约为 7 天。

【临床应用现状与展望】用于早期乳腺癌的辅助治疗及晚期乳腺癌的治疗，对于有家族史或乳腺癌高危患者亦可预防。耐药机制：ER 表达的下调、转录控因子的变化和 ER 经生长因子信号途径激活。CYP2D6 的多态性可以影响他莫昔芬活性代谢产物 4-羟他莫昔芬及 4-羟-*N*-去甲他莫昔芬的水平及抗癌作用。

【不良反应及药物相互作用】

（1）不良反应：最常见的不良反应为潮热、月经失调、阴道出血、白带增多和外阴瘙痒，绝经期患者症状更为明显。

（2）药物相互作用：抗抑郁药帕罗西汀及氟西汀、抗心律失常药物奎尼丁等均可明显抑制 CYP2D6 的活性，可降低他莫昔芬对于乳腺癌的治疗作用。

氟维司群

【药理作用】氟维司群（fulvestrant）是目前唯一被批准应用的选择性雌激素受体下调剂（SERD），其结构类似甾体药物，与 ER 结合亲和力比他莫昔芬高 100 倍，可拮抗雌激素与 ER 的结合，亦可改变 ER 结构、减少 ER 的数量（抑制二聚体化、诱导蛋白降解）。

【体内过程】口服生物利用度较低，主要采用肌内注射给药。半衰期约 40 天，推荐给药方案为每月给药 1 次，250mg。其代谢与甾体激素类药物相似，主要通过 CYP3A4 代谢，但同时亦可通过非 CYP 途径代谢，主要经粪便排泄。

【临床应用现状与展望】用于在抗雌激素（如他莫昔芬）辅助治疗复发的或是在抗雌激素治疗中进展的绝经后 HR（激素受体，ER 或孕激素受体）阳性的局部晚期或转移性乳腺癌。有研究者在进行口服 SERD 的研究。

【不良反应】该药物不良反应少，少数患者可出现恶心、无力、潮热、关节痛、头痛等。10% 的患者可能出现注射部位刺激症状，缓慢注射可减轻此风险。

（三）降低雌激素水平的药物

芳香化酶抑制剂（AI）根据结构可以分为两类：Ⅰ型药物为雄烯二酮的类似物，不可逆性结合于芳香化酶的雄激素结合位点上，又称芳香化酶灭活剂，如依西美坦（exemestane）；Ⅱ型药物为非甾体类抑制剂，与芳香化酶血红素基团呈可逆性结合抑制，如阿那曲唑（anastrozole）、来曲唑（letrozole）。

芳香化酶抑制剂

【药理作用】芳香化酶由 *CYP19A1* 基因编码，主要催化脱氢表雄酮、雄烯二酮、睾酮等雄激素转化为雌激素，是绝经后女性雌激素的主要来源。AI 可抑制芳香化酶活性，减少绝经后女性雌激素的生成，对于卵巢功能正常的绝经前女性的雌激素生成无影响。

【体内过程】口服 AI 可快速吸收。高脂饮食增加依西美坦的吸收（约 40%）。阿那曲唑、依西美坦服药 7 天后可达到稳态血药浓度，来曲唑需约 60 天。所有 AI 均主要通过肝脏 CYP3A4 代谢，阿那曲唑主要以代谢产物形式通过胆汁排泄，来曲唑则通过肾脏排泄，而依西美坦通过胆汁和肾脏两种途径排泄。

【临床应用现状与展望】主要用于绝经后女性早期乳腺癌，以及晚期、转移性乳腺癌的辅助治疗。AI 是乳腺癌内分泌治疗的一线药物。《乳腺癌诊治指南与规范（2024 版）》中提出，对于绝经前患者术后辅助内分泌治疗首选他莫昔芬；而对于绝经后患者，则推荐使用 AI，因 AI 抑制非卵巢来源雌激素的生成，但是否能够有效控制绝经前肿瘤尚待确认。

依西美坦的临床应用基本与Ⅱ型 AI 相同，对于Ⅱ型 AI 治疗无效的晚期乳腺癌患者，可使用依西美坦与 mTOR 抑制剂依维莫司联用方案治疗。

【不良反应及药物相互作用】

（1）不良反应：多数不良反应主要与降低患者雌激素水平有关，表现为潮热、阴道出血、白带异常、深静脉血栓等。AI 亦可引起较他莫昔芬发生率更高的关节痛、阴道干涩、性功能障碍及骨质疏松或骨折风险增加。

（2）药物相互作用：他莫昔芬与阿那曲唑、来曲唑存在药物相互作用，可降低阿那曲唑、来曲唑的血药浓度。体外研究证实阿那曲唑对于 CYP1A2、CYP2C8/9 及 CYP3A4，来曲唑对于 CYP2A6、CYP2C19 有抑制作用。而依西美坦对主要 CYP 同工酶无影响。

（四）作用于孕激素受体的药物

甲羟孕酮

【药理作用】甲羟孕酮（medroxyprogesterone，安宫黄体酮）为合成的黄体酮衍生物，通过激活乳腺、子宫内膜等靶器官的孕激素受体（PR），对抗雌激素的促增殖作用。

【体内过程】口服生物利用度近 100%，血浆蛋白结合率约 88%，主要通过肝脏 CYP3A4 代谢，并通过肾脏排泄。肝功能不全患者需避免或降低药物剂量，肾功能不全患者不需要调整剂量。

【临床应用现状与展望】主要作为二线药物治疗转移性激素依赖性乳腺癌，也用于子宫内膜癌术后或放疗后的辅助治疗。该药物在乳腺癌的应用已逐渐被他莫昔芬及 AI 取代。甲羟孕酮可刺激食欲，可改善癌症晚期患者恶病质状态。

【不良反应及药物相互作用】

（1）不良反应：主要为子宫出血、经量改变甚至停经，亦可见恶心、呕吐、腹痛、多毛、脱发、痤疮等症状。

（2）药物相互作用：巴比妥类药物可诱导肝药酶活性，加快甲羟孕酮的代谢，建议避免联合应用。氨鲁米特与甲羟孕酮同服可降低甲羟孕酮的浓度，导致该药物作用减弱。

（五）抗雄激素药物

雄激素可刺激前列腺肿瘤细胞的增殖，因此抗雄激素药物治疗是治疗前列腺癌的主要手段，主要包括：①GnRH类似物及GnRH受体拮抗剂；②雄激素受体（AR）拮抗剂；③抑制雄激素合成的药物；④雌激素类。其作用特点见表17-2。

表17-2　用于治疗前列腺癌的常用抗雄激素药物

药物名称	作用机制	不良反应
亮丙瑞林（leuprolide）	GnRH 类似物	使用初期一过性 LH 增高、睾酮水平激增（暴发现象），前列腺癌短暂增长
戈舍瑞林（goserelin）	同上	同上
那法瑞林（nafarelin）	同上	同上
曲普瑞林（triptorelin）	同上	同上
地加瑞克（degarelix）	GnRH 受体拮抗剂	无暴发现象
恩杂鲁胺（enzalutamide）	AR 拮抗剂	男性乳腺发育、乏力、头痛、潮热
氟他胺（flutamide）	同上	同上
比卡鲁胺（bicalutamide）	同上	同上
尼鲁米特（nilutamide）	同上	同上
阿比特龙（abiraterone）	抑制 17α-羟化酶和 CYP17A1，降低睾酮合成，拮抗 AR	肝脏毒性、关节肿胀、低钾血症、潮热、腹泻、咳嗽、高血压
雌激素（estrogen）	通过下丘脑-垂体轴负反馈作用降低睾酮	严重不良反应（心肌梗死、脑卒中、肺栓塞）目前已较少应用

注：GnRH，促性腺激素释放激素；LH，黄体生成素，AR，雄激素受体。

第三节　分子靶向抗肿瘤药

一、针对G蛋白偶联受体及相关信号转导的靶向治疗药物

G蛋白偶联受体（G protein-coupled receptor，GPCR）是真核生物最重要的受体家族，作为信号转导器将胞外刺激信号传到胞内，调节大部分细胞功能和生理/病理过程。GPCR根据序列结构相似性分为六大类：A. 视紫红质样受体；B. 分泌素受体家族；C. 代谢型谷氨酸受体；D. 真菌交配信息素受体；E. 环腺苷酸受体；F. 卷曲（Frizzled）受体。在人体中只发现其中的A、B、C和F四类。靶向GPCR的药物主要包括小分子、天然产物、多肽、抗体等，FDA审批的此类药物中有近40%靶向GPCR，销售总额占全球市场的27%（表17-3）。

维莫德吉

【药理作用】维莫德吉（Erivedge™）是首个口服、具有高选择性的Hedgehog通路SMO分子

的小分子抑制剂。

表 17-3　以 GPCR 为靶点的抗肿瘤药物

药物名称	药物类型	GPCR 受体	适用肿瘤	FDA 批准时间（年）
卡麦角林（cabergoline）	小分子	D1R	垂体肿瘤、神经内分泌肿瘤	1996
普乐沙福（plerixafor）	小分子	CXCR4	非霍奇金淋巴瘤、多发性骨髓瘤	2008
维莫德吉（vismodegib）	小分子	SMO	基底细胞癌、头颈癌	2012
雷洛昔芬（raloxifene）	小分子	GPR30	乳腺癌	2014
索立德吉（sonidegib）	小分子	SMO	基底细胞癌	2015
格拉吉布（glasdegib）	小分子	SMO	急性髓系白血病	2018
地加瑞克（degarelix）	多肽	GnRH	晚期前列腺癌	2009
兰瑞肽（lanreotide）	多肽	SSTR	神经内分泌肿瘤、胰腺癌	2007
亮丙瑞林（leuprolide）	多肽	GnRH	晚期前列腺癌	2011
莫格利珠单抗（mogamulizumab）	单克隆抗体	CCR4	皮肤 T 细胞淋巴瘤、成人 T 细胞白血病淋巴瘤、外周 T 细胞淋巴瘤	2018

【体内过程】单次给药绝对生物利用度是 31.8%。98%总循环药物相关成分是母药；代谢通路包括氧化、葡萄糖醛酸结合和吡啶环裂解；主要通过肝消除，在粪中回收给药剂量的 82%，在尿中回收 4.4%。估算的消除半衰期为 4 天，单次给药后为 12 天。

【临床应用现状与展望】不能手术或放疗的局部晚期皮肤基底细胞癌患者和肿瘤已转移的患者。

【不良反应及药物相互作用】

（1）*不良反应*：最常见不良反应（发生率≥10%）是肌肉痉挛、脱发、味觉障碍、体重减轻、疲乏、恶心、腹泻、食欲减退、便秘、关节痛、呕吐和完全丧失味觉。

（2）*药物相互作用*：体外研究表明本品是 P-gp 的底物。与抑制 P-gp 的药物，如克拉霉素（clarithromycin）、红霉素（erythromycin）、阿奇霉素（azithromycin）共同给药时，本品的全身暴露和不良事件发生率可能增加。

格 拉 吉 布

【药理作用】格拉吉布（Daurismo^{TM}）又名格拉德吉，通过与跨膜蛋白 Smoothened（SMO）受体结合而强效抑制 Hedgehog 信号通道的转导。

【体内过程】血液系统肿瘤患者口服格拉吉布 100mg，每天一次，绝对生物利用度均值为 77%，半衰期 $t_{1/2}$ 为 17.4 小时。主要通过 CYP3A4 酶途径代谢。91%的格拉吉布与人血浆蛋白结合。单次口服带放射性的格拉吉布，49%的服药剂量从尿中回收，有 17%是原型药；42%的服药剂量从粪便回收，有 20%是原型药。

【临床应用现状与展望】格拉吉布与低剂量阿糖胞苷联合使用，适用于治疗年龄>75 岁或有合并症而无法使用强化诱导化疗的新诊断 AML 成年患者。

【不良反应】格拉吉布与阿糖胞苷联用最常见的不良反应有红细胞计数低、疲劳、出血、白细胞计数低的发热、肌肉疼痛、恶心、四肢肿胀、呼吸急促、食欲下降、口腔或咽喉疼痛、便秘、皮疹；格拉吉布可能会影响男性的生育能力。

地加瑞克

【药理作用】地加瑞克（degarelix）是一种选择性的促性腺激素释放激素（GnRH）拮抗剂（天然 GnRH 十肽的合成肽衍生物），可竞争性和可逆地结合垂体 GnRH 受体，从而快速减少促性腺激素、促黄体激素（LH）及促卵泡激素（FSH）的释放，并减少睾丸分泌睾酮。

【体内过程】皮下给药后形成储存库，不断释放到血液循环中，2 天内达到 C_{max}，血浆样品中未发现主要代谢产物。人体 20%～30%给药剂量经肾脏排泄，提示 70%～80%的剂量是由肝胆系统水解为肽段经粪便排泄的，清除率约为 9L/h。体外研究表明地加瑞克不是 CYP450 或 P-gp 底物，血浆蛋白结合率约为 90%。地加瑞克以双相的形式消除，终末半衰期的中位值约 53 天。

【临床应用现状与展望】适用于需要雄激素去势治疗的前列腺癌患者。

【不良反应】最常见（≥10%）的不良反应为注射部位反应、潮热和体重增加。

莫格利珠单抗

【药理作用】莫格利珠单抗（mogamulizumab），注射液商品名为 Poteligo，是一种去岩藻糖基化的人源化 IgG1κ单克隆抗体，可结合 CCR4。CCR4 可在某些 T 细胞恶性肿瘤细胞表面表达，也可在 Treg、Th2 型 T 细胞表达，参与淋巴细胞向某些器官的转运。体外研究显示莫格利珠单抗通过抗体依赖性细胞介导的细胞毒作用（ADCC）激活免疫细胞对癌细胞的杀伤。

【体内过程】静脉途径给药。尚未确定莫格利珠单抗的代谢途径，预计与内源性 IgG 类似，降解为小肽和氨基酸。

【临床应用现状与展望】该药于 2012 年在日本获批用于治疗成人 T 细胞白血病/淋巴瘤（ATLL），2014 年获批用于外周 T 细胞淋巴瘤（PTCL）和皮肤 T 细胞淋巴瘤（CTCL）。2018 年 8 月和 11 月分别在美国和欧盟获得批准用于治疗既往接受过至少一种系统疗法的复发性或难治性蕈样肉芽肿（MF）或塞扎里综合征（Sézary sydrome，SS）的成年患者。MF 和 SS 是 CTCL 的 2 种非霍奇金淋巴瘤亚型。2022 年 10 月 14 日，NMPA 批准莫格利珠单抗在中国上市。

【不良反应及药物相互作用】

（1）不良反应：最常见的不良反应（≥20%的患者）为皮疹、输液相关的反应、疲劳、腹泻、肌肉骨骼疼痛和上呼吸道感染。

（2）药物相互作用：不应与其他药品通过同一根静脉输液管同时输注。

二、针对酪氨酸激酶信号转导途径的靶向治疗药物

1. 表皮生长因子受体（EGFR）家族　属于酪氨酸激酶受体家族，主要包括 EGFR（HER-1/ErbB-1）、ErbB-2（HER-2/neu）、ErbB-3（HER-3）和 ErbB-4（HER-4）。

（1）EGFR 蛋白质酪氨酸激酶抑制剂（EGFR-TKI）：包括埃罗替尼（erlotinib）、吉非替尼（gefitinib）和阿法替尼（afatinib）。

EGFR 蛋白酪氨酸激酶抑制剂

【药理作用】上述药物可抑制 EGFR 酪氨酸激酶活性，第一代 TKI 埃罗替尼、吉非替尼对 EGFR 酪氨酸激酶呈可逆性抑制，第二代 TKI 阿法替尼对 EGFR（HER-1）及 HER-2 呈不可逆抑制。

【体内过程】均可口服吸收，胃内 pH 增加可抑制埃罗替尼、吉非替尼的吸收，但不影响阿法替尼。埃罗替尼、吉非替尼主要经肝脏 CYP3A4 代谢，阿法替尼受 CYP 活性的影响较小。

【临床应用现状与展望】主要用于治疗铂类药物治疗后仍持续恶化的晚期或转移性非小细胞肺癌（NSCLC）且仅对EGFR突变肿瘤患者有效。目前埃罗替尼与吉西他滨联用已用于治疗不适于手术的转移性胰腺癌患者。

60%的NSCLC患者会出现获得性耐药，主要机制与EGFR 20号外显子*T790M*突变有关。其他耐药机制：下游信号通路改变使*KRAS*始终处于激活状态；旁路激活途径等。

目前第三代TKI奥西替尼（osimertinib）已进入临床，对于*T790M*突变的EGFR呈不可逆性抑制，主要用于治疗经EGFR-TKI治疗无效、经检测存在*T790M*突变的转移性NSCLC患者（有效率约60%）。已有肿瘤对奥西替尼耐药，主要机制为*C797S*突变，相关制剂处于研发阶段。

【不良反应及药物相互作用】

1）不良反应：常见的不良反应包括皮疹、乏力、恶心、呕吐、食欲减退、腹泻等。严重者出现间质性肺疾病、肝功能不全、胃肠穿孔、肾衰竭、动脉血栓、微血管性溶血性贫血等。偶见史-约综合征及中毒性表皮坏死松解症。

2）药物相互作用：同服抗酸药如奥美拉唑可降低埃罗替尼及吉非替尼的生物利用度。阿法替尼是P-gp的底物，与P-gp诱导剂或抑制剂合用时可影响阿法替尼的药代动力学。

（2）靶向EGFR的单抗：常用的药物包括西妥昔单抗（cetuximab）、帕尼单抗（panitumumab）和耐昔妥珠单抗（necitumumab）。

西妥昔单抗

【药理作用】该药物为人-鼠嵌合型IgG1单克隆抗体，可以与EGFR特异性结合，并抑制配体-受体相互作用及受体二聚体化，同时可诱导ADCC作用。

【体内过程】静脉滴注每周一次给药。药物在体内呈非线性动力学消除，其稳态血药浓度在给药后第3周达到；主要分布于血浆，半衰期63～230小时。

【临床应用现状与展望】主要用于治疗转移性结肠癌及头颈部鳞癌（HNSCC），采用与放疗或其他化疗药物联用的方式治疗不可切除的转移性肿瘤，亦可用于治疗对于常规化疗方案耐药或不能耐受的肿瘤患者。疗效仅对于野生型*KRAS*的肿瘤患者有效。适用于与伊立替康联合用药治疗表皮生长因子受体（EGFR）、经伊立替康治疗失败后的转移性直肠癌。

除了西妥昔单抗之外，已经开发出新一代人源抗EGFR单克隆抗体：帕尼单抗、耐昔妥珠单抗。帕尼单抗目前主要用于治疗转移性直肠癌，但是否对HNSCC有效尚待证实；耐昔妥珠单抗与吉西他滨、顺铂等合用作为治疗转移性鳞状非小细胞肺癌（NSCLC）的首选方案。

【不良反应及药物相互作用】

1）不良反应：该药物耐受性好，主要不良反应为痤疮样皮疹、瘙痒、头痛及腹泻。皮肤毒性是抗EGFR单抗常见的不良反应。偶发的严重不良反应可见输液反应、肺间质疾病、呼吸心搏骤停、低镁血症、电解质紊乱等。

2）药物相互作用：伊立替康不会影响西妥昔单抗的安全性，反之亦然。

2. BTK抑制剂 BTK是一种酪氨酸蛋白激酶，在调控除T细胞及自然杀伤细胞之外的其他造血细胞功能中发挥作用，同时在B细胞淋巴瘤、淋巴细胞白血病中均高表达。目前用于肿瘤治疗的BTK抑制剂包括依鲁替尼（ibrutinib）、泽布替尼（zanubrutinib）、Acalabrutinib。

依鲁替尼

【药理作用】该药物为第一代小分子BTK抑制剂，可与BTK的ATP结构域Cys481残基形成共价键，抑制BTK的活性，进而抑制B细胞恶性增殖。

【体内过程】可口服吸收，与食物同服可增加生物利用度。半衰期为4～6小时。主要经肝CYP3A4代谢，以代谢产物形式随粪便排泄，经肾脏排泄比较少。

【临床应用现状与展望】治疗既往曾接受过至少一次治疗的慢性淋巴细胞白血病（CLL）、套细胞淋巴瘤（MCL）、小淋巴细胞淋巴瘤（SLL）和瓦氏巨球蛋白血症（WM）患者。

依鲁替尼对于CLL及MCL的总体缓解率分别为79%、78%，但长期治疗时约20%的病例出现脱靶现象。第二代BTK抑制剂如泽布替尼、Acalahrutinib上市；泽布替尼是中国百济神州自主研发的抗癌药（分别于2019年和2020年在美国和中国上市），用于治疗既往至少接受过一种治疗的成人MCL、CLL、SLL患者。相比依鲁替尼，第二代BTK抑制剂的抑制作用更强，脱靶现象少，不良反应风险小。

【不良反应及药物相互作用】

（1）不良反应：该药物的主要不良反应包括粒细胞缺乏、血小板减少、贫血、出血、恶心、腹泻、乏力、肌痛、皮疹等。部分患者可出现高血压、心房颤动。16%的患者可出现第二原发恶性肿瘤的发生，多为非黑色素皮肤癌。

（2）药物相互作用：依鲁替尼为CYP3A4的底物，因此CYP3A4诱导剂（如利福平）可降低其血药浓度，而CYP3A4抑制剂（如唑类抗真菌药物）可增加其血药浓度。

3. BCR/ABL激酶抑制剂　BCR/ABL为一种具有酪氨酸激酶活性的融合蛋白，由9号染色体原癌基因*ABL*易位至22号断裂点集中区（break point cluster region，BCR）即费城Ph染色体而形成。BCR/ABL是肿瘤特异性标志物，在慢性粒细胞白血病（CML）中阳性率高达95%，在20%～30%成人ALL、2%～10%儿童ALL亦发现高表达。常用BCR/ABL激酶抑制剂有伊马替尼（imatinib）、达沙替尼（dasatinib）和尼洛替尼（nilotinib）。

BCR/ABL激酶抑制剂

【药理作用】上述药物均为口服小分子BCR/ABL激酶抑制剂。伊马替尼为第一代，达沙替尼、尼洛替尼为第二代，同时尼洛替尼对伊马替尼耐药的肿瘤可能仍有效。

【体内过程】口服吸收不受食物的影响，但尼洛替尼与食物同服可增加其吸收程度；达沙替尼的吸收受胃内pH的影响，pH增高可降低药物的吸收。所有药物均主要通过肝CYP3A4进行。伊马替尼半衰期约为18小时，而活性代谢产物*N*-去甲基衍生物的半衰期约为40小时；达沙替尼半衰期为3～5小时、尼罗替尼半衰期为17小时。

【临床应用现状与展望】伊马替尼目前主要用于治疗CML慢性期、胃肠道间质肿瘤（GIST）、KIT突变阳性的黏膜型或肢端型黑色素瘤、EVT6-PDGFR阳性的慢性粒单核细胞白血病、FIPIL1-PDGFR阳性的嗜酸性粒细胞过多综合征等。达沙替尼、尼洛替尼主要治疗新近诊断且对伊马替尼耐药或不耐受的CML患者，或联合治疗Ph阳性且对前期治疗方案耐药或不耐受的ALL患者。

对于多数CML患者，伊马替尼被列为一线药物，但30%的患者一般在治疗5年内因耐药停用。目前第三代抑制剂帕纳替尼（ponatinib）用于治疗对第一代、第二代抑制剂无效或不能耐受的CML及Ph阳性ALL患者，对ABL T315I及其他突变体亦有抑制作用，但该药有动脉血栓及肝毒性风险，其安全有效性待确认。

【不良反应及药物相互作用】

（1）不良反应：常见不良反应为恶心、呕吐、腹泻，亦可引起眶周或下肢水肿。达沙替尼可引起小部分患者胸腔积液、肺动脉高压，尼莫替尼及达沙替尼可延长QT间期。多数不良反应为自限性，调整剂量后多减轻或消失。

（2）药物相互作用：利福平等 CYP3A4 诱导剂可降低血药浓度，而酮康唑等 CYP3A4 强抑制剂则升高血药浓度。伊马替尼抑制同为 CYP3A4 底物的药物（如辛伐他汀）的代谢。抗组胺药物（法莫替丁）、质子泵抑制剂（奥美拉唑、氢氧化铝）可减少达沙替尼的吸收。

三、抗微血管生成的靶向治疗药物

肿瘤细胞可以分泌促血管生成因子，如血管内皮生长因子（VEGF）、成纤维细胞生长因子（FGF）等参与肿瘤组织血管新生，促进肿瘤增殖及转移。

1. 靶向 VEGF 或 VEGFR 的单克隆抗体类药物 贝伐珠单抗（bevacizumab）和雷莫芦单抗（ramucirumab）。

贝伐珠单抗

【药理作用】贝伐珠单抗是重组人源 IgG1 单克隆抗体，该药物可特异性结合 VEGF，抑制 VEGF 与 VEGFR 结合，抑制肿瘤血管新生及肿瘤生长。

【体内过程】每 2～3 周静脉滴注一次给药，主要分布于血浆，其代谢主要通过蛋白水解进行，不依赖于肝脏清除。半衰期为 1.7～10 天。

【临床应用现状与展望】可与细胞毒性药物联用治疗转移性结直肠癌（mCRC）、非小细胞肺癌（NSCLC）、恶性胶质瘤、宫颈癌、卵巢癌、肾细胞癌（RCC）等恶性实体瘤。雷莫芦单抗是靶向 VEGFR2 的人源 IgG1 单克隆抗体，主要与其他化疗药物联用治疗 mCRC、胃腺癌和转移性 NSCLC。

【不良反应及药物相互作用】出血、高血压、胃肠穿孔、蛋白尿、血栓（心肌梗死、脑卒中）等。出血风险多见于肺癌患者。该药物可延缓结肠癌术后创面愈合，术后 4 周内禁用。

2. 多靶点新生血管激酶抑制剂 常用的药物及其主要作用特点见表 17-4。

表 17-4 常用多靶点新生血管激酶抑制剂的作用特点

名称	抗肿瘤作用机制	适应证
舒尼替尼（sunitinib）	抑制 PDGFR、VEGFR、KIT、RET 及 CSF-1R	转移性肾细胞癌、*C-kit* 突变导致伊马替尼耐药的神经内分泌瘤、胃肠道间质瘤
索拉非尼（sorafenib）	抑制 VEGFR、PDGFR、Raf、FLT3、KIT；抑制 Raf-MEK-ERK 通路	肝细胞癌及转移性肾细胞癌
帕唑帕尼（pazopanib）	抑制 VEGFR、FGFR、KIT、LCK、PDGFR	晚期肾细胞癌、晚期软组织肉瘤
阿西替尼（axitinib）	抑制 VEGFR、KIT、PDGFR	晚期肾细胞癌
乐伐替尼（lenvatinib）	抑制 VEGFR、FGFR、PDGFR	转移性甲状腺癌、晚期肾细胞癌
瑞戈非尼（regorafenib）	抑制 RET、VEGFR、KIT、PDGFR、FGFR、RAFI、BRAF、ABL	转移性结直肠癌、不能手术的胃肠道间质瘤

四、抗肿瘤分子新靶点药物

在传统化疗、放疗基础上，抗肿瘤药物正在转向靶向药物和免疫细胞治疗。

1. 靶向免疫检查点抑制剂 免疫检查点（immune checkpoint）是免疫系统中调控T细胞反应的一些抑制性信号通路，如细胞毒性T淋巴细胞相关抗原4（cytotoxic T lymphocyte-associated antigen-4，CTLA-4）、程序性死亡受体1（programmed death-1，PD-1），可避免组织出现由过度免疫反应引起的损伤。目前免疫检查点抑制剂主要包括CTLA-4抑制剂、PD-1抑制剂、PD-L1（程序性死亡受体配体1）抑制剂等。

CTLA-4抑制剂——伊匹单抗

【药理作用】伊匹单抗（ipilimumab）是首个CTLA-4抑制剂，为抗CTLA-4全人源IgG1单克隆抗体，通过与CTLA-4结合阻断CTLA-4与抗原提呈细胞（APC）表面B7分子的相互作用，解除CTLA-4对T细胞的抑制，进而增强T细胞功能，实现抗肿瘤。

【体内过程】静脉滴注，每3周给药一次，血浆半衰期约15.4天。

【临床应用现状与展望】2011 年开始用于不可切除的转移性晚期黑色素瘤的治疗，亦可作为皮肤黑色素瘤的辅助治疗，降低术后黑色素瘤复发风险。与纳武单抗联用，可以治疗中高危晚期肾细胞癌，也可以治疗既往接受过一线化疗药物治疗的转移性结直肠癌。

【不良反应及药物相互作用】主要不良反应多与免疫反应增强有关，其中皮疹、腹泻及结肠炎发生率较高，此外亦可引起免疫相关的肝炎、甲状腺功能亢进、甲状腺功能减退、垂体炎等。推荐应用糖皮质激素类药物控制此类不良反应。

PD-1抑制剂——纳武单抗、派姆单抗

【药理作用】纳武单抗（nivolumab）为抗PD-1全人源IgG4单克隆抗体，可抑制PD-1与其配体的相互作用，激活恢复T细胞的抗肿瘤功能。派姆单抗（pembrolizumab）为全人源IgG4-κ单克隆抗体，与PD-1的亲和力比纳武单抗更高。

【体内过程】纳武单抗主要采用每2周一次静脉滴注的方式给药，半衰期约26.7天。派姆单抗多采用每3周一次静脉滴注，半衰期约26天。肝肾功能对两药的药代动力学无影响。

【临床应用现状与展望】纳武单抗主要用于治疗晚期黑色素瘤、晚期NSCLC、肾细胞癌、晚期头颈部鳞癌，以及复发性、难治性霍奇金淋巴瘤。派姆单抗主要用于治疗曾接受过伊匹单抗治疗的难治性晚期或不宜手术转移性黑色素瘤、PD-L1阳性的NSCLC、难治性头颈部鳞癌、转移性尿路上皮癌、霍奇金淋巴瘤、梅克尔（Merkel）细胞癌。

两药为2014年上市的免疫检查点抑制剂，其抗癌谱亦在增加。

【不良反应】纳武单抗的主要不良反应包括皮疹、乏力、呼吸困难、肌痛、食欲减退、咳嗽、恶心、便秘等。免疫相关不良反应发生率较伊匹单抗低。

派姆单抗的药物不良反应较轻，患者耐受性良好，主要不良反应为乏力、咳嗽、恶心、皮肤瘙痒、皮疹、食欲减退、便秘、关节痛、腹泻等。

PD-L1抑制剂——阿替利珠单抗

【药理作用】阿替利珠单抗（atezolizumab）为抗PD-L1全人源IgG1单抗，可抑制阻断PD-L1与PD-1及B7-H1的相互作用，激活T细胞抗肿瘤作用。PD-1有PD-L1、PD-L2两个配体，其中表达于肿瘤细胞的PD-L1可抑制活化的细胞毒性T细胞。

【体内过程】主要采用每3周一次静脉滴注给药，半衰期约为27天。

【临床应用现状与展望】主要治疗常规化疗无效的转移性NSCLC、局部晚期或转移性尿路上皮癌、晚期膀胱癌、PD-L1阳性的不可切除的局部晚期或转移性三阴性（ER、PR、HER-2阴性）

乳腺癌。

目前认为该药物作用较PD-1单抗更强，且免疫相关不良反应发生率较PD-1单抗略少。对于*KRAS*突变的NSCLC缺少靶向药物，研究证实阿替利珠单抗对*KRAS*突变的肿瘤有一定作用。

【不良反应】主要不良反应为乏力、食欲减退、呼吸困难、咳嗽、恶心、肌痛及便秘。尿路上皮癌患者曾有泌尿系感染发生。亦可引起免疫相关肝炎、结肠炎、垂体炎、甲状腺疾病、肾上腺功能不全、糖尿病、胰腺炎、重症肌无力等。

2. PARP抑制剂 PARP可催化靶蛋白的聚ADP核糖化，在DNA修复和细胞凋亡中发挥作用。有些肿瘤细胞的同源重组修复能力较弱（如*BRCA1/2*突变），抑制PARP的活性具有合成致死作用。目前已经批准临床应用的PARP抑制剂包括奥拉帕尼（olaparib）和卢卡帕尼（rucaparib）。

PARP抑制剂

【药理作用】奥拉帕尼为首个口服PARP1/2抑制剂，而卢卡帕尼主要抑制PARP1的活性，抑制PARP-DNA复合物介导的DNA损伤修复。*BRCA1/2*突变的肿瘤由于自身DNA修复上的缺陷，对PARP抑制剂高度敏感。

【体内过程】上述药物均可快速口服吸收，且高脂饮食均可增加两药的吸收程度。奥拉帕尼主要经肝CYP3A4代谢，最终随粪便、尿液排出，如肝肾功能损害严重，不建议使用。卢卡帕尼主要经CYP2D6代谢随粪便排出。两者的半衰期分别为12小时、18 小时。

【临床应用现状与展望】奥拉帕尼主要用于治疗曾接受过3次以上化疗的*BRCA*突变的晚期卵巢癌患者。卢卡帕尼用于曾经接受过2次以上化疗的*BRCA*突变的晚期卵巢癌患者。两药对*BRCA*未突变的肿瘤无效。

新一代的PARP抑制剂如Niraparib，对*BRCA*突变或无突变的患者均有效，因此对所有晚期乳腺癌患者均具有一定的作用，无须检测*BRCA*突变。

【不良反应及药物相互作用】

（1）不良反应：主要为胃肠道不适、乏力、肌肉关节痛、贫血等，极少数出现骨髓增生异常综合征、肺炎等严重不良反应。定期监测血常规，如出现骨髓增生异常综合征，应及时停药。

（2）药物相互作用：伊曲康唑（CYP3A4抑制剂）可增加奥拉帕尼的血药浓度。利福平（CYP3A4诱导剂）可降低奥拉帕尼的浓度。

3. BCL2抑制剂 BCL2家族是一个调控细胞凋亡的蛋白家族，包括20余个成员，部分蛋白具有抗凋亡作用，部分具有促凋亡作用。BCL2在CLL等多种肿瘤中高表达，并通过抑制BIM、BAX、BAK等促凋亡蛋白活性促进肿瘤增殖。

维奈托克

【药理作用】维奈托克（venetoclax）是首个直接靶向BCL2的抗肿瘤药物，并抑制BCL2与促凋亡蛋白BIM、BID、BAD的结合，使BIM、BID、BAD易位至线粒体，并诱导BAX、BAK依赖性凋亡。

【体内过程】可口服，食物可明显增加药物吸收3～5倍。主要经CYP3A4、CYP3A5代谢，并多数随粪便排出，半衰期18～26小时。

【临床应用现状与展望】主要用于难治性或复发性17p基因区（含*TP53*）缺失型CLL的治疗。需进行*17p*、*TP53*、*BCL-2*的检测，以判断是否使用该药物。

【不良反应及药物相互作用】

（1）不良反应：常见不良反应包括粒细胞缺乏、腹泻、恶心、贫血、上呼吸道感染、血小板减少及乏力。

（2）药物相互作用：与 CYP3A4 强抑制剂（如酮康唑）联用可增加维奈托克血药浓度，建议避免或减量使用。维奈托克为 P-gp 底物，应避免与 P-gp 抑制剂（如胺碘酮、环孢素等）同用，如无法避免，需降低维奈托克剂量至少 50%。

4. 组蛋白脱乙酰酶抑制剂 组蛋白脱乙酰酶（histone deacetylase，HDAC）是一类催化组蛋白 N 端赖氨酸残基去乙酰化的酶，亦可以去乙酰化其他蛋白。其抑制剂（HDAC inhibitor，HDACi）有伏立诺他（vorinostat）、帕比司他（panobinostat）和罗米地辛（romidepsin）。

HDACi

【药理作用】HDACi 可通过抑制 HDAC 活性提高组蛋白乙酰化水平，上调 p21、p27 等抑癌基因的表达；同时增加 p53、NF-κB 等非组蛋白去乙酰化，抑制其功能，进而抑制肿瘤细胞增殖，诱导分化凋亡。

伏立诺他为首个用于抗肿瘤的 HDACi，主要抑制 HDAC1、HDAC2、HDAC3（Ⅰ型）及 HDAC6（Ⅱ型）活性。帕比司他、罗米地辛为非选择性泛 HDACi 抑制剂。

【体内过程】伏立诺他、帕比司他可口服用药，与食物同服可轻度增加伏立诺他的吸收，而帕比司他不受影响。罗米地辛口服无效，需静脉滴注给药。伏立诺他主要经水解及葡糖醛酸化代谢，代谢产物随尿排出。帕比司他、罗米地辛主要经 CYP3A4 代谢，最终代谢产物随粪便和尿液排出。

【临床应用现状与展望】伏立诺他主要用于治疗加重、持续和复发或用两种全身性药物治疗后无效的皮肤 T 细胞淋巴瘤。帕比司他主要用于治疗已经接受过硼替佐米和免疫调节剂治疗的多发性骨髓瘤者。罗米地辛主要用于治疗皮肤、周围 T 细胞淋巴瘤。

HDACi 对多种血液系统肿瘤具有明显的抑制作用，毒性较轻；HDACi 与其他药物联用可以治疗实体瘤。提高 HDACi 的选择性是未来发展方向之一。西达本胺（chidamide）是我国自主开发的 HDACi，于 2014 年上市，用于治疗复发或难治性 PTCL。

【不良反应及药物相互作用】

（1）不良反应：常见腹泻、疲劳、畏寒、味觉异常等；最严重的不良反应有肺栓塞、脱水、贫血、深静脉血栓等。实验室异常包括低血磷、低血钾、低血钠，以及肌酐增多、白细胞减少等。罗米地辛较少引起腹泻，但可出现恶心、呕吐、乏力、贫血、血小板减少、淋巴细胞减少等。

（2）药物相互作用：CYP3A4 强诱导剂可降低帕比司他、罗米地辛的浓度，而 CYP3A4 强抑制剂可升高其浓度。帕米司他与抗心律失常药物同服时，可能会延长 QT 间期。

5. 泛素-蛋白酶体系统抑制剂 泛素-蛋白酶体系统（ubiquitin-proteasome system，UPS）是细胞内蛋白质泛素修饰和降解的主要途径，在细胞增殖分化、周期调控等过程中发挥关键作用。以 UPS 中某些环节作为靶点，可实现靶向治疗的作用，如蛋白酶体抑制剂硼替佐米［bortezomib，商品名万珂（Velcade）］、卡非佐米（carfizomib）、伊沙佐米（ixazomib）等。

蛋白酶体抑制剂——硼替佐米

【药理作用】硼替佐米为第一代蛋白酶体抑制剂，与 26S 蛋白酶体 20S 核心蛋白的β5 亚单位结合，并抑制其糜蛋白酶样活性，影响多个信号转导，如阻断 IκB 的蛋白降解，抑制 NF-κB 的转录活性。亦可阻断蛋白酶体对抑癌蛋白 p21、p27、p53 的降解作用，促进与之相关的肿瘤凋亡。

【体内过程】静脉注射给药，由肝 CYP3A4、CYP2D6、CYP2E1 等代谢，肝功能不全患者药物清除率可能下降，但肾功能不全对该药物的药代动力学无影响。

【临床应用现状与展望】主要用于难治性或复发性多发性骨髓瘤的一线治疗，亦可治疗难治性或复发性套细胞淋巴瘤（MCL）。硼替佐米与来那度胺、地塞米松等药物合用治疗多发性骨髓瘤，缓解率可达80%以上。但部分患者会在硼替佐米治疗1年内出现耐药。

第二代蛋白酶体抑制剂如卡非佐米、伊沙佐米对于硼替佐米耐药的瘤株仍然有效，主要单用或与地塞米松、来那度胺等合用治疗难治性或复发性多发性骨髓瘤。其中，伊沙佐米是目前唯一的口服蛋白酶体抑制剂。

【不良反应及药物相互作用】

（1）不良反应：主要包括血小板减少、粒细胞缺乏、贫血、乏力、低血压、周围神经病变、肢体痛、恶心、呕吐、腹泻等。

（2）药物相互作用：酮康唑等CYP3A4强抑制剂可增加硼替佐米的浓度，因此硼替佐米与此类药物联用时需调整剂量或尽量避免合用。

第四节 抗肿瘤药物机制研究

一、DNA损伤修复

DNA修复功能异常引起的遗传不稳定性是肿瘤进展的基本机制之一。DNA是多种传统抗肿瘤药物的治疗靶点，DNA修复系统的缺陷/过度激活显著影响该类药物的疗效及敏感性。哺乳动物细胞内不同类型的DNA损伤主要通过6种方式进行修复：①直接修复，直接修复DNA的烷基化损伤；②碱基切除修复，主要修复内源性的氧化、烷基化和脱氨基的碱基损伤；③核苷酸切除修复，主要修复外源性辐射化学物质及蛋白质形成的DNA加成物；④错配修复，修复自发产生的或由碱基脱氨基、碱基氧化及碱基甲基化等导致的碱基错配；⑤同源重组修复（HRR）；⑥非同源末端连接（NHEJ）。这些通路的激活往往会削弱化疗药的抗肿瘤效果，是产生耐药的一个重要因素。

针对DNA修复系统开发抗肿瘤药物，特别是DNA修复酶PARP1。目前已有3个PARP抑制剂进入临床应用，如前述首个该类新药奥拉帕尼于2014年在美国和欧洲同时获批上市，随后卢卡帕尼（2016年）、尼拉帕尼（2017年）也获批上市。PARP1抑制剂仅在特定遗传背景（如DNA同源重组修复缺陷）肿瘤患者中产生疗效。此外，一些抑制剂靶向直接修复酶APE1（如甲硫蒽酮）、调控HR通路及细胞周期检查点（如AZD1390）和NHEJ通路DNA-PK激酶（如Nedisertib），目前正在临床试验中。

二、细胞周期与细胞死亡

细胞周期变化与凋亡是参与维持机体正常的生理平衡和内环境稳定的重要机制。肿瘤细胞无限复制潜能的基础之一是细胞周期的失控，涉及很多原癌基因、抑癌基因的生物学效应。

（一）细胞周期蛋白（cyclin）和周期蛋白依赖性激酶（CDK）异常

细胞周期运行的起始因子cyclin是生长因子的感受器，可激活CDK4/6等的活性，导致G_1期缩短，降低细胞对有丝分裂原的依赖，造成细胞异常增殖等现象。辉瑞研发的爱博新（palbociclib）

是全球首个 CDK4/6 抑制剂，于 2018 年 7 月获得中国国家药品监督管理局批准，用于治疗 HR 阳性、HER-2 阴性的局部晚期或转移性乳腺癌，与芳香化酶抑制剂联用作为绝经后女性患者的初始内分泌治疗。

（二）细胞周期蛋白依赖性激酶抑制因子（CKI）异常

CKI 可阻止细胞通过限制点，具有抑癌基因的活性。当 CKI 缺失或突变时，会导致细胞不受调节和控制地增殖。p16/cyclinD/CDK4/pRb 调节轴中 p16 抑制 CDK4 激酶活性，限制其对 pRb 的作用，导致 E2F 无法被释放，阻碍 G_1 期到 S 期的转换。p16 表达缺失程度与转移呈正相关。

（三）细胞周期检查点异常

当细胞周期检查点发生异常时，会导致细胞对于外源性刺激的反应滞后。如果 G_1 期检查点改变，将无法阻止有 DNA 损伤的细胞进入 S 期，导致 DNA 损伤累积；如果 M 期检查点发生障碍，会导致染色体错排的细胞进入 G_1 期（图 17-1）。

（四）抑瘤基因的突变

Rb、*p53* 等抑癌基因以“分子警察”的身份监视细胞 DNA 状态，是 DNA 损伤、细胞凋亡途径上的分子感受器和防护机制，发挥抑制（肿瘤）细胞生长的作用。例如，在视网膜母细胞瘤或小细胞肺癌中均有高频率的 *Rb* 突变，一些肿瘤中 *Rb1* 缺失主要出现在晚期、转移进程中。*p53* 基因是人肿瘤相关基因中突变频率最高的基因（＞50%）。

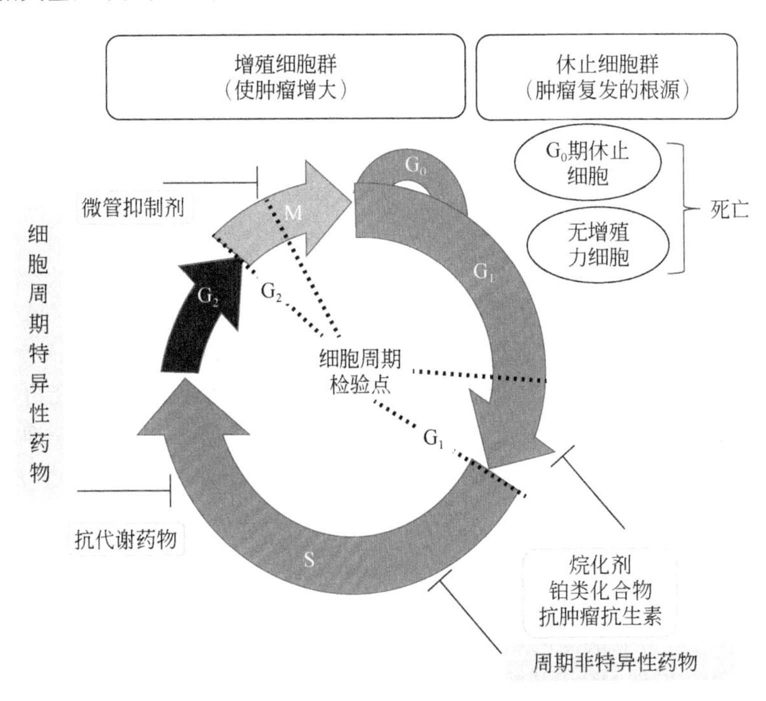

图 17-1　细胞毒类抗肿瘤药物的细胞生物学机制

多数化疗药物杀伤肿瘤的主要途径是诱导肿瘤细胞发生凋亡。癌前病变细胞可通过凋亡被清除；肿瘤进展中，常见抗凋亡蛋白被激活和（或）促凋亡蛋白的活性下调；而耐药的肿瘤细胞常获得抗凋亡能力，逃避抗肿瘤药物杀伤。调控细胞凋亡的关键蛋白有Caspase（cysteine aspartic acid specific protease）家族蛋白，一般包括上游的起始Caspase（如Caspase-2/-8/-9/-10等），其通过活化下游效应Caspase-3/-6/-7等发挥凋亡作用，剪切PARP等底物，抑制DNA修复，启动DNA降解。例如，Caspase-1、Caspase-4、Caspase-11参与白细胞介素前体活化；Caspase-6切割底物Lamin A等，导致核纤层和细胞骨架崩解。总之，Caspase家族通过重组细胞骨架、破坏DNA和核结构，诱导凋亡小体形成。调控细胞凋亡主要有两条途径。

（1）线粒体通路（内源性途径）：是最常见的脊椎动物发生凋亡的内在信号机制。细胞的应激压力如DNA损伤、生长因子剥夺、内质网应激及发育信号均能激活线粒体通路。调控线粒体通路的关键蛋白是BCL-2家族蛋白，部分蛋白具有抗凋亡作用（如BCL-2、BCL-xL、MCL-1等含有BH1、BH2结构域），部分具有促凋亡作用（如Bax、Bad、Bid等含有BH3结构域）。当发生细胞凋亡时，线粒体外膜的通透性增加，释放细胞色素c和Smac，胞质中细胞色素c与凋亡蛋白酶激活因子1（apoptosis release activating factor-1，Apaf-1）结合并激活Apaf-1，Apaf-1再激活前体Caspase-9，最后引起细胞凋亡。

（2）死亡受体信号通路（外源性途径）：死亡受体属于肿瘤坏死因子受体（tumor necrosis factor receptor，TNFR）超家族蛋白成员，通过配体-跨膜受体结合发挥作用，主要有3条信号通路[Fas/FasL、TRAIL/TRAIL-R1（R2）、TINFR1信号通路]，经信号转导过程激活起始Caspase-8及其下游Caspase级联反应，导致细胞凋亡。

三、表观遗传调控

肿瘤发生的原因从根本上说是基因表达系统的紊乱。表观遗传调控在不改变DNA序列的情况下可以影响基因转录活性，其作为“中心法则”的有力补充，调控众多重要的生物学过程。恶性肿瘤发生涉及的表观遗传异常有DNA甲基化异常、组蛋白修饰及它们相互作用造成非编码RNA异常表达和染色体重塑等。

（一）DNA甲基化异常

基因组DNA低甲基化和启动子特异性高甲基化是肿瘤早期的典型特征。低甲基化通常发生在重复DNA序列，如长散在核元件（long interspersed nuclear element，LINE），导致染色体重排的可能性升高，在逆转座子则表现为染色体易位可能性增大；DNA低甲基化还可导致某些原癌基因的激活，如Wilms肿瘤中*IGF2*印记基因的过表达。而高甲基化主要发生在抑癌基因启动子区CpG岛，参与下调细胞周期基因（如$p16^{INK4A}$、Rb、$p14^{ARF}$）、DNA修复基因（如*BRCA1*、*MGMT*）和凋亡相关基因（*DAPK*、*TMS1*）。

（二）RNA甲基化异常

RNA甲基化水平、分布的变化会影响转录调控RNA剪接、mRNA的稳定性及翻译速率，从而影响细胞增殖。近年发现N6-甲基腺苷（m6A）修饰的甲基转移酶（METTL3、METTL4和WATP复合体）、去甲基化酶（FTO和ALKBH5）和识别结合蛋白的表达水平可以动态调控乳腺癌、肺腺癌、白血病等细胞中RNA甲基化的水平与分布。近年来，多种RNA表观遗传学（或表观转录组学）研究方兴未艾，成为新兴抗肿瘤靶标关注热点。

（三）组蛋白修饰

组蛋白共价修饰的模式发生紊乱是肿瘤的典型标志。组蛋白甲基化多发生在H3和H4的赖氨酸、精氨酸残基。一般认为，H3K4单甲基化和三甲基化（H3K4me1、H3K4me3）是基因转录活化标志物；而K9、K27三甲基化（H3K9me3、H3K27me3）多与基因表达沉默相关。精氨酸甲基化可以促进转录激活。

乙酰化修饰使核小体组蛋白N端带负电荷，排斥带负电荷的DNA，导致染色质结构松弛，开放的染色质构象允许转录因子结合并增加基因表达。乙酰基被组蛋白乙酰转移酶（HAT）添加到H3和H4赖氨酸残基，可被组蛋白去乙酰化酶（HDAC）除去；其失调与细胞周期、增殖和凋亡有关。组蛋白赖氨酸乙酰化修饰“阅读器”BRD4已被确证为三阴性乳腺癌、混合谱系白血病及多发性骨髓瘤的明确靶标，是抗肿瘤药物研发热点。

FDA批准的用于肿瘤治疗的表观遗传学药物有DNA甲基化抑制剂阿扎胞苷和地西他滨，以及HDACi（伏立诺他、罗米地辛、帕比司他）。

四、泛素-蛋白酶体系统

泛素-蛋白酶体系统（UPS）是细胞内蛋白质泛素化修饰和蛋白质降解的主要系统，包括泛素（Ub）、泛素激活酶（ubiquitin-activating enzyme，E1）、泛素结合酶（ubiquitin-conjugating enzyme，E2）、泛素连接酶（ubiquitin ligase，E3）级联反应及26S蛋白酶体、去泛素化酶（deubiquitinase，DUB）等组分。蛋白质的泛素化常与蛋白酶体偶联，聚泛素化修饰的蛋白质可以进一步被转移到26S蛋白酶体并被水解成多肽片段。泛素化可以调节蛋白质结构功能及丰度，广泛参与细胞生命活动。

目前已经发现2种E1（UBA1和UBA6）、40多种E2、600多种E3和90多种DUB参与蛋白赖氨酸残基单泛素化、寡泛素化（2～3Ub）及多聚泛素化（>4Ub）。Ub蛋白含有7个赖氨酸残基（K6、K11、K27、K29、K33、K48和K63），研究较多的是K11、K48和K63。被K11、K48多聚泛素化的靶蛋白经蛋白酶体识别、降解；而发生K63多聚泛素化的靶蛋白通常参与转录调节、DNA复制等生物过程。以抑癌蛋白PTEN为例，发生单泛素化可以进入细胞核内避免降解；发生K48多聚泛素化可被识别转移至蛋白酶体降解，而K63多聚泛素化后蛋白质稳定性不变，但会减少其细胞质膜的分布，从而抑制其磷酸酶活性。

与肿瘤细胞的高度增殖密切相关，蛋白酶体在肿瘤细胞中也保持相对高水平。众多细胞周期的控制因子均可以被多聚泛素化降解，如MDM2作为E3，可通过泛素化调控p53的降解。Nutlins是首个发现的阻碍p53和MDM2相互作用的小分子抑制剂。靶向UPS重要组成部分的抗肿瘤药物也用于临床，如前述蛋白酶体抑制剂硼替佐米（bortezomib）、卡非佐米（carfilzomib）、伊沙佐米（lxazomib）。

五、肿瘤代谢通路

代谢重编程（metabolic reprogramming，又称代谢重塑）是肿瘤细胞的重要特征之一，通常认为是肿瘤细胞自身变化和所处微环境共同作用的结果，涉及糖酵解增加、线粒体代谢改变、脂质代谢增强等。

（一）有氧糖酵解

正常细胞代谢葡萄糖主要靠线粒体的氧化磷酸化（OXPHOS）为细胞供能，只在低氧/无氧条件下才通过糖酵解（glycolysis）产能。Otto Warburg 于 1924 年发现肿瘤细胞在常氧情况下也通过糖酵解产生 ATP，即有氧糖酵解（aerobic glycolysis）或 Warburg effect（瓦尔堡效应），其生物学意义如下：大量摄入葡萄糖，通过糖酵解于单位时间内快速（低效）产生 ATP 满足能量供给，同时产生乳酸等大量代谢中间产物作为合成其生物大分子的前体物质。这一发现还催生了基于 ^{18}F-脱氧葡萄糖的正电子发射计算机体层显像（^{18}FDG-position emission computed tomography，^{18}FDC-PET）技术，实现肿瘤及转移病灶自显影追踪。需注意，肿瘤细胞并不是在所有阶段、所有状态下有氧糖酵解都占主导，在不同癌种、发展阶段和外部条件下，肿瘤细胞会根据情况转换。最近有研究认为，有氧糖酵解只是癌细胞中线粒体转运系统过饱和的结果，而非促使癌细胞增殖的原因。

（二）线粒体与合成代谢

尽管肿瘤有氧糖酵解能力增强，但线粒体仍是代谢中心，协调脂质、蛋白质等合成，并维持活性氧自由基（ROS）和 NADPH 氧化还原平衡。线粒体中关键的代谢三羧酸循环（TCA cycle），在正常细胞中，碳来源于葡萄糖的氧化，而在肿瘤细胞中，线粒体则利用谷氨酰胺替代葡萄糖作为碳源。此外，细胞内绝大部分 ROS 是线粒体呼吸链产能的副产物，过量的 ROS 会带来氧化应激甚至导致细胞死亡；而糖酵解中的磷酸戊糖旁路、苹果酸氧化脱羧为丙酮酸及柠檬酸转化为α-酮戊二酸的过程均可产生 NADPH 用于清除 ROS，可以平衡肿瘤细胞的 ROS 水平以促进肿瘤生长，同时不诱发细胞死亡。

（三）肿瘤代谢重编程的驱动因素

对于肿瘤细胞，脂肪酸代谢重编程影响其发生发展、侵袭转移，有些脂肪酸代谢产物可作为临床诊断标志物；氨基酸代谢改变显著影响微环境和肿瘤免疫，进而与免疫逃逸、耐药相关。从亚细胞定位角度看，代谢重编程主要发生在线粒体和细胞质中；从细胞类型角度看，无论是肿瘤细胞还是非肿瘤细胞，如免疫细胞、成纤维细胞、上皮细胞，甚至是病原体，都有可能发生代谢重编程。2021 年有研究表明 Warburg 效应中消耗葡萄糖的罪魁并非癌细胞，而可能是肿瘤组织中的非癌细胞——巨噬细胞等免疫细胞；不同细胞类型对葡萄糖和谷氨酰胺的吸收存在差异，并非因为这些营养物质的不足，而是由特定的信号通路决定的。

代谢重编程涉及代谢相关蛋白的表达差异和酶活性变化，如异柠檬酸脱氢酶（IDH）、丙酮酸激酶（PK）、3-磷酸甘油脱氢酶（PHGDH），因此依然与细胞内的调控及响应机制相关。从内因上来说，促癌基因表达（如 K-Ras、c-Myc）、转录因子［如 TP53、缺氧诱导因子α（HIF-α）］、表观遗传调控、信号转导（PI3K/AKT 等）都是代谢重编程的触发因素；而外因包括肿瘤组织、与微环境内其他细胞相互作用、糖尿病肥胖等代谢异常疾病，都可能诱导肿瘤代谢重编程。传统化疗药中针对核苷代谢的嘌呤、嘧啶、叶酸类似物（吉西他滨、氟尿嘧啶等）已用于抗肿瘤，靶向肿瘤代谢通路的抑制剂目前多处于早期临床前研究阶段。

六、肿瘤免疫调控

肿瘤细胞源于正常细胞但又有所不同，可被机体免疫系统识别和监视，免疫系统与肿瘤之间的交互，可导致肿瘤细胞的清除（elimination）、平衡（equilibrium）和逃逸（escape）。

（一）肿瘤免疫效应机制

先天免疫（innate immunity）是指自然伤杀（natural killer，NK）等细胞在肿瘤形成早期时直接杀肿瘤；获得性免疫（adaptive immunity）主要是抗原提呈细胞（antigen presenting cell，APC）参与的T细胞介导的特异抗肿瘤过程所产生的免疫。抗肿瘤的免疫效应包括细胞免疫（T细胞、NK细胞及巨噬细胞等发挥主要抗肿瘤作用）、抗体介导的体液免疫（辅助作用）。

1. T细胞　获得性免疫主要靠$CD8^+$细胞毒性T淋巴细胞（cytotoxic T lymphocyte，CTL）即$CD8^+$ CTL细胞通过识别MHC Ⅰ类分子的提呈肿瘤抗原肽执行监视、杀肿瘤功能：分泌穿孔素/颗粒酶途径和激活FasL/Fas死亡受体途径引起靶细胞凋亡。$CD4^+$ Th细胞在抗肿瘤中发挥辅助作用，可分泌IL-2、TNF、IFN-γ等增加肿瘤细胞表达MHC Ⅰ类分子，调节NK细胞、巨噬细胞抗肿瘤效应，促进$CD8^+$ T细胞分化为$CD8^+$ CTL及记忆细胞。

2. NK细胞　不受MHC限制，在早期防御中作为效应细胞杀伤肿瘤和病毒感染细胞。人NK细胞表达CD16和CD56分子，受活化性受体（CD16、NKG2C/D等）和抑制性受体（KIR-L、NKG2A、TIGIT等）调节。NK可靶向IgG抗体包被的肿瘤细胞，产生抗体依赖性细胞介导的细胞毒作用（ADCC），并释放穿孔素、FasL等杀伤肿瘤细胞。

3. 巨噬细胞　具有抑制和促进肿瘤生长的两面性：经典激活M1型巨噬细胞，分泌NO、H_2O_2、TNF等多种杀伤效应分子，还通过ADCC效应杀伤肿瘤。一些巨噬细胞能分泌VEGF、TGF-β，促进肿瘤血管生成因子及进展，属M2型。

4. 体液免疫效应机制　包括补体依赖的细胞毒性（complement dependent cytotoxicity，CDC）和ADCC。参与CDC的抗体为IgM，某些IgG1、IgG3亚类白血病细胞对CDC敏感，多数实体瘤不敏感。介导ADCC的抗体为IgG，其Fab段结合肿瘤表面抗原，Fc段与携带Fc受体的巨噬细胞、NK细胞或中性粒细胞结合，刺激释放效应分子杀伤肿瘤细胞。有报道称在体内，体液免疫有些情况下反而促进肿瘤生长。

（二）肿瘤免疫逃逸机制

目前认识有限，大致分为肿瘤内源性因素和免疫微环境的外源性因素。

1. 瘤细胞的免疫原性低下　主要原因：肿瘤特异性抗原（tumor specific antigen，TSA）和肿瘤相关抗原（tumor-associated antigen，TAA）表达异质性/遗传不稳定性、MHC Ⅰ类分子减少/缺失、抗原加工处理缺陷及其刺激信号缺乏等。

2. 肿瘤细胞分泌的免疫抑制分子　肿瘤细胞可分泌免疫抑制性细胞因子，如TGF-β、IL-10、VEGF等。

3. 免疫抑制相关分子的作用　主要有T细胞表面的免疫抑制分子，包括CTLA-4、PD-1、TIM-3、LAG-3、TIGIT等，其中关于CTLA-4和PD-1的研究最明确。CTLA-4在抑制早期免疫反应启动中发挥作用。PD-1主要在外周免疫调控中起作用，PD-1的配体是PD-L1和PD-L2。肿瘤细胞表达PD-L1拮抗T细胞反应；PD-L2表达于APC细胞，参与抑制肿瘤特异性T细胞的活化。

4. 免疫抑制相关细胞的作用 主要有调节性T细胞（regulatory T cell，Treg）、髓系来源的抑制性细胞（myeloid derived suppressive cell，MDSC）、肿瘤相关巨噬细胞（tumor-associated macrophage，TAM）、肿瘤相关成纤维细胞（cancer-associate fibroblast，CAF）等。

（三）肿瘤免疫疗法

肿瘤免疫疗法是通过增强机体对肿瘤的免疫应答（主动免疫治疗），或给机体输注外源性的免疫效应分子或细胞（被动免疫治疗）重塑免疫微环境等方式，达到清除肿瘤细胞的效果。肿瘤免疫疗法经过一个多世纪的发展，成为当前最有前景的抗肿瘤策略之一，包括细菌免疫疗法、细胞因子疗法、单克隆抗体疗法、免疫检查点抑制剂（immune checkpoint inhibitor，ICI）疗法、过继细胞免疫疗法（adoptive cell therapy，ACT）、溶瘤病毒疗法（oncolytic virus therapy，OVT）和肿瘤疫苗疗法。

1. 单克隆抗体疗法 单克隆抗体与两种细胞结合后通过CDC、ADCC直接靶向抑制甚至消除肿瘤细胞。目前已有至少100种单克隆抗体产品，如前述贝伐珠单抗。抗体药物偶联物（antibody-drug conjugate，ADC）是一类将细胞毒性药物连接到单克隆抗体的生物制剂。截至2022年9月30日，全球已有14种抗肿瘤ADC药物获批上市，其中美国12种，欧盟10种，我国4种，日本4种。以双特异性抗体（bispecific antibody，BsAb）为代表的第二代单克隆抗体也进入市场，如靶向EGFR/MET的双抗amivantamab用于治疗非小细胞肺癌。

2. 免疫检查点抑制剂 T细胞表面存在共抑制受体，与肿瘤细胞或其他免疫细胞表面的配体结合后，可抑制T细胞活化及效应功能，又称为免疫检查点（immune checkpoint），如CTLA-4、PD-1，这些分子阻断剂的开发如火如荼。

3. 过继细胞免疫疗法 属于被动免疫治疗方法：从肿瘤患者体内分离出免疫细胞，在体外经过基因工程化改造或者筛选激活，大量扩增后重新回输到患者体内，以实现清除肿瘤。依是否表达外源基因可分为两类：一类从患者的外周血或者肿瘤原位直接分离筛选出免疫细胞，如肿瘤浸润淋巴细胞（TIL）、细胞因子诱导的杀伤（CIK）疗法、淋巴因子激活的杀伤（LAK）疗法、NK细胞疗法等；另一类为需要基因工程化改造表达的T细胞受体嵌合T细胞（TCR-T）疗法、嵌合型抗原受体T细胞（chimeric antigen receptor T cell，CAR-T）疗法，以及在NK、巨噬细胞膜表面表达CAR的CAR-NK、CAR-M疗法等。

4. 溶瘤病毒疗法 利用天然或基因工程改造病毒，选择性地在肿瘤细胞中复制，进而引起肿瘤细胞裂解。不同于病毒载体的基因疗法，溶瘤病毒本身可以作为活性药物起作用。第一代溶瘤病毒H101于2005年被批准上市，是我国首个治疗头颈部肿瘤的溶瘤病毒；第二代溶瘤病毒基于双突变单纯疱疹病毒HSV-1改造的T-VEC（talimogene laherparepvec）于2015年被FDA批准治疗黑色素瘤。

5. 肿瘤疫苗疗法 可分为预防性、治疗性两种。前者开发较成功，如预防肝癌的乙肝病毒（HBV）疫苗、预防宫颈癌的人乳头瘤病毒（HPV）疫苗。治疗性肿瘤疫苗疗法属于主动免疫，利用APC激活免疫细胞，恢复其自主抗肿瘤能力，有多种类型：肿瘤细胞疫苗、蛋白肽疫苗、mRNA基因疫苗等，迄今逾100种疫苗临床试验折戟，已确认有抗肿瘤果疗效的只有2010年批准的Sipuleucel-T（商品名：Provenge，普列威），用于治疗前列腺癌，其机制是针对前列腺癌细胞表面酸性磷酸酶（PAP）和GM-CSF融合蛋白的树突状细胞，进而激活T细胞抗肿瘤。

七、铜死亡

铜作为生命必需微量金属之一，在细胞内铜离子的固有氧化还原特性是把“双刃剑”：铜过少会影响铜结合酶的基础功能，而铜过多即铜增生则使细胞不堪重负甚至死亡。铜死亡是一种近年报道的区别于其他程序性细胞死亡的新型死亡方式，由过量的铜通过与线粒体 TCA 循环中的硫辛酰化蛋白直接结合，导致硫辛酰化蛋白聚集、促进 Fe-S 簇蛋白的降解及蛋白毒性反应，最终导致细胞死亡。已发现铁氧还蛋白 1（ferredoxin1，FDX1）等 7 个正调控基因及 3 个负调控基因。

与正常组织相比，多种恶性肿瘤中的铜含量更高。铜在抗癌疗法中的机制如下：铜螯合剂四硫钼酸盐（TTM）、ATN-224 在乳腺癌治疗中已经进入Ⅱ期临床试验；铜离子载体双硫仑（DSF）治疗恶性胶质瘤、伊利司莫（elesclomol，ES）作为高度亲脂性的铜结合分子（靶向 FDX1）治疗黑色素瘤均进入了Ⅱ期临床试验。

1. 铜催化氧化应激　铜催化芬顿（Fenton）反应生成的羟基自由基或诱导高浓度 ROS 直接氧化裂解 DNA 或损伤线粒体，还可耗竭抗氧化剂谷胱甘肽为氧化型谷胱甘肽二硫物（GSSG），加速肿瘤细胞凋亡。

2. Cu^{2+}离子通过直接结合和氧化还原作用抑制蛋白酶体　许多铜配合物被开发为用于癌症治疗的蛋白酶体抑制剂，包括 8-羟基喹啉-Cu、双硫仑（DSF）-Cu 和席夫碱-Cu 复合物等。

3. 铜促进血管生成　铜可以与 HIF-1、血管生成素结合激活血管生成，刺激内皮细胞的迁移和增殖，以及纤维连接蛋白的合成；铜螯合剂通过降低铜浓度抑制血管生成，如青霉胺（penicillamine）、卡托普利（captopril）和曲恩汀（trientine）。

八、其他

在过去 20 多年间，随着 RNA 干扰（RNA interference，RNAi）机制及内源微 RNA（microRNA，miRNA）基因的发现，反义寡核苷酸（antisense oligonucleotide，ASO）和小干扰 RNA（small interfering RNA，siRNA）等小核酸在非肿瘤领域已有多款药物在国外获批上市，成为全球瞩目的新兴领域。但在肿瘤领域尚未有此类新药上市，多处于临床研究阶段。由于肿瘤异质性，开发肿瘤组织特异性递送系统、降低脱靶、提高细胞内药物暴露等都是核酸药物在肿瘤领域的主攻方向。

在过去的十年，多项研究揭示肠道微生态（microbiota）组成与宿主反应、抗肿瘤治疗存在关联，可能通过免疫调节和微生物酶降解等机制调节抗肿瘤药物的疗效和毒性。例如，公认参与结直肠癌进展的具核梭形杆菌（Fusobacterium nucleatum）可能会降低 5-FU 疗效，同时促进 PD-L1 阻断的功效。未来研究的突出问题包括探明机制、适用癌种、每种微生物调控策略的安全有效性，同时有必要通过标准化动物模型、大型临床队列试验，鉴定生物标志物，验证微生物群、宿主反应和抗癌药物三方的相互作用关系，以开发基于微生物群的精准医疗。

第五节　抗肿瘤药的研究进展与研究模型

一、抗肿瘤药的研究进展

自殷代有文字记载描述肿瘤以来，在与肿瘤斗争的几千年中，治疗肿瘤的药物逐渐由高毒性、低选择性的化学治疗向低毒性的靶向治疗、免疫治疗方向发展（图 17-2）。

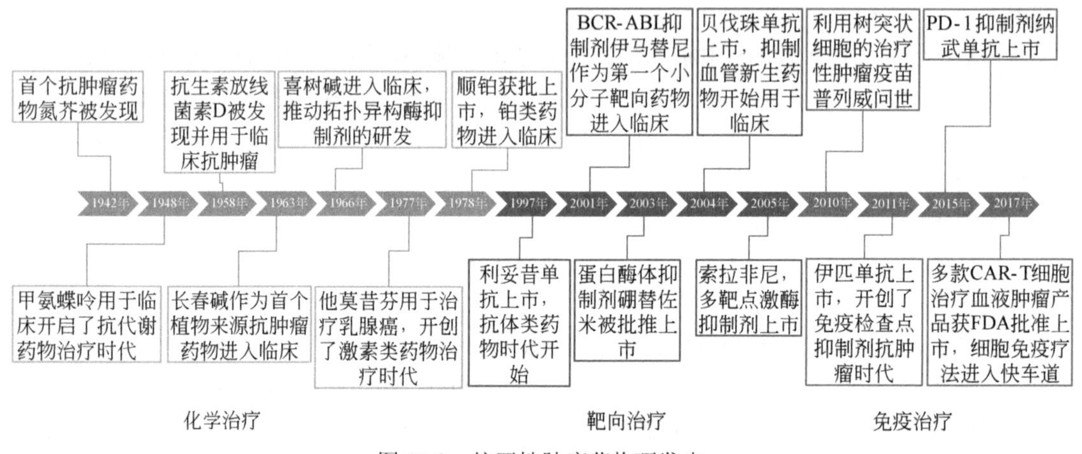

图 17-2　抗恶性肿瘤药物研发史

20 世纪 40 年代，氮芥治疗淋巴肉瘤和白血病，20 世纪 50 年代末合成环磷酰胺和氟尿嘧啶，20 世纪 60～80 年代上市的长春碱、顺铂、多柔比星、紫杉醇都是化学治疗发展里程碑。2001 年小分子抑制剂伊马替尼开启靶向药物时代，随后蛋白酶体抑制剂硼替佐米、贝伐珠单抗上市。2010 年，利用树突状细胞的治疗性肿瘤疫苗普列威问世；2011 年靶向 CTLA-4 的伊匹单抗、2015 年靶向 PD-1 的纳武单抗上市，免疫检查点抑制剂抗肿瘤时代到来；2017 年 8 月，全球首例获批的 CAR-T 疗法药物 Kymriah 上市，用于治疗复发或难治性 B 细胞急性淋巴细胞白血病；2017 年 10 月 Kite Pharma 公司的 Yescarta 获批用于治疗大 B 细胞淋巴瘤；2017 年 12 月，南京传奇生物开启中国第一款 CAR-T 产品临床试验（2022 年 2 月获 FDA 批准），此后中国 CAR-T 研发迅猛发展。截至 2023 年 6 月，全球获批上市的 CAR-T 产品美国有 6 项（2 项靶点为 BCMA、4 项靶点为 CD19），中国有 2 项，多集中于血液瘤的治疗，另外还有逾 700 项基于 CAR-T 细胞疗法的临床试验。CAR-T 疗法并非坦途，在靶点优化、精准调控、功能增强及通用型 CAR-T 设计方面仍存在挑战，在实体瘤应用、复发风险方面还需探索。其他靶向蛋白降解的 PROTAC 药物、多肽或抗体偶联药物 ADC、小核酸药物也在开发中。

二、抗肿瘤药物的研究模型

抗肿瘤药效学研究通常以体内试验结果为主，同时结合体外研究结果。

（一）体外抗肿瘤研究方法

抗肿瘤药物的初步筛选通常先根据受试药物的不同，选择相应的肿瘤细胞系体外培养，观察不同浓度药物抑制肿瘤细胞生长的情况，并选择如下指标进行评价。

1）应用 MTT 法、CCK-8 法、克隆形成实验检测药物抑制细胞增殖效应。

2）采用 AnnexinV-FITC/PI 双荧光染法、DAPI 染色法或 Hoechst 染色法观察药物对肿瘤细胞凋亡的影响。

3）采用划痕实验、Transwell 检测药物对肿瘤细胞迁移、侵袭能力的影响。

4）采用 PI 碘化丙啶单染流式细胞术检测药物对肿瘤细胞周期的影响。

5）近年涌现使用多能干细胞或肿瘤来源细胞/组织培养类器官的技术开展高通量药物筛选与评价。

注意：有些对肿瘤细胞无直接细胞毒作用的药物，通常会显示阴性结果。

（二）体内抗肿瘤研究动物模型

抗肿瘤创新药物在临床前实验需要建立并选择适宜的肿瘤模型考察受试物抗肿瘤疗效。常见模型如下。

1. 移植性肿瘤模型　基本方法是给动物接种一定量瘤细胞，在动物体内生长成同样的肿瘤，包括①同种移植模型，选用鼠源的肿瘤接种到免疫正常的同背景小鼠体内，可用于免疫调节类药物的初筛；②异种移植模型，选用细胞系来源的异种移植瘤（cell line-derived xenograft，CDX）或患者来源组织异种移植瘤（patient-derived xenograft，PDX），接种到免疫缺陷小鼠体内，一般用于化疗药物、靶向药物的筛选。该模型的优点是生长速率较一致，个体差异较小，接种存活率近 100%，试验周期较短，易于客观判断疗效；缺点是与人肿瘤微环境、临床疗效的相关性不强。

2. 诱发性肿瘤模型　构建策略是在实验条件下用致癌物质（化学、物理和生物因子）诱发动物肿瘤发生，因其与人体肿瘤癌变过程较为接近。常用于肿瘤病因学和治疗学研究。

（1）化学致癌：迄今已经确定的化学致癌物有 3000 多种，可通过损伤机体不同部位的细胞、蛋白质或核酸，诱发各种动物发生不同类型的肿瘤。常用的化学致癌物见表 17-5。

表 17-5　诱发性肿瘤模型常用化学致癌物

致癌物	肿瘤类型	诱导肿瘤方法
二乙基亚硝胺	小鼠肺癌	皮下注射
二乙基亚硝胺	大鼠肝癌	灌胃
黄曲霉毒素	大鼠肝癌	饲料喂养
乌拉坦	小鼠肺腺癌	腹腔注射
甲基胆蒽	大鼠肺鳞癌	气管内灌注
甲基苄基亚硝胺	大鼠食管癌	饲料喂养
二甲基苯蒽	大鼠乳腺癌	灌胃

（2）物理致癌：放射性核素（如钚-238）是强致癌物质，直接用核素进行照射，可以诱发癌变。例如，钴-60 大剂量照射大鼠后腿，观察到骨肉瘤及其他肿瘤。

（3）生物致癌：最常见以肿瘤病毒诱导肿瘤生成，如猿猴空泡病毒 40（SV40）、Moloney 肉瘤病毒、FBR 骨肉瘤病毒及 Poluma 病毒等诱发骨肉瘤。病毒诱导肿瘤模型较化学和物理诱导模型费时要短，可重复性高。

3. 自发性肿瘤模型　是指实验动物未经任何人工有意识地处置，在自然条件下所发生的肿瘤。利用不同近交品系动物，在一定年龄内可自发一定比例肿瘤，能培育出高自发率、基因型相同的纯系动物。例如，AKR 自发白血病小鼠出生后一年半内有高于 90%的发病率，AK 和 C57 小鼠也有较高的白血病发生率；A 系小鼠出生后 18 个月内有 90%的肺癌发生率；C3H 小鼠出生后有高乳腺癌发生率。自发瘤与人体肿瘤很相似，适合肿瘤发病学和药效评价等实验研究；缺点是实验周期长、难以同时获得大批病程同步的自发瘤动物。

4. 基因工程动物肿瘤模型 利用 DNA 重组技术或编辑技术，将外源性促癌相关基因导入或直接体内编辑修饰动物染色体基因组，建立稳定表达或敲除的肿瘤模型。优点是可以深入研究肿瘤发病与基因的关系，便于筛选靶向抗癌药物；但公认肿瘤的发生是多基因、多步骤进程，故单基因修饰模型与临床实际情况有较大差距。此外，也存在周期长、成本高、肿瘤发生参差不齐等问题，甚至在长期繁育传代过程中会发生遗传不稳定性。例如，将乳腺肿瘤 *MMTV-Wnt-1* 基因片段转入小鼠单细胞受精卵，小鼠出生后 66～118 天时发展为乳腺癌；同样用含有人 *ERBB2* 基因片段制备雌激素受体阳性的大鼠乳腺癌模型（MMTV-NEU-NT），出生后 20 周可触及乳腺肿瘤，32 周龄所有小鼠均出现肿瘤。

人源化小鼠模型是指携带功能性人类基因、细胞、组织和（或）器官、免疫系统或微生物的小鼠，用于生物医学研究和临床治疗方案的开发。关于 2 种模型的介绍：①靶点人源化小鼠内表达人源化药物靶标；②免疫系统人源化小鼠，在重度免疫缺陷小鼠体内移植人的造血细胞、淋巴细胞或组织（如 huPBMC 或 huHSC 人源化小鼠），获得具有人免疫系统微环境的小鼠，广泛用于评估免疫疗法的效果。

（三）体内研究常用评价方法

根据瘤株及药物的特点，可以通过如下指标进行评价。

1）对实体瘤的疗效评价以肿瘤生长抑制率表示。

肿瘤生长抑制率（%）=（1-治疗组平均瘤重 *T*/对照组平均瘤重 *C*）×100%，抑制率＜40%为无效。

2）对腹水瘤的疗效评价以中位生存时间（median survival time，MST）和生命延长率来表示。

MST=（中位生存天数-0.5）+［（每组鼠数的中位数-中位生存天数前死亡的鼠数）/ 中位生存天数死亡的鼠数］

生命延长率（%）＝治疗组 MST / 阴性对照组 MST×100

MST 和生命延长率≥125%为有效。

3）移植瘤疗效评价以肿瘤相对体积（relative tumor volume，RTV）和相对肿瘤增长率来表示。

RTV＝每次测量时体积 / 分笼给药时体积

相对肿瘤增长率（%）＝治疗组 RTV / 阴性对照组 RTV×100

相对肿瘤增长率＞40%为无效。

此外，抗肿瘤创新药物在临床前动物实验之后、获批上市之前，还要经历更漫长的临床研究阶段：Ⅰ期临床试验主要考察药物的安全性；Ⅱ期临床试验考察药物的有效性及剂量和药效之间的量效关系，同时再考察安全性；Ⅲ期临床试验再次测试药物安全性、考察疗效，通过之后药物方可正式开展应用。

（顾春艳　钱进军）

第十八章　药理学新理论、新方法和新技术

第一节　结构生物学

一、概论

结构生物学是一门基于对生物大分子和大分子复合体、组装体的精细空间结构及其运动测定来阐明生命现象的跨领域学科，其主要方法和技术基础来自现代物理、化学和数学的最新发展，尤其是物理学新的方法和技术。解析生物大分子的三维结构在理解生物化学路径、细胞机制及疾病的发病机制方面发挥了重要的作用。自20世纪50年代沃森和克里克基于DNA的X射线晶体衍射图谱提出了DNA双螺旋模型，以及佩鲁茨和肯德鲁确定血红蛋白和肌红蛋白的结构以来，结构生物学诞生并得以发展，且逐渐成为生命科学的重要分支。结构生物学桥接了分子生物学与生物化学，推动了从分子水平理解生命现象的基础研究。

生物大分子的功能主要取决于它们的三维结构、运动及相互作用。有赖于新一代前沿技术如冷冻电镜等的迅速发展，对生物大分子的结构解析越发迅速和清晰。近年结构生物学的不断进展为我们提供了大量生命关键分子的精确结构信息。迄今为止，蛋白质数据库（protein data bank，PDB）已经收录了超过21万个蛋白质结构，可见结构生物学已成为分子生物学的前沿和主流，并且有望成为整个生命科学前沿和带头学科之一。

二、研究方法及应用

（一）研究方法

1. X射线晶体学　是最传统且最有效的结构生物学方法之一，也是结构生物学家的首选方法。其利用电子对X射线的散射作用，测量X射线与生物大分子晶体相互作用后的衍射图样，再结合数学算法推算出物质的原子结构。X射线晶体学的起源最早可以追溯到1912年，劳厄及其助手发现X射线衍射。自20世纪X射线晶体学用于解析生物大分子结构以来，其已帮助解析出超过18万个蛋白质的结构。其优点是分辨率高，可达到原子级分辨率，既能研究水溶性蛋白，也能研究膜蛋白和大分子组装体与复合体。通过给出生物大分子的分子结构和构型，确定活性中心的位置和结构，从分子水平理解蛋白质如何识别和结合客体分子，如何催化、折叠和进化等生命的基本过程，进而阐明生命现象。然而，该技术对样本的大小和纯度要求极高，其结晶步骤极其耗时耗力，往往几百上千次结晶才能得到可用的大分子晶体，并且它不能直观地观察膜蛋白和大分子复合体。

2. 核磁共振（nuclear magnetic resonance，NMR）光谱　奇数质量数的原子核具有称为自旋的量子力学特性，可以与外部磁场相互作用，这是NMR技术的基础。2003年，劳特布尔和曼斯菲

尔德基于在核磁共振成像技术领域的突破性成就而被授予诺贝尔生理学或医学奖，两位获奖者在如何利用核磁共振技术拍摄不同结构的图像方面获得了关键性发现，这些发现促使了在临床诊断和医学研究上获得突破的核磁共振成像仪的出现。NMR 技术能够在原子分辨率下测定溶液中生物大分子三维结构，特别适用于研究小到中等大小蛋白质的动态结构变化。而且与 X 射线晶体学相比，NMR 不需要蛋白质晶体，且能更准确地描述生物大分子的天然结构。但 NMR 技术在分析大分子系统时存在局限性（如重叠峰的问题）。

3. 冷冻电子显微镜（cryogenic electron microscopy，Cryo-EM） 近年来，Cryo-EM 技术的突破性进展极大地推动了结构生物学的发展，堪称是结构生物学上的变革性技术。该技术是将生物样品快速冷冻使其固定在无定型玻璃态的水中，然后在低温下用电子显微镜进行成像，通过一系列图像处理后获得样品三维结构的技术。其优势在于能够观测到无须晶体化的大分子复合体结构，且对样本的大小和复杂性几乎没有限制。在近几年的诺贝尔奖中屡屡见到这项技术的功劳，特别是在揭示病毒壳体、膜蛋白等生物大分子复杂结构方面展现出独特优势。但这项技术也存在局限，如它经常生成低分辨率结构。

4. X 射线自由电子激光（X-ray free-electron laser，XFEL） XFEL 技术成像的物理原理是光子与物质中电子的相互作用导致样品对 X 射线激光的散射，而散射的强度分布函数则可以用来反推电子云的分布，也就是样品的三维结构信息。该技术的优势显著，主要在于单颗粒即可进行结构测定，既无须结晶，也无须在低温环境下进行数据收集，更重要的是可以动态成像。然而，其劣势在于造价昂贵，且存在分辨率瓶颈。

（二）应用

1. 分子机制的揭示 结构生物学的核心在于理解分子结构如何决定其功能。通过对蛋白质、核酸等生物大分子的结构解析，可以推测催化反应的活性位点、蛋白质间的相互作用，也可以揭示生物大分子的运动机制。

2. 理解蛋白质折叠与稳定性 蛋白质的折叠问题是生物学中的一个基本问题。结构生物学通过研究蛋白质的稳定性、折叠中间态及错误折叠蛋白质的聚集，为理解神经退行性疾病等生物医学问题提供了关键线索。

3. 药物设计与开发 结构生物学的另一个重要应用领域是药物研发。蛋白质分子是最大的一类药物靶标，超过 95%的药物靶标都是蛋白质分子。通过了解药物靶标的结构，药物设计者可以设计出具有高亲和力的药物分子，进而提高药物疗效和减少副作用。

4. 挑战与未来展望 虽然结构生物学在过去几十年取得了飞速的进展，但仍然存在许多挑战，包括生物大分子在细胞内动态结构的捕捉、功能未知的蛋白质结构的预测，以及如何从理论上深入理解生物大分子动态行为。此外，随着机器学习和人工智能在结构生物学中的应用，未来的结构预测和分析将更加迅速精确。

第二节　高通量和高内涵药物筛选技术

一、概论

高通量筛选（high-throughput screening，HTS）是一种对大量样品进行药理活性评价以寻求先导化合物的药物筛选技术手段，它产生于20世纪80年代，是一种综合药理学、生物化学、分子生物学、细胞生物学、计算机科学、药物化学、组合化学等多个学科的药物筛选体系，广泛应用于创新药物发现的过程中。

传统药物的发现模式建立在确定的药物作用靶点及其功能和（或）结构基础上，需要通过大量的体内外模型，根据活性分子特点对化合物进行结构优化，通过毒理学评价和药代动力学分析才能进入临床试验，这个过程中需要耗费大量的时间和经济成本。人类基因组计划的完成极大地促进了潜在药物靶点的发现，同时各类化合物样品库储量不断增加，这些都限制了传统药物发现模式对新药开发的研究进程。而HTS以分子水平的实验方法为基础，采用不同密度的微孔平板作为实验载体和自动化工具操作实验步骤，通过快速灵敏的检测装置来实现在同一时间内对海量样品进行生物活性测定、采集实验数据和数字化分析处理，并以相应的信息管理软件支持整个系统正常运转。它的筛选靶点通常为受体、酶、离子通道等。与传统的药物发现模式相比，HTS对创新先导化合物的发现具有高效、快速、微量的特点。

虽然HTS具有以上优点，但其检测模型建立在单靶点单指标上，无法反映被筛化合物对细胞的毒性作用，这在一定程度上限制了新药开发的发展规模和速度。因此在高通量药物筛选基础上，以多靶点多指标为检测模型的高内涵筛选（high content screening，HCS）技术应运而生。HCS也被称为细胞组学（cytomics），其建立在细胞水平，在保持细胞结构和功能完整性的前提下，同时检测被筛样品对细胞形态、生长、分化、迁移、凋亡、代谢途径及信号转导等多个方面的影响，在单一实验中获取大量相关信息，最终确定其生物活性和潜在毒性。

二、研究方法及应用

（一）HTS的研究方法与应用

1. HTS研究方法

HST的实验方法（也称筛选模型）以分子实验和细胞实验为基础，观察的是药物与分子靶点的相互作用，能够直接认识药物的基本作用机制。

（1）分子水平的药物筛选模型：包括受体筛选模型、酶筛选模型、离子通道筛选模型。

1）受体筛选模型：是指受体与放射性配体结合模型，是以受体为作用靶点的筛选方法，包括检测功能反应、第二信使生成和标记配体与受体相互作用等不同类型。

2）酶筛选模型，主要观察药物对酶活性的影响。根据酶的特点，酶的反应底物、产物都可以作为检测指标，并由此确定反应速度。典型的酶筛选包括：适当缓冲液中孵化；控制反应速度，如温度、缓冲液的pH和酶的浓度等；单时间点数器，需测量产物的增加和底物的减少。

3）离子通道筛选模型：如贝类动物毒素的高通量筛选，其作用靶点为Na^{+}通道上的蛤蚌毒素结合位点，用放射性配体进行竞争性结合试验考察受试样品；用酵母双杂交的方法高通量筛选干扰N型钙通道β3亚单位与α1β亚单位相互作用的小分子，寻找新型钙通道拮抗剂。

（2）细胞水平药物筛选模型：观察被筛样品对细胞的作用，但不能反映药物作用的具体途径和靶标，仅反映药物对细胞生长等过程的综合作用，包括内皮细胞激活；细胞凋亡；抗肿瘤活性；转录调控检测；信号转导通路；细菌蛋白分泌；细菌生长。

2. HTS的应用　HTS广泛应用于创新先导物的发现和药物设计研究，其手段包括虚拟筛选、药物靶向作用、活性化合物早期成药性评价。

（1）虚拟筛选：HTS 的虚拟筛选可以帮助药物研发人员从大量的化合物库中高效、快速地寻找先导化合物，能节省药物筛选和发现所需的时间和成本，提高新药开发的成功率。例如，天然化合物的结构多样，包括糖类、糖苷类、苯丙素类、醌类、黄酮类、萜类、类固醇类等，它们具有广泛的生物活性和药理活性，因此天然产物是制药公司和新药研发获得先导化合物的重要来源，对天然活性化合物库的虚拟筛选是新药研发和药物设计的重要手段。

（2）挖掘药物的靶向作用：通过大量的已知活性的分子对靶点进行 HTS，并建立相关的模型，可初步判断靶点是否具有某些药理活性，以及发现活性化合物对靶点的选择性。

（3）活性化合物早期成药性评价：先导化合物能否成药需要进行化合物的早期药动学和毒性评价。药动学性质包括吸收（absorption）、分布（distribution）、代谢（metabolism）、清除（excretion）过程，简称“ADME”，与毒性（toxicity）合称为“ADMET”性质，是化合物早期成药性评价的重要指标。HTS 通过机器学习，可建立预测模型，构建化合物 ADMET 的预测平台，可在药物研发早期对候选化合物进行成药性评价和风险评估，能大大节省新药研发的时间和经费。

（二）HCS 的研究方法与应用

1. HCS 的研究方法 HCS 以多指标多靶点共同作用为主要特征，涉及靶点包括细胞的膜受体、胞内成分、细胞器等。从技术层面而言，HCS 是一种应用高分辨率的荧光数码影像系统，可在细胞水平上检测多个指标的多元化、功能性筛选技术，能够提供细胞定量结果，如细胞、单个细胞中靶点的空间分布及细胞器形态等，同时能够获得被筛样品对细胞产生的多维立体和实时快速的生物效应信息。

与 HTS 相比，HCS 具有以下优点：①检测体积不受检测指标影响、操作步骤同样简单可行且高度自动化；②获取的信息以细胞为单位，而不是微孔板，因此反映的是细胞群体的信息，而不是微孔板里所有细胞的平均反应；③能够节省大量的时间和经费用于细胞功能学实验，并且获取更多的研究信息和统计学数据，如细胞毒性、G 蛋白偶联受体调节剂、转录因子活化、活性物质释放等。

HCS 是样品制备、自动化分析设备、数据处理软件、配套检测试剂、信息学等多方面技术整合的结果，其系统主要由荧光显微镜系统、自动化荧光图像获取系统、检测仪器、图像处理分析软件、结果分析和数据管理系统等构成。实验流程包括细胞培养、样品制备和暴露、图像获取、图像分析和数据挖掘 5 个部分。同时，基于高性能工作站和服务器建立起来的数据库系统对于 HCS 数据的存储和调用分析也至关重要。

2. HCS 的应用 HCS 技术应用于现代表型药物筛选，通过细胞水平的表型变化及研究其复杂的生理、病理过程来研发新药。目前，HCS 广泛应用于临床前药物发现的各个阶段，如靶点的确认、化合物的初筛和复筛、先导物的发现和优化、靶标化合物毒性评价等。例如，HCS 对中药现代化研究和开发具有重要作用，由于中药库组成庞杂、中药组分复杂、靶点多样，HCS 对中药现代化研究中多层次多靶点的药效评价、有效成分高通量筛选、诠释和优化配伍、探究药理机制、优化中药剂量等具有重要作用。除了早期药物发现，HCS 还对系统细胞生物学基础研究产生重要影响，并有望在个性化医疗中发挥作用。HCS 技术还可应用于细胞毒性检测、人胚胎干细胞研究、抗肿瘤药物研发等。

第三节 基于人工智能的药理学研究

一、概论

人工智能（artificial intelligence，AI）是一门可以模仿人类行为的机器科学，如可对数据进行智能分析等。近年来 AI 取得了巨大成功，在医疗保健应用中迅速受到关注，其通过专门的算法发挥作用，并与深度学习和机器学习集成，应用十分广泛。机器学习可以通过开发和利用复杂的计算机程序来评估大数据，无须任何人为干预，并能在各个阶段协助药物发现，包括药理学研究，如先导化合物的识别。AI 使用先进的数学算法和调查程序来处理所有类型的数据并超越人类智能。在过去的几年里，AI 被广泛应用于制药科学的各个领域，它有助于分析临床前（实验动物）和临床（人体）试验数据。AI 还在药物发现/制造、疾病识别大数据诊断、个性化治疗、临床试验研究、放射治疗、手术机器人、智能电子健康档案、疫情暴发预测等各个过程中发挥着重要作用。此外，AI 已被用于生物标志物和疾病的评估。本节介绍机器学习的各种模型、一般过程及其在药理学领域中的作用。

二、研究方法及应用

目前 AI 已成功应用于药理学相关研究领域，从早期药物发现到现实世界数据挖掘。AI 模型的使用类型范围从旨在识别潜在药物化合物或合适患者群体的无监督药物或患者聚类，发展到改善治疗药物监测的有监督机器学习方法。近年来，有助于描述患者群体特征并预测个体药物反应的 AI 模型已经出现，涵盖了从药物发现到个性化医疗的整个流程。其中，AI 和机器学习方法对于分析不同来源的数据特别有用，包括药物化学结构、临床患者特征、基因组数据及疾病特征等。

（一）AI 与药物发现和开发

药物发现和开发是一个漫长且耗资巨大的过程，AI 可以通过分析化学结构和性质来帮助选择最有可能成功的化合物，具有许多优势。AI 在药物发现中的应用方式是多方面的：首先，如果目标已知，AI 可用于预测哪种类型的化学结构可能以所需的方式结合目标；其次，已知有效药物的化学结构或内源性因子可用于识别靶标，从而阐明潜在药物靶标的结构；最后，可以利用已知药物化合物、药代动力学和药效学的知识来预测新化合物的体内特性。在这个过程中，思维与机器之间的创造性合作有望在药物设计、化学合成和生物测试分析过程中做出更好的决策：各种常见的算法模型，如支持向量机、随机森林、人工神经网络、深度玻尔兹曼机、深度置信网络、生成对抗网络、变分自动编码器、对抗性自动编码器、符号学习和元学习可以应用于构建模型；人工神经网络作为最强大的非线性数据模型之一则实现了定量构效关系和虚拟筛选；同时，生成对抗网络技术也为药物化学（分子从头设计）、生化科学（肽和蛋白质从头设计）、临床前开发、单细胞数据降维等作出了贡献。

（二）AI与新药临床试验

首先，AI应用程序在新药进入临床试验阶段后能有效帮助患者招募。例如，通过处理大量电子健康档案（electronic health record，EHR）数据来选择最有可能符合参与资格标准的患者，从而降低患者招募过程中的时间和经济成本。其次，AI可以在试验期间通过对电子病历进行数据挖掘，或通过处理智能手表和其他可穿戴设备等跟踪器收集参与者的实时数据来帮助监测患者。最后，AI方法可以挖掘EHR中的相关数据，并将这些数据处理成有临床意义的结果，进而指导收集现实世界的证据。例如，大量基于AI的方法可用于自动处理成像数据，其准确率已被证明与放射科医生检测准确率相似。

（三）AI在ADMET预测中的应用

随着AI工具的兴起，计算机在ADMET预测评估方面取得了巨大进展，并已开发出更准确的模型。支持向量机、随机森林、人工神经网络、深度玻尔兹曼机等方法在该领域开辟了广阔的道路，具有良好的性能。但是，还需要考虑一些因素，如计算机编码功能、输入数据的数量和质量等。

（四）AI在临床药理学中的作用

除了药代动力学等常见因素外，AI有潜力通过综合分析患者特定数据（如身高、体重、器官功能水平和生物标志物等）、遗传特定因素、临床因素（如合并症和临床病史）和环境因素（如生活方式、居住环境）来指导临床治疗中患者的个性化药物剂量和治疗选择，预测药物反应，以期最大限度地减少不良反应并提高治疗效果。坦帕斯开发了一种基于神经网络的高通量方法，用于无标记、基于光学显微镜的药物测定，能够预测患者特异性药物反应。

药物开发过程中最重要的部分是对其临床方面的研究，临床药理学可以通过多种方式从这些先进技术中受益。例如，许多网络平台通过构建合理用药界面和提供医疗工具，助力患者和用户获取药物信息。临床药理学的主要挑战是药物开发过程不同层面的连通性。药物开发涉及多个层面，且各层面由不同的人员负责，这导致了结构化资料收集的困难。此外，很少有研究将包含多个参数的大型数据库纳入其中，这使得AI和机器学习在临床药理学中的应用效果受到限制。

（五）AI在药物不良反应中的作用

新开发或正在研制的药物产生不良反应的监测、检测和预防3个方面属于药物警戒的范围。AI在药物警戒中发挥着至关重要的作用。它能够准确地识别传入数据和药物不良事件的类型，有助于减少处理数据的时间和负担。此外还能提高信息质量，在没有任何人为干扰的情况下评估案例研究。

个案安全报告（individual case safety report，ICSR）是一个按照美国FDA法规要求编制的报告，可提供不良事件、产品缺陷和消费者投诉的信息。其采用了大量的机器学习技术来提高工作效率并减少人力成本。所有原始事实和数据都以结构化或非结构化方式输入，然后使用机器学习过程来挖掘并提炼ICSR内容。此时，AI在列出事件、根据特定标准对药物进行分类及进行必要的关联方面发挥着重要作用。

第四节　基因编辑技术

一、概论

（一）基因编辑技术的概念

基因编辑技术是指针对单个或者多个目的基因进行插入、缺失或替换等精准操作，从而实现基因水平上的敲除、突变、敲入、转录调控等修饰。基因编辑技术起源于传统的同源重组技术。1986年，史密西斯等提出同源重组能够应用于人类疾病的治疗，标志着基因组编辑时代的开启。同年，柯克·R等用核内注射的方法对哺乳动物细胞内染色体上由突变造成的基因缺陷进行修复，并首次提出基因编辑的概念。

（二）基因编辑技术的原理

基因编辑技术的基本原理是通过人工核酸内切酶，精确靶向特异性切割DNA双链并诱导形成位点特异性的DNA双链断裂（double-strand break，DSB），DSB产生后，激活细胞启动两种主要的天然修复机制：非同源末端连接（non-homologous end joining，NHEJ）和同源定向修复（homology directed repair，HDR）。通常，细胞主要通过NHEJ方式进行修复，NHEJ在修复断裂DNA的过程中能够在DSB位点产生碱基随机插入或缺失，常造成移码突变使基因失活，从而实现目的基因的敲除。若一个外源性供体基因序列存在，NHEJ会将其连入双链断裂DSB位点，从而实现定点的外源基因敲入。当一个带有同源臂的重组供体存在时，细胞还会采取HDR的方式对DSB进行修复，供体中的外源目的基因会通过同源重组过程完整地整合到靶位点，从而实现特定位点的精确插入、缺失或者碱基置换。一般来说，NHEJ修复途径不依靠模板，机制简单，反应比HDR更快，但容易出错，也容易导致基因序列的破坏。而当存在修复模板时，即完整的原始姐妹染色单体同源序列，生物体就会启用HDR修复途径。

二、研究方法及应用

目前常用的基因编辑研究方法有锌指核酸酶（zinc finger nuclease，ZFN）、类转录激活因子效应核酸酶（transcription activator-like effector nuclease，TALEN）、成簇规律间隔短回文重复（clustered regulatory interspaced short palindromic repeat，CRISPR）和单碱基编辑（base editing，BE）技术，其核心作用机制都是提高细胞内打靶位点的DSB发生概率，进而实现任意细胞类型的任意基因位置的基因编辑。

（一）ZFN法基因编辑技术及应用

锌指蛋白是一种包含锌指（zinc finger）结构域的锌离子依赖性的转录因子，锌指蛋白区域决定了ZFN的序列特异性。每个锌指蛋白包含大约30个氨基酸，由一个α螺旋和两个反向平行的β结构组成（α-β-β），可以特异性地识别3bp DNA序列。α螺旋的1、3、6位氨基酸分别特异性地识别并结合DNA序列中的3个连续的碱基。不同的特指基序中α螺旋的1、3、6位氨基酸不同，因此由3～6个不同基序组成的锌指蛋白区域与FokI核酸酶区域连接就构成了可以特异识别DNA序列并进行切割的人工核酸酶。FokI必须二聚化才具有活性。因为FokI自身二聚化也能对DNA进行切割，但是切割效率低且易产生非特异切割，所以在设计ZFN时可以对FokI进行突变，使之不能形成同源二聚体。当两个结合不同靶序列的突变的FokI被5～7bp的间隔序列隔开时，就可以形成具有核酸酶活性的异源二聚体。这样设计的ZFN可以增加其DNA序列识别的特异性。

基于ZFN的工作原理，达纳·卡罗尔团队将ZFN注入果蝇胚胎，第一次实现了在动物中的基因编辑，此后在多个物种中成功进行了基因编辑。然而，分子合成的ZFN不能产生高度特异的ZFN产物。其缺陷在于细胞内标记基因常常会呈现毒理效应，且实施过程耗时，成本较高，限制了该方法的大规模应用。

（二）TALEN法基因编辑技术及应用

TALEN指将DNA识别域TAIE（transcription activator-like effector）蛋白和催化域FokI核酸酶进行人工偶联。TALE的DNA结合域包含33～35个氨基酸，在该结合域的12/13位存在两个重复可变双残基的高度可变氨基酸，它们决定了序列识别的特异性，其余的大部分重复单元相对保守。标记DNA的氨基酸重复单元和核苷酸序列呈一一对应的关系，独立单元不受相邻单元的影响。FokI核酸酶可催化单链DNA断裂。然而，当两个TALEN接到一段DNA侧翼时，FokI便发生二聚化，从而使双链DNA断裂。

TALEN法基因编辑技术主要用于构建基因敲除的动物模型。该技术可直接在受精卵打靶目的基因，能够在2个月内获得纯合子敲除小鼠；TALEN还可以同时打靶3个基因，高效繁殖出三基因突变的小鼠；此外，TALEN还可对人体细胞、胚胎干细胞或人体内诱导的多能干细胞系内基因位点进行打靶，实现包括敲除突变、敲入错义突变及功能性移码突变等效果。突变效率随细胞系和基因位点的变化而异，TALEN曾被用于人K562细胞内敲除CCR5基因，修饰效率范围为5%～27%。此外，TALEN具有良好的临床治疗潜力，如可治疗由TL-2受体转座子突变导致的伴X染色体免疫缺陷病。

TALEN具有巨大应用价值，但它所带来的毒副作用也不可忽略。毒副作用发生是因为TALEN与靶序列没有完全配对，导致基因组中不同位点的非特异性切割，这可能抑制重要的基因，从而扰乱基因组的稳定或引起细胞坏死。异源二聚体FokI核酸酶替代常用内切酶FokI也许可以减轻毒理效应。

（三）CRISPR/Cas9基因编辑技术及应用

CRISPR相关核酸酶9系统（CRISPR-associated nuclease 9 system，CRISPR /Cas9）是新兴的编辑技术，为多种疾病的精准治疗提供了广阔的应用前景。

2012年CRISPR/Cas9的体外重构和2013年在人类细胞中证明了其基因编辑功能，标志着新一代基因编辑时代的开始。CRISPR/Cas9系统来源于细菌和古细菌的天然获得性免疫系统，CRISPR RNA（crRNA）、trans-activating crRNA （tracrRNA）及Cas9蛋白组成的复合体可抵御外源性DNA的入侵。CRISPR/Cas9系统发挥作用的基本过程可以分为三个阶段：第一个阶段为间隔序列获得期，质粒或噬菌体携带的DNA片段被宿主的核酸酶切割成短的DNA片段，符合条件的DNA片段整合进宿主CRISPR位点成为RNA重复序列间的间隔序列；第二个阶段为CRISPR/Cas9表达期，Cas9蛋白表达CRISPR将pre-crRNA加工为成熟的包含间隔序列的crRNA，靶向结合外来入侵的DNA；第三个阶段为DNA干扰期，Cas9蛋白在向导crRNA的引导下识别靶向位点，并调节基因组的剪切。根据Cas蛋白的不同，CRISPR/Cas系统可以分为5类：类型Ⅰ、Ⅲ和Ⅳ的CRISPR位点包含crRNA与多个Cas蛋白形成的复合物；类型Ⅱ（Cas9）和类型Ⅴ（Cpf1）需要RNA介导的核酸酶。许多CRISPR系统都依赖于邻近crRNA靶向位点的原间隔子相邻基序（protospacer adjacent motif，PAM）序列，PAM序列的缺失将会导致Ⅰ型和Ⅱ型CRISPR系统的自我剪切。

广泛用于基因编辑的CRISPR/Cas9是Ⅱ型CRISPR系统，其由Cas9蛋白和sgRNA（single guide RNA）组成。sgRNA是根据crRNA和tracrRNA形成的高级结构人工融合设计的，与Cas9核酸酶蛋白结合，指导其识别并剪辑靶向序列。靶向序列附近必须存在含有NGG或者NAG的PAM基序。CRISPR/Cas9通过一段与目标DNA片段匹配的sgRNA引导核酸酶识别靶向位点，提高了Cas9核酸酶的特异性，同时，Cas9在sgRNA的引导下以单体蛋白的形式发挥功能。

目前已经实现活体内运用CRISPR/Cas9系统肝内清除乙肝病毒模板。研究人员通过乙肝病毒靶向gRNA，并利用Cas9切割共价闭合的环状DNA，造成多个缺失和突变，随后通过宿主的NHEJ机制对其进行修复，结果显示降低了乙肝病毒感染风险。

（四）BE基因编辑技术及应用

2016年，哈佛大学的刘如谦实验室报道了一个不需要DNA双链断裂也不需要同源模板即可进行单碱基转换的基因编辑技术：BE技术。

该技术基于无核酸酶活性的dCas9（inactive or dead Cas9）或有单链DNA切口酶活性的Cas9n（Cas9 nickase）与胞嘧啶脱氨酶、尿嘧啶糖苷酶抑制子（uracil DNA glycosylase inhibitor，UGI）及sgRNA形成的复合体，在不引起双链DNA断裂的情况下，直接把靶向位点的胞嘧啶（cytosine，C）脱氨基变成尿嘧啶（uracil，U）；由于尿嘧啶糖基化酶抑制子的存在，抑制了U的切除；随着DNA复制，U被胸腺嘧啶（thymine，T）取代；同时，互补链上原来与C互补的鸟嘌呤（guanine，G）将被替换为腺嘌呤（adenine，A），最终实现了C到T和G到A的单碱基精准编辑。

BE技术不引入DSB，不需要重组修复模板，且效率远高于由DSB引起的同源重组修复，对许多点突变造成的疾病具有很大的应用潜能。

基因编辑技术是一项革命性的技术，它为基因功能研究、疾病治疗和生物技术应用开创了新的可能性。然而，基因编辑技术本身存在一定的局限性，无论何种基因编辑技术都有可能存在一定的脱靶效应，可能导致细胞的部分功能丧失。此外，社会监管和舆论问题也值得关注，由于基因编辑技术仍处于初步发展阶段，存在较大的不确定性，因此在其应用于临床之前，还需要解决基因编辑的脱靶效应、免疫反应和伦理问题等。相信随着基因编辑技术的不断发展和完善，其有望在未来对人类健康产生深远的影响。

第五节　其他新技术

一、空间转录组技术

（一）概述

转录组测序技术日益成熟，为生命科学的研究提供了极大的助力。在此基础上，科研工作者追求开发更精细更准确的测序技术。空间转录组技术应运而生，它是能对细胞中的基因表达含量进行量化，同时保留其在组织中的位置信息的技术。健康状态下，空间转录组学可以表征组织中的转录模式和调控方式，加深对人体生理过程的认识，如子宫内膜在月经周期中的生长和脱落过程。而疾病状态下，空间转录组技术可以揭示病灶中的组织范围和局部特征，如肿瘤微环境中的细胞特征。

（二）原理

目前的空间转录组技术主要依赖成像、测序等技术，发展出了基于原位杂交、原位测序和空间原位阵列捕获等空间转录组技术。以序贯荧光原位杂交（sequential fluorescence in situ hybridization，seqFISH）这一技术为例，seqFISH 是通过多轮杂交对单分子荧光原位杂交（single-molecule fluorescence in situ hybridization，smFISH）的扩展和改良。在 smFISH 中，每个标记的转录本在显微镜下为单个的点，而在 seqFISH 中，同一探针可以在不同的杂交轮中杂交，且每次都使用不同的荧光团，荧光团的组合和顺序赋予了基因特异性，这一技术可检测的基因数目随着杂交次数的增加呈现指数型增长。而原位测序这一技术将 mRNA 逆转录为 cDNA，随后在 cDNA 上利用挂锁探测、滚环扩增和连接化学测序，实现每个转录本的可视化。

在空间原位阵列捕获技术中，通常是将 mRNA 连接到微列阵的空间条形码探针上，随后通过二代测序（next-generation sequencing，NGS）技术分析 mRNA 的信息。

（三）应用

笼统来说，空间转录组技术适用于任何具有功能活性 mRNA 的完整组织，也基本可以运用到生命科学的各个子学科，如神经生物学和发育生物学。然而，在使用时，仍需要考虑组织的特性，根据组织的质量、检测的目的选择合适的检测方法。

二、细胞通信分析技术

（一）概述

机体的生命活动离不开细胞与细胞间的信号转导。当前，细胞间信号通路的识别和定量分析，即细胞通信分析已成为跨学科的常见分析。细胞通信通常由各种类型的蛋白质相互作用介导，如配体与受体、受体与受体和细胞外基质与受体等。对这些受体、配体等分子的表达量化和作用强度量化是细胞通信分析的关键。

（二）原理

目前的细胞通信分析是在基因表达可以反映蛋白质丰度和蛋白质丰度可以反映蛋白与蛋白相互作用强度的两个假设基础上，根据 4 个核心的评分函数——“表达阈值”“差异组合”“表达相关性”和“表达乘积”来推断的。前两者作为二元评分制，较为简单，但需要注意的是，不同的基因可能需要使用特异性的阈值。而后两者作为连续评分函数，可以更加准确地量化细胞间的信号转导。

（三）应用

当下使用最广泛的细胞通信分析工具的原理一般是基于表达量排序，如 CellPhoneDB、CellChat 等。这些方法可计算每一个配体与受体对的通信分数，随后通过多种方法评估其显著性。这些工具还具有强大的可视化功能，可以更直观地展示细胞间通信的作用强度。

三、单细胞测序技术

（一）概述

单细胞测序技术是指在单个细胞的水平上，对基因组或者转录组进行扩增并测序，以检测单核酸位点变异、基因拷贝数变异、基因表达水平等的技术。该技术能够揭示单个细胞的基因结构和基因表达情况，反映细胞的异质性，剖析单个细胞对机体的贡献。

（二）原理

单细胞测序相比于常规的测序，其主要原理在于单细胞悬液的制备和捕获。目前较成熟的单细胞捕获技术主要有液滴法和微孔法。前者可以通过控制微流体的进入，将带有 barcode（识别码）、唯一分子标记（unique molecular indentifier，UMI）、引物及酶的凝胶珠（Gel Beads）与单细胞混合，从而实现大规模的单细胞分离。每个细胞都具有独一无二的 barcode，同样，细胞中的每个分子具有独一无二的 UMI，防止重复计数。UMI 是利用芯片中的微孔，确保一个细胞和一个分子标签磁珠依次落入同一个微孔中，每个磁珠上同样带有细胞标签、UMI、扩增引物序列等。捕获细胞后，将 mRNA 逆转录为 cDNA，随后进行文库构建和数据分析。

（三）应用

一般来说，单细胞测序后，常规进行细胞聚类、细胞鉴定等分析。明确细胞类别后，可以结合拟时序分析探索某一类细胞的分化；可以结合细胞通信分析探究不同类的细胞间相互作用在疾病发生发展中的重要作用。单细胞测序技术应用广泛，几乎可以用于所有异质性的组织。然而，如何将这一技术应用到临床的诊断与治疗中去，仍是一个十分严峻的挑战。

（梁思佳）

参考文献

艾琳，韩奕，季然，等，2023. 疼痛治疗及镇痛靶点的研究进展 [J]. 中国疼痛医学杂志，29（7）：484-494.

陈明，魏易洪，侯玉鸣，等，2021.心力衰竭动物模型研究进展 [J]. 医学理论与实践，34（7）：1103-1105.

陈忠，汤慧芳，2020. 临床药理学教程 [M]. 3 版. 杭州：浙江大学出版社.

丁健，2019. 高等药理学 [M]. 2 版. 北京：科学出版社.

丁勇敏，周午琼，2008. 五项生化指标在巨幼细胞性贫血和骨髓增生异常综合征的鉴别价值 [J]. 浙江临床医学，（4）：494-495.

杜冠华，2021. 实验药理学 [M]. 2 版. 北京：高等教育出版社.

方莲花，王月华，杜冠华，2023. 高通量筛选技术在药物发现中的应用进展 [J]. 中国药学杂志，58（4）：289-295.

韩英，2020. 实用临床药物治疗学消化系统疾病翻译版 [M]. 北京：人民卫生出版社.

胡金，韦姗姗，彭君美，等，2023. 药物筛选的常用失眠动物模型的研究状况 [J]. 中国临床药理学杂志，39（18）：2708-2712.

姜辉，戴玉田，邓春华，等，2019. 枸橼酸西地那非（万艾可）20 周年临床应用中国专家共识 [J]. 中国性科学，28（7）：5-14.

金有豫，2020. 基础与临床药理学 [M]. 13 版. 北京：人民卫生出版社.

李聃，盛莉，李燕，2014. 药物转运体的研究方法 [J]. 药学学报，49（7）：963-970.

李济宾，张晋昕，洪明晃，2020. 临床研究方法学 [M]. 北京：科学出版社.

李娜，马麟，詹启敏，2018. 科技创新与精准医学 [J]. 精准医学杂志，33（1）：3-5，8.

李泳兴，钟鸣，王勇，等，2020. 常用哮喘动物模型的建立 [J]. 中国比较医学杂志，30（11）：97-101.

李正欢，张晓云，2017. 高血压动物模型应用概况与研究进展 [J]. 中华高血压杂志，25（8）：727-732.

梁茜，吴永平，2010.浅谈转换医学对高等医学教育改革的启示 [J]. 中国高等医学教育，（7）：17-18.

梁思佳，周家国，2023. 动脉粥样硬化性心血管疾病的药物治疗研究进展 [J]. 药学进展，47（12）：897- 904.

刘昌孝，2016. 精准药学：从转化医学到精准医学探讨新药发展 [J]. 药物评价研究，39（1）：1-18.

刘建平，2016. 生物药剂学与药物动力学 供药学类专业用 [M] .5 版.北京：人民卫生出版社.

刘克辛，2016. 临床药物代谢动力学 [M]. 3 版. 北京：科学出版社.

刘晓东，柳晓泉，2015. 药物代谢动力学教程 [M]. 南京：江苏凤凰科学技术出版社.

潘吉荣，张玲，王谦，等，2023. 神经退行性疾病动物模型的建立与应用 [J]. 科学通报，68（35）：4754-4763.

施新猷，顾为望，王四旺，等，2014. 人类疾病动物模型 [M]. 2 版. 北京：人民卫生出版社.

石炳兰，陈世金，徐兆伟，2014. 药物性白细胞减少和粒细胞缺乏症的临床研究 [J]. 中国医药指南，12（20）：218-219.

石远凯，孙燕，2021. 中国抗肿瘤新药临床试验 60 年发展历程和主要成果（1960—2020）[J]. 中华肿瘤杂志，43（6）：696-706.

苏大群，孙淑娟，谷大建，2007. 药效学与药动学诠释［M］.北京：化学工业出版社.

唐辉，蔡跃，张苗，等，2015. G 蛋白偶联受体激酶 4 变异体 A142V 与血压昼夜节律的相关性［J］. 中国药业，24（2）：16-18.

王广基，2005. 药物代谢动力学［M］. 北京：化学工业出版社.

王广基，2022. 药代动力学理论与实践［M］. 北京：人民卫生出版社.

王洁，段坤坤，王亚峰，2022.心力衰竭动物模型建立方法的研究现状［J］. 西北民族大学学报（自然科学版），43（1）：52-57.

王玲玲，谢慧仪，陈绮泠，等，2023. 动脉粥样硬化发病机制与治疗药物的研究进展［J］.广东医科大学学报，41（5）：589-594.

王晓良，2015. 应用分子药理学［M］. 2 版. 北京：中国协和医科大学出版社.

谢珊，2023. 癫痫动物模型与抗癫痫药物评价［D］. 河北医科大学.

闫健羽，刘国栋，缪震元等，2022. Keap1-Nrf2 蛋白相互作用小分子抑制剂及降解剂研究进展［J］. 药学学报，57（10）：2932-2948.

杨宝峰，2020. 基础与临床药理学［M］. 3 版. 北京：人民卫生出版社.

杨凌，2017. 系统药代动力学［M］. 北京：科学出版社.

于景娴，池里群，2024. 食欲素受体拮抗剂类抗失眠药物的研究进展［J］.中国合理用药探索，21（2）：20-25.

袁媛，黄璐琦，陈畅，2011. 转化医学与中药资源研究［J］. 世界科学技术-中医药现代化，13（1）：159-161.

张建军，2019.接轨国际指南、彰显中国特色——《中国心力衰竭诊断和治疗指南 2018》解读［J］. 中国临床医生杂志，47（4）：398-402.

张萌，王兰桂，2020. 癫痫发病机制的研究进展［J］. 中西医结合心血管病电子杂志，8（35）：31-32.

张庆柱，2011. 基础药理学［M］. 2 版. 北京：高等教育出版社.

张玉玲，佟继铭，2009. 疼痛实验动物模型研究概况［J］. 承德医学院学报，26（2）：195-198.

中华医学会，中华医学会杂志社，中华医学会消化病学分会，等，2023，消化性溃疡基层诊疗指南（2023 年）［J］. 中华全科医师杂志，22（11）：1108-1117.DOI：10.3760/cma.j.cn114798-20230913-00153.

Abed DA，Lee S，Wen X，et al.，2021.Optimization of 1，4-bis（arylsulfonamido）naphthalene-N，N'-diacetic acids as inhibitors of Keap1-Nrf2 protein-protein interaction to suppress neuroinflammation［J］. Bioorg Med Chem，44：116300.

Abraham E，Marincola F M，Chen Z，et al.，2012. Clinical and translational medicine：Integrative and practical science［J］. Clin Transl Med，1（1）：1.

Akbar S，Mozumder S，Sengupta J，2020. Retrospect and prospect of single particle cryo-electron microscopy：the class of integral membrane proteins as an example［J］. J Chem Inf Model，60（5）：2448-2457.

Almosailleakh M，Schwaller J，2019. Murine models of acute myeloid leukaemia［J］. Int J Mol Sci，20（2）：453.

Arcus V L，Mulholland A J，2020. Temperature，dynamics，and enzyme-catalyzed reaction rates［J］. Annu Rev Biophys，49：163-180.

Armingol E，Officer A，Harismendy O，et al.，2021. Deciphering cell-cell interactions and communication from gene expression［J］. Nat Rev Genet，22（2）：71-88.

Baird J K，2005. Effectiveness of antimalarial drugs［J］. N Engl J Med，352（15）：1565-1577.

Bakker C，van der Aart J，Hart E P，et al.，2020. Safety，pharmacokinetics，and pharmacodynamics of Gln-1062，a prodrug of galantamine［J］.Alzheimers Dement （N Y），6（1）：e12093.

Balagopalan D，Hussain G，Nidhin M M，et al.，2019. A review on experimental pharmacology［J］. J Drug Deliv，

9（1-s）：501-504.

Bao Y，Kim D，Cho Y H，et al.，2023. Cre-loxP system-based mouse model for investigating Graves' disease and associated orbitopathy［J］. Thyroid，33（11）：1358-1367.

Begnini F，Geschwindner S，Johansson P，et al.，2022. Importance of binding site hydration and flexibility revealed when optimizing a macrocyclic inhibitor of the Keap1-Nrf2 protein-protein interaction［J］. J Med Chem，65（4）：3473-3517.

Behera J，Ison J，Voor M J，et al.，2022. Exercise-linked skeletal irisin ameliorates diabetes-associated osteoporosis by inhibiting the oxidative damage-dependent miR-150-FNDC5/pyroptosis axis［J］. Diabetes，71（12）：2777-2792.

Berry M H，Holt A，Broichhagen J，et al.，2022. Photopharmacology for vision restoration［J］. Curr Opin Pharmacol，65：102259.

Bhansali R S，Pratz K W，Lai C，2023. Recent advances in targeted therapies in acute myeloid leukemia［J］. J Hematol Oncol，16（1）：29.

Bhinder B，Gilvary C，Madhukar N S，et al.，2021. Artificial intelligence in cancer research and precision medicine［J］. Cancer Discov，11（4）：900-915.

Broichhagen J，Frank J A，Trauner D，2015. A roadmap to success in photopharmacology［J］. Acc Chem Res，48（7）：1947-1960.

Burger D M，2010. Raltegravir：a review of its pharmacokinetics，pharmacology and clinical studies［J］. Expert Opin Drug Metab Toxicol，6（9）：1151-1160.

Correll C U，Angelov A S，Miller A C，et al.，2022. Safety and tolerability of KarXT（xanomeline-trospium）in a phase 2，randomized，double-blind，placebo-controlled study in patients with schizophrenia［J］. Schizophrenia（Heidelb），8（1）：109.

Chanishvili N，Myelnikov D，Blauvelt T K，2022. Professor giorgi eliava and the eliava institute of bacteriophage［J］. Phage（New Rochelle），3（2）：71-80.

Cui L，Li S，Wang S，et al.，2024. Major depressive disorder：hypothesis，mechanism，prevention and treatment［J］. Signal Transduct Target Ther，9（1）：30.

Dawra V K，Liang Y，Shi H H，et al.，2019. A PK/PD study comparing twice-daily to once-daily dosing regimens of ertugliflozin in healthy subjects［J］. Int J Clin Pharmacol Ther，57（4）：207-216.

De Clercq E，Li G，2016. Approved antiviral drugs over the past 50 years［J］. Clin Microbiol Rev，29（3）：695-747.

Dembic Z，2020. Antitumor drugs and their targets［J］. Molecules，25（23）：5776.

Deng J，Zhu X，Chen Z，et al.，2017. A review of food-drug interactions on oral drug absorption［J］. Drugs，77（17）：1833-1855.

Dignam J P，Scott T E，Kemp-Harper B K，et al.，2022. Animal models of pulmonary hypertension：Getting to the heart of the problem［J］. Br J Pharmacol，179（5）：811-837.

Donglu Zhang，2020. 药物代谢动力学技术在药物设计和开发中的应用［M］. 北京：科学出版社.

DuBay K H，Iwan K，Osorio-Planes L，et al.，2018. A predictive approach for the optical control of carbonic anhydrase II activity［J］. ACS Chem Biol，13（3）：793-800.

Dutta D，Clevers H，2017. Organoid culture systems to study host–pathogen interactions［J］. Curr Opin Immunol，48：15-22.

Fesnak A D，June C H，Levine B L，2016. Engineered T cells：the promise and challenges of cancer immunotherapy

［J］. Nat Rev Cancer，16（9）：566-581.

Fisher M C，Denning D W，2023. The WHO fungal priority pathogens list as a game-changer［J］. Nat Rev Microbiol，21（4）：211-212.

Gao E，Lei YH，Shang X，et al.，2010. A novel and efficient model of coronary artery ligation and myocardial infarction in the mouse［J］. Circ Res，107（12）：1445-1453.

Gao P，Cao M，Jiang X，et al.，2023. Cannabinoid receptor 2-centric molecular feedback loop drives necroptosis in diabetic heart injuries［J］. Circulation，147（2）：158-174.

Ge E J，Bush A I，Casini A，et al.，2022. Connecting copper and cancer：from transition metal signalling to metalloplasia［J］.Nat Rev Cancer，22（2）：102-113.

Gerber D E，2008. Targeted therapies：a new generation of cancer treatments［J］. Am Fam Physician，77（3）：311-319.

Głombik K，Detka J，Bobula B，et al.，2021. Contribution of hypothyroidism to cognitive impairment and hippocampal synaptic plasticity regulation in an animal model of depression［J］.Int J Mol Sci，22（4）：1599.

Guo M，Liu H，Yu Y，et al.，2023. Lactobacillus rhamnosus GG ameliorates osteoporosis in ovariectomized rats by regulating the Th17/Treg balance and gut microbiota structure［J］. Gut Microbes，15（1）：2190304.

Guo P，Li R，Piao T H，et al.，2022. Pathological mechanism and targeted drugs of COPD［J］. Int J Chron Obstruct Pulmon Dis，17：1565-1575.

Haanen J B，Robert C，2015. Immune Checkpoint Inhibitors［J］. Prog Tumor Res，42：55-66.

Hasegawa S，Morokoshi Y，Kanda H，et al.，2012.H-ferritin overexpression promotes radiation-induced leukemia/lymphoma in mice［J］. Carcinogenesis，33（11）：2269-2275.

Hayes C N，Imamura M，Tanaka J，et al.，2022. Road to elimination of HCV：Clinical challenges in HCV management［J］. Liver Int，42（9）：1935-1944.

He J，Gu D，Chen J，et al.，2009. Premature deaths attributable to blood pressure in China：a prospective cohort study［J］. Lancet，374（9703）：1765-1772.

He Y，Koido M，Sutoh Y，et al.，2023. East Asian-specific and cross-ancestry genome-wide meta-analyses provide mechanistic insights into peptic ulcer disease［J］. Nat Genet，55（12）：2129-2138.

Heidenreich P A，Bozkurt B，Aguilar D，et al.，2022.2022 AHA/ACC/HFSA guideline for the management of heart failure：executive summary A report of the American college of cardiology/American heart association joint committee on clinical practice guidelines［J］. Circulation，145（18）：e876-e894.

Herrett E，Gadd S，Jackson R，et al.，2019. Eligibility and subsequent burden of cardiovascular disease of four strategies for blood pressure-lowering treatment：a retrospective cohort study［J］. Lancet，394（10199）：663-671.

Hicks C，Gulick R M，2009. Raltegravir：the first HIV type 1 integrase inhibitor［J］. Clin Infect Dis，48（7）：931-939.

Hohmann C，Schneider K，Bruntner C，et al.，2009. Caboxamycin，a new antibiotic of the benzoxazole family produced by the deep-sea strain Streptomyces sp. NTK 937［J］. J Antibiot （Tokyo），62（2）：99-104.

Hoorens M W H，Szymanski W，2018. Reversible，spatial and temporal control over protein activity using light［J］. Trends Biochem Sci，43（8）：567-575.

Hu J，Huang H，Che Y，et al.，2021. Qingchang Huashi Formula attenuates DSS-induced colitis in mice by restoring gut microbiota-metabolism homeostasis and goblet cell function［J］. J Ethnopharmacol，266：113394.

Hüll K，Morstein J，Trauner D，2018. In vivo photopharmacology［J］. Chem Rev，118（21）：10710-10747.

Jaggi A S，Jain V，Singh N，2011. Animal models of neuropathic pain［J］. Fundam Clin Pharmacol，25（1）：1-28.

James MR，Rod J. Flower，Graeme Henderson，Yoon Kong Loke，David MacEwan，Emma Robinson，James Fullerton，2023. Rang &Dale's Pharmacology［M］. 10th ed. Elsevier.

Jiang Z Y，Lu M C，Xu L L，et al.，2014. Discovery of potent Keap1-Nrf2 protein-protein interaction inhibitor based on molecular binding determinants analysis［J］. J Med Chem，57（6）：2736-2745.

Jovic D，Liang X，Zeng H，et al.，2022. Single-cell RNA sequencing technologies and applications：a brief overview［J］.Clin Transl Med，12（3）：e694.

Jung Y S，Chae D，Park K，2018. Population PK-PD model of pegylated interferon Alfa-2a in healthy Korean men［J］. J Pham Sci，107（12）：3171-3178.

Khan N，Ganeshpurkar A，Dubey N，et al.，2015. Immunoprophylactic potential of wheat grass extract on benzene-induced leukemia：an in vivo study on murine model［J］. Indian J Pharmacol，47（4）：394-397.

Kim P G，Niroula A，Shkolnik V，et al.，2021. Dnmt3a-mutated clonal hematopoiesis promotes osteoporosis［J］. J Exp Med，218（12）：e20211872.

Kirby B J，Symonds W T，Kearney B P，et al.，2015. Pharmacokinetic，pharmacodynamic，and drug-interaction profile of the hepatitis C virus NS5B polymerase inhibitor sofosbuvir［J］. Clin Pharmacokinet，54（7）：677-690.

Knollmann B，Brunton L，Hilal-Dandan R，2017.Goodman and Gilman's The Pharmacological Basis of Therapeuti［M］. New York：McGraw-Hill Education.

Kobauri P，Dekker F J，Szymanski W，et al.，2023. Rational design in photopharmacology with molecular photoswitches［J］. Angew Chem Int Ed Engl，62（30）：e202300681.

Kostis J B，Cabrera J，Cheng J Q，et al.，2011. Association between chlorthalidone treatment of systolic hypertension and long-term survival［J］. JAMA，306（23）：2588-2593.

Kumar M，Nguyen T P N，Kaur J，et al.，2023. Opportunities and challenges in application of artificial intelligence in pharmacology［J］. Pharmacol Rep，75（1）：3-18.

Kyhl L E，Li S，Faerch K U，et al.，2016. Population pharmacokinetics of nalmefene in healthy subjects and its relation to μ-opioid receptor occupancy［J］. Br J Clin Phurmucol，81（2）：290-300.

Lai Y，Chu X，Di L，et al.，2022. Recent advances in the translation of drug metabolism and pharmacokinetics science for drug discovery and development［J］. Acta Pharm Sin B，12（6）：2751-2777.

Landra-Willm A，Karapurkar A，Duveau A，et al.，2023.A photoswitchable inhibitor of TREK channels controls pain in wild-type intact freely moving animals［J］. Nat Commun，14（1）：1160.

Lang J，Vincent L，Chenel M，et al.，2021. Impact of hepatic CYP3A4 ontogeny functions on drug-drug interaction risk in pediatric physiologically-based pharmacokinetic/pharmacodynamic modeling：critical literature review and ivabradine case study［J］. Clin Pharmacol Ther，109（6）：1618-1630.

Laurence L. Brunton，Björn C. Knollmann，2022. Goodman & Gilman's：The Pharmacological Basis of Therapeutics. 14e. McGraw Hill.

Lee Y T，Tan Y J，Oon C E，2018. Molecular targeted therapy：Treating cancer with specificity［J］. Eur J Pharmacol，834：188-196.

Leng Y，Gao H，Fu X，et al.，2020. The efficacy and safety of Chinese herbal medicine Shen-Qi Hua-Yu formula in patients with diabetic lower extremity artery disease：Study protocol of a multi-center，randomized，double-blind，placebo-controlled trial［J］. Medicine（Baltimore），99（3）：e18713.

Leone M，Albanèse J，Martin C，2002.Positive inotropic stimulation［J］. Curr Opin Crit Care，8（5）：395-403.

Lerch M M，Hansen M J，van Dam G M，et al.，2016. Emerging targets in photopharmacology［J］. Angew Chem Int Ed Engl，55（37）：10978-10999.

Li B，Chan H L，Chen P，2019. Immune checkpoint inhibitors：basics and challenges［J］. Curr Med Chem，26（17）：3009-3025.

Li Z，Chen P，Su R，et al.，2015. Overexpression and knockout of miR-126 both promote leukemogenesis［J］. Blood，126（17）：2005-2015.

Liang S，Qi Y，Yu H，et al.，2023. Bacteriophage therapy as an application for bacterial infection in China［J］. Antibiotics（Basel），12（2）：417.

Lin W，Chen Y，Unadkat J D，et al.，2022. Applications，challenges，and outlook for PBPK modeling and simulation：a regulatory，industrial and academic perspective［J］. Pharm Res，39（8）：1701-1731.

Liu Z Y，Huang J，Liu N N，et al.，2017. Molecular mechanisms of increased heart rate in Shenxianshengmai-treated bradycardia rabbits［J］. Chin Med J，130（2）：179-186.

Liu X Y，2021. Antiviral Drug Discovery and Development ［M］. Singapore：Springer Nature Singapore Pte Ltd.

Lockhart S R，Chowdhary A，Gold J A W，2023. The rapid emergence of antifungal-resistant human-pathogenic fungi［J］. Nat Rev Microbiol，21（12）：818-832.

López-Cano M，Font J，Aso E，et al.，2023. Remote local photoactivation of morphine produces analgesia without opioid-related adverse effects［J］. Br J Pharmacol，180（7）：958-974.

Lu M C，Jiao Q，Liu T，et al.，2018. Discovery of a head-to-tail cyclic peptide as the Keap1-Nrf2 protein-protein interaction inhibitor with high cell potency［J］. Eur J Med Chem，143：1578-1589.

Lu M C，Liu T，Jiao Q，et al.，2018. Discovery of a Keap1-dependent peptide PROTAC to knockdown Tau by ubiquitination-proteasome degradation pathway［J］. Eur J Med Chem，146：251-259.

Lu M C，Tan S J，Ji J A，et al.，2016. Polar recognition group study of Keap1-Nrf2 protein-protein interaction inhibitors［J］. Acs Med Chem Lett，7（9）：835-840.

Ma J，Li Y，Yang X，et al.，2023. Signaling pathways in vascular function and hypertension：molecular mechanisms and therapeutic interventions［J］. Signal Transduct Target Ther，8（1）：168.

Mankoff S P，Brander C，Ferrone S，et al.，2004. Lost in translation：obstacles to translational medicine［J］. J Transl Med，2（1）：14.

Manolio T A，Rowley R，Williams M S，et al.，2019. Opportunities，resources，and techniques for implementing genomics in clinical care［J］. Lancet，394（10197）：511-520.

Marcotte D，Zeng W K，Hus J C，et al.，2013. Small molecules inhibit the interaction of Nrf2 and the Keap1 Kelch domain through a non-covalent mechanism［J］. Bioorgan Med Chem，21（14）：4011-4019.

McCutcheon R A，Krystal J H，Howes O D，2020. Dopamine and glutamate in schizophrenia：biology，symptoms and treatment［J］. World Psychiatry，19（1）：15-33.

Mehdi S H，Nafees S，Mehdi S J，et al.，2021. Animal models of multiple myeloma bone disease［J］. Front Genet，12：640954.

Mehta Z B，Johnston N R，Nguyen-Tu M S，et al.，2017. Remote control of glucose homeostasis in vivo using photopharmacology［J］. Sci Rep，7（1）：291.

Meizlish M L，Franklin R A，Zhou X，et al.，2021. Tissue homeostasis and inflammation［J］. Annu Rev Immunol，39：557-581.

Michalczyk E, Hommernick K, Behroz I, et al., 2023. Molecular mechanism of topoisomerase poisoning by the peptide antibiotic albicidin [J]. Nat Catal, 6 (1): 52-67.

Moxon C A, Gibbins M P, McGuinness D, et al., 2020. New insights into malaria pathogenesis [J]. Annu Rev Pathol, 15: 315-343.

Nakov R, Gattu S, Wang J, et al., 2018. Proposed biosimilar pegfilgrastim shows similarity in pharmacokinetics and pharmacodynamics to reference pegfilgrastim in healthy subjects [J]. Br J Clin Pharmacol, 84 (12): 2790-2801.

Navarese E P, Khan S U, Kołodziejczak M, et al., 2020. Comparative efficacy and safety of oral P2Y12 inhibitors in acute coronary syndrome: network meta-analysis of 52 816 patients from 12 randomized trials[J]. Circulation, 142 (2): 150-160.

Ortet P C, Muellers S N, Viarengo-Baker L A, et al., 2021. Recapitulating the binding affinity of Nrf2 for KEAP1 in a cyclic heptapeptide, guided by NMR, X-ray crystallography, and machine learning [J]. J Am Chem Soc, 143 (10): 3779-3793.

Pan X, Stader F, Abduljalil K, et al., 2020. Development and application of a physiologically-based pharmacokinetic model to predict the pharmacokinetics of therapeutic proteins from full-term neonates to adolescents [J]. AAPS J, 22 (4): 76.

Paoletti P, Ellis-Davies G C R, Mourot A, 2019. Optical control of neuronal ion channels and receptors [J]. Nat Rev Neurosci, 20 (9): 514-532.

Paul D, Sanap G, Shenoy S, et al., 2021. Artificial intelligence in drug discovery and development [J]. Drug Discovery Today, 26 (1): 80-93.

Perfect J R, 2017. The antifungal pipeline: a reality check [J]. Nat Rev Drug Discov, 16 (9): 603-616.

Pickett J R, Wu Y, Zacchi L F, et al., 2023. Targeting endothelial vascular cell adhesion molecule-1 in atherosclerosis: drug discovery and development of vascular cell adhesion molecule-1-directed novel therapeutics [J]. Cardiovasc Res, 119 (13): 2278-2293.

Qiao Z, Fu W, Huang Q, et al., 2022. Optical regulation of GABA receptor by visible light via azobenzene-phenylpyrazole [J]. J Agric Food Chem, 70 (18): 5541-5550.

Qin J, Wu N, Bao J, et al., 2020. Heterogeneous Klebsiella pneumoniae Co-infections complicate personalized bacteriophage therapy [J]. Front Cell Infect Microbiol, 10: 608402.

Rubio D M, Schoenbaum E E, Lee L S, et al., 2010. Defining translational research: implications for training [J]. Acad Med, 85 (3): 470-475.

Sadybekov A V, Katritch V, 2023. Computational approaches streamlining drug discovery[J]. Nature, 616(7958): 673-685.

Sarabando S N, Palmeira A, Sousa M E, et al., 2023. Photomodulation approaches to overcome antimicrobial resistance [J]. Pharmaceuticals (Basel), 16 (5): 682.

Schooley R T, Biswas B, Gill J J, et al., 2017. Development and use of personalized bacteriophage-based therapeutic cocktails to treat a patient with a disseminated resistant Acinetobacter baumannii infection [J]. Antimicrob Agents Chemother, 61 (10): e00954-17.

Serban K A, Petrache I, 2018. Mouse models of COPD [M]. New York, NY: Springer New York: 379-394.

Sharma P, Allison J P, 2015. The future of immune checkpoint therapy [J]. Science, 348 (6230): 56-61.

Shen T, James D E, Krueger K A, 2017. Population pharmacokinetics (PK) and pharmacodynamics (PD) analysis of LY3015014, a monoclonal antibody to protein convertase subtilisin/kexin type 9 (PCSK9) in healthy subjects and hypercholesterolemia patients [J]. Pham Res, 34 (1): 185-192.

Shiio Y, Aebersold R, 2006. Quantitative proteome analysis using isotope-coded affinity tags and mass spectrometry [J]. Nat Protoc, 1 (1): 139-145.

Shpichka A, Bikmulina P, Peshkova M, et al., 2022. Organoids in modelling infectious diseases [J]. Drug Discov Today, 27 (1): 223-233.

Sollier J, Basler M, Broz P, et al., 2024. Revitalizing antibiotic discovery and development through in vitro modelling of in-patient conditions [J]. Nat Microbiol, 9 (1): 1-3.

Song N, Gao L, Qiu H, et al., 2015. Mouse bone marrow-derived mesenchymal stem cells inhibit leukemia/lymphoma cell proliferation in vitro and in a mouse model of allogeneic bone marrow transplant[J]. Int J Mol Med, 36 (1): 139-149.

Sun R, Cao M, Zhang J, et al., 2016. Benzene exposure alters expression of enzymes involved in fatty acid β-oxidation in male C3H/He mice [J]. Int J Environ Res Public Health, 13 (11): 1068.

Susa S T, Hussain A, Preuss C V, 2023. Drug Metabolism [M]. StatPearls, Treasure Island (FL): StatPearls.

Sutandy F X, Qian J, Chen C S, et al., 2013. Overview of protein microarrays [J]. Curr Protoc Protein Sci, Chapter 27 (1): Unit27.1.

Sverdén E, Agréus L, Dunn J M, et al., 2019. Peptic ulcer disease [J]. BMJ, 367: l5495.

Takayama K, 2020. In vitro and animal models for SARS-CoV-2 research [J]. Trends Pharmacol Sci, 41 (8): 513-517.

Tang W, Yao X, Xia F, et al., 2018. Modulation of the gut microbiota in rats by Hugan Qingzhi Tablets during the treatment of high-fat-diet-induced nonalcoholic fatty liver disease [J]. Oxid Med Cell Longev, 2018: 7261619.

Tian X P, Tang S K, Dong J D, et al., 2009. Marinactinospora thermotolerans gen. nov., sp. nov., a marine actinomycete isolated from a sediment in the northern South China Sea[J]. Int J Syst Evol Microbiol, 59(Pt 5): 948-952.

Todd W, 2023. Vanderah. Katzung's Basic & Clinical Pharmacology [M]. 16th Edition. McGraw Hill.

Tsimberidou A M, 2015. Targeted therapy in cancer [J]. Cancer Chemother Pharmacol, 76: 1113-1132.

van der Aar E, Desrivot J, Dupont S, et al., 2019. Safety, pharmacokinetics, and pharmacodynamics of the autotaxin inhibitor GLPG1690 in healthy subjects: phase 1 randomized trials [J]. J Clin Pharmacol, 59 (10): 1366-1378.

van der Lee M, Swen J J, 2023. Artificial intelligence in pharmacology research and practice [J]. Clin Transl Sci, 16 (1): 31-36.

Vanderah, T.W., 2023. Katzung's Basic and Clinical Pharmacology, 16th Edition. McGraw-Hill Education.

Velema W A, Szymanski W, Feringa B L, 2014. Photopharmacology: beyond proof of principle [J]. J Am Chem Soc, 136 (6): 2178-2191.

Vogt L, Marques F Z, Fujita T, et al., 2023. Novel mechanisms of salt-sensitive hypertension [J]. Kidney Int, 104 (4): 690-697.

Wang J Y, Doudna J A, 2023. CRISPR technology: a decade of genome editing is only the beginning[J]. Science, 379 (6629): eadd8643.

Wang P, Ding S, Sun L, et al., 2020. Characteristics and differences of gut microbiota in patients with different Traditional Chinese Medicine Syndromes of Colorectal Cancer and normal population [J]. J Cancer, 11 (24): 7357-7367.

Wei Y，Lan B，Zheng T，et al.，2023. GSDME-mediated pyroptosis promotes the progression and associated inflammation of atherosclerosis［J］. Nat Commun，14（1）：929.

Wei Z，Xu C，Liu S，et al.，2018. Metabonomics study of the effects of traditional Chinese medicine formula Ermiaowan on hyperuricemic rats［J］. J Sep Sci，41（2）：560-570.

Williams C G，Lee H J，Asatsuma T，et al.，2022. An introduction to spatial transcriptomics for biomedical research［J］. Genome Med，14（1）：68.

Woolf S H，2008. The meaning of translational research and why it matters［J］. JAMA，299（2）：211-213.

Wu G S，Li H K，Zhang W D，2019. Metabolomics and its application in the treatment of coronary heart disease with traditional Chinese medicine［J］. Chin J Nat Med，17（5）：321-330.

Wu G，Zhang W，Li H，2019. Application of metabolomics for unveiling the therapeutic role of traditional Chinese medicine in metabolic diseases［J］. J Ethnopharmacol，242：112057.

Wu L，Wang L，Du Y，et al.，2023. Mitochondrial quality control mechanisms as therapeutic targets in doxorubicin-induced cardiotoxicity［J］. Trends Pharmacol Sci，44（1）：34-49.

Yancy C W，Jessup M，Bozkurt B，et al.，2017.2017 ACC/AHA/HFSA focused update of the 2013 ACCF/AHA guideline for the management of heart failure：a report of the American college of cardiology/American heart association task force on clinical practice guidelines and the heart failure society of America［J］. Circulation，136（6）：e137-e161.

Yang M，Xu X，2022. Important roles of transporters in the pharmacokinetics of anti-viral nucleoside/nucleotide analogs［J］Expert Opin Drug Metab Toxicol，18（7-8）：483-505.

Yates III J R，2011. A century of mass spectrometry：from atoms to proteomes［J］. Nat Methods，8（8）：633-637.

Zhao C，Dekker F J，2022. Novel Design Strategies to Enhance the Efficiency of Proteolysis Targeting Chimeras. ACS Pharmacol Transl Sci，5（9）：710-723.

Zhang L，Long K，Wang C，et al.，2020. Effects of Fusu mixture（Wen-Shen-Qian-Yang Method）on sepsis-induced acute respiratory distress syndrome［J］. Medicine，99（29）：e21066.

Zhang M，Chen T，Lu X，et al.，2024. G protein-coupled receptors（GPCRs）：advances in structures，mechanisms，and drug discovery［J］. Signal Transduct Target Ther，9（1）：88.

Zhang X，Wang X，Wu M，et al.，2021. Animal models for the study of hepatitis B virus pathobiology and immunity：past，present，and future［J］. Front Microbiol，12：715450.

Zhao J，Chen J，Sun Y，et al.，2024. Defining gene-lifestyle interactions in inflammatory bowel disease：progress towards understanding disease pathogenesis［J］. Gut，73（5）：878-879.

Zhou F，Zhang J，Li P，et al.，2011. Toward a new age of cellular pharmacokinetics in drug discovery［J］. Drug Metab Rev，43（3）：335-345.

Zhu H，Wang W，Sha C，et al.，2021. Pharmacological characterization of toludesvenlafaxine as a triple reuptake inhibitor［J］. Front Pharmacol，12：741794.

Ziegler S J，Mallinson S J B，St John P C，et al.，2021. Advances in integrative structural biology：Towards understanding protein complexes in their cellular context［J］. Comput Struct Biotechnol J，19：214-225.

Zolty R，2023. Advances in the discovery of drugs that treat pulmonary arterial hypertension［J］. Expert Opin Drug Discov，18（4）：445-466.

Zuo R，Ye L F，Huang Y，et al.，2021. Hepatic small extracellular vesicles promote microvascular endothelial hyperpermeability during NAFLD via novel-miRNA-7［J］. J Nanobiotechnology，19（1）：396.